皇漢醫學을 眺望하다

遠眺──認識日本傳統醫學皇漢醫學
Copyright ⓒ 2007 by 廖育群
Korean edition ⓒ 2010 by JISANGSA(Cheong-Hong)

국립중앙도서관 출판시도서목록(CIP)

황한의학을 조망하다 / 著: 랴오위췬 ; 譯: 박현국, 김기
욱, 이병욱. -- 서울 : 청홍, 2010
    p. ;    cm

원표제: 遠眺皇漢醫學 ; 認識日本傳統醫學
원저자명: 廖育群
참고문헌 수록
중국어 원작을 한국어로 번역
ISBN 978-89-90116-40-6 93510 : ₩40000

전통 의학[傳統醫學]
한의학[韓醫學]
일본(국명)[日本]

519.0913-KDC5
610.952-DDC21                    CIP2010003082

## 개요

일본에는 '漢方'이라 칭하는 전통의학이 있다. 그러나 漢方은 중국전통의학의 복사본일까 아니면 일본 특유의 전통의학에 속하는 것일까? 의심할 바가 없이 漢方의 모체는 중국의 전통의학지식이다. 그러나 어떠한 문화라도 새로운 지역과 다른 문화체계 속에 전파된 후에는 고유문화에 의해 선택 흡수되어 개조되고 새롭게 창조되는 과정을 거친다. 중국의학과 원류가 같으면서 흐름이 다르고 같은 것 속에 차이가 있는 漢方이 바로 이런 전파, 흡수, 개조, 창조를 거친 문화의 산물이다. 이 책은 시간적인 순서에 따라 일본 한방의학을 전면적으로 서술하는 '通史'성 저작이 아니고 어떤 저명 의가의 생졸 연대나 저작이나 출판 연도를 고증하는 것도 아니다. 단지 이 방면의 풍운아적인 인물과 흥미있는 사건과 내려오는 이야기를 대략 소개한 것이다. 일본의 고대의학을 조망함으로써 중국전통의학이 이역에서 독립하여 살아간 여러 방면을 독자에게 이해시키고자 한다. 게다가 의학에 갖추어진 여러 특징, 즉 '仁術'과 '格物窮理'의 일단이고 또한 관리 이외에 문화인의 체면을 갖추면서 생계를 유지하는 가장 좋은 선택이면서 모든 사람의 생활에 필요로 하는 것과 직접적으로 관련된다. 따라서 당시 일본 문화층에서는 관직에 나아갈 수 있는 유학자는 醫를 '學'으로 보고 기꺼이 연구했고, 벼슬길에 인연이 없는 자는 '의업을 행하면서 유학에 뜻을 두어 [業醫志儒]' 생계를 도모하면서 심리적인 만족을 구했다. 따라서 '治世'와 '治人'의 학(學)을 하나로 융합시켰다.

# 皇漢醫學을 眺望하다

**著**_랴오위췬廖育群
**譯**_박현국
  동국대학교 한의과대학 원전의사학교실 주임교수
  김기욱
  동국대학교 한의과대학 원전의사학교실 교수
  이병욱
  부산대학교 한의학전문대학원 부교수

청홍

## 저자

**라오위췬**廖育群

北京에서 태어났다. '文革'기간 동안 농공업에 종사했고 1982년 北京第二醫學院을 졸업한 후에 中國科學院 自然科學史硏究所에 재직했으며, 1996년에 연구원으로 승진하고, 2000년부터 副所長을 겸임하고 있다.

주요 저서에는 《岐黃醫道》《中國科學技術史·醫學卷》(合著) 《阿輸吠陀—印度傳統醫學》《醫者意也—認識中國傳統醫學》 등이 있고, 논문은 대부분 《中華醫史雜誌》《自然科學史硏究》 《中國科技史料》등의 간행물을 통하여 발표했다.

## 역자

**박현국**朴炫局

한의학박사. 동국대학교 한의과대학 원전의사학교실 주임교수.

저서 및 역서:《中醫運氣學》(공역)《中國科學技術史(醫學卷)》 (공역)《中國鍼灸學術史大綱》(공역) 등.

**김기욱**金基郁

한의학박사. 동국대학교 한의과대학 원전의사학교실 교수. 현재 동국대학교 한의과대학 학장.

저서 및 역서:《內經經絡診斷學》,《中醫運氣學》(공역)《中國科學技術史(醫學卷)》(공역)《中國鍼灸學術史大綱》(공역).

**이병욱**李丙旭

한의학박사. 부산대학교 한의학전문대학원 부교수.

저서 및 역서:《中國科學技術史(醫學卷)》(공역),《類編黃帝內經》(공편)《中國醫學史》(공편)《新編醫學漢文》(공편) 등.

## 역자 서문

황한의학을 조망하여
한의학 연구방법론을 모색하는 계기로…


　서양의학 중심의 의료제도 속에서도 한의학은 그 역사와 전통을 유지하면서 생명력을 잃지 않고 오늘날까지 면면히 이어져 내려오고 있다. 이는 의학의 대상인 인간이 기타 자연과학의 연구대상과는 비교할 수 없을 정도로 복잡한 존재이고 인체 구조와 기능, 질병 발생과 치료기전 및 심신心身 관계 등이 매우 복잡하게 연계되어 있기 때문이다.
　동서양을 막론하고 의학은 모두 인체와 질병을 연구대상으로 삼지만 한의학과 서양의학은 관찰방법이 전혀 다르다. 서양의학이 요소론적要素論的인데 반하여 한의학은 정체론적整體論的이라고 말할 수 있다. 둘 사이의 차이가 너무 크기에 양자를 일방적이지 않게 조화시키고, 나아가야 할 방법을 강구하는 것이 목전에 가로놓인 문제다. 의학에 부여된 지상명령은 질병을 치료하는 것이다. 따라서 근거 중심인 의학을 지향해야 한다는 주장도 있다. 그 근거를 제시하는 방법이 통계적이어야 한다는 주장에는 의의가 없다. 그러나 해석의 방법이 서양의학의 그것이어야 한다는 주장에는 문제점이 있다는 사실도 인식해야 할 것이다.

의학은 지정학적, 문화적 배경의 영향을 많이 받는다. 특히 한의학은 같은 뿌리에서 갈라져 나와 한국, 중국, 일본에서 각자 발전해왔으며 오늘날 한국에서는 한의학韓醫學, 중국에서는 중의학中醫學, 일본에서는 한방의학漢方醫學으로 자리매김하고 있다.

먼저 한의학韓醫學을 살펴보자. 王燾의 《外臺備要》에는 《高麗老師方》이 인용되었고, 일본의 《醫心方》에는 《百濟新集方》과 《新羅法師方》 등이 수재되어 있다. 삼국시대에 이미 한의학이 발달했다는 사실을 알 수 있다. 고려시대에는 고유한 향약鄕藥의학이 발전하였고, 조선시대에는 이를 계승하여 《鄕藥集成方》이 편찬되었고 《醫方類聚》, 《東醫寶鑑》 등 방대하고 체계적인 동의학東醫學이 수립되었다. 조선 말기에는 이제마李濟馬의 사상의학四象醫學이 탄생하여 의학계에 새로운 지침과 좌표를 제시하였다.

중의학中醫學은 한의학韓醫學과 역사의 궤를 같이 하면서 발전을 주도하였고, 동양 3국의 의학에 절대적인 영향을 끼쳤다.

일본의 한방의학漢方醫學은 초기에 한반도에서 영향을 받았고, 7세기 이후부터는 중국으로부터 의학정보를 수용했다. 15세기 이후부터는 의학자들이 명나라에 직접 유학하여 당시 최신 수준의 의학사상과 치료기술을 배워 와서 널리 보급시켰다. 이후 복고 풍조가 일어나 《傷寒雜病論》을 연구하고 신봉하는 새로운 학풍이 나타났다. 이들은 '고방古方'만이 의학의 정도라고 주장하고, 이전의 기존 '후세後世'방을 비판하여 학술유파 사이에 분쟁이 일어나게 되었다. 그리고 이론과 임상에서 두 유파의 장점을 함께 수용한 이른바 '절충파折衷派'가 출현했고, 청나라 고증학의 영향을 받아 고전의 학술적 실증연구를 중시한 '고증파考證派'가 나타나게 되었다. 이상이 일본 의학사의 대략적인 흐름이다.

역자는 이 책을 번역하면서 조선시대의 의학 조류와 일본 한방의학의 경향을 대비하지 않을 수 없었다. 물론 조선에도 훌륭한 의가들이 많았다. 하지만 일본만큼 의가들이 이론과 실천에 대해 치열하게 탐색할 조건이 마련되었던가? 그 문제를 생각하면 안타깝기 그지없을 따름이다. 전통이론을 과감하게 부정한 요시마스 토도吉益東洞처럼 논쟁의 풍파를 일으켜 치열한 논쟁을 벌인 이가 있었던가?

요시마스의 공과는 논외로 치더라도 의학은 이러한 과정을 통해 발전하는 것이다. 특히 한의학과 서양의학이 각을 세우고 대립하는 작금의 현실에서 황한의학皇漢醫學의 역사를 조망하여 한의학의 연구방법론을 모색하는 계기로 삼아주기 바란다.

일본 의학사의 대표적인 저작으로 富山川遊의 《日本醫學史》가 있지만 편년체編年體로 서술되어있어 읽으려면 인내심이 필요하다.

이 책은 중국인 학자가 바깥에서 일본의학의 흐름을 조망하여 그 문화적, 사회사적인 배경에 따른 의학의 발전사를 탐색함으로써 독자가 일본의학사에 쉽게 접근할 수 있도록 한 저작이다.

저자 廖育群 선생은 中國科學院 自然科學史硏究所 所長이며 중국 중의학계에서 왕성하게 활동하고 있다. 역자는 이전에 그가 저술한 《中國科學技術史(醫學卷)》를 번역한 적이 있고, 韓中간에 서로 왕래하면서 여러 차례 학술교류를 하는 과정에서 그를 만나보기도 했다. 그는 학술적인 식견이 탁월하고 성품이 소탈한, 무척 인상적인 사람이다. 특히 공동번역자인 김기욱 교수와는 개인적으로 친분이 두터워 번역과정에서 많은 도움을 주기도 했다.

  이 책이 나오게 된 데에는 수고를 마다하지 않고 번역작업에 동참해주신 김기욱 교수와 박병욱 교수 두 분의 공이 지대하였다. 아울러 출판계의 환경이 녹록하지 않음에도 불구하고 한의학 전문서적을 꾸준히 출판해주는 도서출판 청홍의 최봉규 대표께 감사드린다.

2010년 孟夏

경주 온방골에서

역자 대표 **朴炫局** 삼가 씀

## 들어가며

어릴 때 아버지의 말씀을 따라 한의학을 공부하기 시작했다. 그 때 동영東瀛, 즉 일본에도 이를 연구한 바가 있음을 알게 되었다. 부친을 도와 서가를 정리할 때 두꺼운 《皇漢醫學叢書》와 한약성분에 관하여 과학적으로 연구한 일본 사람의 저작을 접할 수 있었기 때문이었다. 그러나 이후 임상을 하면서 공부하던 수십 년 동안 일본의 '한의학漢醫學'를 어떻게 이해해야 한다는 이야기, 일본의 한의학이 중국의 추세를 크게 뛰어 넘었다고 주장하는 소리를 항상 들었지만 공감하지 못하고 있었다.

마침 '쇼와昭和'가 세상을 떠나고 '헤이세이平成'가 등극할 즈음 고풍이 물씬 풍기는 교토에 머무를 기회가 있었지만 그때도 방대한 한방의학 저작을 인내심을 가지고 읽지 않았다. 그 원인은 두 가지다.

첫째, 당시에는 의학을 일종의 학문과 실용적인 기술이라는 각도에서 보면 한방漢方이라는 명칭에서 나타나는 바와 같이 중국전통의학에 기원한 '이방지류異邦之流'에 지나지 않아 시간과 정력을 허비하면서 본을 버리고 지엽을 쫓을 필요가 없다고 생각했다.

둘째, 사학연구의 각도에서 말하자면 일본의학이 발전한 역사를 고증하고 서술하는 것은 일본 의학사가가 해야 하는 일이지 외국인이 주제넘게 나설 필요가 없다고 생각했다.

상술한 두 가지 이유는 정당하기는 하지만 학식이 쌓임에 따라 첫 번째 이유가 성립할 수 없음을 깨닫게 되었다.

한방漢方과 한의학은 오늘날까지 발전해왔다. 확실히 동원이류同源異流라고 할 수 있지만 발전과정에서 문화의 차이로 인하여 각기 상당히 큰 변화가 있었다. 여기에서는 한의학이 어떻게 발전하고 변화했는지는 말하지 않겠다. 한방漢方만 말하자면 이러한 지식체계를 받아들인 토양이 다르기 때문에 취사선택하고 개조 발전시키는 문제가 반드시 존재했다. 같은 것을 보면서 차이를 보지 못하거나, 새로운 것은 모두 중국에서 그 근원을 찾을 수 있다는 견해는 실로 관찰자의 안목이 예리하지 못하거나 자아중심의 잠재의식이 발동한 것이라고 말할 수밖에 없다.

두 번째 점에 대해서 저자는 지금까지 한 나라의 역사는 우선 본토 학자 스스로 연구해야 한다고 생각한다.

이는 첫째 그들이 자료의 점유와 이용에 있어서 특별히 좋은 조건을 갖추고 있기 때문이다. 둘째로 자신의 역사를 상세히 고증하고 그 속의 구체적인 세목을 밝히며, 이러한 역사의 매개자와 계승자로서 본국문화를 세우는 데에서 책임의 소재를 벗어날 수 없기 때문이다.

이와 같이 말한다면 '일본의학사日本醫學史'라는 책을 저술하는 두 가지 기본 요소인 '의학'과 '역사'의 가치 모두가 크게 부정되는 것 같다. 그렇다면 외국인으로서 이러한 저작을 정신적, 육체적인 노력을 기울여 저술, 출판하고 읽을 필요가 있을까? 그 원인은 보다 높은 문화적인 차원에서 그 가치의 소재를 발견할 수 있다는 데에 있다. 외국인에 대해 말하자면 사회가 안정되고 경제가 번영할 때에 세계 기타 지역의 역사문화에 대해 가능한 한 많이 이해해야 하고 누군가가 역외의 역사문화에 대해 소개할 필요가 있다. 이러한 문화적인 기본이 구비된 후에라야 비교하고 참고할 수 있게 된다. 비교의 기초 위에서 자신이 처한 사회와 그 역사문화에 대해 보다 깊이 인식할 수 있을 것이다. 그렇다면 역외의 역사문화에 대해 소개만 하고 연구는 할 수 없다는 것일까?

고인古人이 '여산廬山의 진면목을 알지 못하는 까닭은 내용이 이 산속에 있기 때문이다'고 했는데, 문화의 외부에 머물고 있으면서 이에 대해 관찰하고 연구하게 되면 '몸이 그 속에 있어'도 발견할 수 없는 수많은 경치를 자연 볼 수 있게 된다.

이것이 바로 저자가 근년에 흥미를 가지고 읽은 것에서 한의학이 모르는 어떤 '치병의 좋은 대책'을 한방漢方 의학저작 속에서 예기치 않게 찾게 되어 작은 책자를 통하여 이를 독자에게 소개하고자 하는 원인이다.

이와 같은 점에 입각하여 이 책에서는-역사연구에서 통상적으로 중요한 원시문헌에 의거하지 않아 비평을 받겠지만-일본 학자의 고증결과를 충분히 이용했다. 마찬가지로 이러한 점에 근거했기 때문에 이 책은 어떤 의가가 생졸한 연대나 어떤 저서가 만들어지고 출판된 연도에 얽힌 고증은 하지 않았다. 이것이 바로 저자가 서명에서 멀리서 조망한다고 한 원인과 의도이다. 동방의 지평선 위에 있는 부상국扶桑國의 전통의학을 조망하여 기황岐黃의 의술이 이역에서 독립하여 살아간 여러 측면을 독자들에게 이해시키고 나아가 일본을 이해하고 일본문화를 이해시키고자 한다.

저자 랴오위췬廖育群

# 목차

개요 • 2
역자서문 • 5
들어가며 • 9

## 01 황한의학의 서緒

| | |
|---|---|
| 정치와 의학의 역사적인 분기 | • 21 |
|   1. 정치사의 분기 | • 22 |
|     원시사회 / 고대 / 중세 / 근세 / 근대 / 현대 | |
|   2. 의학사의 분기 | • 28 |
| 일본문화의 內源性과 外源性 | • 31 |
|   1. 본토문화와 민족성격 | • 32 |
|   2. 외래문화의 접수·선택·개조 | • 38 |
|   3. 중국문화의 수용 경로 | • 44 |
| 유교·불교·도교·신도神道 | • 48 |
|   1. 유교 | • 48 |
|   2. 불교 | • 51 |
|   3. 도교 | • 59 |
|   4. 신도神道 | • 63 |
| 각 시기 의학의 특징 | • 66 |
|   1. 원시사회 | • 66 |
|   2. 고대 | • 69 |
|   3. 중세 | • 73 |
|   4. 근세 | • 75 |
|   5. 근대 이후 | • 78 |

13

## 02 후세파後世派

### 후세파 개설 · 85
1. 후세後世라는 명칭 · 85
2. 학술의 요지 · 87
3. 역사적인 지위 · 89
4. 지류별파支流別派의 형성 · 91

### 후세파 창시자, 다시로 산키田代三喜 · 97
1. 저작 · 99
2. 학술과 영향 · 102

### 중흥지조中興之祖, 마나세 도산曲直瀨道三 · 105
1. 생애 · 105
2. 저작 · 108
3. 평가 · 112

## 03 고방파古方派

### 古方派 개설 · 117
1. 고방古方이란 명칭 · 118
2. 대표적인 인물 · 119
　　나고야 겐이 / 고토 콘잔 / 야마와키 토요
3. 역사적인 지위 · 126

### 고방의 태두 요시마스 토도吉益東洞 · 129
1. 고난 끝에 이룬 명성 · 130
2. 복고의 깃발 아래 의학을 혁신 · 136
3. 毒이 핵심인 질병관과 치료법 · 146
4. 《藥徵》의 복고 작업 · 150
5. 논쟁의 풍파를 일으킨 《醫斷》 · 173
6. 토도의 저작, 家人 및 제자 · 187
7. 東洞의 역사적인 평가에 대한 평가 · 195
　　민족자존과 학술적인 우상을 만들 필요성 / 근대 이후 서양의학이 일본에 끼친 영향

14

## 04 토법吐法 추구

### 나가토미 토쿠쇼안永富獨嘯庵 · 203
1. 에도 의학의 토법 개황 · 206
2. 獨嘯庵의 생애 · 209
3. 학술의 특징 · 212
4. 儒志와 醫業 · 220

## 05 출산의 인문적 배려

### 가가와 겐에츠賀川玄悅 부자父子 · 227
1. 玄悅의 일생 · 228
2. 玄悅의 업적 · 230
   정상태위의 인식 / 기술과 기계 사용 / 누습을 비판
3. 賀川流 산과를 계승하고 발전시킨 사람 · 237
4. 평가 · 240

## 06 절충파折衷派

### 折衷派 출현 · 243
1. 절충折衷이란 명칭 · 245
2. '강유상마剛柔相摩'한 와다 토카쿠 · 246
3. '이중경위신以仲景爲臣'의 나카가미 킨케이 · 252
4. '오경일관五經一貫'한 나이토 키테츠 · 254

### 한란漢蘭절충의 대표 하나오카 세이슈華岡靑洲 · 260
1. 하나오카 세이슈의 생애 개요 · 261
2. 최초의 유암 절제수술 · 263
3. 마약 연구 · 266
4. 저작과 사상 · 270
5. 하나오카류 외과의 계승자 · 273
6. 화타와 하나오카 세이슈 · 279

## 07 고증파 考證派

### 한방의학의 낙조 · 287
1. 유학에서 의학으로 향한 고증 · 289
2. 內驅力의 작용 · 296
3. 고증파의 시야 · 302

### 고증파의 주요 의가 · 309
1. 의학고증파의 시조 메구로 도타쿠 目黒道琢 · 309
2. 대대로 막부 의관을 지낸 야마다 세이친 山田正珍 · 314
3. 분석적인 고증과 고증적인 분석을 한 야마다 교코 山田業廣 · 324
4) 유덕儒德에 구애되지 않은 유의儒醫인 모리 릿시 森立之 · 332
   《神農本草經》의 輯複 / 《經籍訪古志》의 편찬 / 溫知社 창건에 참여
5. 송유宋儒의 고증가를 본뜬 기타무라 쵸칸 喜多村直寬 · 340
6. 에도 의학관을 창건한 다키 겐칸 多紀元簡 부자父子 · 350

### 학술단체의 밀접한 관계 · 359

## 08 만병개울 萬病皆鬱

### 儒者의 《傷寒論》 異解 · 365
1. 작자와 文本 · 366
2. 주요 내용 · 369
3. 토론 · 374

## 09 한방의학 최후의 거장

### 아사다 소하쿠 淺田宗伯 · 379
1. 아사다 소하쿠의 생애 · 379
2. 임상치료의 질과 양 · 385
3. 절충파의 입장 · 390
4. 아사다 소하쿠의 저작 · 396

| 10 | 끽다양생喫茶養生 |

### 에이사이榮西의 종교의학세계　　　　　　　　　　• 403
　1. 《喫茶養生記》의 주요 내용　　　　　　　　　　• 405
　2. 茶-苦-心　　　　　　　　　　　　　　　　　• 412
　3. 신령한 세계에서의 桑　　　　　　　　　　　　• 417
　4. 《喫茶養生記》와 다도茶道의 경계　　　　　　　• 424


| 11 | 복진腹診 |

### 일본에서 발명하고 체계화한 진단법　　　　　　　• 433
　1. 진맥診脈에서 진복診腹으로　　　　　　　　　• 435
　2. 초기 복진 저작과 의가　　　　　　　　　　　• 436
　　　1) 《百腹圖說》 / 2) 《五雲子腹診法》 / 3) 《腹心傳》 / 4) 松岡意齋·森中虛 / 5) 白竹子 /
　　　6) 《針灸遡洄集》(복진부분) / 7) 《腹診傳法》 / 8) 《診腹精要》
　3. 각 책의 구조와 특징　　　　　　　　　　　　• 442
　　　1) 《百腹圖說》 / 2) 《五雲子腹診法》 / 3) 《腹心傳》 / 4) 松岡意齋·森中虛 / 5) 白竹子 /
　　　6) 《針灸遡洄集》(복진부분) / 7) 《腹診傳法》 / 8) 《診腹精要》
　4. 토론　　　　　　　　　　　　　　　　　　　• 464
　　　1) 치료방법 / 2) 이론의 實在化 / 3) 중국의 '診腹'과 일본의 '腹診'


| 12 | 기재記載와 전역詮釋 |

### 일본 각기병사脚氣病史의 재검토　　　　　　　　• 473
　1. 일본의 각기병 유행사 개요　　　　　　　　　• 476
　2. '脚氣'와 '眞脚氣'　　　　　　　　　　　　　• 482
　3. 증상에 의거한 진단　　　　　　　　　　　　• 486
　　　1) 도쿠가와 이에미츠德川家光의 각기 / 2) 도쿠가와 이에츠나德川家綱의 脚疾 /
　　　3) 도쿠가와 이에사다德川家定의 脚氣死 / 4) 도쿠가와 이에모치德川家茂의 脚氣死
　4. 각기와 매독　　　　　　　　　　　　　　　• 495
　5. 아직도 알 수 없는 '衝心'병　　　　　　　　　• 505
　6. 쌀밥의 인식에 관하여　　　　　　　　　　　• 508

## 13 맥반남작麥飯男爵

### 다카키 카네히로高木兼寬 •517
1. 의사가 되려는 꿈을 이루다 •518
2. 완전히 다른 세계 •522
3. 생각하지도 못한 운명의 전기 •524
4. 험난한 병사식량 개량과 성공 •526
5. '診治疾病'과 '診治病人' •535
6. 일본문화로 되돌아온 만년 •539
7. 성공한 경험과 잘못된 이론 •542

**맺음말** •546
**참고문헌** •551

# 01
# 황한의학의 서緒

# 정치와 의학의 역사적인 분기

한 국가의 역사를 들추어 볼 때 어떤 방면의 사건을 이해하기에 앞서 모두 먼저 '분기分期'의 문제를 언급한다. 가장 기본적이고 필수적으로 이해해야 하는 것은 의심할 바 없이 사회형태를 지표로 삼는 정치사적인 분기이다. 그러나 구체적인 어떤 학술영역에서는 각종 지식체계의 성장변화가 사회형태와 밀접한 관계가 있지만, 그 관건이 되는 변화의 발생은 정권의 교체와는 완전히 부합할 수 없기 때문에 어떤 지식체계 자체가 발전한 특징에 따라 분기를 나눌 수도 있다.

일본의학이 발전하고 변천한 역사와 관련된 저작은 대부분 상술한 두 가지 분기방법을 채택하여 논의의 구조적인 틀로 삼았다. 정치적인 왕조를 시간적인 좌표로 삼거나, 혹은 각 역사적인 시기에 의학영역에서 중요한 인물·저작·학술과 제도 등을 기술하거나, 혹은 의학발전의 단계적인 속성을 기준점으로 삼기도 했다. 하지만 정치적인 왕조를 시간의 좌표로 삼은 틀은 벗어나지 않았다. 그러나 본서는 일반 '통사通史'저작의 이러한 두 가지 관습을 따르지 않았다. 따라서 이에 앞서 두 가지 분기에 대해 간단하게 소개하기로 한다.

## 1. 정치사의 분기

이 사회가 예로부터 오늘날에 이르기까지 발전한 과정은 일반적으로 다음과 같은 여섯 단계의 역사적인 시기로 나뉜다.

### 원시사회

통상적으로 '국가'가 탄생하기 이전을 원시사회라고 칭하는 견해에 따른다면, 기원 3세기에 출현한 가장 오래된 야마타이邪馬台국 이전에 일본열도는 줄곧 원시사회 단계에 있었다.

이러한 역사적 단계의 전기(구석기시대)에는 타제석기打制石器를 사용했다는 특징이 있다. 생활수단은 수렵·어업이었다.

조몬시대(繩紋時代 : 대략 BC 10세기에서 BC 4세기까지)라 칭하는 원시사회의 후기(신석기시대)에 이르러 마제석기磨製石器와 승문繩文 도안이 그려진 흑갈색 토기가 출현했고, 기본적인 생활수단이 수렵과 채집경제로 바뀌었다.

야요이시대(彌生時代 : 대략 BC 3세기에서 AD 3세기까지) 혹은 야요이 문화라 칭하는 원시사회의 말기에는 한반도에서 이민자가 대량으로 유입되어 야요이시대인이라 불리는 혼혈인 후예가 출현하고 점차 원시농업이 형성되었으며 아울러 금속기구가 출현했다.

### 고대

《三國誌·魏書》에 기재된 바에 의하면 당시 동이東夷지역에는 여왕인 히미코卑彌呼가 지배한 야마타이국이 수많은 소국을 관할했다. 중국과 사신이 왕래하고 봉지封地를 하사하는 일 등이 있었다.[1] 이 이전에 일본열도에서 사회체제가 어떻게 변천했는지 확실한 기재가 없고 기록에 나타난 야마타이국은 3세기 때에 상당한 규모였기 때문에 어떤 일본사서日本史書에서는 원시原始와 고대古代에 대해 단대적斷代的인 방법을 취하지 않는다. 그러나 3세기를 고대의 시작으로 보건 보지 않건 간에 그 하한은 모두 12세기 말로 잡고 있다. 그 사이에 국가가 점차 통일된 야마토시대(大和時代 : 4세기~6세기 말)[2]에 처음에는 王이라 칭하다가 나중에 大王이라 칭한 자를 중심으로 각 호족이 연합한 정권과 율령정치를 확립하고 발전시킨 아스카시대(飛鳥時代 : 593~710), 나라시대(奈良時代 : 710~794)[3]와 헤이안시대(平安時代 : 794~1192)를 거쳤다.

이러한 역사시기의 일본문화는 분명 모방을 위주로 했다. 정치면에서는 7세기 초에 이르기까지 일본은 여전히 부민제部民制가 특징인 노예사회의 단계에 있었다. 부部는 황실이나 귀족이 점유한 인민 집단이다. 노예의 주인인 귀족과 평민으로 구성된 것을 씨氏의 사회집단이라 한다. 씨氏는 족장의 혈연가족과 비혈연가족으로 구성되어 있다. 씨氏의 수령인 씨상氏上은 귀족을 책임지고 씨氏의 일반 구성원인 씨인氏人은 평민이다. 천황은 씨상氏上에게 성姓을 부여(중앙 호족은 臣·連, 지방 호족은 君·直, 이민 온 사람은 忌寸·史·村主 등)했다.

유명한 쇼토쿠聖德태자는 603~604 연간에 이른바 '스이코쵸推古朝개혁'

---

1) 《三國誌》卷三十. 北京 : 中華書局點校本, 1982年 第2版, 854-857쪽.
2) 이 시기는 장관을 이룬 高塚式 古墳을 세웠기 때문에 '古墳文化'라 칭한다. 이민 온 사람들이 각종 기술을 전했고, 문자·불교 등이 널리 유입된 것이 특징이다.
3) 元明女帝는 和銅元年(708)에 大和盆地의 중앙에서 奈良 기슭의 南麓으로 천도할 것을 정식으로 결정했다. 헤이안 시대에 접어들기 이전에 長岡京에 10년(784~794) 동안 잠시 천도하기도 했다.

을 추진하여 603년에는 덕德·인仁·예禮·신信·의義·지智의 대소에 따라 관위십이계冠位十二階를 제정하여 관직은 세습할 수 없고 관리는 능력에 의해 선발하도록 했으며, 다음해에는 십칠조헌법十七條憲法을 공포했다(실제로는 법률이 아니고 도덕적 훈계다). 그러나 궁극적으로 이는 '인간 세상은 허상이고 부처만이 진실'인 과도기적 단계였다. 이러한 이상은 40여 년 뒤에 다이카大化 혁신에서 실현되어 일본이 봉건사회로 진입하는 지표가 되었다.

또, 중국 유학의 '천명天命'관을 도입하여 천황의 권력은 두 가지 기원을 가지게 되었다. 하나는 전통적인 황조신皇祖神에서 유래한 '아마테라스 오오미카미天照大神'이고, 하나는 '천天'이다. 이와 같이 천황天皇이 천황天皇인 것은 두 가지 카리스마인 신성한 천부天賦를 가지고 있었기 때문이다.[4]

헤이안 후기에 이르러 일본문화에는 단순한 모방에서 독립과 서민화로 전환되는 중요한 변화가 나타나게 되었다. 유학승留學僧이 중국에 향학鄉學과 사숙私塾이 보편적으로 존재하는 것을 목격하고 일본에는 사학私學이 없는 것에 대해 매우 유감스럽게 생각하여 귀국한 후에 슈게이슈치인(綜藝種智院 828)을 열어 인재를 적극 양성한 것이다. 가문으로 이어진 사학은 점차 관학으로 대체되어 교육이 보급되었다[5].

## 중세

12세기 말에 관동關東 무사의 수령인 미나모토노 요리토모源賴朝가 관동지역인 가마쿠라鎌倉에 무사의 중앙정권인 막부幕府를 세움으로써 일본의 봉

---

[4] 각 시기의 일본정치, 문화특징에 관한 소개는 주로 王家驊《儒家思想與日本文化》(杭州 : 浙江人民出版社, 1990년)의 논설을 참조했다.
[5] 鄭彭年의《日本中國文化攝取史》(杭州 : 杭州大學出版社, 1999년, 91·120쪽)에 자세히 나타난다.

건사회가 새로운 단계로 진입했다. 일본 사학가가 중세中世라고 칭하는 시기에는 가마쿠라시대(鎌倉 : 1192~1333)와 무로마치시대(室町時代 : 1336~1573)가 있으며 무로마치시대에는 또한 각기 조정을 세운 남북조시대南北朝時代[6]와 가신들이 할거한 전국시대戰國時代[7]가 있다.

무사의 흥기로 천황과 귀족의 힘이 약해지고 유학의 영향이 약해지게 되었다. 송학宋學이 흥성했지만 일본까지 미치지 못했기 때문에 외래사상의 자극이 없었다. 박사들은 가업을 세습하고 한당漢唐의 구주舊注를 고수하여 명맥만 유지하고 있었다. 이 시기에 가장 큰 영향을 끼친 것은 불교로, 가마쿠라에 겐쵸建長 · 엔가쿠圓覺 · 쥬후쿠壽福 · 죠치淨智 · 죠묘淨妙 등 5대 사원을 세워 가마쿠라의 고잔五山이라 하고, 교토에 난젠南禪 · 덴류天龍 · 쇼코쿠相國 · 겐닌建仁 · 도후쿠東福 등 5대 사원을 세워 교토의 고잔五山이라 한다. 따라서 사서史書에서는 일반적으로 이 시기를 고잔五山시대라고 칭한다.

불교의 선종禪宗이 성행하고 유행하여 한편으로는 '생사를 하나로 여기고 정과 여색을 버리는' 무사의 이념이 되었고, 한편으로는 송학宋學이 일본에 전파되는 매개가 되었다. 예를 들어 에도 유학의 창시자인 후지하라 세이카(藤原惺窩 1561~1619)는 쇼코쿠지相國寺 출신이고, 겐닌지建仁寺의 고칸 지케이(古澗慈稽 1581~1670)도 유학경전을 전공했으며, 그 제자인 하야시 라잔(林羅山 1583~1657)은 에도 주자학파朱子學派의 창시자이다.

---

[6] 1336年에 스스로 皇室의 정통으로 여긴 後醍醐天皇이 吉野로 옮긴 것을 南朝라 하여 京都의 北朝와 서로 대립했다. 1392년에 이르러 南朝는 4대를 거치고 北朝는 5대를 거친 후에 복귀하여 통일되었다.
[7] 1467~1477년간의 권력투쟁(역사에서는 應仁之亂이라 칭한다)으로 朝廷과 幕府將軍의 권력이 상실되었다. 이 이후 대략 1세기 동안 각지의 大名이 할거하여 격렬한 전쟁이 끊임없이 발생했는데, 이를 전국시대라 한다.

## 근세

1568년 오다 노부나가(織田信長 1534~1582)가 교토에 진입하고부터 가신인 도요토미 히데요시(豊臣秀吉 1537~1598)가 조선정벌에 실패하고 병으로 죽기까지 30년 간 오다와 도요토미 정권이 100년 동안 이어진 센고쿠의 난을 종식시키고 통일의 대업을 이루었다. 그 후 도쿠가와 이에야스(德川家康 1542~1616)가 1603년에 정이대장군征夷大將軍에 임명되어 에도 막부를 세웠다. 일본 사가史家들은 메이지유신 이전까지 200여 년, 즉 봉건사회 말기인 아즈치모모야마시대(安土桃山時代 : 1573~1603)와 에도시대(1603~1867)를 근세近世라 칭한다.

도요토미 히데요시는 군주의 주검이 미처 식기도 전에 그 처와 자식을 없애버리고 무력으로 일본을 통일했다. 그 과업을 탈취한 도쿠가와 이에야스는 곧 이어 금중병공가제법도禁中並公家諸法度를 공포하여 '천자는 기예와 학문을 제일로 삼는다'고 규정하고 천황을 정치에서 완전히 배제시켰다. 마치 송태조宋太祖가 황제에 오른 후에 하극상下克上의 낡은 수법을 방지하기 위해 현세의 질서를 강조하고 주자학을 신봉한 것과 마찬가지로 에도 막부에서는 주자학朱子學을 관학官學의 정통으로 삼은 것이다. 따라서 유학은 불교의 선종禪宗에 의지한 것에서 이탈하여 독립적으로 발전되어 전성시기로 들어서게 되었다.

봉건 윤리학의 기능을 강조하고 발휘시킴과 동시에 주자학의 합리적인 내용을 중시한 일부 학자는 자연과학과 경세치용經世致用의 학문에 흥미를 갖게 되었다. 사회에서 선승禪僧도 아니고 또한 박사나 공경가公卿家가 아니면서 유학을 업으로 삼은 유자儒者의 출현은 교육의 부흥, 지식의 보급, 학술사상과 문화수준의 총체적인 제고를 촉진시켰다. 에도시대에 쇄국 명령이 있었지만 서양 과학기술도 들어왔다. 여러 요인의 총화로 문화가 전례 없이 번영하게 되어 단순히 모방하는 틀에서 벗어나 많은 방면에서 창조성을 나타내기 시작했다.

기록에 의하면 18세기 후기의 에도는 인구가 100만에 이르러 아마 당시 세계에서 가장 큰 도시였다. 동시에 도쿠가와 바쿠후 후기에는 남성인구의 45%, 여성의 15%가 글을 알고 있었는데, 이러한 비율은 당시 기타 아시아 국가들이 따라가지 못한 것이다.[8] 이러한 것들은 에도시대에 문화와 경제가 번영했다는 증거다. 뿐만 아니라 일본의 근대화에 좋은 기초가 되기도 했다. 도쿠가와 정권의 265년 동안에는 내전이 없었다. 일본 역사상 유일한 안정기였다.

5대 쇼군將軍인 츠나요시綱吉 때에 농촌계급이 분화되고 상업자본이 확장되어 재정 파탄을 초래했지만 8대 요시무네吉宗의 교호享保개혁, 마츠다이라 사다노부松平定信의 칸세이 개혁, 미즈노 타다쿠니水野忠邦의 덴포天保개혁 등을 통하여 중앙재정을 다시 일으켜 세웠다.

## 근대

서양 국가들은 19세기 중엽 이전에 일본을 향하여 극동 무역을 확대하려고 몇 차례 시도했으나 모두 실패했다. 미국은 강경한 수단을 취하여 1853년에 함대를 도쿄만에 진입시켰고, 다음해에 재차 들어올 때에 여러 가지 요구를 막부에 강요함으로써 쇄국정책이 붕괴되었다.

---

8) 〔美〕愛德華·麥克諾爾·伯恩斯, 菲利普·李·拉爾夫:《世界文明史》제2권, 北京:商務印書館, 1987년 中譯本, 360, 365쪽.

이는 일찍이 도쿠가와家의 통치지위를 노리던 서부의 여러 대번大藩에게 기회를 제공했다. 서부의 번은 존왕양이尊王攘夷의 구호를 내걸고 1868년 막부 타도 전쟁에서 승리했다. 도쿠가와 가족은 평민으로 떨어져 700년에 걸친 막부의 통치가 결국 폐지되었다. 천황이 에도로 옮겼기 때문에 에도는 도쿄라 불리게 되었다.

일본은 이때부터 근대사회로 들어서게 되었다. 이 단계는 막번幕藩체제와 등급제도를 폐지하고, 불교의 국교지위를 폐지하고, 농민의 세금을 경감하고, 헌법을 제정하고, 전면적으로 유신한 메이지시대(明治時代 : 1868~1912)와 그 이후 다이쇼시대(大正時代 : 1912~1926)와 쇼와시대 전기(昭和時代前期 : 1926~1945)를 포함한다.

### 현대

2차 대전이 끝나고 오늘날에 이르기까지를 현대라 한다. 쇼와시대의 중·후기(1945~1989)와 헤이세이시대(平成時代 : 1989~ )이다.

## 2. 의학사의 분기

의학발전의 단계가 정권의 교체와 완전히 부합할 수 없는 문제를 극복하기 위해 어떤 의학사가醫學史家는 자체에 내함된 속성을 강조하여 분기하는 방법을 채택했다. 예를 들어 일본의학사의 기초를 세운 후지가와 유富士川遊는 초기에 《皇國醫事沿革小史》를 편찬할 때에 아래와 같은 분기를 채용했다.

제1기 : 일본 고유의 의법醫法을 사용한 시기

제2기 : 황한의법皇漢醫法이 절충된 시기

제3기 : 해외의학이 전입된 시기

제4기 : 의학의 쇠퇴시기

제5기 : 의학의 부흥시기

제6기 : 서양의학의 전래에서 의학이 발흥한 시기까지

그러나 그는《日本醫學史》의 결정판決定版을 편찬할 때에는 오히려 '의학을 문화의 일부분으로 본다면 의학사는 문화사 영역에 속하며 양자는 서로 떨어질 수 없고 의학사에서의 시대 구분 역시 문화의 변천에 따르지 않을 수 없다. 저자는 지금 일반 사학가의 분기分期에 따른다'고 했다. 그리고 단지 어떤 시기에서 다시 세분해야 할 때에는 '반드시 과학성科學性을 따져야 한다'고 했다.[9]

그 이후 이시하라 메이石原明는 자신의 저작인《일본의 의학》서문에서 "의가의 입장에서 출발해야지, 오늘날에 이르기까지의 정치사적인 시대구분은 배제해야 한다. 일본의학의 발전을 되돌아보아 각 시대의 대표적인 의서를 골라 그 시대의 의료 실제가 드러나도록 노력해야 한다."[10]고 특별히 강조했다. 얇고 주제가 선명한 이 책의 각 장절은 대체로 역사의 진행에 따라 배열되어 있다. 예를 들어 제4장 귀족이 독점한 의학, 제10장 신구의학의 대결 등은 분명 일반 통사적인 저작에 비해 독자의 주의력을 환기시

---

9) 富士川遊 :《日本醫學史》,〈緖論〉11~13쪽.
10) 石原明 :《日本の醫學―その流れと發展》,〈前言〉.

켜 깊은 인상을 남긴다.

결론적으로 시대에 따라 사료를 배열하는 것은 사학저작에서 불가결한 좌표이고 또한 작자가 역사발전을 기술하고 독자가 두서와 맥락을 이해하는데 중요한 수단이지만, 이는 비전문 연구자가 무미건조함을 느끼기 쉽고 중점을 알 수 없게 만드는 편찬방법이다.

저자는 의사학 연구를 전공하기 때문에 당연히 매일 '무미건조한 밀랍을 씹는' 것에 길들여져 있지만, 이러한 고통을 일반 독자에게 줄 필요가 없고 그렇게 해서도 안 된다. 따라서 서론에서 일부 기본적인 문제를 대략 설명한 후에 기타 각 장절의 세설細說에서는 근세 한방漢方의 역사에서 풍운을 일으킨 인물, 흥미 있는 일, 세상에 전해지는 이야기에 대체로 초점을 맞추었다.

그 원인은 전반적으로 서구화되기 이전 일본 근대의 의학역사로 말하자면 가장 중요한 분기인 중세 이전은 한의방韓醫方·불의방佛醫方·한의방漢醫方을 막론하고 모방을 위주로 하여 모두 외래의학지식이고, 근대 이후에도 마찬가지로 중국 최신 수준을 대표하는 송명宋明의학지식과 서양의학지식이 들어왔지만, 그 특징을 소화흡수하고 비평하고 새롭게 개조한 측면을 벗어날 수 없었기 때문이다. 바꾸어 말하자면 이것이 저자의 눈에 비친 일본 의학사의 분기이기도 하다.

오오츠카 요시노리大塚敬節는 《東洋醫學史》에서 전서를 전기와 후기로 나누었는데, 이는 마찬가지의 생각에서 전기는 단순한 모방이고, 후기는 학습과 비평, 개조와 창조가 병존한 것에 바탕을 둔 것이 아닌가 한다.

# 일본문화의 內源性과 外源性

자기 문화의 기원과 계통과 발전에 대한 여러 문제에 관하여 일본에는 두 가지 학설이 있다. 하나는 적어도 조몬繩紋문화(신석기시대) 이래로 일본인이 이미 일본열도에 거주하여 자신의 고유한 문화를 창조했다고 보는 것이고, 다른 하나의 관점은 조몬문화 이래로 각종 이질 문화를 가진 종족이 바다를 건너 일본에 와서 중첩된 혼합 문화를 형성하게 되었다는 것이다. 전자의 주장은 신문화가 출현한 것은 내재적인 역량으로 발전한 결과이고, 후자는 내재적인 요인과 작용을 인정하는 것 이외에 외래요인의 중요성을 강조한 것이다.[11]

일본문화의 발전사를 보면 역외 문명을 배우고 끌어들인 것이 그 특징의 하나임은 틀림없다. 그러나 이는 일본에 자신의 고유한 문화가 없었다는 말과는 다르다. 설사 끌어들임을 주요한 특징으로 삼아 완전히 이질적인 발전단계에 도달했을 때라도 한 민족의 고유한 문화가 철저하게 소실될 수는 없다. 이러한 민족 고유의 문화는 종종 물화物化의 형식을 통하여 구체적으로 존재하는 것이 아니라 어떤 정신적인 특징으로 끊임없이 전승된다. 이

---

11) 鄭彭年 :《日本中國文化攝取史》, 杭州 : 杭州大學出版社, 1999년, 1쪽.

것이 통상적으로 말하는 민족성이다.

## 1. 본토문화와 민족성격

　의학을 말하자면 어떠한 민족의 고유한 문화에서도 생명·신체·질병 등 자연현상에 대한 인식이 모두 내포되어 있고, 그 민족이 어떻게 창조되었고 건강과 지식을 획득했는지에 관한 신화와 전설이 존재한다. 그러나 본토의 문화와 지식이 필연적으로 존재한다는 것을 인정하는 전제하에서 이러한 전설과 기록이 도대체 언제 탄생했는지는 확인할 수 없다. 다만 무술(巫術 : magic)과 여기서 파생한 민속에서 이러한 실마리를 찾을 수 있을 것이다. 무술에서 의거한 것은 인류 공통의 기본적인 사유방식(예를 들면 類比)이기 때문에 외래문화의 도움을 받아 배울 필요가 없다. 그렇다면 무술의 표현형식의 차이는 각 민족 고유한 문화특징을 나타낼 수 있을 것이다. 예를 들어 태반에 대한 처리가 전형적인 예이다.

　영국 인류학자인 프레이져의 관찰에 의하면 원시 사유방식 가운데 보편적으로 이전에 연계가 있었던 물체는 이러한 관계를 영구히 보존시킬 수 있다고 보는 관점이 있었다. 그는 이것을 '접촉률接觸律'이라 하여 무술법칙의 하나로 보았다. 그 표현형식의 하나로 태반과 본인 사이에 모종의 연계가 영원히 존재한다고 본 것이다. 중국에서 현재 최초의 의학저작인 마왕퇴출토의서(馬王堆出土醫書 : 墓葬 연대는 기원전 168년)에는 사람의 태반을 어떻게 묻어야 하는지를 가르치는 내용이 있다.

　일본에서는 태반은 대부분 땅에 묻지만 탯줄은 별도로 처리하는 습속이 있다. 탯줄을 바람에 말려 보관하는데, 이것은 '약'의 작용이 있어 위급한 시기에 자신의 탯줄을 복용하면 다시 생명을 얻을 수 있고, 또한 복통이나 정신질환 등을 치료할 수 있다고 보았다. 어떤 사람이 실종되었을 때 그 탯줄을 물속에 담가 그 행방을 알아보고 부침으로 생사를 판단하기도 했다. 여자가 출가할 때에 자신의 탯줄을 가지고 갔고, 남자가 전쟁터에 나갈 때에 탯줄을 휴대하여 총탄을 막아줄 호신부로 삼았다. 보존상태가 좋지 못하여 벌레가 생기고 쥐가 갉아먹으면 장차 자신의 일생에 좋지 않은 영향을 준다고 생각했다.[12]

일본인은 또 수료水療에 대한 정서에 유독 집착했다. 나카지마 요이치로中島陽一郎가 소개한 내용을 보자.

"잘 알고 있다시피 자고이래로 일본인은 죽음을 피하기 위해 늘 '미소기禊'를 행했다."

"일본에서는 자고로 죽은 자에게 '시니미즈死水'[13]를 행하는 습속이 있다. 이러한 습관은 일본의 전통신앙인 신도神道에서 기원한 것으로 불교에는 볼 수 없다. 헤이안시대에는 냉수욕과 냉수 관개법灌漑法 등이 성행했다."

"온천욕으로 질병을 치료한 것이 고대 사서史書의 기록에 나타난다. 따라서 탕치湯治는 자고로 질병을 치료하는 방법으로 이용되었음을 알 수 있다."

그리고 모래찜질에 관하여 이렇게 소개했다.

"샤만 의관醫官인 다미야 타카노부田宮尚施가 《施治攬要》에서 '병이 온몸에 침입하면 홑 갈옷을 입고 뜨거운 모래 속에 누워 주위 사람이 삽으로 모래

---

12) 松田智弘 : 《古代日本道教受容史硏究》, 奈良 : 人間生態學談話會, 1988년, 30쪽.
13) 붓이나 깃털로 임종하는 사람의 입술에 물을 바르는 것.

를 덮어 머리만 내놓게 하고 온몸을 따뜻하게 찜질하여 땀을 줄줄 흘리면 몸이 가뿐해지고 병이 곧 나아 온천의 유순함에 비해 훨씬 효과가 있다. 냉질冷疾·위벽痿躄·부인혈고婦人血枯·불월不月·대하帶下·불임不姙 등 여러 증상에 큰 효과가 있다'고 기술했다."14)

이른바 '미소기禊'는《辭源》에 '고대 민속에 3월 상순 사일巳日에 물가에서 몸을 씻어 부정을 물리치는 것을 미소기禊라 한다. 삼국三國 위魏나라 이후부터 3월 3일에만 행했고 상사上巳에는 행하지 않았다'는 해석이 있다. 따라서 일본의 이러한 '민속'이 외래 문화의 영향을 받았는지 여부는 판단하기 매우 어렵다. 탕치湯治라면, 일본은 온천이 널리 퍼져 있기 때문에 자연 온천욕을 하는 습속이 있을 수 있다. 그러나 의학에서 정식으로 일종의 치료방법으로 삼은 사람은 에도시대 의사인 고토 콘잔後藤艮山이다.15)

그는 51세 때(1709)에 다지마但馬16)의 기노사키城崎를 여행하던 중 깨끗한 온천에서 목욕을 하다가 이 온천의 효능을 깨닫고 이를 치료에 이용해야 한다고 주장했다. 이것이 온천욕의 방법을 연구하는 발단이 되었다. 그러나 민간요법을 중시하고 웅담을 애용한 점을 보면 고토 콘잔의 몸속에는 원시 신도神道의 그림자도 무의식중에 드러난 것 같다. 왜냐하면 '원시 신도神道는 삼림수목과 곰 등의 정령과 영혼을 존경한 것에 지나지 않기'17) 때문이다.

그 이후 가가와 쇼토쿠(香川修德 1682~1754)가 고토 콘잔後藤艮山의 유

---

14) 中島陽一郎:《病氣日本史》, 262-264쪽.
15) 後藤艮山(1659-1733)은 저명한 古方派 의가로 질병은 모두 '一氣留滯'로 인하여 생긴다고 주장했고, 灸·湯·熊膽 등을 상용한 것으로 유명하다.
16) 옛 나라 이름으로 오늘날 兵庫縣 북부이다.
17) 梅原猛:《森林思想――日本文化的原點》, 北京:中國國際廣播出版社, 1993년 中譯本, 8쪽.

지를 계승하여 온천의 치료효능에 대해 대대적으로 논술하여 익기益氣하고 몸을 따뜻하게 하며 어혈을 풀어주는 작용을 밝혔다. 고토 콘잔의 제자인 야마무라 츠안(山村通庵 1671~1751)은 이세쿠니伊勢國의 마츠사카松阪에서 태어나 온천의 치료효용을 직접 체험하고자 사방을 돌아다니면서 각지에 있는 온천의 기미와 효능을 조사했다. 나중에 또한 조수潮水와 염수鹽水에 설탕과 유황 등을 넣어 쉽게 인조 온천을 얻는 방법을 만들었다.

그러나 동시에 온천욕의 금기증을 지적한 사람도 있었다. "열이 울체되어 창양瘡瘍이 안으로 들어가 혈이 동하고 진액이 고갈되며 독이 쌓여 마침내 눈으로 올라가면 전혀 치료할 수 없게 된다. 일찍이 호쿠에츠北越·가네가케鐘懸·신슈信州·스와諏訪·운젠雲仙 등의 온천이 안질을 전문적으로 치료한다고 소문이 났다. 그리로 사방의 환자가 다투어 그곳으로 간다. 갈 때에는 작은 병이었지만 돌아올 때에는 불치의 맹인이 되어버리니 어찌 통탄스럽지 않겠는가!"[18]

어떤 사람은 피부질환에 일반적으로 온천욕이 가장 적절하다고 생각하지만 매독梅毒이나 마풍麻風에는 결코 안 된다며 "이러한 병을 앓는 사람과 절대로 온천욕을 해서는 안 된다. ……만일 목욕을 하면 그 독이 퍼져 끝내는 불치의 독이 된다."[19]고 지적했다.

수료水療의 또 다른 형식은 폭포천瀑布泉이다. 흘러내리는 물살에 몸을 담그거나 냉수를 머리에 퍼붓기 때문에 관수요법灌水療法이라고도 한다.

"그 법은 냉수를 정수리에서 붓는 것이다. 타박으로 눈이 손상되어 출혈

---

18) 俊篤士雅:《眼科錦囊》권1, "溫泉害目." 陳存仁編《皇漢醫學叢書》, 제11책.
19) 片倉元周《黴瘡新書·理瘡》, 陳存仁이 편찬한《皇漢醫學叢書》, 제11책.

이 그치지 않으면 그 부위에 냉수가 방울져 떨어지게 한다."[20]

또한 어떤 군관이 냉질冷疾을 앓아 여름에도 옷을 껴입고 화로를 끼고 있은 지 3년이 되었는데, '켄기오우見宜翁'라는 의사가 도리어 냉수를 퍼부어 나았다는 기록이 있다.[21] 이 밖에 근대에 이르러서도 일본 의사는 항상 이러한 방법을 이용하여 정신질환을 치료했다.

의료위생의 습관은 다분히 외래지식의 영향과 자신의 특정한 환경 등의 요인이 종합적으로 작용하여 형성된 것임을 알아야 한다. 예를 들어 목욕

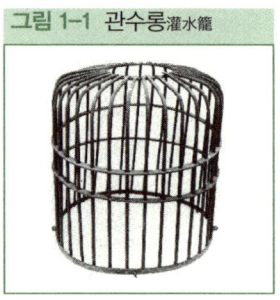

그림 1-1 관수롱灌水籠

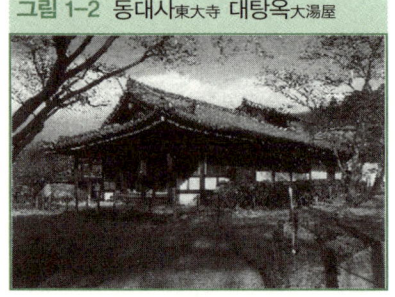

그림 1-2 동대사東大寺 대탕옥大湯屋

으로 병을 치료하는 것은 불교문화와 전혀 관계가 없다고 말하기 어렵다. 오히려 밀접한 관계가 있다고 보아야 한다. 또, 포르투갈 선교사인 루이스 프로이스(Luis Frois 1532~1597)가 1563년 일본에 왔는데, 자신이 저술한《日歐文化比較》에서 치료방법의 차이에 경탄했다.

"우리들은 여기서 농양膿瘍을 소작했다. 일본인은 우리들에게 잔혹한 외과 치료를 받기보다는 죽음을 선택하는 것이 낫다고 생각했다! 그러나 일본인은 불을 결코 두려워하지 않았고 우리들은 사혈요법을 이용했다. 일본에서는 풀로 태우는 불덩이를 사용했다."[22]

---

20) 俊篤士雅:《眼科錦囊》권1, "放血灌水." 陳存仁 編《皇漢醫學叢書》, 제11책.
21) 狩野文庫藏《見宜翁醫按》(No : 9-21766, 〈見宜翁傳〉, 門人松下見林撰, 寶歷九年大阪河內屋源七郎印)
22) 中島陽一郎:《病氣日本史》, 267·268쪽.

이른바 풀로 태우는 불덩이는 애구艾灸요법을 가리키는 것이 틀림없다. 구법灸法의 사용은 중국의학의 유입과 관련이 있지만, 열광적으로 좋아하여 내재적인 요인의 그림자를 드러내고 있다. 따라서 도대체 어느 것이 일본 고유의 의료위생 지식인지를 가리는 데 연연하기보다는 문명 성장과정에서 민족적 성격에 잠재된 영향에 더 관심을 기울여야 한다.

일본문화를 연구하는 학자 거의 모두가 배우기 좋아하는 것[好學]이 일본민족 성격의 특징이라고 한다. 그들은 역사적인 시기에 따라 여러 경로를 통하여 당시 가장 선진적인 수준을 대표하는 역외 문명을 두려워하지 않고 각고의 노력을 기울여 배우는 데에 재능이 있기 때문이다.

또 '실질적인 것'이 일본민족 성격의 특징이기도 하다. 그들은 중국의학을 배운 것을 기초로 비판과 개조를 거쳐 중국의학과는 동원이류同源異流인 일본 한방漢方의학을 세웠다.[23] 중국의 유학, 인도의 불교 모두 일본문화의 발전에 중요한 영향을 끼쳤고 오늘날에 이르기까지 곳곳에 그 그림자를 발견할 수 있다. 이에 대해 저명한 문화인류학 연구가인 베네딕트는 이렇게 말했다.

"그들(일본)의 체계는 독특하다. 불교적인 것도 아니고 유교적인 것도 아닌 일본의 장점과 결점을 포괄한 일본적인 것이다."[24]

사실 일본인은 국외에서 들어온 것에 대해 매우 민감하고 경계하면서 두려워했다. 일본인은 보편적으로 차용을 잘하는 민족이라고 인식되고 있지

---

23) 예를 들어 廖正衡, 島原健三 등이 주편한 《中日科技發展比較硏究》(瀋陽 : 遼寧敎育出版社, 1992년)에 수록된 논문에서 보편적으로 다음과 3가지 점을 언급했다. 1.일본민족에게는 異文化를 흡수하는 전통이 있어 배우기를 잘한다. 2.실용을 중시하여 기술을 우선한다. 3.상응하여 철학이 빈곤하고 虛學을 숭상하지 않는다.
24) [미국] 루스 베네딕트 : 《국화와 칼》, 北京 : 商務印書館, 1990년 中譯本, 14쪽.

만 세상과 단절된 곳에 처해 있었기 때문에 그들은 인구와 발전수준이 대체로 비슷한 어떠한 민족에 비해 보다 많은 부분을 그들 자신의 문화에 소속시켜 독립적으로 발전시켰다.[25]

## 2. 외래문화의 접수·선택·개조

일본은 아시아 대륙의 동쪽에 위치한 열도의 나라이다.

근래에 발달한 해류 조사와 일본의 신화전설 등에 관한 고고학 분야의 연구에 의하면 일찍이 상고시대에 일본과 한반도 사이에는 항로가 있어 왕래가 상당히 빈번했다. 게다가 중국문화도 이러한 항로를 멀리 경유하여 일본에 전해졌다고 가상할 수 있다.[26]

학술계는 물론이고 일반 일본사람들도 역사적인 단계에 따라 외래문화가 일본의 사회형태와 사상문화 등 각 방면에 중요한 영향을 끼쳤다고 인정하고 있다. 근대 이전에 일본에 가장 큰 영향을 끼친 문화의 모체로 본 중국학자는 물론이고, 이 이후 새로운 영향에 기원했다는 서양학자도 연구 방면에 있어서 영향을 끼친 것으로 보았다. 동시에 앞에서 언급한 바와 같이 대부분 일본 문화의 특수성을 충분히 인정했다. 오히려 일본인들 사이에 나오는 이야기나 학술저작에서 자신의 문화적인 특징을 중시하지 않고 외래문화의 작용을 적극 강조하는 현상을 볼 수 있다. 예를 들어《법률가

---

25) [美]斯塔夫裏阿諾斯:《全球通史》, 上海: 上海社會科學院出版社, 1988年 中譯本, 445쪽.
26) 木宮泰彦:《日中文化交流史》, 北京: 商務印書館, 1980年 中譯本, 1쪽.

의 눈에 비친 일본 고대 1500년사》의 작자는 '도래인사관渡來人史觀'[27]의 입장에서 일본 문명의 체계가 형성되었음을 논설하여 '역사적인 사실을 직시하는 사람들은 도래인사관이 정확하다는 것을 분명히 인정할 것'이라[28]고 했다. 이 책의 작자는 '도래인이 일본에 이주한 4차례의 절정기'에 대해 다음과 같이 서술했다.[29]

제1차 : 기원전 300년~기원후 300년 사이에 아시아 대륙과 한반도에서 일본으로 이주했다. 당시 일본열도에 살았던 원주민은 대부분 50호 정도의 군집생활을 했고 취락마다 인구가 대략 250명 정도였다. 조사에 따르면 250명 정도인 이러한 취락이 동일본東日本에 960개가 있었고, 서일본西日本에 80개 정도 있었다. 따라서 당시 일본열도의 총인구는 대략 26만 정도였다. 지난 세기말 일본 인구는 1억2천4백만이었다. 대비하여 말하자면 당시 일본열도는 무인도에 가까웠다고 해도 과언이 아니다.

제2차 : 4~5세기 사이에 많은 한반도 사람들이 당시 일본열도의 가와우치河內왕조로 이주했다. 실은 도래인들은 이러한 이민이 자기 국가의 분국에 이주하는 것이라고 보았다. 새로운 기술을 가지고 온 도래인을 이마키노데히토今來才伎라 칭한다.

제3차 : 6세기 후반~7세기 중엽에는 주된 성원이 한반도에서 왔다. 백

---

27) 彌生文化와 그 다음 문화의 탄생을 어떻게 볼 것인가의 문제에 있어서 이른바 "繩紋人史觀"과 "渡來人史觀" 두 가지가 첨예하게 대립하고 있다. 전자는 彌生文化와 그 다음의 문화는 일본열도에 살았던 원주민 즉 繩紋人과 그 자손들로 아세아와 한반도에서 도래한 사람들이 가지고 온 문화를 흡수, 소화한 후에 창조한 것으로 본다. 후자는 이와 반대로 彌生文化와 그 다음 문화는 주로 도래인이 창조한 것으로 본다.
28) 山忠順雅:《法律家眼中的日本古代一千五百年史》, 北京 : 中國社會科學出版社, 1994年中譯本, 14쪽.
29) 山忠順雅:《法律家眼中的日本古代一千五百年史》, 北京 : 中國社會科學出版社, 1994年中譯本, 39·41-42·300·72·299쪽.

제와 신라는 607년과 608년에 수隋나라에 구원을 청했고, 614년에 고구려에 대한 수나라의 침공은 실패로 돌아갔다. 적지 않은 백제와 신라 사람들이 일본열도로 도피했다. 이러한 사람 가운데 지식인과 기술자는 나중에 아스카문화의 근간이 되어 역량을 발휘했다.

제4차 : 7세기 중엽~8세기 초에 주로 한반도에서 왔다. 660년에 나당羅唐연합군이 백제를 멸망시키자 백제에서 피난 온 사람들 가운데 지식인과 기술자는 나중에 하쿠호白鳳문화30)를 창출했다. 663년 백촌강白村江전쟁 이후로 한반도에서 대규모의 이민이 비로소 일단락되었다.

기록에 의하면 나라시대(8세기) 일본의 총인구는 대략 600만에서 700만에 이르렀다. 국립민족학박물관의 고야마 쇼조小山修三박사는 당시 죠몬繩紋인 직계자손과 도래인의 비율을 1:9.6으로 보았다. 도쿄대학 이학부 인류학연구실의 하니하라 카즈오埴原和郎교수는 그 비율을 1:4.6으로 보았다.

작자는 또 두 한국 학자의 언어학 연구 결과를 인용하여 도래인의 문화적인 영향을 증명했다.

"이영희李寧熙는 《萬葉集》 가운데 시가詩歌는 모두 고대 한국어[吏讀31)]로 읽을 수 있다고 보았다."

"박병식朴炳植은 '음운音韻이 변화하는 법칙'을 이용하여 일본어의 선조는 고대 한반도 언어임을 증명할 수 있다고 했다."

그러나 문명의 성장과정에서 외래인의 작용을 적극 강조한 이러한 관점

---

30) 白鳳文化 : 7세기 후반기에 飛鳥文化와 天平文化 사이에 있었던 문화시대이다. 前期는 중국 北齊와 北周 문화의 영향을 받았고, 후기에는 중국 隋唐 문화의 영향을 받았다. 동시에 중국을 거쳐 전래된 인도문화의 영향도 받았다.
31) 고대 한반도에서 한자의 音, 訓, 標記를 차용하여 언어를 기록한 방법으로 일본의 萬葉假名에 상당한다.

은 확실히 '역사를 바로 본' 것에 속한다 할지라도 아마 정서적으로 일본인이 보편적으로 수용하기가 쉽지 않을 것이다. 객관적으로 말해서 실제에 강하고 추상적인 사유가 약한 것 등이 일본인의 민족적인 성격이라고 인정하더라도, 이러한 성격적인 특징이 겸허하게 학문을 좋아하는 일면을 소홀히 할 수 없음과 동시에 외래의 지식을 흡수할 때에 선택성을 규정하기도 한다. 게다가 외래인종이라 할지라도 환경이 바뀌고 대대로 일본어를 사용한 후에는 그 사유방식도 모종의 변화를 일으킨다.[32] 바로 이렇기 때문에 시대에 따라 줄곧 최신 중국의학을 흡수한 성과를 기초하여 형성된 한방漢方이 복제품 그대로가 아니라 우리들이 이해할 가치가 있는, 즉 어떻게 선택·개조·창조했는지 탐구할 가치가 있는 학문이 되었다. 이러한 과정에서 주의해야 할 것은 이른바 문화전파에서의 낙차落差 문제이다.

'후진성'은 일본문화발전의 특징 중 하나다. 이른바 후진성은 어떤 일이나 제도 혹은 어떤 사상이나 학설이 원래 발생한 곳보다 늦게 일본에 출현하는 것을 말한다. 이러한 현상은 일본민족이 선진적인 것을 적극적으로 배우려는 전통과 성격 때문이다. 역사적인 시기에 따라 이민·사절의 파견·초빙·유학 등 사람을 지식의 매체로 삼는 방식을 통하거나, 종교의 전파나 무역의 왕래에 따른 통로를 통해 일본은 대표적으로 전파 근원지의 최신 문화를 직접 획득할 수 있었다. 동시에 이는 또한 문명이 성장하는 과정에서 일본 문화와 기타 선진 문화와의 차이점을 결정했다. 즉 독립적인 성장에 반드시 거쳐야 하는 순서와 점진적인 과정이 없었다. 의학영역에서 말

---

32) 예를 들어 魯興啓의 "日本民族的科學思維透視"(廖正衡, 島原健三 등이 주편한 《中日科技發展比較硏究》에 실려 있음. 瀋陽 : 遼寧敎育出版社, 1992년, 759~769쪽)에서 '일본인의 이성과 감성의 인식 기능은 모두 좌측 언어반구 내에 모두 공존하고 있다'는 생리적인 기초로 사유의 특징을 설명했다.

하자면 어떤 역사시기에 일본 의가가 열심히 배우고 이용한 것은 모두 당시 최신 의학 수준을 대표하는 지식이었다고 말할 수 있다.

오늘날 의학사가는 자각하건 자각하지 않건 일반적으로 '과학관'에 감화되어 영향을 받았기 때문에 연구와 논설에서 현대과학을 표준으로 삼아 잣대를 들이대어 표현하려 한다. 분명한 것은 '성취파成就派'라 하여 고인의 어떤 것이 과학적인 관점과 업적에 부합하는지를 애써 발견하고, 나아가서 시기가 이른 것으로 그 '위대'함을 찬양한다. 그리고 보다 많이 잠재되어 있고 쉽게 느껴지지 않는 표현 즉 음양, 오행, 운기 등 오늘날 과학으로 '실증'할 수 없는 고대이론을 비판한다. 혹은 과학에 부합되는 어떤 치료방법에 대해 심지어 아주 간단한 경험요법일지라도 시대적인 특징이라고 큰소리치기도 한다. 이는 당시 사회에서 소수나 개별적인 것에 속하는지 보편적인 현상에 속하는지를 전혀 고려하지 않는 것이다.

예를 들면 일본 근세에 송명宋明의학을 맹렬히 비판하여 허황된 내용을 배격하고 심지어는 장부·경락·맥진 등 한의학 기초이론을 전면적으로 부정한 일부 의가가 확실히 있었다. 그러나 이는 유파의 유행으로 말할 수 있는 것이지, 모든 의료계가 그랬다고 말하는 것은 잘못이다. 또한 일본의가가 애용하는 복진腹診 방법에 대해 과거에 없던, 독립적 창조에 속한다고 말하지만, 그것이 반드시 순수한 임상에 의거한 실증에 속한다고는 볼 수 없다. 이 책에서 복진의 형성과 발전에 관한 논설을 자세히 읽어보라. 복진법을 최초로 각자 만든 의가는 일본 의사학자가 말하는 것처럼 수기법이 숙달된 안마사나 침구사가 아니다. 몇몇 의가가 송나라 이래로 태극太極—원기元氣—음양陰陽의 체계화된 이론을 '복腹'에 운용하여 복진의 이론적인 기초와 실제 진단방법을 만들게 된 것임을 쉽게 알 수 있을 것이다.

그러나 서양문명이 들어온 후에는 전적으로 새로운 '실학實學'이 독특한 매력으로 사회사조와 가치판단을 이끌었다.

卞崇道의 〈일본현대화와 일본철학〉[33]에서 인용한 츠다 마미치와 후쿠자와 유키치의 글을 보자.

학문을 대별하면 두 가지가 있다. 공리공론의 허무적멸虛無寂滅한 오행성리五行性理 혹은 양지양능良知良能 등을 말한 허학虛學이 있고, 실상에 근거하여 오로지 실리를 논한 근대 서양의 물리·화학·의학·경제·철학 등의 실학實學이 있다. 이러한 실학이 국내에 보편적으로 전파되어 각종 도리를 밝힌다면 진정한 문명이라 말할 수 있다. / 메이지시기 혁신사상가 츠다 마미치津田眞道

우리들은 실제와 멀리 떨어진 학문을 부차적으로 보아야 하며, 실생활에 일용되는 실제 학문에 전심으로 힘을 기울여야 한다. / 후쿠자와 유키치編澤諭吉의《勸學篇》

허학虛學에서 실학實學으로의 혁명은 먼저 관념형태의 혁명이다. 사람들을 봉건적인 도덕 교의敎義의 속박에서 벗어나게 하고 참신한 학문관을 수립하여 과학지식만이 진정한 학문임을 인식시키며 과학적인 역량과 재능에 의거해야만 현대화를 실현할 수 있다. 허학虛學을 버리고 실학을 발전시켜 나타난 직접적인 결과로 무사武士를 포함한 일반인들이 계속 상공업에 투신하여 실업에 종사함으로써 '식산흥업殖産興業'을 대대적으로 추동했고 경제개혁의 발걸음을 더욱 빠르게 했다. 따라서 일본 과학기술발전사도 일본이 동서양의 문화를 적극적으로 끌어들이고 자신의 고유한 문화와 잘 결합·소

---

33)《文化：中國與世界》(一), 北京：三聯書店, 1987년, 231~258쪽.

화·발전시킨 역사라고 말할 수 있다. / 후쿠자와 유키치福澤諭吉의《勸學篇》

그러나 실제로는 '이른바 실학은 서양의 자연과학지식'이라고 말할 수 있게 된 것은 서양과학이 들어온 후다. 이 이전에는 유교도 중국의학도 모두 당시의 실학으로 유용한 학문이었다. 따라서 유학한 승려가 중국이 경제가 번영하고 정치가 안정되었으며 문화가 찬란하고 군사력이 강대한 정황을 목격하고 귀국한 후에 대부분 불교연구에 종사하지 않고 유학의 정치사상을 전파하고 수당隋唐의 정치제도를 소개하여 정치개혁을 대대적으로 추진함으로써 일본도 강성한 국가를 만들 수 있게 되었다.[34]

시대에 따라 각기 다른 실학은 일본 당대의 저명한 학자인 미나모토 료엔源了圓이 말한 바와 같이 실학사상의 전개에서 실학으로 제창된 것이 사람에 따라, 혹은 이후 시대에 허학虛學·위학僞學으로 부정되었고 새로운 실학이 또 제창되었음을 알 수 있다.[35]

## 3. 중국문화의 수용 경로

중국문화가 일본에 전해진 것은 역사적인 시기에 따라 각기 특징이 있다. 嚴紹璗은 이를 아래 4단계로 개괄했다.

①인종교류라는 자연적인 통로의 전파형식(아스카·나라시대 : 6~8세기)

②귀족과 지식인이 주체가 되는 전파형식(헤이안시대 : 8세기말~12

---

34) 王家驊 :《儒家思想과 日本文化》, 杭州 : 浙江人民出版社, 1990년, 212쪽.
35) 源了圓 :〈從開明思想言實學〉, 葛榮晉 主編 :《中日實學史研究》, 北京 : 中國社會科學出版社, 1992년, 205쪽.

세기)

③선종禪宗 승려가 주체가 된 전파형식(고잔시대 : 13~16세기)

④상업이 주요 통로가 된 전파형식(에도시대 : 17~19세기)[36]

인종교류의 방식이 자연적인 통로가 되는 제1단계를 말하자면, 첫째 출현한 시간이 아스카·나라시대에 비해 훨씬 빠르다. 자료에 의하면 훨씬 이전에 대륙 사람들이 각종 원인으로 부단히 일본으로 이주했다. 예를 들면 진시황 때에 선약仙藥을 구하기 위해 서불徐市이 동남동녀를 데리고 동쪽으로 건너와 돌아가지 않았다. 일본에는 지금까지 서불(徐市. 음은 福과 같고 현재에도 대부분 福으로 쓴다)의 묘가 있다.

일본의 원주민이 채집과 어업이 위주였던 조몬문화에서 농경을 위주로 하는 농업생산시대로 발전하게 된 것이 일반적으로 그 직접적인 원인은 한반도에서 온 이민이지만, 이러한 이민 속에 중국인이 포함되지 않았을까? 이민이 유입시킨 문화와 선진기술에 중국에서 기원한 부분이 있지 않았을까? 그 해답은 물론 긍정적이다.

둘째 어떤 단계에서 특별히 강조할 만한 모종의 전파방식이 있을 수 있지만 기타 방식도 병존했을 가능성이 있다. 특히 사람을 통한 문화의 전파방식은 어떤 시대에도 줄곧 존재했다.

귀족이나 지식인이 주체가 되는 전파방식은 계승과 전달이란 속성이 있다. 견수사遣隋使의 주요 성원은 중국인의 후예였고, 견당사遣唐使에도 중국인을 중용했다. 야마토大和 조정에서 통치계급은 주로 신臣·연連·공公·직直·조造·수首·사史·촌주村主 등 8족인데, 이 8족 모두 중국인의 혈통이

---

36) 嚴紹璗:《漢籍在日本的流布研究》, 南京 : 江蘇古籍出版社, 1992년.

다.³⁷⁾ 일본의학 발전사에서 가장 저명한 단바丹波 세가도 중국인의 후예이다.

사람과 책이 문화전파의 주요 매체이지만 신분의 차이에 따라 전파된 문화의 내용도 자연 달라진다. 승려가 문화전파의 매체를 담당한 시대에는 일본으로 가지고온 서적은 주로 불경(佛經 : 內典이라 칭한다)이고 정치·역사·문학·자연과학 등 기타방면을 언급한 '외전外典'은 매우 한정되어 있었다. 《大正新修大藏經》권55 목록부目錄部에는《常曉和尙請來書目》·《惠運律師書目錄》·《新書寫請來法門等目錄》·《福州溫州台州求得經律論疏記外書等目錄》등이 있는데, 그 속에 나타나는 과학기술과 유관한 서적은 매우 적어《五臟六腑圖》·《七曜歷》·《秘錄藥方》등 겨우 몇 종만 발견된다. 鄭彭年의 통계에 의하면 덴표天平시대(729~748) 20년 동안 일본에 유입된 외전外典은 다음의 43종에 불과하고 그 중에 의학저작은 겨우 3종이다.³⁸⁾

《經典釋文》·《新修本草》·《太宗皇帝集》·《天官目錄中外官簿分》·《許敬宗集》·《君臣機要抄》·《石氏星官簿贊》·《藥方》·《文軌》·《政論》·《帝德錄》·《十二戒》·《安國兵法》·《讓官表》·《內宮上占》·《要覽》·《治癰疽方》·《彗孛》·《軍論鬥中記》·《帝曆並史記目錄》·《群衆集》·《明皇論》·《帝德頌》·《職官要錄》·《天文要集歲星占》·《瑞表錄》·《慶瑞表》·《遁甲要》·《鈞天之樂》·《上金海表》·《簿贊》·《聖賢》·《太一決》·《玉曆》·《石論》·《庾信集》·《古今冠冕圖》·《冬林》·《傳贊星經》·《九宮》·《推九宮法》·《黃帝太一天目經》·《天文要集》

그러나 무역을 주요 통로로 삼았던 에도시대에 이르면 사정은 크게 달라

---

37) 顔錫雄의〈從若干史實看中·朝·日交流的深遠影響〉을 참고. 王勇, 王寶平 主編《日本文化的歷史蹤迹》, 杭州 : 杭州大學出版社, 1991년, 1~12쪽.
38) 鄭彭年:《日本中國文化攝取史》, 杭州 : 杭州大學出版社, 1999년, 58~59쪽.

져 민생과 관련된 대량의 실용서적들이 신속히 일본으로 들어왔다. 마야나기 마코토眞柳誠의 조사에 의하면 에도시기 일본에 전해진 중국의서는 무려 980종에 달했다.[39] 1719년 제29호 남경선南京船의 제래서목齎來書目[40]을 예로 들면 배 한 척이 한 번에 일본으로 가지고 온 서적은 52종, 198부에 달했다. 그 가운데 1/3이 의서로 18종, 70부(서명 뒤의 숫자는 이 책의 부수)였다.

《本草彙言》5·《本草備要》3·《景岳全書》6·《傷寒直解》2·《素問靈樞》2·《錦囊秘錄》3·《本草會纂》5·《石室秘錄》5·《醫方集解》10·《證治大還》3·《張氏醫通》1·《薛氏醫案》1·《金匱要略》5·《醫宗必讀》10·《本草綱目》5·《千金方》1·《本草增備要》1·《素問靈樞類纂約》2

---

39) 眞柳誠, 友部和弘 : 〈中國醫籍渡來年代總目錄(江戶期)〉,《日本研究》第7輯, 1989년, 151~183쪽.
40) 江戶시대에 천주교의 책이 들어오는 것을 엄격히 방지하고 무역업무 자체의 필요를 위해 입항 선박에 실은 서적을 목록으로 상세히 열거하여 보고하게 했다. 이로써 최초의 원시문헌이라 할 수 있는 '齎來書目'이 남게 되었다. 대대적인 수정과 정리를 거쳐《關西大學東西學術研究所研究叢刊》(一)에 수록되었다(1967년, 비매품).

# 유교 · 불교 · 도교 · 신도神道

## 1. 유교

　　엄밀하게 말해서 '유儒'는 종교의 범주에 속하지는 않지만 중국과 일본의 사전 모두 '유교儒敎'라는 조목이 있다. 따라서 '유교儒敎'와 '유학儒學'이 뜻하는 바의 미세한 차이를 살펴보면 오히려 깨닫는 바가 많다.

　　중국 현대사전인《辭源》에서 '유교'를 해석할 때에 먼저《史記·朱家傳》에서 '魯人皆以儒敎'라 한 것은 '유가학설로 사람을 가르치는 것'이라 하고, 그 뒤《晉書·宣帝紀》의 '伏膺儒敎'를 인용하여 '후에 공맹孔孟의 도를 유교라 칭하고 공교孔敎라고도 한다'고 했지만, 작자는 유교를 종교로 정의하려는 뜻이 없음을 알 수 있다.

　　'유학'의 해석에 대해서 '儒家之學'이라 했고 원나라 이후에는 학관學官의 직명을 유학교수儒學敎授라 했다. '유교儒敎'와 '공교孔敎'가 함께 나타나는《辭海》의 해설에서 "공자학설을 종교로 보아 불교·도교와 병렬시켰다. 역대 봉건 통치자는 모두 공자의 신성화를 기도하여 유가의 금문경학파今文經學派인 董仲舒에서 康有爲에 이르기까지 모두 공자를 종교의 교주처럼 대우했다. 그러나 '공자가 종교를 만들었다'는 주장은 康有爲의《孔子改制考》에서 비롯되었다"고 했다.

쇼와昭和시대에 출판된 일본《廣辭苑》에서 유교를 '공자를 시조로 삼는 교학敎學'이라 해석하여 중국《辭源》의 해석과 기본적으로 일치한다고 말할 수 있다. 유학의 해석에서는 먼저 이는 '중국고대 정교합일政敎合一의 학'이라 했다.

이밖에 1989년에 초판된 대형사전인《日本語大辭典》에는 유교에 대한 해석이 중국의《辭海》와 유사한 점이 있어 중국 한나라 때에는 국교國敎가 되었고, 에도시대에는 막부가 관허官許한 학문의 성질임을 강조했다. 유학에 대한 해석은 공자의 가르침에 바탕을 둔 학문이라 했다.

중일 양국에서 각자 전후로 출판된 2종의 대표적인 사전에는 유교에 대한 해석을 통하여 현대화의 과정에서 공맹지도孔孟之道에 대한 가치판단의 변화가 교화敎化에서 정신적인 통치로 평가가 이행되었음을 알 수 있다. 혹자는 이것이 일정한 종교적인 속성을 가지고 있다고 했다.

그러나 주중대사를 역임한 한국의 황병태黃秉泰는 한·중·일 3국의 유학문제를 연구한 저서의 결론에서 유학은 민주정치와 과학운동 등 현대화에 필요한 조건에 지장을 초래하기 때문에 '가장 좋은 충고는 유학이라는 판도라 상자를 아직 현대화가 진행되고 있을 때에는 반드시 단단히 닫아두는 것'[41]이라고 지적했다. 유학의 오랜 교화를 받은 나라의 당대 학자가 현대 과학과 민주정신에 어긋나는 속성이 있는 것에 대해 비판적인 입장을 나타낸 것이다.

그러나 사람에 따라 견해가 각기 달라 일본 유학사儒學史를 전공한 王家

---

41) 黃秉泰:《儒學與現代化》, 北京 : 社會科學文獻出版社, 1995년 中譯本, 506쪽.

驊교수는 '현대화를 실현하려면 개방된 심리상태가 요구된다. 이른바 개방은 외래문화에 대한 개방이면서 그 민족 고유전통에 대한 개방'[42]이라고 했다. 따라서 유학은 근대 이전에 있어 일본사회의 진보, 지식의 성장, 의학발전에 대해 매우 중요한 작용을 했을 뿐만 아니라, 유신 이후 시부사와 에이이치澁澤榮一는 논어論語에 주판을 가해야 한다고 주장했지만, 과거 봉건무사를 자본주의의 상공업자로 전환시키는데 중요한 작용을 하기도 했다. 또한 오늘날에는 시장경제 사회에서 법률적인 제약 이외에 상인이 물욕에 빠져 정당하지 못한 재물을 취하는 것을 제약하는 정신적인 제약수단으로 삼아야 한다.

유학과 의학과의 관계를 말하자면 아래 몇 가지 점이 특히 주목된다. 이 책을 다 읽어보면 곧 알 수 있을 것이다.

①근세 이래로 복고·절충·고증 등의 의학유파가 탄생했는데, 이론과 학설의 형성은 관련된 의가 모두 깊은 유학적인 기초(문화적인 소양)를 가지고 있었고, 시대적인 풍조를 이끈 유학사조의 영향을 받았다.

②근세 이래 일본의 유의儒醫는 같은 중국 의가에 비해 정치에 더욱 관심을 가졌다.

이는 그들이 유지의업儒志醫業의 이념을 보편적으로 가지고 있었기 때문이며, 많은 의가들이 의학저작뿐만 아니라 정치론도 저술했다. 심지어 야마가다 다이니山縣大貳[43]와 같은 사람은 왕을 받들고 막부를 타도하려는 뜻을 품고 학생을 가르칠 때 어떻게 에도성을 공격할지를 예로 들었는데, 막

---

42) 王家驊:《儒家思想與日本文化》, 杭州:浙江人民出版社, 1990년, 〈自序〉3쪽.
43) 山縣大貳(1725~1767)의 名은 昌貞이고 字는 公勝이며 號는 柳莊이다. 儒學政論의 저작인《柳子新論》에서 바쿠후의 잘못을 논했고, 의학에서는《醫事撥亂》을 저작했다.

부에 의해 살해된 극단적인 인물이었다.

③근세 이래 석유碩儒·명의名醫의 문하에 흔히 유학을 배우거나 혹은 의학을 배우려는 다른 목적을 가진 학생이 병존한 현상이 있었다. 심지어는 의학을 배우려는 학생의 요구를 위해 스스로 의도醫道를 편수하고 교본을 편찬한 유사儒師가 있었다.

이는 浙江 八華山 자락에 은거한 朱熹의 사전제자四傳弟子인 許謙이 자신이 병이 들자 제자인 朱丹溪에게 '의학을 배우게' 하여 학문을 이룬 후에 돌아와 자기를 위해 병을 치료할 수 있게 한 것과는 선명한 대조를 이룬다고 말할 수 있다.

## 2. 불교

불교 역시 한문 경전과 승려 왕래의 형식을 통하여 일본에 전해졌다. 6세기 중엽에 쇼토쿠聖德 태자(574~622)의 제창으로 불교가 일본에 뿌리를 내리게 되었고 아울러 일본 국교가 되었다. 그의 이상은 대소大小를 나누지 않는 일승불교一乘佛敎였고, 그는 평등과 통일된 불교를 율령으로 삼아 국가의 기본이념을 제정하여 재능에 따라 등용하고 성씨로 귀천과 직업을 정한 옛 제도를 폐지했다.

중국에서 전래된 불교가 일본화되기 이전에는 '난토(南都 : 奈良) 로쿠슈(六宗 : 華嚴·法相·三論·律·俱舍·成實)'의 형식이 한때 흥성했다. 헤이안시대에 이르러 나라시대 불교의 폐풍을 통감하고 헤이안으로 천도하여 인심을 일신시키고자 한 간무桓武천황과 서로 호응하여 신흥불교를 세워 불교의 정화에 힘쓴 사람이 사이쵸最澄·구카이空海이다.

  이들 모두 불교의 근본이 되는 점은 밀교密教에 있다고 보고 대륙을 벗어나 자신의 국민성에 융합되는 독립된 불교를 창설하여 나라를 수호하는 것을 취지로 삼았다.[44] 사이쵸와 구카이는 불교 경전에 직접 다가가 나라 불교처럼 주석에 의거하지 않았다.

  도래인 가문 출신인 사이쵸는 일본에서 보기 드문 유형의 사람인 변론가로, 그는 교토의 히에이잔比叡山에 덴다이슈天台宗를 세우고 이를 발전시켜 나라 불교보다 더욱 역량을 갖춘 일본 불교를 만들었다. 구카이가 전승한 진언밀교眞言密教는 석가釋迦 불교가 사람을 신격화시킨 석가여래釋迦如來를 받드는 것과는 달리 신격화된 태양인 대일여래大日如來를 받들었다.

  덴다이슈天台宗의 사이쵸는 부단히 수행하여 여러 차례 탁생해야 비로소 성불할 수 있다고 주장했기 때문에 언제나 우울했던 것과는 달리 구카이의 사상의 요지는 '파안대소하면 곧 몸이 성불한다'는 데에 있다. 양자가 결합된 헤이안 불교는 천태본각론天台本覺論이라 불리는데 산천초목이 모두 성불할 수 있다는 것이다. 만물유령론(萬物有靈論 : animism)과 유사한 이러한 사상은 일본 토착신앙이 스며든 것으로 볼 수도 있고, 혹은 조몬시대 이래의 토착신앙이 불교도 만물유령론으로 변질시킨 것이라고 말할 수도 있다.

  신흥 불교는 세속에서 멀리 떨어져 정치에 관심을 두지 않았기 때문에 사원을 산속에 세워 수도에 전념했지만 끝내는 권력을 가진 귀족을 위했고 이들과 새로운 연맹을 맺게 되었다.

---

44) 服部敏 良 : 《平安時代醫學史の研究》, 35쪽.

고잔五山시대 가마쿠라 불교는 분명 일본식으로 변했다. 정토淨土·선禪·일련日蓮 3대 유파 가운데 정토종淨土宗은 승려가 결혼을 할 수 있어 일본의 특색을 가장 잘 갖춘 것으로 보인다.

기성 질서가 붕괴된 말법지세末法之世[45]에 어렵고 깊은 이론은 세상과 사람을 구제할 수 없기 때문에 법화法華신앙을 믿는 일련종日蓮宗에서는 나무묘법연화경南無妙法蓮華經만 염송하면 모든 경전을 읽는 것과 같은 공덕을 얻을 수 있다고 보았다.[46]

선종禪宗은 12~13세기에 일본으로 들어온 후에 무가武家정권의 지지와 보호를 받아 크게 발전하여 일본인의 일상생활과 사회문화 여러 방면에 깊이 침투했다.

예를 들어 형식을 중시하지 않고 정신을 중시하고, 인공을 중시하지 않고 자연을 중시하고, 현실을 중시하지 않고 이상을 중시하고, 이성을 중시하지 않고 오성悟性을 중시하고, 번잡함을 중시하지 않고 간소함을 중시하고, 열렬함을 중시하지 않고 한적함을 중시하는 등 일본문화의 핵심을 이루게 되었다.[47]

선종禪宗 승려인 에이사이榮西의 《喫茶養生記》와 관련하여 종교의학의 속성과 선종禪宗의 사상이 차를 도구로 삼아 어떻게 사원에서 바깥의 초암草庵

---

45) 末法之世 : 석가 사후 500년을 正法之世, 그 후 1000년이 像法之世, 그 이후는 도덕과 질서가 붕괴된 末法之世로 보았다.
46) 이상은 일본 각 시대에 따른 불교의 특징에 관해 소개한 것으로 梅原猛의 《森林思想——일본문화의 원점》(北京 : 中國國際廣播出版社, 1993년 中譯本)을 주로 참고했다. 國際日本文化硏究中心의 창립자인 그는 기본적으로 日本文化를 드러내는 중심에 서서 일본문화에 대한 불교의 적극적인 영향出版녚튱징에 관이 책의 81쪽에서 "일본인 가운데 가장 훌륭한 사람의 도덕적인단승불교의 보살행에 기원징에에 기원 부인할 수 없다"고 했다.
47) 葉渭渠 : 《日本古代文學思潮史》, 北京 : 中國社會科學出版社, 1996년, 20쪽.

으로 전향되었고 민중생활 속에 침투했는지를 읽고 나면 자연 이에 대해 깊이 이해할 수 있다.

일본의학사 저작은 고대 부분에서 불교의학의 전입과 영향을 강조했지만 실제상으로 일본 각 시기의 의학지식 체계에서는 아유르베다(생명의 학)인 인도 전통의학의 진정한 내용은 볼 수 없다. 불경에 의탁한 이른바 의학지식은 재앙을 쫓는 의식 이외에 음식물을 약물로 인식하는 것, '병은 입으로 들어온다'고 하여 포식을 삼가는 것, 목욕 효과와 정신수양 등과 같은 내용일 뿐이다. 승려인 에이사이의 손에서 나온 《五體身分集》과 같은 것은 서명과 질병의 배열에서 불교의 오체五體 개념을 체현하고 채택했을 따름이었다.

불교와 의학의 주제에서는 소개할 만한 것이 두 가지가 있다. 하나는 중국의 육조六朝 이래처럼 자비 관념으로 복지시설을 세운 것이고, 하나는 중국과 다른 의관승계醫官僧階 제도이다.

종교적인 열정으로 가득 찬 쇼토쿠 태자가 四天王寺를 건립할 때 敬田院·悲田院·療病院·施藥院을 세웠다. 이 이후부터 각지에서 이를 본받았다. 이 가운데 敬田院만이 승려의 숙소이고 나머지는 대부분 악질을 앓는 사람과 에다穢多[48]가 모인 곳이다.

悲田院은 빈자·환자·고아를 구제하기 위해 만든 건물로 593년에 쇼토쿠 태자가 난바(難波 : 오사카)에 최초로 설립했고, 730년 쇼무聖武천황 때에 불교를 깊이 믿은 고묘光明 황후가 교토에 悲田院·施藥院을 세우고 施藥院使라는 관직을 신설하여 단바丹波와 와케和氣 양대 의박사醫博士 가문

---

48) 에다(穢多) : 일본 특유의 천민. 뒤에 자세히 나옴.

이 번갈아가며 그 직을 맡았다. 무로마치시대에 이르면 이러한 관직명만 있었고 施藥院의 실체는 없었다.

가마쿠라시대의 승려인 닌쇼(忍性 ?~1303)는 간에이(寬永 : 1243~1246) 초기 나라에 癩人院을 설치했고, 나중에 가마쿠라에 療病院을 세우는 등 가난하고 고통을 받는 환자를 입원시켜 치료했다. 20년 동안 46,800명을 치료했고 사망자는 10,450명이었다. 궁핍하고 고통 받는 환자를 치료한 유명한 승려가 되었다. 그는 '의사는 재산의 많고 적음으로 환자를 차별해서는 안 된다'는 명언을 남겼다. 가난한 사람을 진정 벗으로 여기고 부귀한 사람에게 아첨하지 않아 시종 어려운 사람들을 감싼 진정한 종교가이면서, 몸소 실행을 통하여 의자醫者의 대도大道를 가르친 전형적인 인물로 인식되었다.

1543년에 포르투갈 사람이 일본으로 와서 천주교도가 모여 사는 곳에 서양식 의원과 자선기구를 세웠다. 이는 또한 종교체계가 다른 구료시설救療施設이다. 그러나 기독교 성직자가 의료행위를 하는 것을 금지하는 규정을 제정했기 때문에 최초로 일본에 건립된 서양식 의원에서 치료활동을 벌인 포르투갈 사람인 루이스 알메이다(Luis Almeida)는 병원을 떠나 큐슈九州 각지로 다니며 선교했다. 다음해 도요토미 히데요시豊臣秀吉가 금교령禁敎令을 내려 각지의 전도사가 치료를 위해 만든 시설이 단기간에 사라지게 되었다.

도요토미 히데요시는 천하를 통일한 후에 施藥院의 옛 제도를 부흥시켰다. 텐쇼天正연간(1573~1595)에 교토 궁궐 남문에 施藥院을 설치하고 계속 단바丹波가문을 施藥院使로 임명했다. 단바 젠소丹波全宗, 소하쿠宗伯 부자가 이어서 이 관직을 맡은 후 그 자손은 施藥院을 성姓으로 삼았다.

도쿠가와를 중흥시킨 명군인 도쿠가와 요시무네(德川吉宗 1684~1751)가 1716년 8대 쇼군에 취임한 후에 정치개혁을 단행함과 동시에 施藥院을 세워 노인과 가난한 환자와 돈이 없어 의사를 찾지 못하는 사람을 치료하려고 했다. 마침 이때에 에도 고이시가와小石川의 의사인 오가와 쇼센小川笙船이 정政19조條의《意見書》를 올려 진정했는데, 그 가운데 施藥局을 설치해야 한다는 조항이 있었다. 이에 막부가 이 조항의 건의를 채택하여 1722년 고이시카와 藥園에 施藥局을 세워 '施藥園小石川養生所'라 명명했다. 처음 세울 때에는 수용 가능 인원이 40여 명 정도였으나 7년 후에는 150명으로 증가했다. 의사들은 대부분 부근에 사는 사람으로 내內·외外·안과眼科를 포괄했다. 경비는 처음에는 700냥이었고 나중에 840냥으로 증액되었다.

대략 8세기 초 나라시대부터 율령제가 수립되어 실시됨에 따라 정부에 의가의 승계僧階에 관한 직관제職官制가 만들어졌다. 864년에 승려를 위해 호인法印·호겐法眼·홋쿄法橋 3계위階位를 제정했다.[49] 본래 관의官醫에 관계官階가 있고 승려에는 승계僧階가 있어 관직과 승계僧階와는 어떠한 연관도 없었다. 그러나 무로마치 막부가 들어선 후에는 자신의 안전을 고려하여 민간 의사 가운데 우수한 자를 선발하여 막부의 어용의사로 삼기 시작했다. 당시 관의인 전약두典藥頭를 의도醫道의 최고위로 삼은 정황에 대해 이러한 민간의와 관의가 맞서도록 하여 이들에게 전약두典藥頭의 지위보다 높은 '호인法印'을 부여했다. 이는 한편으로는 민간의를 우대한 정책이었고, 한편으로

---

49) 이는 服部敏良의《平安時代醫學史の硏究》282쪽에서 언급한 僧階를 제정한 시간에 의거한 것으로 기타 저작에서는 이것과 다른 주장이 있다.

는 막부의 존엄을 유지하기 위한 것이었다.[50] 따라서 의가의 전기나 저작에서 서명한 곳에 '某某院'이라는 칭호가 나타나면 필시 이러한 최고의 승계僧階를 얻은 것이다.

에도시대에는 또한 쇼군의 병을 책임지고 진료하는 내부 의사에게 먼저 호겐法眼의 지위를 부여하고 햇수와 실적이 쌓이면 호인法印으로 승급하고 아울러 院號를 내렸다. 따라서 같은 내부 의사 가운데 승계僧階의 차이에 따라 表法印醫師와 表法眼醫師 두 가지 호칭이 있었다.

내부 의사는 통상 20인 정도였고 세습 이외에 기술이 우수한 속지[藩] 의사나 시정 의사 중에서 선발했다. 그 가운데 실제 쇼군 곁에서 치료를 책임지는 의사는 지위가 매우 높아 그 우두머리는 황궁에서 천황을 치병하는 典藥頭와 같아 오사지御匙라 칭했다.

마지막으로 佛醫 관계의 결론으로 요지楊枝를 설명한다. 오늘날 사람들은 일본책에서 '요지'라는 말을 보면 아마 대부분 그 글자는 알 수 있지만 그 뜻은 모를 것이고, 상품의 포장에 이러한 명칭을 보면 여전히 왜 일본에서 칫솔을 '요지'라 하는지를 모를 것이다.

인도에서 가장 오래된 의학저작인 《闍羅迦集 Caraka Samhita》에는 끝을 눌러 잘게 찢은 삽澁·신辛·고苦한 미를 가진 모종의 도구가 실려 있는데, '하루에 두 번 잇몸이 아프지 않도록 닦는다. 그렇게 하면 구취와 오물을 제거하고 미각과 식욕 장애를 치료한다'고 했다.

또한 식사 후에 이러한 도구를 이용하면 '이빨 사이에 끼인 음식물을 제

---

50) 服部敏良의 《室町安土桃山時代醫學史의 硏究》357쪽. 그 제도는 後宇多天皇 弘安8년(1285)에 시작되었다고 함.

거한다. 만일 제거하지 않으면 입속에 더러운 악취가 생긴다'고 했다. 중국문헌에서는 이러한 이쑤시개나 칫솔의 기능을 하는 인도의 위생보건 도구를 楊枝라고 했다.

에도시대의 책과 우키요에浮世繪 속에서 칫솔 용구로 보이는 요지楊枝를 볼 수 있고 일반 서민이 통상적으로 사용한 것은 후사요지房楊枝였다.

그 길이는 당시 일본에 온 홍모인(紅毛人 : 네덜란드 사람), 남만인(南蠻人 : 스페인 사람)이 놀랄 정도였는데 약 20cm였다. 한쪽 끝은 털을 묶어놓은 것 같고 다른 쪽 끝은 뾰쪽하게 깎아 이빨 사이에 낀 음식물을 제거하는데 사용하여 칫솔과 이쑤시개를 결합한 도구라 할 수 있다.

당시 센료川柳[51] 가운데 신랄한 어구가 많은데, 서방님이나 빈둥거리며 노는 사람 등 당시의 난봉꾼을 풍자하여 기다란 후사요지房楊枝에 소금을 묻혀 이빨에 화장을 한다고 했다.

이밖에 여자가 사용하는 요지는 남자에 비해 부드럽고 연하다. 즉 여자가 사용하는 요지는 양류楊柳의 가지로 만들고 남자가 사용하는 요지는 나무줄기 부분을 사용했다. 여자가 사용하는 요지가 부드러운 원인은 이미 다른 사람의 처가 되었다는 표시인 이빨의 검은 색깔이 지워지지 않게 하기 위해서였다.

이빨의 건강과 미용을 위해 에도 사람들은 아침에 세수할 때 기다란 후사요지를 물에 적신 다음 전용 소금 등으로 열심히 닦아 천연의 치아[52]를 보호했다.

---

51) 17개 假名으로 조성된 해학과 풍자의 짧은 시.
52) 中島陽一郎 : 《病氣日本史》, 268~269쪽.

## 3. 도교

일본은 오랜 역사 기간에 문화의 여러 방면에서 모두 중국의 영향을 깊이 받았지만 도가사상과 도교는 매우 특수하다. 중국에서 오랜 역사와 광범한 사회적인 기초를 가지고 있는 도교가 일본문화에 어떤 영향을 끼쳤는지를 연구하는 학자들은 자료의 결핍으로 매우 어려움을 느끼고 있다.

이와 관련하여 학자들은 '불교와는 달리 일본에는 이제까지 진정으로 도사가 종교 활동을 벌인 적이 없고, 도교신앙·도사·천존상天尊像이 들어왔다는 명확한 기록도 없다'고 결론을 내렸다. 그 원인을 살펴보면 이러한 결과는 종교에 대한 정부의 태도와 직접적인 관계가 있다. 즉《僧尼令》에 규정된 바와 같이 국가가 속세를 떠나 산속에 살면서 선약仙藥을 복용하고자 하는 자들을 제재할 필요가 있다고 본 것이다. 732년의 칙령에서 '산속에서 자유롭게 설교하고 국가에 복종하지 않는 자가 많아 인심에 좋지 않은 영향을 끼친다'고 했다.

다음 기술한 예를 통해 정부에서 제재한 전형적인 표현을 볼 수 있다. 중국의 사서史書의 기재에 근거하면 도교가 일본으로 전해졌지만 일본 사서에서는 전혀 실마리를 찾을 수 없다.

예를 들어《冊府元龜》의 기록을 보자.

"玄宗 開元23년 윤11월에 일본에서 신하 나시로名代를 보내 왕실에 헌표獻表했다. 노자경본老子經本과 천존상天尊像을 간절히 청하고 귀국하여 성교聖敎를 발양할 것을 다짐하여 윤허했다."

이 해는 736년이다.

《續日本紀》에는 다음해 8월23일 경오조庚午條에 나시로가 귀국한 것에 대한 기술이 있다.

"당나라에 들어간 부사종오위상중신조신副使從五位上中臣朝臣 나시로名代 등이 당나라 사람 3명과 페르시아 사람 1명을 데리고 알현했다."

《冊府元龜》의 기술에 의하면 나시로는 분명 《老子經》과 천존상天尊像을 가지고 귀국했음을 볼 수 있고, 심지어 그가 데리고 온 3명의 당나라 사람은 모두 도사였을 것으로 추측된다. 그러나 《續日本紀》에서는 이에 대해 전혀 언급하지 않았다.[53]

이밖에 저자는 한정된 독서 범위 내에서 도교와 유관한 기술을 찾아낼 수 있었는데, 예를 들면 다음과 같다.

"준나淳和 상황上皇과 닌묘仁明 천황天皇 모두 '금액단金液丹'을 좋아했다(《續後記》). 《倭名抄》의 기록에 의하면 '金液丹, 一名玉液丹, 一名靈花丹, 一名靈景丹, 一名神化丹, 一名玄麗丹, 一名不老不死丹.'이라 했다. 《和劑局方》에 의하면 금액단金液丹의 주요 성분은 웅황雄黃이다."[54]

"《實隆公記》 1511년 7월 23일 條에서 良秀大德이 들어와 易産符를 가지고 오자 요죠葉上 승정僧正이 장래 秘符 운운했다."

즉 에이사이榮西가 가지고 온 易産符를 산죠우니시 사네타카三條西實隆에게 보냈다.[55]

"토쿠혼德本은 처음에 도사의 나라 잔무殘夢의 제자로 나갔기 때문에 선방仙方과 신술神術이 많았다."[56]

---

53) 이상의 인용문은 松田智弘의 《古代日本道教受容史研究》(奈良 : 人間生態學談話會, 1988년, 1~2, 140, 134쪽).
54) 中島陽一郎 : 《病氣日本史》, 339쪽.
55) 新村拓 : 《日本醫療社會史의 硏究-古代中世의 民衆生活と醫療》, 388쪽.
56) 安西安周: 《日本儒醫研究》, 75쪽.

'토쿠혼' 즉 나가타 토쿠혼(永田德本 1513~1630)은 처음에 李朱의학을 배워 동시대의 마나세 도산曲直瀨道三과 어깨를 나란히 했다. 훈약薰藥과 강렬한 성질을 가진 단약丹藥을 잘 이용하여 누차 기효를 보아 이름이 알려졌다.

그러나 무엇 때문인지는 모르지만 일본 의학사가들은 토쿠혼을 유달리 칭찬하여 훈약薰藥을 애용한 것은 '기체 흡입 요법'이고, 성질이 강렬한 단약丹藥은 '무기물 제제'로 보았으며, 선방신술仙方神術로 기효를 거둔 것은 '단지 절실한 치료효과를 목표로 삼은 것'이라 했고, '에도시대 고방파古方派의 선구자로서 중요한 의의가 있다'고 했다.[57] 혹은 세상이 괴롭고 귀찮아 유람하면서 머리에 약상자를 이고 소의 등에 올라타서 '가이甲斐의 토쿠혼 약 한 첩이 18문錢'이라 외치면서 표연히 떠도는 형상과 재물에 관심이 없는 고상한 인격을 찬양했다.[58] 그러나 도가정신과 도교방술의 각도에서 그 사람과 기술을 관찰하려는 뜻이 전혀 없다.

그러나 총체적으로 말해서 이렇게 사소한 것은 일본 전통의학의 기본적인 성격과 특징에 근본적으로 영향을 끼치지 못한다. 재미있는 것을 근거로 여러 방면에서 일본문화를 이해하려는 목적이라면 오히려 '에다穢多'가 해석해볼 만한 가치가 있다.

저자는 일본에서 연구할 때 가끔 '부라쿠민部落民'에 대한 멸시를 불허하는 광고를 보게 되었다. 일본 친구에게 물어서 알게 됐는데, 부라쿠민은 어떤 특정한 지방 출신의 사람을 가리킨다고 했다.

---

57) 石原明:《日本の醫學―その流れと發展》, 84쪽.
58) 中島陽一郎:《病気日本史》, 287~288쪽.

이력서의 본적란에 이러한 지방을 써넣으면 그 사람은 취업이나 심지어 결혼도 어려워지는 등 불이익을 받는다. 정부의 독려와 지지로 범사에 성실하고 신중한 일본인이 자의적으로 본적을 써넣어 이런 멸시를 피할 수 있게 되었다.

그러나 일본 친구는 까닭 없이 멸시하는 원인을 필자에게 설명해주지 못했다. 근래에 우연히 전부터 소장한 야마츄 요리마사山忠順雅가 쓴 《법률가 눈에 비친 일본고대 1500년사》를 읽으면서 그 유래가 결국 중국 도교와 직접적인 관계가 있음을 알게 되었다.

7세기 말엽 덴무天武 천황은 도교를 숭상하여 도교방술에 열정을 쏟았다. 자료에 의하면 이 시기 도교의 경전인 《抱朴子》와 신선방술을 중시한 《神農本草經》이 널리 전해졌다. 681년 덴무 천황이 각국(오늘날 각 縣에 해당함)에 칙령을 내려 '하라에츠모노祓柱 노비를 한 명씩' 차출하여 전례 없는 규모로 재앙을 물리치는 활동을 벌였다.

하라에츠모노는 본래 무술의식 과정에서 몸에 붙은 죄악과 더러움과 재해를 털어낸 후에 버리는 도구다. 이때 노비를 하라에츠모노로 삼은 목적은 천황의 몸에 있는 죄와 더러움과 재난을 그들의 몸에 전이시켜 천황의 생명을 깨끗하고 신성하게 하는 것이었다.

이 이전에는 노비는 천민에 속하여 노예에 불과했다. 이 이후에 노비는 에다로 불리고 사람들에게 멸시를 받게 되어 사회생활에서 권외로 완전히 배척되었다.

이들은 단지 가장 더럽고 천한 일만 하게 되었는데, 죽은 말과 소나 사람의 시체를 처리하고 도살, 장의, 피혁제조, 청소 등의 일에 종사하게 되었다. 10~11세기에 이르러 문둥병 환자, 맹인, 농아 등 불구자와 걸인 모두 에다의 대열에 들어가게 되었다. 그들이 집단으로 거주하는 지역을 현재에는 차별받는 부락 혹은 도와同和지역이라 부른다. 자료에 의하면 현재 일본에는 모두 5500개의 도와지역이 있어 이러한 지역 출신자는 아무런 근거도 없는 선입견으로 여전히 이유 없이 멸시를 받고 있다. 메이지유신 이후 해방령解放令으로 멸시를 폐지했다.

그러나 이러한 편견과 멸시는 오늘날에도 여전히 각종 혈연과 지연에 따라 혹은 암암리에 일본인 마음속에 완고하게 뿌리를 박고 있다. 이른바 도와 교육은 이러한 '천시'를 없애기 위한 노력이다.[59]

## 4. 신도神道

일본의 神道敎(신도라 간칭)는 일본민족의 고유 신앙을 기초로 발전한 종교로 2,000여 년의 역사에서 대체로 원시신도原始神道 · 신사신도神社神道 · 국가신도國家神道 · 교파신도敎派神道가 병존하는 몇 단계를 거쳤다. 일종의 본토종교로 보아 외래의 유儒 · 석釋 · 도교道敎와 서로 대립되지만 상호 영향을 미치기도 했다.

앞에서 언급한 바와 같이 역대로 팔백만신八百萬神 · 일천육백만신一千六百萬神이 있다는 신도神道의 설법이 있어 헤이안 불교에 만물유령萬物有靈과 유사한 관념이 스며들게 되었다. 에도시대 유학이 성행했지만 가이바라 에키

---

59) 山忠順雅의《法律家眼中的日本古代一千五百年史》(北京 : 中國社會科學出版社, 1994년 中譯本), 220~223쪽.

켄貝原益軒・야마가 소코山鹿素行・나카에 토죠中江藤樹・구마자와 반잔熊澤蕃山・아사미 케이사이淺見絅齋 등 수많은 유학가들도 도덕윤리와 정치사상 분야에 신도神道의 영향을 받았다. 동시에 외래종교 또한 신도神道의 발전을 촉진시켰다.

7세기 이후에 일정한 규모를 갖추고 제사를 지내는 신사神社가 출현하여 신사신도神社神道가 형성되었다. 20세기 50년대의 통계에 따르면 일본 전역에 1만여 개의 신사가 있었고 80년대에는 8만 개에 달했다. 본토종교로서 강력한 생명력을 가지고 있음을 충분히 알 수 있다.

메이지유신 때에 신불神佛이 분리되고 제정일치祭政一致의 국가신도를 세워 국교로 정해지게 되었다. 군국주의가 확장되면서 국가신도는 가장 중요한 정신적 통치도구가 되었다. 1945년 12월에 종교법인령宗敎法人令을 통과시켜 정교政敎의 분리를 실행하고 국가신도의 특수한 지위를 폐지시켜 신도에 대해 국가의 감독・보호와 재정적인 원조를 중지했다. 신도 또한 일반 종교적인 지위를 회복하고 몇몇 분파가 파생되었다.[60]

신도에서 역병의 발생을 방지하는 신사神事를 하나시즈메마츠리鎭花祭(그림 1-3)라 하고 음력 3월에 벚꽃이 떨어질 때 거행한다. 이러한 활동은 원래 농경사회에서 벼의 풍작을 기원하는 데에서 나온 것으로, 벚꽃이 풍성하게 잘 피는 것이 벼에 축복을 내리는 것과도 같다고 여겼다. 나중에는 건강문제까지 연관시켜 벚꽃이 흩어질 때 역병의 정령이 꽃잎을 타고 흩어져 유행한다고 보았기 때문에 역병의 유행을 물리치는 제사가 되었다. 그 의

---

60) 이상 神道에 관한 소개는 주로 黃心川 主編《世界十大宗敎》(北京 : 東方出版社, 1988년, 207~229쪽)를 주로 참고했음.

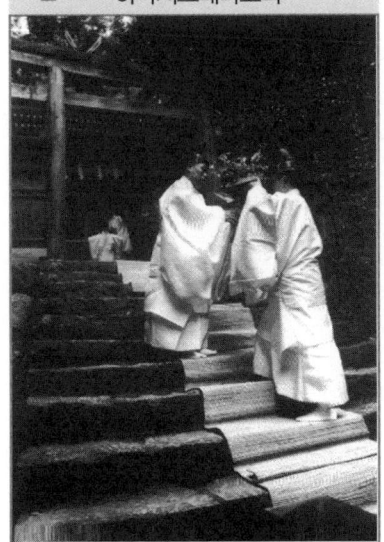

그림 1-3 하나시즈메마츠리

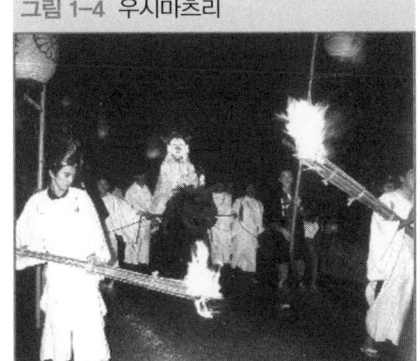

그림 1-4 우시마츠리

도는 분명 역병의 유행을 꽃잎이 떨어지는 것에 비유한 것이다. 또한 산기疝氣·복통腹痛·급병急病·풍병風病·해咳咳·창瘡瘡·정疔疔·옹癰癰·전시병傳尸病 등 수십 종의 병마를 물리치기 위해 교토 고류지廣隆寺에서 거행하는 '우시마츠리牛祭'가 있으며 현재에 사용하는 것은 1412년에 만들어진 제문祭文의 초본抄本이다(그림 1-4). [61]

---

61) 日本醫史學會編:《圖錄日本醫事文化史料集成》제4권, 東京:三一書房, 1978년, 9쪽, 16쪽.

# 각 시기 의학의 특징

본서에서는 통사적인 체제를 채택하지 않았기 때문에 각 시대의 의학에 대한 개요가 필요하여 요점만 소개하기로 한다.

## 1. 원시사회

초기 사회의 세계 각지 의학은 차이보다는 같은 점이 많다. 여기서는 대체로 모두 본능적인 의료행위와 일상경험에서 얻은 경험의학과 무술요법 그리고 그 민족의약의 신에 대한 전설 등을 언급했다. 근대 이래로 몇몇 일본 의학사가는 외래문화의 영향을 받기 이전의 의학에 대해 일반적으로 소개할 때 고대 일본에는 고유한 의술이 있었다고 한다.[62]

[1] 의료의 신 : 전설 속에 일본 의약의 비조(鼻祖 : 의약의 神)는 오오아나무치노미코토 大己貴命와 스쿠나비코나노미코토 少彦名命로 오오쿠니네노가

---

62) 長濱善夫:《東洋醫學槪說》, 51쪽. "夫大己貴命·少彦名命戮力一心經營天下. 復爲顯見蒼生及畜産, 則定療其病方; 又爲攘鳥獸昆蟲災異, 則定其禁厭之法. 是以百姓至今咸蒙恩賴."

미大國主神, 스쿠나히코나노카미少彦名神 등으로 칭하기도 한다. 《日本書紀》 에는 이렇게 기록되어 있다.

"이들 오오아나무치노미코토와 스쿠나비코나노미코토는 사력을 다하여 일심으로 천하를 경영했다. 또한 백성과 축산을 번성시키기 위해 치료하는 병방病方을 정했다. 또한 짐승과 곤충의 재난을 물리치기 위해 이를 제압하는 법을 정했다. 그리하여 백성들이 지금까지 모두 은혜를 입고 있다."[63]

**2 무술요법** : 사학가들은 통상 고고자료나 문헌기재 및 인류문화학적으로 발굴 조사한 결과에 대해 보편적인 공통성과 각 원시사회에 적용시킬 수 있는 법칙이 있다고 보았다. 말하자면 초기 사회에는 무술적인 치병행위가 반드시 존재했다는 것이다.

이러한 추론의 합리성은 무술이 탄생한 바탕이 인류가 보편적으로 가지고 있는 유비類比의 사유방식이라는 점에 있다. 이런 식의 질병 치료 방법을 말하려면 다음 몇 가지 사항을 주의해야 한다.

첫째, 본능행위와 경험지식에 비해 무술은 분명히 인류가 이성적으로 사유한 효시라는 점이다. 이는 '지식인의 전신'인 무사巫師가 창조하고 발명했다고 말할 수 있고, 그들이 획득한 권력과 지위를 사람들이 존중한 원인의 하나이기도 하다.

둘째, '질병'은 단지 해결하고 처리할 문제의 하나로 오늘날 사람이 갖고 있는 것과 같은 특정한 개념이 없을 뿐더러 특별히 정해지거나 전문적인 처리방법도 없었다. 따라서 그 법술이 도대체 어떤 목적을 위한 것인지를 판별하기 어렵다. 예를 들면 사서에서는 야마타이국을 지배한 여왕인 히미코

---

63) 新村拓 : 《古代醫療官人製の研究》, 2쪽.

卑彌呼가 법술을 사용하여 질병을 포함한 각종 문제를 해결한 수령이라 했다.

셋째, 유비類比에 바탕을 둔 치료방법, 즉 이른바 무술巫術방식의 치료방법은 인류 초기사회에 있었고, 그 후 각 시기마다 존재하고 있었을 뿐만 아니라 또한 전통의학을 구성하는 몇몇 치료방법의 기초가 되었다. 그리하여 무술·종교·과학 3자 사이에 모종의 연계를 이루게 되었다.

③ 경험요법 : 초기 사회에 생활상식에 기원한 어떠한 치료방법이 있었는지에 대한 기록은 거의 없다. 재미있는 것은 에도시대 중후기에 이르러 국학國學 사조의 영향으로 일본민족 고유의 치료방법을 발굴하려고 노력한 사람들이 나타나 '일본의학은 신대神代에서 시작되었고 일본 고유의 의학이 있었다'[64]고 하여 '학문적으로는 취할 만한 것이 못되지만 세상을 반영하여 황국皇國 의학의 화방파和方派를 고취'[65]하게 되었다는 점이다. 평생 동안 요시마스 토도吉益東洞를 스승으로 모신 고방파의 의가 무라이 킨잔(村井琴山 1733~1815)은 《和方一萬方》[66]을 편집했다. 국학의 부흥에는 유명한 유학자 모토오리 노리나가(本居宣長 1730~1801)가 앞장섰지만, 그도 의사였고 대대로 내려온 성약成藥인 소아태독환小兒胎毒丸·무시오사에(むしおさえ)·아메구스리(あめぐすり) 등은 지금도 여전히 팔리고 있다.[67] 그러나 총체적으로 말하자면 노리나가宣長는 기타 화방파和方派 의가와는 달리 의학은 외래문화이지만 배척할 수 없다는 것을 알고 있었고, 중국의학과 일본의학이 어떠한 구별도 없다는 각도에서 모순을 회피했다. 동시에 그는 주로 의학을 자신의 생계 수단으로 삼고 국학연구에 전념했다.

---

64) 服部敏良：《江戶時代醫學史の硏究》, 2쪽.
65) 石原明：《日本の醫學―その流れと發展》, 172쪽.
66) 《近世漢方醫學書集成》 제31권.
67) 宗田一：《圖說日本醫療文化史》, 153쪽.

## 2. 고대

일본사학에서 통상적으로 채택하는 역사분기에 따르면 고대사회는《三國誌・魏書》에 기재된 여왕인 히미코卑彌呼가 지배한 야마타이邪馬台국이 건국된 3세기에서 시작하여 12세기 말 헤이안시대에서 끝난다.

승려와 귀족 지식인이 주요 매개체가 된 전파방식으로 인해 이 시기의 일본의학에 종교의학과 귀족의학 두 가지 특징이 나타나게 되었다. 종교의학은 주로 승려가 의사를 겸한 현상이 비교적 보편적이었고, 질병치료에 기도를 하는 법을 널리 채택했다는 특징이 있다. 자료에 의하면 나라시대 쇼무聖武 천황이 병이 들자 병을 돌본 선사禪師가 126명에 달했다.[68] 동시에 불교의 박애정신에 입각하여 수많은 施藥院 등 종교의료시설을 세웠다. 귀족의학의 특징은 전입된 의학저작과 지식을 주로 귀족 지식인이 제어했다는 점이다.

1 대륙의학지식의 전입 : 이 단계에서 일본은 먼저 한반도를 통해 대륙에서 기원한 의약지식을 습득했는데, 즉 일본의학사 저작에서 말하는 '한의방韓醫方'이다. 5세기 전후에는 일본 황실에 병자가 생기면 대부분 당시 한반도의 신라, 백제 등에서 의사를 구했다.

예를 들면 414년에는 신라의 김파진金波鎭・한기무漢紀武가 일본에 초청되어 안코允恭천황의 병을 치료했고, 이 이후 백제의 덕래德來・왕유릉타王有稜陀・번량풍潘量豊・정유타丁有陀 등이 연이어 일본에서 의업을 행했다.[69] 한의

---

68) 富士川遊 :《日本醫學史綱要》, 25쪽.
69) 富士川遊 :《日本醫學史》, 17쪽.

방韓醫方의 전입으로 일본열도의 주민은 새로운 눈으로 질병과 치료행위를 접하게 되었다. 질병은 기거음식과 희로애락 등 내인과 4계절의 변화에 따른 외인으로 말미암은 것으로 인식하게 되었고, 그 요법도 식이·약물 등으로 변하여 과학적인 의학의 첫발을 내딛게 되었다.

중국의학이 직접 일본에 전래된 것은 일반적으로 오吳나라 사람인 知聰이 562년에 중국의 고대의방·본초·침구서 160권을 가지고 일본에 온 것을 시초로 본다. 일본 의학사 저작에서는 대부분 이 사실을 외국의서 특히 침구전적이 일본에 전입된 효시로 삼는다. 실제로는 이 이전에 양문제梁文帝가 552년에 일본천황에게 《鍼經》한 질을 기증했다. 이 책을 나중에 紀河 기카베 오도마로邊多兔麿에게 하사하고 그를 신라에 파견하여 침술을 배우게 했다. 그는 642년에 귀국하여 일본 최초의 '침박사鍼博士'가 되었다.[70]

수당隋唐시기에 일본의 관리와 승려가 고생을 무릅쓰고 중국에 건너가 선진적인 정책과 과학기술문화를 배웠다. 608년에 일본인 오노노 이모코小野妹子가 수나라에 사신으로 갔는데 약사藥師 엔니치惠日와 야모토노아야노아타이후쿠인倭漢直福因이 수행했다. 엔니치는 중국에서 의학을 15년 간 배우고 일본으로 돌아왔고, 야모토노아야노아타이후쿠인은 중국에 체류하면서 의학을 공부한 시간이 더욱 길어 31년에 달했다.[71] 이후 엔니치는 630년과 654년 두 차례나 중국에 건너갔다. 동시에 간진鑒眞을 대표로 삼아 중국에서 일본으로 승려를 파견하고 의약지식을 전하기도 했다.

우다宇多천황 덴표天平연간에 후지와라 노스케요藤原佐世가 명을 받들어 편

---

70) 藤井尙久:《醫學文化年表》, 14쪽, 17쪽.
71) 吳粤昌 등:〈中日醫學交流史略〉,《福建中醫藥》, 1982, (1) : 44.

찬한《日本國見在書目錄》에 당시 궁정에 있었던 중국의서를 저록한 것이 1309권에 달했다.[72] 의학박사인 단바야스요리丹波康賴가 바로 이러한 의서를 근거로 984년에 당시 가장 중요한 의학

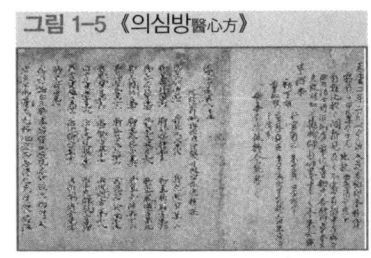
그림 1-5 《의심방醫心方》

저작인《醫心方》30권[73]을 편집했다(그림 1-5).

**2** 醫事제도의 수립 : 701년에 반행頒行한 대보령大寶令은 일본이 중국에서 제정한 율령제도를 모방한 것이다. 718년에 이를 기초로 수정한 것이 養老令이다. 이 가운데 의질령醫疾令편은 모두 27조로 의사의 선발, 특히 의학교육과 시험 등에 대해 다음과 같이 규정했다.

"제1조 : 의박사醫博士는 의사들 가운데 의술이 우수한 자를 선발하고 안마按摩·주금박사咒禁博士도 이에 준한다."

"제3조 : 의醫·침생鍼生은 각기 나누어 가르친다. 의생醫生은《甲乙》·《脈經》·《本草》와 겸하여《小品》·《集驗》등의 방을 배우고, 침생鍼生은《素問》·《黃帝鍼經》·《明堂》·《脈訣》과 아울러 유주流注·언측偃側 등의 도圖와 《赤烏神鍼》등의 경을 배운다."

"제7조 : 의醫·침생鍼生은 박사가 한 달에 한 번 시험하고 전약두조典藥頭助가 계절마다 한 번 시험하고, 궁내경보宮內卿輔가 연말에 총괄하여 시험을 본다. 시험 방식은 대학의 예에 준하며, 학문이 뛰어나 임관자의 눈에 띠

---

72) 服部敏良 :《平安時代醫學史の硏究》, 129쪽.
73)《醫心方》에서 인용한 중국의서는 81종이다. 그러나 이 가운데 康賴 개인의 어떤 경험이나 견해는 없어, 이 책은 이미 지나간 模仿의 사학관에 속한다고 볼 수 있다. 이 책에서 선택한 어떤 내용이나 중국의 같은 의서 편찬체례와 다름(예를 들어 鍼灸를 內·外·婦·兒 제과의 앞에 배열한 것)을 통하여 같은 것에 다름을 엿볼 수 있다.

면 곧 의사를 교체할 때에 보충시킨다. 9년 동안 학업을 성취하지 못하면 퇴교시킨다."

"제9조 : 스스로 공부하여 의료를 이해하는 자가 이름을 떨쳐 전약典藥이 받아들여 시험을 볼만하다고 인정되면 의침생醫鍼生의 예에 준하여 시험을 치게 한다."

의사醫事를 관장하는 중앙정부의 부문은 궁내성宮內省의 전약료典藥寮에 예속되고, 그 구성은 전약두典藥頭·조助 등의 관원官員과 의醫·침鍼·안마按摩·주금咒禁 등 각 과의 박사博士·의사醫師·학생學生과 약원사藥園師·약원생藥園生을 포함하여 120여 명이었다.74) 그리고 약호藥戶·유호乳戶에 소속된 이도 있다. 황실에 근무하는 자는 중무성中務省의 내약사內藥司에 예속되고, 내약정內藥正·우佑·영사令使·시의侍醫·약생藥生 등의 직위를 포함하여 28명이었다. 그러나 실제로 천황의 맥을 책임지고 약물 투여를 관장한 의사는 전약두典藥頭로 속칭 오사지이御匙醫였다. 이러한 체제는 메이지유신까지 줄곧 유지되었다.75)

**3** 헤이안시대 의학의 특징 : 핫토리 토시로服部敏良는 일본 고대사회 마지막 시기의 의학발전을 총결하여 개괄했는데, 다음과 같은 4가지 특징이 있다고 보았다.

①고도의 일본화 : 중국의적을 대량으로 섭렵한 것을 기초로 틀을 구축했다. 일본의 실정에 근거하여 필요한 질병을 선택하여 체계화된 편찬을 시도했다.

---

74) 그러나 新村拓의 고증에 의하면 '일본에는 醫官으로 咒禁師는 없었다', '역사상으로 按摩師의 명칭은 나타나지 않고 치료한 예도 없었다'고 했다. 《古代醫療官人製の硏究》, 115쪽, 120쪽.
75) 山田重正 : 《典醫の歷史》, 1쪽.

②분과의 발달 : 각 전문과의 의사가 출현했다.

③의학에 대한 일반인의 관심이 높아짐 : 장수할 수 있기를 보편적으로 바랐다.

④의사醫事제도의 개혁 : 967년에 반포된 연희식延喜式은 전대에 비해 변화가 있었다.[76]

이 4가지 항목의 중요성은 차례로 줄어들었다고 말할 수 있다. 발전과 변화는 종종 돌변하는 형식으로 출현하는 혁명이 아니라 점차적으로 나타나는 것이다. 일본의 실제적인 정황에 근거하면 중국 의서의 내용을 모은 것은 확실히 일본화의 일환이지만 이를 고도화한 단계에 이르게 했다고 말하는 것은 실상을 과장한 것이다. 의사醫事제도의 개혁은 더군다나 내세울 만한 것이 못되는데, 바로 핫토리服部 자신이 말한 바와 같이 이 시기의 의사醫事제도는 여전히 대보령大寶令에서 정한 옛 제도를 계승했다. 바뀐 부분은 연희식延喜式에서 의사의 선발, 임용, 제국 의사의 근무연한 등 사소한 부분이었다.[77]

## 3. 중세

[1] 僧醫와 민간의 : 12세기 말에서 16세기 말엽까지 가마쿠라와 무로마치시대에는 승려와 의학은 여전히 밀접한 관계가 있었다. 일반 의사학 저

---

76) 服部敏良 : 《平安時代醫學史の硏究》, 264-265쪽.
77) 服部敏良 : 《平安時代醫學史の硏究》, 106쪽.

작에서 대부분 이 시기의 특징은 승려가 의사를 겸하거나 의사가 되려는 사람은 반드시 승려가 되었다는 점이라고 강조한다. 그러나 핫토리 토시로服部敏良는 견해가 달랐다. 그는 승의僧醫는 '불교의 의설醫說을 반드시 채택하지는 않았지만 불교의학의 일부를 의론으로 삼아 소개한 것은 사실'을 인정하고 특별히 다음과 같이 강조했다.

"전대의 민간의를 승의僧醫로 보았기 때문에 이들이 불교 의학학설을 고수하고 불교사상의 지배 아래 의료를 행했다고 본 것은 잘못된 견해다. 불교의학에서 얻어 깨우친 것은 부인할 수는 없지만 의사가 되는 가장 큰 요소는 한학漢學에 능하여 중국 의서를 읽고 이해할 수 있는 능력이다. 따라서 승의僧醫일지라도 의학을 이해하는 필독서는 수많은 중국 의서였고, 불교경전에 기재된 의학은 여기저기에 흩어진 지식으로 이러한 것에만 의존하여 의학을 이해하고 의료를 행하는 것은 자연 불가능했다."

그는 나아가 다음과 같이 지적했다.

"이 시대에는 수많은 민간의는 승려가 아니었고, 교양이 있는 일반 백성 중 의술을 습득하여 의사가 되는 사람이 증가했다. 승려가 의사를 겸하는 경우는 소수였다. 그러므로 전대와는 달리 오히려 유교의 색채가 점차 증가했다고 말할 수 있다.

사회가 변화하고 문화가 발전함에 따라 상층부의 인사가 의학에 대해 관심을 가지고 의료를 이해했다. 이는 자신의 건강관리를 위한 수단이 되었을 뿐만 아니라 또한 이것으로 지식인의 교양정도를 나타내기도 했다."[78]

**2** 宋나라 의방의 유입 : 송나라의 의학지식이 유입된 후에 일본 의가는

---

78) 이상 服部敏良의 《室町安土桃山時代醫學史の硏究》, 262~263쪽.

한나라에서 송나라까지의 의방을 절충하고 선택한 기초 위에 자체 경험을 보태 《頓醫抄》·《萬安方》 등을 편찬했다. 금원의학이 유입되기 이전에는 줄곧 송나라의 《和劑局方》 처방을 주로 사용했다.

③ 金·元·明나라 의학의 유입 : 다시로 산키田代三喜가 명나라에서 돌아오면서 李朱醫學을 들여와 《和劑局方》의 성방成方을 사용한 옛 모델을 타파하고 일본의가들에게 음양陰陽·허실虛實·기혈氣血·한열寒熱 등 추상개념에 의해 변증시치하는 새로운 방법을 배우도록 했다. 동시에 사카죠운坂淨運이 명나라에서 《傷寒論》을 가지고 돌아와 그 이후 고방파古方派가 성행하게 된 계기를 만들었다.

## 4. 근세

이는 한방의학이 가장 찬란했던 시기이다.

① 의학유파의 탄생 : 먼저 마나세 도산曲直瀨道三이 게이테키인啓迪院을 세우고 《啓迪集》을 저작하여 그의 스승인 다시로 산키田代三喜가 들여온 당시 최신 수준을 대표하는 의학지식을 보급하게 되었다. 그들이 사용하고 의거한 것이 중국 금·원·명나라 때의 의학지식이었기 때문에 이를 후세파後世派라 불렀다. 동시에 도산道三을 비롯하여 승적을 이탈한 의가도 점차 많아져 사회에는 유의儒醫라는 새로운 의가집단이 형성되었다. 그 후에 복고사조가 흥기하여 의학진영에 또한 《傷寒論》의 방方만 전적으로 사용할 것을 주장하고 음양오행·장부경맥 학설을 반대하여 송명宋明의학에 창날을 겨눈 고방파古方派와 양가의 장점을 받아들인 절충파折衷派가 출현했다. 문헌연구

를 중시하는 것을 특징으로 삼은 고증파考證派가 있었고, 후세파 가운데 李(杲)・朱(震亨)보다 劉(完素)・張(從正)을 중시하여 이름을 날린 후세별파後世別派가 있었고, 서양의학의 지식을 솔선하여 받아들인 한란절충파漢蘭折衷派 등이 있었다.

**2** 서양의학의 유입 : 1549년에 먼저 포르투갈 사람이 일본에 와서 포교활동을 시작했고, 약 50년 후에 스페인 사람이 분로쿠(文禄 : 1592~1595) 말년에 일본에 왔으며, 그 후에 네덜란드 사람이 일본에 왔다. 일본 사람은 포르투갈, 스페인 사람이 가지고온 의학지식을 남만류南蠻流라 하고, 네덜란드 사람의 의학지식을 홍모류紅毛流, 난의蘭醫라 한다. 남만류는 외과에 장기를 보였고, 난의는 해부・생리학 등의 분야에서 일본의학에 새로운 지식을 주입했다.

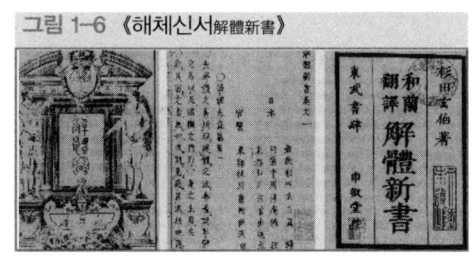

그림 1-6 《해체신서解體新書》

시작할 단계에는 네덜란드 의학이 통역을 통해 전수되었기 때문에 그 진수를 느낄 수 없었다. 네덜란드어를 배우는 풍조가 신속히 확산되어 마침내 일본에 있는 의사 가운데 그 의학지식을 원저를 통해 직접 배울 수 있는 사람이 나타나게 되었다.[79] 난학蘭學이 왕성하게 일어난 중요한 원인은 스기타 겐파쿠杉田玄白・마에노 료타쿠前野良澤 등의 손에서 나온 《解體新書》의 간행이었다.

1771년에 두 사람은 에도 코즈갓바라小塚原 형장에서 사형수의 시체를

---

79) 服部敏良：《江戶時代醫學史の研究》, 2쪽.

실제로 해부하여 그 신체구조와 네덜란드 사람의 인체해부도가 완전히 일치함을 보고 이 책을 번역하기로 결심했다. 당시 겐파쿠玄白는 외과의사였으나 네덜란드어를 전혀 몰랐고, 료타쿠良澤 역시 대략 한두 마디 정도 아는 정도였다. 따라서 번역이 얼마나 어려웠는지는 짐작할 수 있지만 3년 후 이 일을 완성했다.

이 책이 세상에 나온 후에 찾아오는 사람이 점차 많아지자 이에 겐파쿠玄白는 天眞樓를 세워 학생들을 가르쳤다. 료타쿠良澤에게 배운 오오츠키 시게카타大槻茂質도 芝蘭堂을 세웠는데 제자가 100명이 넘었다. 그 가운데 의사인 이나무라 산하쿠(稻村三伯, 나중에 海上隨鷗로 개명)는 《蘭日辭典》을 완성하고 나중에 각지에서 난학蘭學의 원조로 알려진 인물이 되었다. 이 밖에 여러 지역에 유사한 난학숙蘭學塾이 많이 있었는데, 오카타 코안緒方洪庵이 오사카大阪에 개설한 適適齋堂은 1844년에서 1864년까지 입문한 사람이 637명에 달했고 그 중엔 후쿠자와 유키치福澤諭吉도 있었다.[80]

현대 일본 과학사 학자는 에도 중기에 진행되기 시작한 해부학 연구를 통하여 어떤 사상적인 혁명을 일으켰는지에 대한 문제를 토론할 때 《解體新書》의 역사적인 작용에 대해 다음과 같이 평가한다.

에도시대 특히 중기에 중국계 학문의 기초 위에 서양의 지식이 유입되었다. 어느 쪽이 정확한가? 누가 우수한가? 이와 같은 문제의식이 일본의 지식인 사이에서 강렬하게 맴돌았다. 의학 분야에서 치료수준을 말하자면 적어도 18세기 때에는 동서의 우열을 가릴 수 없었다. 그러나 해부도의 우열 여부는 실제 해부를 살펴보면 명백한 결론을 얻을 수 있었다.

---

80) 服部敏良 :《日本醫學史硏究餘話》, 153~162쪽.

《解體新書》는 두 가지 의의가 있다. 첫째 서양이 동양에 비해 우수하다는 생각을 유발시켰고, 둘째 일본의 새로운 과학적인 범례範例를 만들게 되었다.[81]

## 5. 근대 이후

메이지 정부는 구미 문명국과 같아질 수 있다는 당시 나라의 정서에 입각하여 독일 의학지식체계를 선택했다.[82] 그리고 법률로 한방의학漢方醫學의 독립된 존재를 제한하고 이를 점차 소멸시키려고 기도했다. 이로부터 한방의학은 쇠망의 길로 접어들어 이를 지키려는 소수 학자들에 의해 실낱같은 명맥을 이어오게 되었다.

1874년부터 당시 의약위생을 책임진 문부성文部省에서 의업허가제를 강조한 의제醫制를 도쿄·오사카·교토 3부府에 송달하고, 다음해에 3부에서 의사개업고시를 실시하기 시작했다. 1883년에 이르러 태정관太政官이 법률형식으로 의사면허규칙醫師免許規則을 발포하고 다음해 1월 1일부터 실행하기 시작하는 사이에 정부가 새로 개업하는 자에 대해 물리·화학·해부·생리·병리·약제·내과·외과 시험에 통과하도록 했고, 산과·안과·구강 등 전문과를 이수한 자도 관련된 해부·생리·병리에 대한 시험을 친 다음에 면허증을 발급받도록 규정을 정했다.

---

81) 中山茂：《日本人の科學觀》, 大阪：創元社, 1977년, 71~72쪽, 93쪽.
82) 이 책 마지막 章에서 高木兼寬에 관하여 소개한 내용을 참조.

한방의료계에서는 바뀐 고시과목을 둘러싸고 한방 존속운동을 전개했다. 한방계의 여섯 현인으로 불리는 아사다 소하쿠淺田宗伯, 오카다 소카이岡田滄海, 기요카와 겐도淸川玄道, 다카시마 유케이高島祐啓, 기리부치 도사이桐淵道齋, 가와치 젠세츠河內全節는 양방의 여섯 과에 맞추어 한방 여섯 과를 제출하고 대항하는 모습을 나타내었다. 여섯 과는 물리학物理學―궁리진성窮理盡性, 화학化學―개물섭리開物燮理, 해부생리학解剖生理學―장부경락臟腑經絡, 병리생리학病理生理學―중병원기衆病源機, 약제학藥劑學―약성체용藥性體用 및 맥진脈診의 맥병증치脈病證治이다.

그 후 1879년에 내무성內務省이 각 부현府縣에서 출제하는 의사고시를 통일시켜 내무성內務省에서 내놓은 일곱 과목의 시험이 포함된 의사고시규칙醫師考試規則을 발포할 때 한방계에서도 한방칠과漢方七科를 내세워 대항했다. 그리고 같은 해 3월 11일에 에도의학관醫學館의 구성원이 핵심이 되어 도쿄에서 溫知社를 결성하여 기관간행물인《溫知醫談》을 발행하고 동지들을 규합하여 전국적으로 동원된 한방존속운동을 전개했다. 이밖에 나고야에서는 옛날 오와리 번의尾張藩醫인 아사이 카엔(淺井樺園 1828~1883), 코칸(國幹 1848~1903) 부자가 중심이 되어 博愛社를 결성했고, 다음해(1880) 11월에 관의 허가를 얻어 황한皇漢의학교를 설립했다.

도쿄에서는 교칸의 정치적인 능력을 인정하여 溫知社 제3대 社主로 모셨다. 한방의가들은 또한 1880년에 교토에서 贊育社를 결성하고《贊育醫談》을 출판했고, 1881년에 구마모토에서 春雨社를 결성하여《春雨醫談輯要》를 발행했다. 이 3대 한방의漢方醫단체는 1882년 11월에 연합대회를 열어 각 파가 연합하는 태세를 갖추었다. 그러나 같은 해 5월에 溫知社에서 뛰쳐나와 回天醫會를 단독으로 결성하고 기관지인《回天醫談》을 발행한 분열파도 있었다.

항쟁하는 과정에서 메이지 정부도 한 번 타협과 양보를 한 바가 있었다. 예를 들면 한방의 양성기구 설립과 그 졸업생이 개업할 수 있는 자격을 얻을 수 있도록 청원한 것이 3차례 반려된 후에 1882년에 다음과 같이 제3차 청원서를 제출한 것이 그것이다.

대학을 졸업한 정규의사가 전국에 널리 퍼지기 전에 여기에서 빠진 한방의 보완을 승인해줄 것을 희망한 점에 대해 동년 6월에 만 25세 이상 한방의학의 자제에 한하여 이전의 개업자격과 같이 보아 고시를 거치지 않고 개업하도록 허락한다.

회유책으로 한방의학의 대본영인 溫知社의 督學인 아사다 소하쿠淺田宗伯에게 正七位를 수여할 것을 주청하고 都講인 이마무라 료안今村了庵을 대학강사로 임용하기도 했다. 이러한 형식 하에 다음해 화한의학和漢醫學강습소(나중에 東京溫知學校로 개명하고, 교장은 아사이 코칸)를 신축 낙성하고 개교하여 졸업생이 개업자격을 얻을 수 있기를 기대했다.

그러나 그 해 10월 23일에 태정관太政官에서 포고를 통해 이 이전의 의사고시 규칙을 폐지한다고 선포하고 17년 1월 1일부터 법률화된 〈의술개업고시규칙醫術開業考試規則〉과 〈의사집조규칙醫師執照規則〉을 시행하기 시작했다. 다만 제1조에서 '의사는 의술개업고시를 통과하여 내무경內務卿이 발급한 개업면허를 얻어야 한다. 그러나 이 규칙을 실시하기 이전에 이미 획득한 개업증은 여전히 유효하다'고 규정했다. 溫知社는 원로가 연이어 별세하고 회비의 징수가 어려워져 1887년 1월 20일 해산했다.

1890년에 제1차 제국의회帝國議會를 개최하여 압제를 받은 자들을 위해

표 1-1

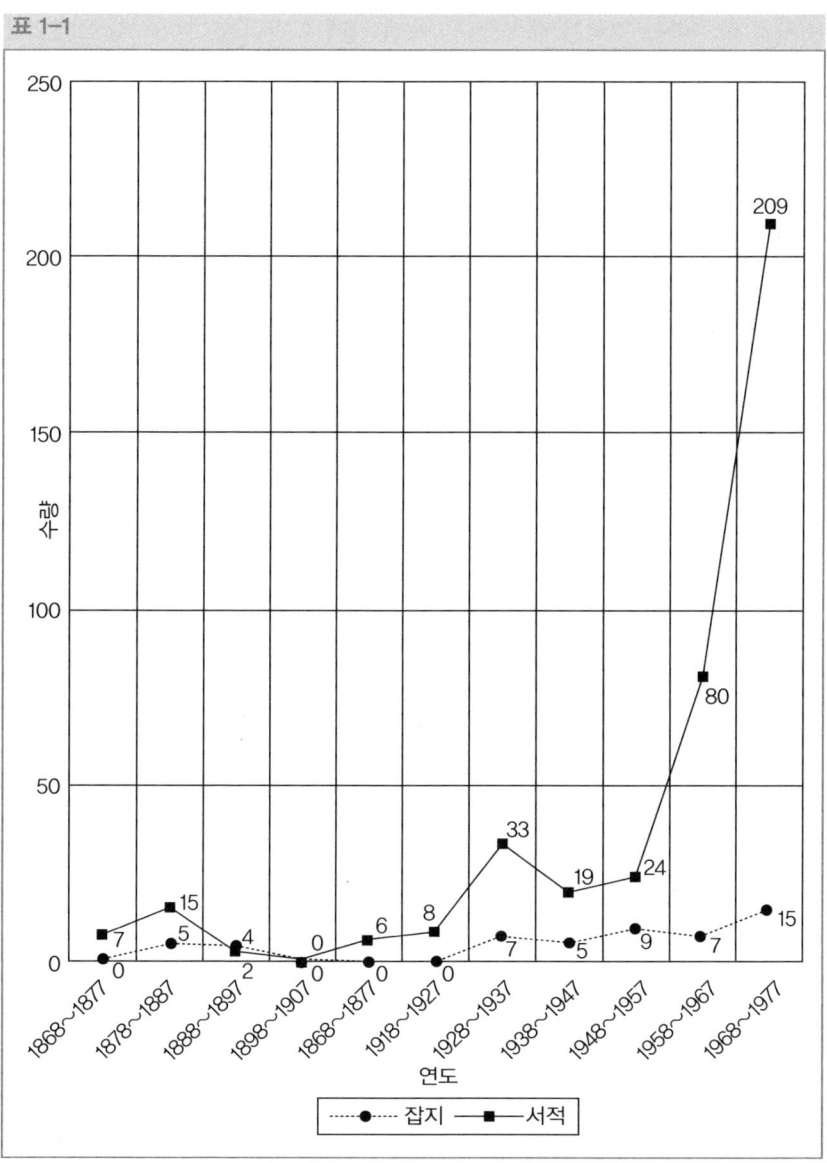

일차로 항의하는 기회를 제공했다. 유신 이래로 전력을 다하여 저항했으나 쇠퇴해가는 추세를 막을 수 없었던 한방의들은 의회에 대해 큰 희망을 품고 아사이 코칸을 앞세워 제국황한의회帝國皇漢醫會를 조직하여 한방 존속에 관한 청원서를 제출함으로써 이른바 '의회투쟁' 단계로 들어갔다. 우여곡절 끝에 1895년 제8차 의회에 이르러서야 비로소 표결에 붙여졌으나 결과는 부결이었다. 5년 후에 아사이 코칸은 고향인 나고야로 돌아가 가문의 묘지 앞에 의학의 맥이 끊어진 것을 사죄하는 장한長恨의 고묘문告墓文을 바쳤다. 다년간 한방의 존속운동을 펼쳤으나 이에 이르러 철저히 끝났음을 선고한 것이다.[83]

쇼와昭和 초기에 복고사상의 물결을 타고 한방의학을 부흥시키자고 부르짖는 소리가 있었다. 2차 대전 후에 미국의 의학지식이 들어오고 나서 의학계에서는 심신心身의학을 중시하는 변화가 나타나게 되었다. 따라서 사회적으로도 이로 말미암아 최신 의학의 이론으로 동양의학 여러 가지 특징을 제시하여 최신 의학의 언론을 세웠다. 통계에 의하면 1958년 이후 한방의학 저작의 출판이 갑자기 많아지는 추세가 뚜렷하다(표 1-1 참조).[84]

---

83) 日本科學史學會編《日本科學技術史大系》제24권〈醫學〈1〉〉, 311쪽. 宗田一《圖說日本醫療文化史》, 417-422쪽. 山田重正《典醫の歷史》, 510쪽.
84) 矢數道明:《明治110年漢方醫書および雜誌出版の消長》, 126쪽.

# 후세파 後世派

## ■ 후세파 개설

　후세파의 탄생은 앞에서 강조한 바와 같이 일본문화의 후진성後進性이란 특성을 가장 잘 보여준다. 즉 어떤 일이나 제도 혹은 모종의 사상이나 학설이 종종 원래 발생한 곳보다 늦게 일본에 나타난다. 따라서 스스로 누적시키거나 잉태하여 발육 성장시키는 과정을 거칠 필요가 없다.

### 1. 후세後世라는 명칭

　다시로 산키田代三喜가 1487년에 명나라에 유학 가 12년 후 귀국할 때 명나라의 의서를 가져왔고, 산키三喜의 제자인 마나세 도산曲直瀨道三이 당시 중국의학을 대표하는 최신 수준의 의학사상과 치료기술을 널리 퍼트려 유행시켰다. 이 이후 복고 풍조가 일어나 일본 의학계에는 한漢나라 때 장중경張仲景의 《傷寒雜病論》을 연구하고 신봉하는 새로운 학풍이 나타났다.
　복고를 주장한 의가들은 오직 張仲景의 《傷寒雜病論》에 기재된 고방古方만이 의학의 정도라고 주장하고, 이전에 받아들여 이용한 명대 의학과 기존 '후세'방을 대대적으로 비판했다. 그 결과 학술유파의 분쟁이 일어나게 되었다. 그리하여 다시로 산키와 마나세 도산을 대표로 삼아 명대 의학이론과 치료방법을 솔선하여 수용하고 계승한 의가 그룹을 후세파後世派라 칭하고, 오로지 고방만 사용할 것을 주장한 후세 의가들을 고방파古方派라 칭한다.

그러나 주의할 점은 이른바 후세파後世派가 탄생할 때에 학술적으로 이것과 대립되는 그룹이나 의학유파가 존재하지 않았다는 것이다. 후학이라는 측면에서 보면 어떤 시대를 막론하고 과학기술에 대해 최신지식을 배우고 받아들였음은 의심할 바가 없다. 의학도 일종의 과학기술로 본다면 자연 예외가 아니다.

이 이후에 출현한 이른바 고방파古方派도 실제 마찬가지로 새로운 역사적 시기에 중국 의가가 《傷寒論》을 다시 새롭게 탐색하고 연구하여 깨우쳤던 영향을 받았다. 바꾸어 말하자면 복고의 기치를 높이 쳐들었지만 실질적으로는 전통의학이 자신의 궤적을 따라 발전한 것이고, 고방은 이정표였지 단순한 복고는 결코 아니었던 것이다.

이렇기 때문에 이른바 후세파後世派 의가가 정말 그들의 견해를 고수하여 고방파와 서로 대립되는 학파를 형성했는지에 대해 논하려면 반드시 시대적인 선후를 고려해야 한다. 즉 새로운 의학발전이 출현하기 이전에 활동한, 이른바 후세파 의가는 당연히 자기의 학설체계 속에 이러한 새로운 지식을 수용할 수 없었기 때문에 그들에게는 학술적으로 대립되는 면이 사실상 존재하지 않았다.

그 뒤 의학이 발전하여 어떤 새로운 사상을 나타내는 고방파가 자라났을 때에 일정 기간 의학계에서는 필연적으로 각 의가가 자신의 견해를 주장하는 현상이 나타나게 되었다. 이러한 면은 스승이 제자에게 전하는 것이 학습의 주된 방법이어서 각자 가학家學을 전승한 시대에 더욱 두드러지게 나타난다. 총체적으로 말하자면 후학들은 지식에 대해 전부 수용하는 태도를 취하여 이른바 절충파折衷派가 나타나게 되었다. 따라서 역사학적인 각도에서 출발하여 명칭[名]으로 사실[事]를 말하는, 즉 후세파後世派·고방파古方派·절충파折衷派와 같은 명칭을 통하여 모종의 현상을 명시할 필요가 있지만, 더 중요한 것은 이러한 명칭[名]의 이면에 숨어 있는 사실[事]의 본질을 설명하는 것이다.

학파라는 각도에서 본다면 실제로 고방파古方派 가운데 몇몇 극단적인 사람은 비교적 뚜렷한 파벌의 특징을 가지고 당시에 의학계에 있었던 기타 지식을 단연 배척했다. 그러나 이른바 후세파後世派와 절충파折衷派는 어느 한 시대의 주류가 대립적인 면이나 다른 지식을 배척한 적은 분명 없었다.

## 2. 학술의 요지

일본 의학사 저작에서는 통상적으로 다시로 산키田代三喜가 중국에 유학하여 李朱醫學, 즉 금원사대가金元四大家로 일컫는 李東垣과 朱丹溪의 의학 체계를 습득했다고 보았다. 李東垣은 인체의 원기元氣를 위기胃氣로 보아 비위가 손상되면 모든 병이 이로 말미암아 생긴다고 했기 때문에 보토파補土派 혹은 비위파脾胃派라 불린다. 朱丹溪는 인체가 '양기는 항상 남고, 음기는 항상 부족'하다고 하여 치료에 자음보혈滋陰補血을 중시했기 때문에 양음파養陰派라 불린다.

같은 금원사대가金元四大家에 속하는 다른 두 사람, 즉 '화열위해火熱爲害'를 주장하여 청열법淸熱法을 중용한 劉完素와 한汗·토吐·하下 3법으로 병사病

邪를 공격할 것을 주장한 張子和에 비해 李·朱 두 사람은 분명 보법補法에 편중했다.

그러나 실제로는 다시로 산키와 마나세 도산 두 사제로 대표되는 이른바 후세파後世派는 李東垣과 朱丹溪의 의학적인 주장을 그대로 받아들이지 않았고, 치료방면에서도 온보溫補에 편중되거나 이를 선호한 특징은 없다. 따라서 총체적으로 보면 후세파가 배우고 이용한 것은 중국 금원과 명대 의가의 저작이 위주이고, 그 가운데 금원사대가와 그 제자들의 손에서 나온 것이 많지만 의학의 주지는 변증시치辨證施治가 기본적인 특징이었다. 변증辨症의 강령은 음양·한열·허실·표리 등의 개념과 불가분의 관계다.

동시에 그들은 송나라 이후 중국 의학계에 출현하여 널리 유행한 인경약引經藥, 운기학설運氣學說 등을 어느 정도 받아들이기도 했다. 이러한 것들은 나중에 흥기한 고방파에게 모두 허황되고 실이 없는 이론이라고 공격을 받는 구실이 되었다. 이러한 비평에 대해 후세학파도 실증적인 요소가 있다는 각도에서 다음과 같이 변호한 학자가 있다.

의학의 실증정신이라는 점으로 보면 마나세 도산의 《啓迪集》 서명 위에 찰증변치察證辨治라 적혀 있어 이 학파가 임상방면에서 이론에 구애되지 않고 증을 관찰하는 것이 첫 번째 중요한 임무임을 강조하고, 방약을 임기응변시켜 운용한 입장을 취했음을 엿볼 수 있다. 그가 실증정신을 발전시키는 길을 막았다고는 말할 수 없다.[1]

그러나 보다 근본적인 각도에서 말하자면 언급한 것이 중의中醫나 한의학

---

1) 宗田一:《圖說日本醫療文化史》, 149쪽.

에서 요구되는 음양학설 등 기초이론과 변증논치 법칙의 문제를 인정했는지 여부이다. 이에 대해 역대로 뚜렷한 견해의 차이가 있었지만 여기에서 토론할 문제는 아니다.

## 3. 역사적인 지위

후세파의 역사적인 지위에 대해서도 마찬가지로 각기 견해가 엇갈린다. 어떤 관점에서 보면 후세파는 중국 의학의 변화에 따른 산물이다. 일본 후세파는 당연히 일본화라는 특징을 내포하고 있지만, 전술한 일본 의학의 특성에서 말하자면 그 자격이 미약함을 인정하지 않을 수 없다. 따라서 후세파와 중국 의학이 완전히 같다고는 말할 수 없지만 일본 의학으로 보기에는 완비되지 못한 점이 있다.[2] 반면 다른 관점에서 보면 후세파는 중국 명나라의 의학을 받아들일 때 이를 개조함으로써 일본 의가들이 이해하고 수용할 수 있게 한 새로운 지식이었다.[3]

일본 의사학자가 보기에는 다시로 산키田代三喜가 중국에 유학하여 돌아오기 이전까지는 총체적으로 말해서 일본 의학계는 낙후되어 있었다. 대체로 궁정의사를 대표하는 관의官醫는 여전히 수당隋唐 의학지식을 계승하여 이용하고 있었고, 승의僧醫들은 송나라의 의학지식을 알고 있었지만 그 내용은 《和劑局方》과 같은 성약처방집成藥處方集에 불과한 상태였다. 산키가

---

2) 安西安周:《日本儒醫研究》, 27쪽.
3) 《近世漢方醫學書集成》제72권, 津田玄仙의 저작에 관한 해설을 참조. 28쪽.

돌아온 후 이른바 李朱醫學이 전입됨으로써《和劑局方》이 일본 전체를 지배한 국면을 일소시켰다.

따라서 오오츠카 요시노리大塚敬節가 저작한《東洋醫學史》에서는 모든 일본의학발전의 역사를 전후 두 단계로 나누었는데 전기는 상고에서 산키가 돌아올 때까지, 후기는 산키가 돌아온 후부터 메이지 말년에 이르기까지다. 즉, 다시로 산키가 이룩한 역사적인 사명은 일본이 시종 송나라 의학을 모방하여 침체에 빠져 전혀 진전이 없었던 때에 금원金元의 李朱醫學이라는 새로운 학설을 도입하여 의학유파의 탄생에 도화선이 되었고, 또한 종교의학을 개혁하여 실증적인 의학발전에 계기가 되었다.[4] 이른바 종교의학을 개혁했다는 것은 도산이 불교와 의학을 분리시켰고, 그 이후 도쿠가와 막부가 유교의 도덕관으로 의료정신을 통치하여 의학에 실증정신이 강조되기 시작했음[5]을 가리킨다.

후세파의 의학과 학술이 일본에 널리 전파되고 깊은 영향을 끼칠 수 있었던 것은 여러 방면의 요소가 종합적으로 작용하여 결정된 것임을 주목해야 한다. 마나세 도산 등 걸출한 인물이 있어 노력을 경주한 것 이외에도 근본적으로 명나라 의학 자체에 이론적 수준과 가치가 있었기 때문이다. 대체적으로 말하자면 중국전통의학은 명나라 때에 이르면 음양·한열·허실·표리 등 핵심적인 개념을 통하여 질병의 속성을 판별하고 아울러 상응하는 치료방법, 즉 변증논치辨證論治 체계가 이미 완성되어 있었다. 이러한 합리적인 핵심은 중국전통의학의 영혼이라 할 수 있고 오늘날까지 여전히 명맥

---

4) 矢數道明이《近世漢方醫學叢書》제1권에서 田代三喜가 편찬한 것에 대한 解說 11~12쪽.
5) 中島陽一郎 :《病氣日本史》, 279쪽.

이 살아있다.

이밖에 일본 의가가 한학漢學 기초의 수준이 깊었던 것과도 밀접한 관련이 있다. 직업적인 의가를 포함하여 수많은 지식인들이 한학에 기초 소양이 없었더라면, 음양陰陽·원기元氣 등 철학적인 사상으로 충만한 의학지식을 이해하기 힘들었을 것이다.

다시로 산키와 마나세 도산은 새로운 의학지식을 전파하는 데에 극히 중요한 작용을 했지만 이들만이 유일한 경로는 아니었다. 무역을 주된 통로로 삼아 문화가 활발해지기 시작하고 지식의 전파가 궁정에서 민간으로 전향됨에 따라 일본 의가들은 실제로 수많은 경로를 통해 당시 최신 수준의 중국 의학지식을 이해하게 되었다. 따라서 후세파 진영이 부단히 확대되었을 뿐만 아니라 지류支流와 별파別派가 탄생하게 되었다.

## 4. 지류별파支流別派의 형성

일본 의사학자들은, 도산의 문하에서 배출되었지만 학술 분야에서 분명히 다르거나 혹은 도산의 문하에서 나오지 않고 학통과 학술적인 견해도 다르지만 같은 명나라 의학에 뿌리를 둔 유파를 모두 후세파 체계로 분류하고 그들을 지류별파支流別派라 칭한다. 여기에는 운기론파運氣論派·역의론파易醫論派·구결파口訣派가 포함된다.[6]

도산의 아들인 마나세 겐사쿠曲直瀨玄朔의 문하 출신인 아에바 토안(饗庭東

---

6) 宗田一:《圖說日本醫療文化史》, 149~150쪽.

庵 1615~1673)과 그 손녀의 남편인 마나세 마사즈미曲直瀨正純의 문하에서 나온 하야시 이치노신(林市之進 ?~1716)은 劉完素·張從正의 오운육기설五運六氣說을 채택하여 치료방법을 세웠기 때문에 운기론파運氣論派 혹은 유장파劉張派라 불린다. 운기학설은 송나라 때 유학의 이기설理氣說·성리설性理說과 사상적인 기초가 일치한다. 이해하기 어려운 운기론을 쉬운 일본어로 해설한 것이 아에바 토안饗庭東庵의 재전再傳제자인 오카모도 잇포(岡本一抱 1654?~1716?)의 《運氣論諺解》 등이다.

오카모도 잇포岡本一抱는 爲竹이라 통칭하며 호는 一得齋이고 본래 성은 스기모리杉森였다. 조부는 도요토미 히데요시豐臣秀吉 밑에서 벼슬하여 호인法印 서훈을 받았고, 부친은 에치젠越前의 마츠다이라松平 영주[侯] 밑에서 벼슬하여 호겐法眼 서훈을 받았다. 잇포一抱에 이르러 교토로 이사하여 처음에는 아에바 토안饗庭東庵의 제자인 아지오카 산파쿠味岡三伯의 문하에 들어가 《소문素問》·《영추靈樞》·《난경難經》 등 고전을 배우고 수제자가 되었다.

그가 활동한 시대는 도쿠가와 막부가 치안을 확립하고 문화가 번영하여 민중 속으로 스며들었던 때였다. 의료는 이미 귀족이 독점물이 아니었고 의사에 대한 사회적인 수요가 크게 증가했으나, 이러한 사람들은 과거 유학자나 승려처럼 한문을 자유롭게 구사하지 못했기 때문에 통속적인 저작이 필요하게 되었다.

따라서 잇포는 여러 의서를 언해諺解하고 계몽하는 것이 오로지 자신의 임무라고 여겼다. 그러나 그의 형은 오히려 그에게 충고했다.

"네가 배우지 못하고 기술이 없는 사람들이 모두 이해할 수 있는 언해를 씀으로 인하여 원전을 읽지 않고 언해만 읽은 의사를 숱하게 양산하여 사람의 생명을 잘못되게 할지 모르니 그만두는 것이 좋겠다!"

잇포는 이 말이 옳다고 여겨 그 뒤로 다시는 언해를 쓰지 않았다.[7]

일본 의사학자들은 운기론파에서 역의론파易醫論派가 탄생했다고 보았다. 그들은 의사가 천지인天地人 삼재三才에 밝고 《易》의 이치를 통달하면 천인天人이 합일되는 묘를 살필 수 있다고 주장했다. 일본에서 최초로 그림이 있는 백과전서인 《和漢三才圖會》(1713)를 간행한, 오사카 의사 데라지마 료안寺島良安

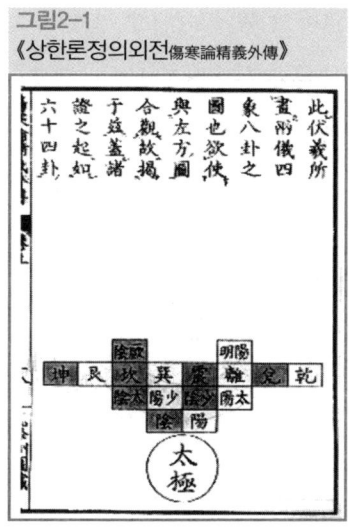

그림2-1
《상한론정의외전傷寒論精義外傳》

이 이러한 파에 속한다. 그 목적은 의학의 천인합일사상을 천지인天地人 삼재에 통달하는 데까지 확대시키는 것이었다. 그러나 1826년에 간행된 와다 모토츠네和田元庸[8]의 《傷寒論精義外傳》에서는 '《傷寒論》에 기재된 것은 주역의 삼재三才와 사상四象을 본받아 편명을 나타내었고, 인신의 음양을 강령으로 삼아 대소의 번잡함을 나누어 여섯 조목으로 만들고……'[9]라 하여 약간의 도표로 설명했는데, 실은 운기론과는 아무런 관계도 없고 《傷寒論》의 육경六經, 즉 삼음삼양三陰三陽과 역학易學과의 관계를 해석하기 위한 것에 불과하다. 따라서 《易》에서 음양이 하나하나 서로 엇걸려 뒤섞이는 것과 다

---

7) 《近世漢方醫學書集成》제7권, 矢數圭堂이 찬한 解說에 상세히 나타남. 여기에서 岡本一抱의 저작 24종을 열거했고, 《集成》에 수록된 것은 그 가운데 《和語本草綱目》(1698년 간행, 《廣益本草大成》이라고도 한다), 《方意辨義》(1703년 간행), 《醫方大成論諺解》(1685년 간행)이다.
8) 和田元庸 : 생졸연대는 알 수 없는데, 추산에 의하면 대략 1780년 전후에 태어났고 吉益南涯 문하의 저명한 인물이다.
9) 《近世漢方醫學書集成》39권, 140쪽. "《傷寒論》之爲書也, 倣易之三才與四象, 以立篇名; 以人身陰陽爲綱領, 分大小劇爲六條目云云."

르다고 했다(그림 2-1).[10]

　이밖에 오오츠카 요시노리大塚敬節는 1826년에 나카쿠키 요코쿠中莖陽谷가 복희伏羲의 역易을 본받아 저작한 《傷寒論正解》를 출판했고, 10여년 후에 또한 문왕文王의 역易을 본받아 《證法格》을 출판했다고 했다. 1846년에는 '투철한 식견과 역의易醫학설을 가지고 일거에 완성'한 후루야 치하쿠古矢知白의 《復聖傷寒論》[11]이 나타나고, '견강부회한 것이 없지 않지만 그가 논한 것에는 전인이 밝히지 못한 탁견이 있는' 동시대 역의易醫 가네코 케이야마金古景山가 저작한 《傷寒論水火交易國字辨》[12]이 있었다.

　가네코 케이야마는 '역易과 《傷寒論》은 하나의 이치가 양립되어 있는 것으로 성인이 하도낙서[河洛]를 본받아 일음일양지도一陰一陽之道로 만병을 치료하는 가르침을 세운 것이 《傷寒論》'[13]이라고 했다. 후루야 치하쿠古矢知白는 '《傷寒論》은 경전經典인 역리易理와 서로 표리가 된다'며 인체사위약도人身四位略圖(그림 2-2)[14]로 오행五行, 즉 방위와 《傷寒論》의 음양육경, 표리전변설을 하나로 융합시켰다. 이로써 에도시대에 이른바 역의론파易醫論派가 출현할 수 있었던 가장 주

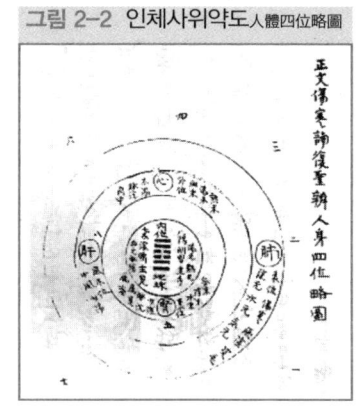

그림 2-2  인체사위약도人體四位略圖

―――――――――――
10) 《近世漢方醫學書集成》39권, 169~170쪽. "所以異《易》之陰陽――交錯也."
11) 《傷寒論國字復聖辨》 혹은 《正文傷寒論復聖辨》이라 제목을 붙인 다른 전본이 있다.
12) 《近世漢方醫學書集成》제113권, 大塚敬節이 찬한 解說 7, 4~5쪽.
13) 《近世漢方醫學書集成》제113권, 難波潮浩가 1941년에 《正文傷寒論復聖辨》을 간행할 때 쓴 序詞의 4쪽에서 인용.
14) 《復聖傷寒論·自序》(寫本), 《近世漢方醫學書集成》제113권, 194~195쪽.

된 원인은 《傷寒論》의 육경변증체계를 해석하기 위한 것임을 알 수 있다.

오로지 경험에 의거하여 약방藥方의 운용을 결정하는 일파는 문체가 평이한 구결서口訣書를 간행했기 때문에 구결파口訣派라 칭한다. 겐사쿠玄朔의 제자인 오카모도 겐야(岡本玄冶 1587~1645)와 명나라에 건너가 의학을 배운 또 다른 의가 요시다 소케이吉田宗桂 문하의 나가사와 도쥬長澤道壽가 그 개조開祖이다. 우수한 임상가인 가츠키 교잔(香月牛山 1656~1740)·츠다 겐센津田玄仙·가토 켄사이加藤謙齋 등이 모두 이 파에 속한다.

운기론과 금원사대가인 劉完素·張從正과의 관계에 관한 문제는 한마디로 말할 수 없다. 간단하게 말해서 운기론의 초기 문헌은 후인이 《黃帝內經·素問》에서 빠진 권을 채워 넣은 일곱 편의 대론[七篇大論][15]이다. 그 학설의 기초와 본질은 오행[五運]·음양[三陰三陽의 六氣]과 천간天干·지지地支를 서로 배합하여 매년의 질병 속성을 언급한 것이다. 이러한 학설은 실제로 인증되지 못한 것이 분명하지만 송나라 때부터 의학고시의 하나로 되기 시작했기 때문에 보편적으로 중시되었다.

금원사대가인 劉完素 등은 운기를 연구한 것으로 유명하지만, 실제로는 이러한 문제를 의식했기 때문에 운기학설의 실질은 질병의 임상표현에 의해 어떤 기氣에 속하는 것이 병을 일으킨다고 확정하는 것으로 변했다. 즉 이러한 병이 있으면 이러한 기가 있다고 하여 다시는 선험적인 고정된 패턴을 따르지 않았다.

마찬가지로 명나라의 의가인 張景岳도 의역동원을 제창하여 그의 저서

---

15) 七篇大論은 '某某大論'이라 이름을 붙인 7편의 문장이다. 그 내용은 모두 운기학설을 전문적으로 언급했기 때문에 기타 각 편의 내용과는 분명 차이가 있어 그 기원, 탄생시기, 학설체계 등은 상대적으로 독립된 하나의 연구테마를 형성했다.

인《類經附翼》제1권에서 의역醫易을 전문적으로 언급하고 그 가운데 있는 의역의醫易義에서 孫思邈의 이름을 빌어[16] '역을 모르면 큰 의사라고 말할 수 없다!'고 했는데 이 말은 후인들이 항상 인용하는 유명한 구절이다. 그러나 실제로는 단지 '의역醫易을 갖추려고 한 것'으로 이치는 단지 음양[17]에 귀결시킨 것에 불과했다. 바꾸어 말하자면 의학과 역학易學에서 모두 음양을 언급했지만 양자는 평행관계에 불과하다는 것이다. 景岳의 의역론醫易論을 분명히 비판한 것은 오히려 후세파를 따라 입문하여 오경일관五經一貫의 체계를 세운, 절충파의 인물인 나이토 키테츠内藤希哲였다.

仲景을 알고《内經》을 안다면 역易을 공부해도 좋지만, 배우지 않아도 아무런 지장이 없다. 아! 손진인孫真人이《内經》·仲景으로 의학을 권장하지 않고 대역大易으로 의학을 권장하려고 하니 잘못된 것이 아니겠는가? 세상에 손씨의 말에 따라《醫易論》을 지은 자가 있으니 또한 미혹됨이 심하다고 말할 수 있다![18]

이른바 지류별파支流別派를 언급할 때 주의해야 하는 것은 도산道三의 학통에서 나왔지만 그 견해가 다르고, 반대로 따로 사승師承한 바가 있지만 공통된 지향도 있다는 점이다.

---

16) 지적해야 할 것은 張景岳의 이론은 '孫思邈의 이름을 차용'한 것이 확실하다는 점이다. 그 후 内藤希哲이 이것으로 孫思邈을 비판한 것은 순전히 누명에 속한다. 孫思邈은《千金方》에서 의사는 제가의 방론, 주역 등에 대해 가능한 한 박식해야 한다고 말한 것 밖에 없기 때문이다.
17) 張介賓:《類經圖翼·類經附翼》, 北京: 人民衛生出版社, 1965년 新一版, 390, 399쪽.
18)《醫經解惑論》卷上,〈大易運氣論〉,《近世漢方醫學書集成》제70권, 128쪽. "既治仲景而知《内經》, 則學易或可, 不學亦無害矣. 吁! 孫真人不以《内經》·仲景勸醫, 欲以大易勸醫, 不亦迂乎? 世有由孫氏之言作《醫易論》者, 亦可謂惑之甚者也!"

# 후세파 창시자, 다시로 산키田代三喜

다시로 산키(田代三喜 1465~1537)는 명호가 상당히 많다. 야카즈 도메이矢數道明의 《近世漢方醫學書集成》 제1권 〈導讀〉에서 산키는 '名은 導道이고 諱는 三喜이며 字가 祖范이고 號가 范翁·廻翁·支山人·意足齋·江春庵·日玄·玄淵·善道 등'이라 했다. 그러나 일찍이 에도시대 고증학자 메구로 도타쿠目黑道琢는 《驪家醫言》에서 이러한 견해는 확실치 않다고 지적했다. 導道는 字가 范翁이고 號가 支山人이라고 보았다. 명나라에 건너가 의학을 공부하고 겟코月湖의 문하에 유학했다. 산키는 그의 제자이다. 마나세 도산曲直瀨道三은 道導와 산키三喜 두 사람을 스승으로 모셨기 때문에 이름이 도산道三이었다. 즉 두 스승의 이름에서 각기 한 자씩 따서 만든 것이다.[19]

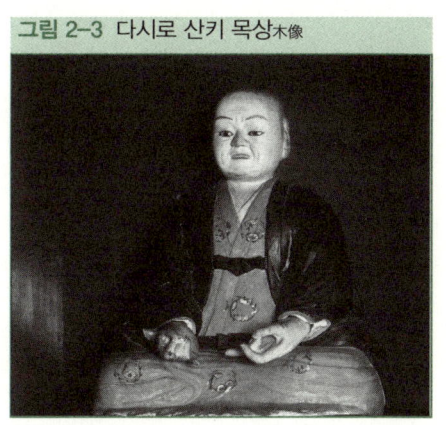

그림 2-3 다시로 산키 목상木像

(그림 2-3)은 고가시古河市 잇

---

19) 《近世漢方醫學書集成》 제107권, 422쪽.

코지一向寺에 소장된 다시로 산키田代三喜의 목상木像으로 원작은 메이지시대에 훼손되었다. 이것은 1933년의 복제품이다. 나스 츠네노리奈須恒德의《本朝醫談》에서 '일본에 명의가 많지만 상을 만들어 기리는 것은 고래로 오직 간진鑒眞과 다시로 산키 뿐'이라고 하여 그의 지위가 혁혁함을 알 수 있다.

그의 조상은 쥬에이壽永~분지文治(1182~1189) 시기에 무사인 다시로 노부츠나田代信網 때부터 의학을 겸하기 시작했고, 자손이 계승하여 의사가 되었다. 산키는 15세 때 의학에 뜻을 두었으나 당시에는 승려가 아니면 의사가 될 수 없었기 때문에 妙心寺에 들어가 승려가 되었다.[20] 1487년에 상선을 타고 명으로 건너 12년간 유학하면서 당시 유행한 李東垣·朱丹溪의 의학을 배웠다. 소문에 의하면 당시 그곳에 유학하여 학문을 성취한 승의僧醫인 겟코月湖[21]를 사사했다고 한다. 1498년 산키가 34세 때에 겟코가 저작한《全九集》·《濟陰方》등의 의서를 가지고 일본으로 돌아왔다. 처음에는 가마쿠라의 江春庵에 머물렀고 이것으로 호로 삼았으며, 나중에 일본 최초의 학부學府가 있는 시모츠케下野(오늘날 토치기栃木현)의 아시카가足利가 있는 곳으로 이사했다. 고가古河(오늘날 이바라키茨城현)로 가서 의업을 행했는데, 당시 관동을 통치한 아시카가 시케우지足利成氏의 요청을 받아들여 고가古河로 갔기 때문에 그의 명성이 높아진 후에 세인들은 그를 고가 산키古河三喜라 불렀다.

---

20) 이는 일본의학사 저작에서 보편적인 주장이다. 그러나 본서 앞에서 僧醫에 관한 문제를 소개한 것에서 보면 꼭 그렇지만은 않다. 필자는 출가의 길을 걸은 것은 명성과 문화적인 수준이 높은 스승을 찾기 위한 것이거나 혹은 명나라로 건너가 학문을 닦는 계기를 찾기 위한 것으로 본다.
21) 月湖는 錢塘에 살면서 의업을 행했고 저작에는《全九集》(1452),《濟陰方》(1455)이 있다. 그러나 그의 신분에 관해서는 주장이 다르다. 명나라로 가서 불법을 구하여 明監寺라 칭하고 호는 潤德齋라 했다. 혹은 그는 錢塘에서 승려 생활을 하다가 귀화한 후에 가마쿠라 圓覺寺에 거주했고 丹溪 유파의 醫聖이다. 제자들이 明監寺에서 전수받았다 운운 했다.

고가로 이사한지 얼마 되지 않아 산키는 승적에서 빠져나와 환속하여 결혼했다. 수 년 후에 고향인 무사시노쿠니武藏國(오늘날 사이타마埼玉현)로 돌아갔다. 그 후로도 계속 관동 각지를 오가면서 병을 치료하여 많은 사람들을 살려냈다. 1537년에 병으로 세상을 떠났다.

## 1. 저작

후지카와 유富士川遊의《日本醫學史》, 지가 카쿠지千賀覺次의《醫聖田代三喜翁略傳》등에 기재된 것에 의하면 산키의 저작은 다음 12종이다. 그러나 이 중에는 진위가 불명하거나 그 책을 볼 수 없는 것이 대부분이다. 근대 야카즈 도메이矢數道明가 친히 본 것은 '※'로 표시한 몇 종에 불과하다고 했다.

①《當流和極集》一冊, 1503년
②《捷術大成印可集》一冊, 1525년
③《三喜十卷書》八冊, 1556년
④《三喜流秘傳書》一冊, 1575년※
⑤《三喜直指篇》三冊, 1790년※
⑥《諸藥勢揃》一冊
⑦《夜談義》一冊
⑧《藥種隱名》一冊
⑨《醫藥口訣》一冊

⑩《藥組並諸療法》

⑪《天文醫案》※

⑫《授蒙藥性能毒》[22]※

이상의 저작 가운데 1556년에 완성된《三喜廻翁醫書》가 줄곧 다시로 산키의 대표작으로 꼽히고 있다. 그러나 이는 단지 제목일 뿐이라고 말하는 것이 낫다. 무슨 내용인지, 실물이 어디에 있는지 알 수 없기 때문이다. 1963년에 야카즈 도메이가 고서점에서 에도 중기의 사본인《三歸廻翁醫書》9책을 구매했다.[23] 그 세목은 다음과 같다.

    제1책 :《當流大成捷徑度印可集》(여기에 於時大永乙酉라는 날짜가 있는데, 즉 1525년이다)

    제2, 3책 :《和極集》, 1525년

    제4책 : 제목 없음(내용은 약물학)

    제5책 :《辨證配劑》1556년

    제6책 :《諸藥勢揃藥組之方並諸療》

    제7책 :《當流諸治諸藥之捷術》

    제8책 :《小兒諸病門》

    제9책 :《啓迪庵日用灸法》

---

22) 소문에 의하면 이 책은 三喜가 명나라로 가서 月湖를 사사할 때에 저작한 것이다

23)《近世漢方醫學叢書集成》1권에 들어 있다. 三喜에게 廻翁이라는 號가 있었지만, 三歸가 결국 무엇을 뜻하는지에 대해 두 가지 설이 있다. 三喜가 명나라에 유학한 기간에 세 차례나 歸朝(일본으로 돌아간 것)했다는 것과 足利家에서 三歸齋라는 호를 받았다는 것이다. 이 책 각 권에 三喜回翁, 三歸, 意足齋 등을 사용한 것이 나타난다.

야카즈 도메이는 이 9책이 에도 중기에 쓰인 《三喜廻翁醫書》이거나 산키의 대표작으로 꼽히는 《三喜十卷書》라고 보았다. 적어도 산키의 대표적인 의학저작을 집성한 것이라고 말할 수 있다. 이는 첫째 1556년에 저작한 제5책 《辨證配劑》는 전술한 저작 목록에서 《三喜十卷書》의 저작연대와 일치하기 때문이다. 둘째 제4책은 서명이 없지만 내용을 보면 《藥種隱名》과 같을 가능성이 매우 높다. 산키의 책에서는 약물 기재에 독특한 은자(隱字 : 암호)를 모두 사용했는데, 예를 들면 황금黃芩은 閃, 사향麝香은 薗, 원지遠志는 佂으로 표현하는 식이었다 (그림 2-4). 따라서 그 책에 나타난 글자를 살펴보면 사용한 약이 어떤 약인지를 알 수 없다. 이는 비전에 따른 구전의 필요에서 나온 것이 아닌가 한다. 그러나 제4책의 각종 약물 이름 아래에 모두 상응하는 은자隱字를 표시했기 때문에 이 책을 참조하면 다른 저작의 은자隱字로 된 약명도 알 수 있다. 이밖에 산키의 의학이론, 소아과요법, 구법 등을 이 9책에서 모두 전면적으로 알 수 있다.

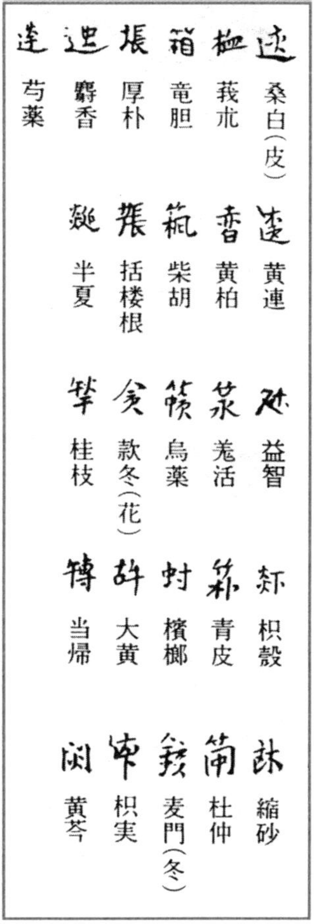

야카즈 도메이가 9책 본의 《三喜廻翁醫書》를 《三喜十卷書》라고 추측한 것에 동의한다면, 《三喜十卷書》라 서명을 붙인 뜻에 대해 보다 대담하게

그림 2-4 약물은자 藥物隱字

또 다른 추측성 해석을 내릴 수 있지 않을까 한다. 즉, '十卷書'는 책 10권이 아니라 '스승이 전한 《全九集》의 뒤를 이어 첨가'했다는 뜻에서 의미를 취했다는 것이다.[24]


## 2. 학술과 영향

다시로 산키田代三喜의 학술은 세 가지 점으로 귀납시킬 수 있다. 첫째, 중국 명나라 의학의 기본적인 요소를 수용하여 각종 질병의 속성인 음양·한열·표리·허실의 변증을 중시하고 이것에 의해 약물을 선택했다. 《三喜廻翁醫書》에 수록된 각 책은 기본적으로 모두 질병을 목目으로 삼았는데, 《當流大成捷徑度印可集》의 목록은 중풍中風에서 시작하여 이병耳病으로 끝나는 40문門으로 되어 있고, 《和極集》은 중풍中風에서 시작하여 옹정癰疔으로 끝나는 42문門으로 되어 있다. 이른바 이론적인 지식은 모두 각종 질병의 속성, 치료방법, 처방의 가감 및 약물성능의 논설 속을 관통하고 있고 단독으로 이론, 원칙을 언급한 장절章節은 없다.

둘째, 중국의학 변증시치의 특징을 명확하게 표현하기 위해 이른바 일본식으로 개조했다. 어떤 증상은 다른 원인으로 발병될 수 있기 때문에 당연히 다른 치법을 채택해야 한다. 혹자는 중국의서에서 완전히 문자방식으로

---

24) 이는 공연히 추측한 것이 아니다. 8대 道三의 제자인 目黑道琢이 저작한 《驪家醫言》의 〈全九集〉 항 아래에서 "一溪先生得之, 以十全九, 垂名不朽."(《近世漢方醫學書集成》 제107권, 397~398쪽)라 했다. 그러나 目黑道琢이 《全九集》을 얻어 "以十全九"한 것을 一溪(즉 曲直瀨道三)의 이름 아래에 귀속시킨 것은 분명 잘못이다.

설명한 일부 복잡한 문제를 분명하고 직관적으로 독자에게 나타내기 위해 불경佛經의 과소科疏방식을 모방하여 모종의 격식화된 표현방식으로 만들었다고 한다(그림 2-5).

셋째, 비전秘傳 경향이 뚜렷하다. 앞에서 언급한 바와 같이 약명을 기술하는데 전부 은자隱字를 사용하여 스승이 입을 통하여 전해주지 않으면 이해할 수 없다. 이밖에 그의 제자인 마나세 도산曲直瀨道三이 스승에 관해 말한 《淚墨紙》에서도 산키의 독특한 '診陰脈'을 볼 수 있다.

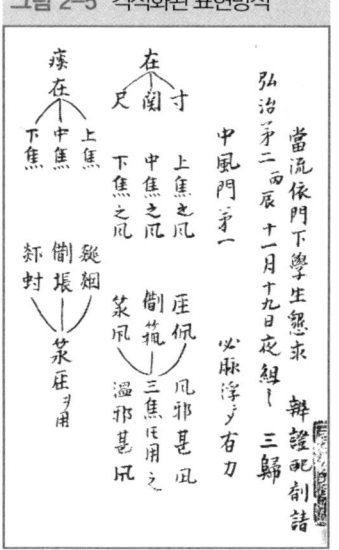

그림 2-5 격식화된 표현방식

고금의 명의는 음맥陰脈으로 만병을 치료하고 사생을 결정했다. 의사들은 대부분 이를 모르고 있다. 음맥陰脈이 정상이면 만병을 치료할 수 있고, 음맥이 정상적이지 못하면 병을 치료하기 어렵다. 음맥陰脈이 끊어졌다면 반드시 죽는 증이다. 6맥이 끊어져도 음맥이 있으면 치료할 수 있다.[25]

그러나 도대체 어떻게 진단하는지는 역시 구전을 통해서만 알 수 있다.

일본 의사학계에서는 곧잘 李朱醫學으로 산키 내지는 모든 후세파의 학술원류와 특징과 경계를 나타내는데, 실제로는 겟코月湖의 의학은 물론 산

---

25) 《近世韓方醫學書集成》제4권, 539쪽. "古今之名醫以陰脈療萬病, 決死生. 醫多不知此. 陰脈若正常, 萬病無不可治 ; 陰脈若不正常, 眾病難療. 陰脈絶為必死之証. 六脈雖絶, 陰脈若存, 可治."

키의 의학도 모두 순수한 李朱醫學은 아니다. 이는 실로 군말이 필요 없는 문제로 산키가 한문화漢文化에 대한 동경을 품고 중국에 12년 동안 유학한 것을 생각하면 심리적인 상태는 말할 것도 없고, 시간상으로도 단지 일가의 학설만 배우고 받아들일 수는 없었을 것이다.

당시 일본문화의 중심은 관서關西의 교토에 있었기 때문에 관동지역에서 활동한 산키의 학문이 의료계에 널리 영향을 끼치기에는 부족했다. 1531년에 마나세 도산이 관동의 아시카가足利학교에 유학했을 때 산키를 만나 7년 동안 사사했다. 교토로 돌아온 후에 그의 학문이 관서에서 번창하게 되었고 종내는 천하를 풍미하게 되었다. 따라서 도산을 기른 사람이 산키라면 산키의 명성을 사해四海에 떨치게 한 것은 도산이다.

# 중흥지조中興之祖, 마나세 도산曲直瀨道三

아사다 소하쿠淺田宗伯가 편찬한 《皇國名醫傳》(1851) 첫 편 첫 번째 의가가 바로 '마나세 스이치쿠인曲直瀨翠竹院'이다. 아사다는 이 책의 서례序例에서 '200년 이래로 이 학문이 융성해진 것은 실로 一溪 마나세曲直瀨가 중흥시킨 것이 효시가 되었다'고 그 이유를 설명했다. 아울러 본문에서는 그를 국수國手에 걸맞다고 칭찬했으며, '사방에서 학문을 배우고자 하는 자가 끊이지 않아 문을 가득 메웠고 막부의 의관도 모두 그의 문하생이었으며 다른 번국藩國의 관리들도 일일이 열거할 수 없을 정도였다', '대체로 일본 중엽시기에는 의학이 쇠퇴하여 이를 익혀 밝힌 자가 드물었는데, 正慶이 나타나 처음으로 李東垣과 朱丹溪를 표방하여 표준으로 삼고 또한 의서를 저작하여 후진들을 가르쳤다. 그리하여 황제와 기백의 의술이 다시 융성하게 되어 세상에서 의방을 중흥시킨 시조로 불리게 되었다'고 했다.

그림 2-6
도산상道三像

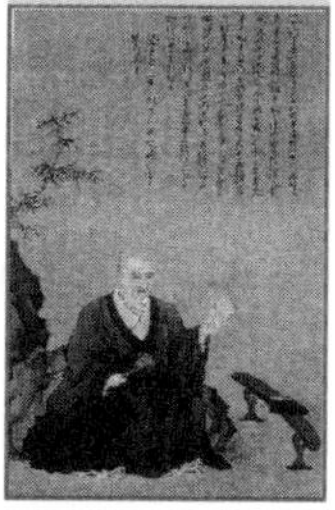

## 1. 생애

마나세 도산(曲直瀨道三 1507~1594)의 이름은 正

盛이고 正慶이라고도 부른다. 字는 一溪이고, 호는 雖知苦齋・盍靜翁이라 했다. 院號는 翠竹院이고 후에 亨德院이라 했다. 교토 야나기하라柳原에서 태어났다.

도산道三의 부친은 그가 출생한 이튿날 죽었고, 얼마 되지 않아 모친도 세상을 떠났다. 그리하여 백모伯母와 누이가 도산을 키웠다. 10세 때에 덴코지天光寺에 들어가 승려가 되었고 13세 때 쇼코쿠지相國寺로 옮겨 할식喝食[26]이 되었으며, 이름은 等皓였다. 22세 때 유학에 뜻을 품고 관동으로 가서 시모츠케下野의 아시카가足利학교에 들어가 경사자집經史子集을 배웠다.

3년 후(1531) 산키 문하에 들어가 李朱醫學을 배웠다. 산키가 세상을 떠날 때까지 그를 섬기면서 《素問》・《玉機微義》를 전수받고 고래로부터 내려온 제론諸論과 제방諸方의 옳고 그름을 밝히고 120가지 약의 효용을 해석했다. 도산의 저작 중 유명한 《淚墨紙》는 산키가 만년에 병으로 온몸이 아픈데도 불구하고 제자를 가르치고 체득한 바를 구전하자, 도산이 스승의 말을 들으면서 흐르는 눈물을 감출 수 없어 눈물이 강이 되었는데, 그 눈물로 먹을 갈아 스승의 말을 적어서 완성한 것이라고 한다.

덴몬天文14년(1545)에 교토로 돌아와 다음해에 환속하여 의업에 전념했다. 그해 쇼군 아시카가 요시테루足利義輝의 병을 치료하여 효험을 얻자 총애를 얻었고 이름이 관리들에게 알려져 모두 후히 대접했다.

이듬해에 도산은 제자를 양성하는 것이 자신의 소임이라 여기고 교토에 게이테키인啓迪院이란 학사學舍를 세워 20여 년간 800여 명의 학생을 길러냈다. 또한 의업을 겸하여 병을 치료했기 때문에 명성을 크게 떨쳐 도산의

---

[26] 禪宗, 律宗의 절에서는 성년이 된 후에 승려가 되어 양육하는 시동을 두었다.

이름을 모르는 사람이 없었다. 따라서 李朱醫學과 그 개인적인 학술 주장이 널리 전파되게 되었다.

도산은 아들 하나를 낳았는데 이름이 守眞이고 도산보다 일찍 죽었다. 그래서 그의 누이의 아들을 거두어 후사로 삼고 爛眞의 여식(즉 도산의 손녀)과 결혼시켰다. 이가 곧 이대二代 도산道三인 마나세 겐사쿠(曲直瀨玄朔 1549~1631)다. 그 후대가 번성하여 모두 도산道三이라 칭했다.

일본의학사 저서에 의하면 마나세 도산의 명호名號에 관하여 재미있는 이야기가 많다.

첫째, 마나세曲直瀨라는 성씨를 만든 것은 도산道三이라는 이야기다. 그의 아들 겐사쿠玄朔가 저작한 《東井禦釋談》에 이에 대한 해석이 있다. 즉, 도산道三이 일본의학의 흐름을 바로잡으려는 이상을 품고 蘇東坡가 '上流直而淸, 下流曲而漪'라 한 뜻에 의거하여 후세에 왜곡되고 혼탁해진 의학의 흐름을 바로잡아 깨끗하게 하기 위해서라는 말이다.[27]

둘째, 도산道三은 은사의 이름인 도도導道와 산키三喜에서 각기 한 자를 따서 만든 이름이란 이야기다.

셋째, 도산은 원래 스이치쿠사이雖知苦齋를 호로 삼았으나 오오기마치正親町천황이 천하의 만민을 구하는 의업에 고苦자가 있어서는 안 된다고 하여 같은 음인 스이치쿠안翠竹庵으로 고쳤는데, 스이치쿠雖知苦의 발음이 스이치쿠翠竹와 완전히 같기 때문이라는 미담이 내려오고 있다.

---

27) '上流直而淸, 下流曲而漪'는 蘇東坡의 《泛穎》에서 나오는 말이다. 원래의 뜻은 그림을 그린 듯이 穎水의 경치가 변화하는 것이 아래로 내려오면서 굽이져 잔잔히 흐른다는 것이다. 그러나 모두 아름다운 풍경에 속한다. 矢數道明의 〈日本醫學中興之祖〉에서《近世漢方醫學書集成》2卷) '漪'자를 '潿'로 고쳐 이와 같이 원래의 뜻과는 전혀 다른 뜻이 되었다.

## 2. 저작

일본 의사학자의 조사에 의하면 도산道三의 저작은 50여 종에 달하며[28] 내과·소아과·약물·침구·양생 등의 분야를 다루었다. 그 가운데 가장 영향을 끼친 대표적인 저작은《게이데키쇼啓迪集》이다. 나스 츠네노리奈須恒德의《本朝醫談》에서는 '근고近古의 의서가 많지만《啓迪集》보다 빛나는 것은 없다…… 의사의 필독서가 되었다'고 했다.

이 책은 도산道三이 일본에는 자고이래로 찰병변치察病辨治하는 전서全書가 없음을 안타깝게 여겨 자신의 경험을 기초로 하고 옛 의서를 널리 모아 그 정수를 뽑아서 덴쇼天正2년(1574)에《啓迪集》8권으로 완성한 것이다. 그 내용을 보면 위로는《黃帝內經》에서 아래로 제가諸家의 의서까지 두루 섭렵하였고, 특히《脾胃論》·《格致餘論》·《丹溪心法》·《醫學正傳》등 金·元·明나라 의학저작의 이론학설과 치료방법을 중시했다. 각 병의 조문 아래에 명증名證·유래由來·변인辨因·증증證·맥법脈法·유증類症·예지預知·치법治法 등 8항목에 따라 각기 논설했다.

오오기마치正親町천황이 이를 보고 칭찬을 아끼지 않아 덴료지天龍寺 석학碩學인 승려 사쿠겐 슈료策彦周良에게 이 책의 서문을 지으라고 명하고 또한 유시를 내려 '천하의 만민을 구하는 의서의 첫머리에 고苦자가 있을 수 없다[救天下萬民醫書之端, 苦字不可也]'고 하여 스이치쿠사이雖知苦齋라는 이름을 고쳐 스이치쿠翠竹라는 호를 내렸다. 이는 당시 사람으로서는 무상無

---

28) 《近世漢方醫學書集成》제2~5권에 수록된 曲直瀨道三의 저작에는 《啓迪集》·《切紙》·《藥性能毒》·《出證配劑》·《遐齡小兒方》·《淚墨紙》·《雲陣夜話》·《醫療衆方規矩》가 포함되어 있다.

上의 영예이다.

《啓迪集》 권6에 노인문老人門이 있다. 학자들은 이를 근거로 '방서 가운데에 노인문老人門을 독립시킨 것은 보기 드물다. 근년에 노인병이 점차 문제가 되고 있고 이러한 점에서 도산의 선견지명이 놀랍다'[29]고 했다. 그러나 실제로는 이 노인문老人門을 통하여 효 사상이 그 시대 의학에 영향을 끼쳤음을 알 수 있다. 따라서 편의 첫머리에 '자식과 아내로서 하나라도 효도에 부족함이 있어서는 안 된다[爲子與婦, 一有不及孝道便虧]'는 말을 인용하여 '부모를 모시는 자 또한 의학을 몰라서는 안 되는[事親者亦不可不知醫]' 이치를 밝혔다.

'자손의 공경은 노인을 모시는 지극한 도리이다. 음을 보하는 것을 중시하고 조제燥劑를 피한다[子孫恭恪, 養老至理：貴補陰忌燥劑]'고 한 것을 보면 《丹溪心法》의 양로설養老說과 분명 궤를 같이 한다. 그러나 노인문老人門에서 가장 많이 인용한 것은 오히려 《惠濟方》으로 이는 丹溪의 저작이 아니다. 노인질환에 대해 관심을 가진 것에서 방증할 수 있는 것은 유가의 효도가 의학에 영향을 끼친 시대적인 특징이지 朱丹溪과 도산에게만 있는 사상은 아니라는 점이다.

제자를 가르치는 과정에서 도산은 문인門人 각자의 재능에 따라 의학사상의 요점 이른바 비결秘訣을 절지切紙에 손수 써서 제자에게 내렸다. 제자들이 많았기 때문에 비결秘訣을 쓴 메모지가 자연 많아지게 되었고, 이를 모아서 책으로 출판했다. 이것도 상당히 중요한 저작으로 예를 들면 도산의

---

[29] 矢數道明：〈日本醫學中興之祖—曲直瀨道三〉에 나타남. 《近世漢方醫學書集成》 제2권, 解說 45쪽에 기재되어 있다.

《切紙》첫 권에 〈道三流醫則五十七條〉가 실려 있다. 여기서 도산의 기본적인 의학 주장을 엿볼 수 있을 뿐만 아니라 그의 교학 방침도 알 수 있다. 아래에 약간의 조문을 발췌하여 그 대강을 살펴보기로 한다.[30]

[1] 仁慈.
[2] 맥증脈證을 관찰하면 병명을 확정할 수 있다.
[3] 반드시 먼저 환자의 긍신(肯信 : 의사를 믿는 것)과 타시(惰猜 : 의사에 대해 회의를 품는 태도)를 살펴야 한다.
[4] 모든 병에 처음 발병할 때와 병이 성하고 심함과 어렵고 위험함을 살펴야 한다.
[5] 하나의 지식만을 고집해서는 안 된다.
[6] 고방古方에 구애되어서는 안 되지만 옛 법에 통하는 것이 좋다.
[7] 사지四知의 술[望問聞切]을 탄(殫 : 숙지)해야 한다.
[8] 치료에 갑작스런 새로운 병과 오래된 고질을 구별해야 한다.
[10] 병인을 변찰辨察해야 한다.
[11] 방토方土에 따라 치료를 달리 하면 좋다.
[13] 사시에 따른 정기正氣와 부정기不正氣를 먼저 헤아려야 한다.
[16] 모든 증證에 먼저 혈기血氣의 성쇠를 반드시 확정해야 한다.
[18] 모든 치료에 삼문三問이 있는데 이것이 병을 치료하는 척도이다.
　　　一上焦順痞, 飲食多少, 膈痰通否 ;
　　　二中焦強弱, 尅化遲速, 膨脹緩急 ;

---

30) 《近世漢方醫學書集成》 제4권, 7~14쪽.

　　　　三下焦通塞, 二便滑秘, 元精強羸.

[19] 신허腎虛를 치료할 대 양쪽 척맥을 진찰하면 수화水火를 판별할 수 있고 따로 보한다.

[21] 모든 병에 먼저 허실虛實 · 사정邪正 · 냉열冷熱 · 내외內外 8요要를 밝혀야 한다.

[22] 모든 병은 모두 음양陰陽의 편성偏盛에 인한 것이고 그 치료는 중中을 지키는 것에 불과하다. 이것이 본문本門의 깊은 뜻이다.

[23] 병兵은 흉기이고 약은 사물邪物을 공격하는 도구다. 무독無毒하고 평미平味한 약일지라도 공격할 수 있는 병이 없으면 사용해선 안 된다. 하물며 독이 있고 기가 편중된 약임에랴?

[26] 용의庸醫는 모두 약을 중하고 귀하게 여기고 미味를 가볍고 천하게 여긴다. 우리는 그렇지 않아 병에 맞는 것을 귀하게 여기고 병에 맞지 않는 것을 천하게 여긴다.

[32] 진치診治를 잘못했으면 거리낌 없이 바꾸라.

[54] 태정양생泰定養生에서 기백과 황제의 문답은 의醫의 법이요, 임기응변은 의醫의 의意라고 했다.

마지막에 '이상 57事는 의사에게 나침판이 되는 법도이고 환자를 치료하는 지주이다. 우리 유파의 제자가 아니면 하나라도 허락할 수 없다. 진실로 사람을 살리는 기반이 되어 스승과 제자가 서로 수수하지 않으면 그 오묘한 뜻을 알 수 없다'[31]고 했다. 이러한 지식은 사제 사이에만 전할 수

---

31) "以上五十七事者, 指南醫工之規矩; 療養患者之䕡栝(支柱)也. 不爲 當流之門弟者, 雖一事不可許之. 誠活人之階梯也, 非師弟相對授之, 不得其妙旨矣."

고 사제가 얼굴을 맞대고 강의를 통해서 전수할 수 있음을 말해주고 있다.

그 중 제 5조에서 '하나의 지식을 고집해서는 안 된다'고 했고 제 6조에서 '고방에 구애되어서는 안 되지만 옛 법에 통하는 것이 좋다'고 하여 이른바 후세파가 전적으로 당시의 방만 사용하지 않았음을 보여준다. 2대 도산(즉 켄사쿠)은 이러한 가르침을 계승하여 그가 저술한《十五指南篇》에서 다시 '일가에 치우치면 그 학문을 크게 완비시킬 수 없다'고 하여 의학을 배우는 자는 마땅히 '《內經》과 《本草》를 널리 살펴보아야 한다. 맥진은 王氏의 《脈經》을 위주로 하고 처방은 張仲景을 본받아야 한다. 용약은 오로지 東垣(李杲)이고 또한 潔古(張元素)를 따른다. 여러 증의 변치辨治는 丹溪(朱震亨)를 본받고 또한 天民(虞搏)을 따라야 한다. 외감은 仲景을, 내상은 東垣을, 열병은 河間(劉完素)을, 잡병은 丹溪를 본받아야 한다'[32]고 했다.

## 3. 평가

마나세 도산曲直瀨道三은 한방漢方의학의 중흥지조中興之祖라는 칭송을 받고 있으며 도산류道三流는 종종 후세파의 동의어로 사용되고 있다. 어떤 의미에서 말하자면 도산道三이 후세파의 진정한 창시자라 말할 수 있다. 마나세 도산이 이와 같은 업적을 남길 수 있었던 것은 '시대가 영웅을 만드는' 역사적인 기회와 유명한 스승으로부터 전수를 받는 등 외부적인 요인도 있었지

---

32) "廣閱《內經》, 普窺《本草》. 診切主王氏《脈經》, 處方宗張仲景. 用藥專東垣(李杲), 又從潔古(張元素). 諸證辨治師丹溪(朱震亨), 又從天民(虞搏). 外感法仲景, 內傷法東垣, 熱病法河間(劉完素), 雜病法丹溪."

만, 결정적인 요소는 그 자신이 기탄없이 논의[情商]하고 지혜롭게 생각한 것[智商]이었다.

첫째, 도산道三은 사교에 능해 시기를 잘 살펴 인심의 동향을 포착했고, 언변과 문장에 능하고 또한 경사제자經史諸子에 조예가 깊었기[33] 때문에 유명한 관리가 모두 그를 후대했고, 기회를 잘 포착할 수 있었다.

둘째, 그는 게이테키인啓迪院을 세워 학생을 가르치고 저서를 출판하여 학술을 널리 전파했다. 또한 의학저작을 편찬하는 과정에서 복잡하고 이해하기 어려우며 문의文意가 심오한 의서를 쉽게 이해할 수 있는 방법으로 바꾸었다. 한문의 방주旁注 위에 독음讀音, 어순語順의 부호를 포함하여 일본인이 일어의 독음과 어법에 따라 한문을 읽을 수 있게 했다. 혹은 가나假名뿐만 아니라 한자가 섞인 일본어도 명쾌하게 적어서 일본화시켰다. 또한 그의 스승을 쫓아 격식화格式化된 표현형식으로 도표를 통해 여러 명사와 개념 사이의 관계를 일목요연하게 했다. 이런 저작 특징으로 인해 도산의 학술은 천하에 널리 퍼졌다.

사가史家들은 스승과 제자인 산키와 도산의 역사적인 작용을 평가할 때에 모두 명나라 의학을 일본화시킨 공헌을 매우 중시한다. 이러한 개조가 단지 표현형식의 변화뿐만 아니라 실제 내용을 조리 있게 가공한 것인지를 살펴보아야 한다. 이렇게 조리 있는 가공이 없다면 독자가 각종 이론서 원전을 읽고 학습한 후에 자신의 머릿속에서 논리적으로 정리하는 과정이 필요할 것이다. 그러나 배우는 사람의 자질이 다르기 때문에 개인마다 모두가 머릿속에서 이러한 정리 과정을 완성시킬 수 있는지는 말하기 어렵다. 따

---

33) 石原明：《日本の醫學――その流れと發展》, 106쪽.

라서 도산 사제師弟의 저작을 읽을 때 그 중에 어떤 것이 중국의가의 것이 아닌 새로운 내용인지 발견하기가 매우 어렵다. 그러나 적록摘錄하고 조리 있게 정리하여 가공했다는 중요한 업적은 무시할 수 없다. 예를 들면 《啓迪集》첫 편에 있는 변인辨引은 중국 의학문헌을 인용했지만, 그러나 그 강령성과 제자에게 가르친 변증론치辨證論治의 핵심적인 사상 작용은 명확하다. 원문은 아래와 같다.

• 방법변례方法辨例

방方은 체體이고 법法은 용用이다. 단지 체만 알고 용을 모르는 것은 병폐이다. 체용體用을 잃지 않아야 좋은 의사라 할 수 있다(《丹溪心法》에서).

법에는 정해진 체가 없으니 변화에 따라 약물을 쓰며 방에 집착하지 말고 합당하게 부합시켜 쓴다(《醫經小學》에서).

• 지변知變

아! 법도를 지키는 것이 일반 사람들의 견해이고 변화를 아는 것이 지혜로운 사람의 견해이다. 법도만 알고 변화를 모르면 작은 일일지라도 이로 인해 실패할 경우가 많다. 하물며 의사임에랴(《衛生寶鑑》에서)?[34]

---

34) "方者體, 法者用也. 徒知體而不知用者, 弊. 體用不失可謂上工矣." "法無定體, 應變而施藥, 不執方, 合宜而用." "噫！守常衆人之見, 知變知(智)者之見. 知常而不知變, 細事因而取敗者多矣. 況醫乎?"

# 고방파 古方派

# ■ 古方派 개설

고방파는 송명宋明의학을 부정하고 한나라 張仲景의 《傷寒雜病論》만 받드는 것을 특징으로 삼은 근세 일본의가들을 말한다. 그러나 《傷寒論》[1]이 일본에 들어온 시기는 결코 이르지 않다.

일반적으로 《傷寒論》을 일본에 가지고 온 사람은 대대로 의업을 행한 사카죠운阪淨運으로 보고 있다. 그는 무로마치시대인 메이오明應 연간(1492~1500)에 명나라로 가서 공부하고 귀국할 때에 《傷寒雜病論》을 가지고 돌아왔다. 훗날 가시와바라柏原천황(1501~1526 재위)의 병을 치료하고부터 당시에 이름을 떨쳤고, 《新椅方》·《遇仙方》·《續添鴻寶秘要鈔》 등을 편찬했다.

그 후에 관동關東지역의 나가타 토쿠혼(永田德本 1513~1603)이 일찍이 李朱의학을 배웠지만 나중에 모든 병은 울체鬱滯로 인하여 발생하고 '한汗·토吐·하下를 제외하고는 비술은 없다', '약은 독성이 강한 것이 좋다', '법은 越人·長沙에서 구해야 한다'고 주장하여 일본의 후세 한의漢醫들에게 고

---

1) 동한 말년에 장중경이 《傷寒雜病論》을 저작했고, 후인의 정리를 거쳐 두 책으로 나뉘었다. 하나는 '六經辨證'을 강령으로 삼아 외감병 치료를 전론한 《傷寒論》이고, 다른 하나는 '臟腑辨證'을 강령으로 삼아 각종 잡병 치료를 논설한 《金匱要略》이다.

방파古方派의 선구자로 칭송을 받았다. 저서에는《醫之辨》·《梅花無盡藏》이 있다.[2]

## 1. 고방古方이란 명칭

에도시대에 이르러 일본 학술계에 복고사조가 출현했다. 세칭 고학선생古學先生인 이토 진사이(伊藤仁齋 1627~1705)는 체용이기體用理氣 등은 불교나 도교의 허튼소리이지 성인의 가르침은 아니라고 비판하고,《論語》·《孟子》등 유학경전을 적극 추앙하며 아울러 의학에서도 복고를 극력 주장했다. 그 이후 오규 소라이(荻生徂徠 1666~1728)도 옛글을 익히는데 단계를 두어 성인의 학문을 부흥시키는데 노력을 기울였다. 따라서 복고의 학은 도쿠가와 시대에 일대 학파가 되어 18세기 상반기에 최전성기를 누렸다.

이 사이 일부 의가들도 금원시기 李朱의학은 朱子의 유학과 밀접하게 연계되어 있어 사변을 중시하고 실증이 없는 것이고, 예스럽고 소박한 張仲景의 의학이 순수한 관찰과 실천을 통하여 총결해낸 것이며 방方·증證이 대응하는 형식으로 쓴 것이고 또한 임상에서 실증할 수 있다고 보았다. 이러한 관념을 가진 의가가 점차 한방의학의 고방파를 형성하게 되었다.

그러나 고방파라는 칭호는 고방파의 창시자로 추앙받는 고토 콘잔後藤艮山의 제자인 가가와 쇼토쿠香川修庵와 야마와키 토요山脅東洋 때에 이르러 자각적으로 사용되기 시작했다.[3] 나고야 겐이名古屋玄醫가 교토에서 처음으로

---

2) 潘桂娟·樊正倫:《漢方醫學》, 46~60쪽.
3)《近世漢方醫學叢書》제13권, 大塚恭男이 찬한 解說.

고의방을 제창한 것이 이토 진사이伊藤仁齋가 고학古學을 제창한 것보다 적어도 10여 년 빠르기 때문에 일본 의사학계에서 고의古醫가 고유古儒보다 빠르다고 본 것은 특이하다. 이로써 보건대 일본 학자가 송나라 이후의 이학理學, 특히 금원金元의학에 너무 천착하여 공허해진 것에 대해 불만은 느낀 것이 이 시대의 추세였다. 이에 대한 논의가 의학계에서 먼저 일어났다.[4]

## 2. 대표적인 인물

의학사에 이름을 남긴 고방파 인물은 많은데, 일반적으로 나고야 겐이名古屋玄醫 · 나미카와 텐민並河天民 · 고토 콘잔後藤艮山 · 마츠바라 잇칸사이松原一閑齋 · 가가와 쇼안香川修庵 · 야마와키 토요山脇東洋와 이들 사이에 가장 뛰어난 요시마스 토도吉益東洞를 꼽을 수 있다.[5]

### 나고야 겐이

나고야 겐이[6](名古屋玄醫 1628~1696)는 字가 富潤 · 閱甫이고 號는 宜春庵 · 桐溪 · 丹水子이다. 어릴 때부터 몸이 약하여 병을 많이 앓았으며 족질足疾로 걷는 것이 불편했고, 또 말을 심하게 더듬었지만 책읽기와 공부

---

4) 藝備醫學會編《東洞全集》, 47쪽.
5) 藝備醫學會編《東洞全集》에 실린 吳秀三이 찬한 〈吉益東洞傳〉.
6) 주된 참고문헌은 《近世漢方醫學書集成》제102~105권이다. 그 중 제102~104권과 제105권 전반은 國立國會圖書館에 소장된 《醫方問餘》(安永5년 사본)로 모두 21권, 13冊이다. 제105권 후반은 전술한 《醫方問餘》과 합초한 《醫方規矩》, 《藥品規矩》로 內閣文庫에 소장된 《丹水家訓》刊本(元祿6년 序, 1693)과 大塚恭男이 소장한 《醫學愚得》간본(上卷은 延寶9년에 下卷은 貞享5년에 간행)이다. 제102권에 花輪壽彦이 찬한 해설이 실려 있다.

에 뛰어났다. 유가경전 가운데 《周易》의 본래 뜻이 양은 귀하고 음은 천함[貴陽賤陰]에 있음을 깨닫고 이 깨달은 바를 의서의 이해와 파악에 운용했다.

그는 《內經》·《難經》·《諸病源候論》·《傷寒雜病論》 등의 핵심사상은 일맥상통한다고 보았다. 그는 글자의 뜻을 연구, 고찰하여 이론저작인 《內經》과 《難經》에서 언급한 명문命門은 양기陽氣의 본원이고 삼초三焦는 양기가 주리腠理에 다다르는 통로라고 보았다. 그리고 임상저작인 《諸病源候論》과 《傷寒雜病論》에서 말한 병은 위기衛氣의 부족으로 한사寒氣가 침입하여 생긴 병태이기 때문에 치료방법은 자연 위기衛氣, 즉 양기를 돕는 것이라고 보았다.

그는 위기를 돕는 것을 치병의 본으로 삼고 기타 병증에 대한 처리는 모두 치표治標로 간주했다. 그의 저서가 《醫方問餘》인 것은 먼저 허虛를 치료한 연후에 그 여餘를 다시 묻는다는 뜻이다.

나고야 겐이名古屋玄醫는 40세 전후부터 자신의 학설을 너무 강하게 주장했기 때문에 주위 다른 의가의 강한 불만과 비난을 샀다. 46세 때에 요각腰脚이 불수하고 양손 역시 위비痿痺했지만 의지를 꺾지 않고 집필을 계속하여 만년의 저술이 매우 풍부했다.

그의 《墓誌銘》에 이르기를 '편술編述한 책이 13부部, 가장家藏한 것이 또한 20부, 탈고하지 못한 것도 매우 많다'고 했다. 지금 흔히 볼 수 있는 것은 약 20종이다.

일본 의사학 저작에서는 대부분 나고야 겐이名古屋玄醫가 고방파의 창시자이고 에도시대 한의계에서 비교적 빨리 두각을 나타내어 張仲景 학설을 이끈 사람으로 보았다. 이는 어쩌면 그가 청나라 喩昌의 《尙論篇》을 읽고 난 뒤에 발분하여 고대 의경을 연구하여 李朱의 설을 배척할 것을 주장하고 직접 중경을 스승으로 삼아 '남양(南陽 : 仲景)의 길을 후세에 막은 자는 劉(河間)朱(丹溪)의 무리로 음양의 설을 말한 자가 이들'이라 하여 항상 자신을 양주와 묵자[楊墨]을 물리치고 길을 연 맹자孟子에 비유했기 때문일 것이다.

동시에 경험의 중요성을 강조하여 역시歷試를 강조했는데, 《丹水子》에서 다음과 같이 언급했다.

의사의 상수와 하수는 병을 낫게 할 수 있는 것과 못하는 것으로 정하는 것이 아니다. 오로지 실제 의서를 읽을 수 있고 또한 많은 임상경험을 거친 의사에 맡겨야 한다. 실제로 의서를 읽었을지라도 나이가 어려 임상경험을 거치지 않았다면 함부로 맡길 수 없다. 왜일까? 임상경험을 거치지 않고 바로 의서에 기술된 것으로 치료하면 실패하는 경우가 많다. 요즈음 사람이 다른 나라 의사의 말을 듣고 경솔히 믿어 약물을 투여한다. 이게 무슨 짓인가?[7]

그러나 총체적으로 말하자면 나고야 겐이의 학술사상은 고방파의 기본적인 특징을 갖추지 못했다. 질병에 대한 논술이 대부분 자기의 기본적인 주장을 원칙으로 삼고 《內經》·《難經》을 인용하여 근거로 삼았으며, 용약用藥에서는 고금을 병용하여 《傷寒論》, 《和劑局方》, 金元 각가 모두를 선택하여 이용했다.

따라서 나카가와 슈테이中川修亭가 저작한 《醫方新古辨》에서 마츠바라 잇칸사이松原一閑齋·요시마스 토도吉益東洞·가가와 쇼안香川修庵·야마와키 토요

---

[7] "醫之巧拙, 似未可以瘥與不瘥定焉. 惟宜任實能讀醫書, 又多歷試者. 即便實能讀醫書, 若少年無所歷試者, 不可妄任. 何則? 無所歷試, 直述醫書所以療之, 多取敗也. 今人聞他邦之醫, 則輕信投之. 是何云?"

山脅東洋를 고방사대가古方四大家라 했고, 혹은 고토 콘잔後藤艮山·가가와 쇼안香川修庵·마츠바라 잇칸사이松原一閑齋·아마와키 토요山脅東洋를 고방사대가古方四大家라 했다. 오오츠카 야스오大塚恭男는 '최초의 주창자인 나고야 겐이의 학술에는 금원의학의 색채가 농후하게 남아있기 때문에 실제로 명실상부한 창시자는 콘잔艮山[8]이라고 지적했다.

### 고토 콘잔

고토 콘잔(後藤艮山 1659~1733)의 名은 達이고 字는 有成이며 속칭 左一郎이라 하고 또한 號가 養庵이다. 어려서부터 유학과 의학을 공부하여 1685년에 부모를 따라 교토로 이사하고 개업했다.

콘잔에게는 탕웅구암湯熊灸庵이라는 별명이 있는데 이는 그가 치료에 온천溫泉·웅담熊膽·구법灸法을 숭상했기 때문이다. 사가史家는 이것이 민간요법을 적극 활용한 것에 대한 표현이라 했으나 그의 의학이론과 치료방법과의 관계를 전면적으로 살펴보자면 보다 심층적인 면에서 이해해야 할 것이다. 그는 토사土佐지방의 의사였다는 설이 있다.

의학을 공부하고자 하는 자는 희황羲皇에서 비롯된 포희庖犧와 신농神農에서 나온 채곡菜穀을 먼저 살펴야 한다. 양정養精은 곡육穀肉으로 하는 것이고 질병을 다스리는 것은 석약藥石에 의존한다는 것을 알아야 한다. 그런 연후에 《素問》·《靈樞》·《八十一難》의 바른 말에서 법을 취하고 공론과 잡설과 뜻이 통하지 않는 것은 버려야 하며, 한당漢唐시기의 張機·葛洪·巢元方·孫思邈·王燾 등 여러 의서를 섭렵해야 한다. 송나라 이후 제가들의 음양왕상陰陽旺相·부장분배府藏分

---

8) 《近世漢方醫學叢書》제13권, 大塚恭男이 찬한 解說.

配 등 구구한 말에 미혹되어서는 안 된다. 모든 병이 기가 머무르고 막히는 것에서 생긴다는 것을 알게 되면 반 이상을 이해한 것이다.[9]

이 말에서 다음과 같은 몇 가지 점을 알 수 있다. 첫째 원래 유학에 근거를 둔 콘잔은 허다한 유가학자와 마찬가지로 식품의 자양작용을 매우 중시했다. 이는 그들이 중국고대 유가경전에서 약은 독물이니 함부로 먹지 말라는 뜻을 계승했기 때문이다. 독약은 사기를 물리치는 것이니 사람의 원기를 보할 수 없고, 보익하려면 오직 음식물로 해야 한다고 했다. 그는 의학실천에서 곧 음식요법을 중시하게 되었고, 이로 말미암아 이른바 후세의학의 자음보양滋陰補陽설을 배척하게 되었다.

둘째 유학의 소양을 갖추고 있었기 때문에 시대에 따라 의서의 내용에 차이가 있음을 발견할 수 있었고, 아울러 유가의 실무적인 기본 가치관에서 출발하여 경전에 대해 바른 말을 취하고 공론을 버리게 되었다. 후세 방서를 널리 섭렵하여 송명宋明 의학저작의 음양왕상陰陽旺相 등 비현실적인 이론에 미혹되지 않았다. 마지막으로 그 자체의 병인·병리학설을 도출하여 모든 병은 기가 머물고 막힌 것에서 생긴다고 했다.

고토 콘잔의 의학이론과 치료방법에서는 흔히 말하는, 고방파가 《傷寒論》만 받들었다는 특징은 볼 수 없다. 일본 의사학자들이 그를 고방파 체계에 넣고 고방파의 진정한 창시자로 본 원인은 다음과 같다.

첫째, 콘잔이 송대 이후의 의학이론을 명확히 비평한 점이 모든 고방파

---

9) 《近世漢方醫學叢書》제13권, 大塚恭男이 찬한 解說에서 인용. "凡欲學醫者, 宜先察庖犧始於羲皇, 菜穀出於神農. 知養精偏在穀肉, 攻疾乃藉藥石. 然後取法於《素》·《靈》·《八十一難》之正語, 捨其空論雜說文義難通者, 涉獵漢唐之張機·葛洪·巢元方·孫思邈·王燾等諸書. 不惑宋後諸家陰陽旺相·府藏分配區區之辭. 而能識百病生於一氣之留滯, 則思過半矣."

의가와 일치한다. 둘째, 유학 측면에서 콘잔은 복고학에 기울어 있었고 경의經義 면에서 진사이仁齋를 추앙했기 때문에 제자인 가가와 쇼안香川修庵을 그의 문하로 보내 공부하게 했다. 셋째, 약물의 작용은 사기를 물리치는 것이지 원기를 보하는 것이 아니라고 주장했다. 그러나 가장 중요한 것은 역시 그의 의학이론과 치료방법이 일본의 독창적인 것에 속한 데에 있다.

## 야마와키 토요

야마와키 토요(山脅東洋 1705~1762[10])은 名이 尚德이고 字가 玄飛·子樹이며 처음의 號는 移山이었으나 나중에 東洋으로 고쳤다. 통칭 道作이라 한다. 토요東洋는 7세 때에 《書經》을 배웠고 13세에 훌륭한 문장을 지었다. 청년시기에는 송나라의 유학인 성리학을 열심히 공부했다.

후세파 의가인 야마와키 겐쇼山脅玄修의 문하에 들어가 의학을 배웠고 1726년에 양자로 들어가 야마와키山脅로 성을 바꾸었다. 따라서 토요의 의학은 후세파에서 시작됐다. 또한 콘잔을 스승으로 모셨지만 토요는 콘잔의 요법을 완전히 받아들이지는 않아 애구艾灸·온천溫泉을 비평했다. 《傷寒論》에서 삼승기탕三承氣湯을 잘 이용하여 이것이 상한을 치료하는 학문임을 알게 되었다.

콘잔의 문하에서 배울 때 토요는 중국고전에서 말하는 오장육부의 설에 대해 회의적인 태도를 가지고 그의 스승에게 질문했다. 콘잔은 그에게 인체에서 확인하는 것은 허락되지 않지만 동물(수달)은 해부할 수는 있을 것이라고 말했다. 스승의 가르침에 따라 동물을 해부해보니 대소장의 구별에

---

10) 卒한 연대는 《近世漢方醫學叢書》제13권에서 大塚恭男이 쓴 解說에 의거한 것이다. 그러나 宗田一의 《圖說日本醫療文化史》에서는 1763으로 되어 있다.

두서가 없고 또 인체와 수달의 내장이 달랐다. 이러한 의문을 품고 15년이 지나서야 마침내 50세를 전후하여 일찍이 원하는 바를 이룰 수 있었다. 1754년에 교토 서쪽 교외의 형장에서 다섯 사람을 참수했는데 그 가운데 한 사람인 38세의 남자 시체를 옮기기 전에 해부하여 내장을 관찰할 수 있도록 허락을 받은 것이다. 당시 해부는 관에서 규제했기 때문에 의사는 손을 대지 못하고 동물 가죽을 벗기는 사람이 행했다. 이때에 해부를 목격한 의사인 고스기 겐데키小杉玄適가 나중에 이러한 일을 스기타 겐파쿠杉田玄白에게 알려 1771년에 에도의 겐파쿠玄白 등이 시체를 관찰했다.

시체를 관찰한 지 한 달 후에 토요는 절에서 해부된 자를 위해 위령제를 지내고 죽은 자에게 利劍夢覺信士라는 계명戒名을 붙였다. 그 뜻은 해부관찰을 통하여 토요 등이 큰 꿈속에서 깨어났다[大夢頓覺]는 말이다. 5년 후 1759년에 《藏志》乾·坤 두 권(그림 3-1)을 간행하여 그 속에 1754년에 해부하여 관찰한 장부도를 수록했다. 부록에는 〈祭夢覺文〉이외에 토요의 의학이론에 대한 수편의 단문이 있어 시종 실증정신으로 가득 차 있다. 그러나 토도東洞파는 해부 무용론자다. 그 이유는 '치병에 유익함이 없다'는 데에 있었다.[11]

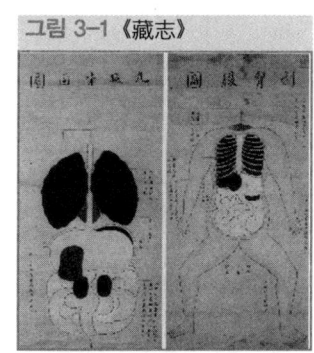

그림 3-1 《藏志》

### 나미카와 텐민 · 마츠바라 잇칸사이 · 가가와 쇼안

나미카와 텐민(並河天民 1679~1718)은 고학선생古學先生인 이토 진사이

---

11) 宗田一의 《圖說日本醫療文化史》, 159~163쪽.

伊藤仁齋의 제자로 저명한 유의儒醫이다. 가가와 쇼안(香川修庵. 名은 修德이고 字는 太衝1683~1755) 역시 그의 스승인 고토 콘잔後藤艮山이 진사이仁齋를 추앙했기 때문에 그의 문하에 들어가 유의일본儒醫一本설을 만들었다. 마츠바라 잇칸사이(松原一閑齋 1689~1765) 또한 나미카와의 제자이다. 진사이의 학문은 이러한 사람들을 모두 의경의 옛 뜻을 천명하는데 진력하게 했다. 이 때문에 고의古醫가 고유古儒보다 빠르다'는 설이 있지만 총체적으로 말하자면 유학의 복고풍이 의학에 끼친 영향을 곳곳에서 볼 수 있음을 알 수 있다.

고방파 가운데 가장 논란이 많은 인물인 요시마스 토도吉益東洞에 관해서는 다음 절에서 상세히 기술하기로 한다. 후기의 계승자로는 나카니시 신사이(中西深齋 1724~1803)·미네 쇼오(岑少翁 1732~1818)·무라이 킨잔(村井琴山 1733~1815)·요시마스 난가이(吉益南涯 1750~1813) 등이 비교적 많이 알려졌다. 고방에서 난학蘭學으로 전향할 것을 최초로 제창한 스기타 겐파쿠(杉田玄白 1733~1871)와 고이시 겐슌(小石元俊 1743~1806)·가츠라가와 호슈(桂川甫周 1751~1809) 등도 있다.[12]


## 3. 역사적인 지위

예로부터 수많은 혁신운동은 모두 복고라는 이름으로 진행되었다. 일본의 고방파도 실증적인 張仲景의 정신으로 회귀하는 것을 명분으로 내세웠

---

12) 《近世漢方醫學書集成》제74권에 실린 松田邦夫이 찬한 解說.

지만 실제 목적은 張仲景만을 고집하지 않고 새로운 의학을 수립하는 것이었다.[13] 고방파는 두 가지 가장 기본적인 특징, 즉 이른바 실증과 경험의 과학성을 중시하는 것과 일본의학의 독창성을 갖추었기 때문에 일본 사학자들에게 찬사를 받는다.

그러나 이는 다른 측면에서 말하자면 고방파가 가진 이러한 두 가지 특징을 말하는 것이라기보다는 후인이 이러한 표준에 의거하여 적합한 내용을 선택한 것이라고 보아야 할 것이다. 고방파의 창시자라고 부르는 고토 콘잔後藤艮山의 일기유체一氣留滯설이나 요시마스 토도吉益東洞의 만병일독萬病一毒설을 중국 금원사대가마다 궁극적인 진리라고 제창한 병인설과 비교하면 아마 양자 사이에는 다르지만 같은 점이 있음을 알 수 있다.

객관적으로 말해서 고방파의 가장 큰 역사적 공헌은 의학계에 《傷寒論》을 알리고 이해시키고 나아가 이理·법法·방方·약藥을 다른 각도에서 연구한 데에 있다. 그러나 연구에 따른 방식은 물론이고 해석의 구조로 보아도 이러한 연구와 사용자를 이른바 고방파의 체계에 귀속시키기가 매우 어렵다. 해부와 실증을 중시하여 의학에 혁명적인 변화를 유발시킨 근본적인 요인은 서양의학의 유입이다. 고방파의 역사적인 지위와 작용을 어떻게 다루고 평가하는가는 '몸이 이 산속에 있는' 일본 의학사가와 '몸이 오행산五行山 밖에 있는' 자의 차이를 가장 잘 나타낸 것이라고 말할 수 있다.

다른 측면에서 보면 임상경험이 있는 의사들은 《傷寒論》의 방제들이 간단하면서 빠르고 효과가 분명하다는 특징이 확실히 있다는 것은 잘 알고 있다. 그러나 고혈압으로 어지러울 때 부자附子가 들어있는 진무탕眞武湯을 쓰

---

13) 《近世漢方醫學叢書》제13권, 大塚恭男의 解說.

고, 감기 환자에게 계지桂枝·마황麻黃·인삼人蔘·부자附子를 감히 사용하는 의사가 얼마나 있을까?

오늘날 한방漢方의가와 중국의 중의사 가운데 장중경의 방을 고수한다고 자랑하는 사람이 여전히 상당히 많지만, 중국에서 이러한 인물은 탁상공론만하고 장사꾼처럼 이익을 탐하는 자가 상당히 많다. 일본에서의 사정은 따로 논하지 않겠다. 첫째 일본의 생약 수요는 수입에 의존하기 때문에 약의 가짓수가 적고 고정된 배방配方을 만드는데 적합한 간단한 방제가 자연 우위를 점하고 있다. 둘째 임상에서 행사하는 치료와 처방권은 양방면허를 가진 의사에게만 제한되어 있어 오늘날 한방의가는 이미 '처음부터 배울 수는 없고 빠르고 실용적인 《傷寒論》의 요구에 부합하는', 바꾸어 말하자면 고방古方을 잘 팔리는 '패스트푸드'로 만들었다.[14] 그리하여 유리한 입장에 있는 자들을 '그러나 유감스럽게도 오늘날 생명을 유지하고 있는 한방漢方의학은 에도시대 이래로 지속된 후세파·고방파의 후예에 불과하다. 일본의 독특한 의방을 과시했지만 다른 측면으로는 이로 인하여 도리어 근대화로 향하는 발전을 방해했다.'[15]고 비판했다.

이러한 실정을 이해하고 나면 일본의 한방漢方이 중국의 발전 추세를 크게 앞지른다는 주장을 믿을 수 있겠는가?

---

14) 山本巖의 〈東洞の考え方·中國の考え方〉《漢方研究》, [3] : 99, 1977)을 참고. 廖云龍이 〈再介紹日本漢方古方派的學術觀點〉《新中醫》, [2] : 56, 1982)이라는 제목으로 번역했다. 여기에서 伊藤清夫·藤平健 등이 이러한 관점을 나타내었고 아울러 '일본에서 기본 법칙을 소홀히 하면서 오히려 최신의 성과를 얻으려고 생각하는 것이 대부분의 사람에게 있다'고 했다.
15) 長濱善夫 : 《東洋醫學槪說》, 59쪽.

# ■ 고방의 태두 요시마스 토도 吉益東洞

고방파의 저명한 의가 가운데 가장 많은 관심을 기울이고 이해를 해야 하는 의가는 학술적으로 최고봉에 이르고, 따로 학파를 형성하여 질의지도疾醫之道의 부흥을 지향한 요시마스 토도吉益東洞다. 질의疾醫라는 말은 《周禮》에서 의학과 의사를 질疾·양瘍·식식食·수의獸醫 4개 과로 나눈 것에서 나왔다. 질의疾醫는 현재의 내과에 해당한다.

요시마스 토도는 성현사관聖賢史觀과 복고의 입장에서 선진先秦 의가 扁鵲은 질의疾醫의 대표이고 이를 계승한 것이 한나라의 의가 張仲景이고, 그 후 음양오행·도가의 신선술이 번창함으로써 질의疾醫의 도가 끊어지게 되었다고 생각했다. 요시마스 토도가 일생 동안 분투하여 추구한 목표를 한마디로 개괄하면 역사가 2천 여 년

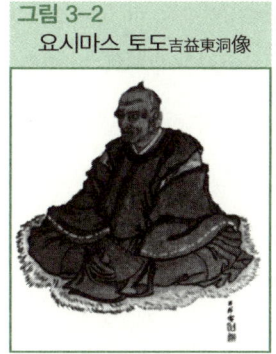

그림 3-2
요시마스 토도吉益東洞像

이나 되지만 《傷寒論》의 작자인 張仲景 사후부터 끊어져 행지지지 않는 질의疾醫의 도를 부흥시켜 의학을 정도로 회귀시키는 것이었다.

요시마스 토도는 학學과 술術 두 분야에서 다른 사람과 다른 선명한 특색을 나타냈기 때문에 고방파 가운데 가장 큰 영향을 끼쳤다고 말할 수 있다.

그러나 동시에 찬양과 비난을 가장 많이 받은 대표적인 인물이기도 하다. 게이비藝備의학회 회장인 의학박사 구레 쇼조吳秀三가 고방파의 여러 명인을 평가할 때 '제가諸家 사이에서 가장 출중하여 큰 산이 된 이가 곧 토도 선생'16)이라고 했다.

## 1. 고난 끝에 이룬 명성

아키 히로시마安藝廣島에서 태어난 요시마스 토도(吉益東洞 1702~1773)는 이름이 爲則이고 字는 公言으로 통칭 周助라 한다. 그 가족 본래의 성은 하타케야마畠山이다. 그의 선조는 아시카가足利 가문의 管領을 역임했던 유명한 하타케야마 마사나가畠山政長다. 마사나가政長의 동생인 요시나리義就는 대대로 금창金瘡·산과産科를 업으로 삼았다. 그 4대 손인 요시마스義益가 자기의 이름을 성으로 고쳤고 그 아들 또한 義자를 吉로 고치고 집안에서 전해진 방을 정리하여 《換骨抄》를 저작했다. 이것이 바로 요시마스吉益의 성씨와 이른바 요시마스류吉益流 금창산과金瘡産科의 유래이다. 토도의 할아버지는 《換骨抄》의 작자인 요시마스 스케히데吉益助秀와 같은 항렬인 하타케야마 마사미츠畠山政光로 나중에 벼슬길이 험난했기 때문에 의학을 업으로 삼았다.

---

16) 吳秀三은 현존하는 자료를 널리 인용하여 개인 전기에 상당하는 장문의 吉益東洞先生을 써서 藝備醫學會에서 펴낸《東洞全集》에 실었다. 본장에서 東洞의 생애와 자취에 관한 서술은 대부분 이 글에서 취재했다. 또한《東洞全集》에 수록된 吉益東洞 및 그 문인의 손에서 나온 저작이 모두 13종이 있는데, 본장에서 인용한 문헌에 따로 출처를 밝히지 않은 것은 모두 여기에 의거했다.

토도는 어릴 때부터 자신이 명문가의 후예라는 말을 듣고 자랐기 때문에 가문의 위풍을 다시 떨치려고 했다. 병서를 읽고 기마와 검술을 연마하여 조부 때부터 이어온 의업에는 전혀 흥미가 없었다. 나이가 들자 태평시절에는 무술로 가업을 부흥시키는 것이 쉽지 않다고 생각하고 비로소 옛사람의 '양상良相이 되지 못하면 양의良醫가 되라'는 말에 따라 의학을 공부하기로 결심했다. 그때 19세였고 먼저 조부의 문하생을 따라 요시마스류吉益流 금창산과술金瘡産科術을 배웠다.

어느 날 갑자기 '임신은 여자라면 당연히 하는 것이고, 금창金瘡은 외상이다. 병이 없으면 약이 없어도 되고, 병이 있으면 증에 따라 치료하면 되는 것이지 구태여 과를 나눌 필요가 있는가?'라며 가전방家傳方 가운데 기효가 있는 두세 개만 채택하고 다른 것은 거들떠보지도 않고 내과 연구에 전념했다. 추운 밤에 화로를 멀리하여 잠을 쫓고 모기에 물리면서 잠이 밀려오는 것을 경계하면서 《素問》·《靈樞》이래 모든 의가의 책을 두루 읽고 30세 때에 또한 크게 깨달은 바가 있어 '만병은 오직 하나의 독毒이고 수많은 약은 모두 독물이다. 독으로 독을 공격하여 독이 물러나면 몸은 곧 좋아진다'고 했다. 이것이 즉 유명한 만병일독萬病一毒설이다.

또한 당시 의가들이 보편적으로 익숙했던 중국의 송명宋明의학을 극력 반대하여 항상 '천하의 의사를 치료하지 않으면 질병을 치료하는 성과도 많지 않고, 경사京師로 나가지 않으면 가르치는 것도 널리 퍼지지 못한다'고 말했다.

의사들의 고질을 고치고 자기의 주장을 널리 알리기 위해 37세의 토도는 1738년에 부모와 누이를 데리고 교토로 이사하여 고의도古醫道의 깃발을 내걸고 개업했다. 이때에 자신이 가문을 부흥시키지 못하고 의학만 공부한 것을 부끄럽게 여긴 토도는 본성本姓을 더럽히지 않아야 한다고 하여 동족인 요시마스吉益로 성을 고쳐 사용하기 시작했다.

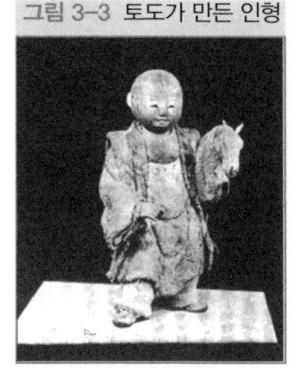

그림 3-3 토도가 만든 인형

뜻은 원대했으나 현실은 가혹했다. 찾아오는 환자도, 입문하는 제자도 없었고 겨우 저축한 것도 도둑을 맞아 남은 것은 가난뿐이었다. 부득이 점포에서 인형(그림 3-3)을 만들고, 그릇 굽기를 배워 몇 개 팔아 호구하면서 3년을 보냈다. 모리 릿시森立之의 《遊巷醫話》에 의하면 이때 토도의 집안은 '가난하여 지저분한 거리에 살았고, 있는 것은 화로 하나와 솥 하나뿐이었다. 인형을 만든 나무부스러기가 쌓여 온 집안에 가득했고 오직 자리 곁에 있는 《傷寒論》만 때때로 펼쳐보는' 형편이었다.

토도의 친구 무라오邨尾는 사방에 위세를 떨친 사쿠라후佐倉侯 밑에서 벼슬을 했는데, 공무로 교토에 와서 옛 친구를 방문했다. 그의 초라한 형색을 보고 토도를 사쿠라후에게 천거했다. 사쿠라후가 그를 시의侍醫로 오게 허락하자 무라오는 크게 기뻐하여 토도에게 알렸다. 깊이 생각한 토도는 '비로소 자네가 나를 알아보게 되었지만 지금의 식자는 나를 알아보지 못한다. 나 비록 가난하고 늙은 부모님이 계시지만 어찌 나의 뜻을 굽혀 선조를 욕되게 할 수 있겠는가? 가난은 선비에게 항상 있는 것이고 가난과 영달은 운명이다. 의술을 행하지 못하더라도 하늘이 이 도道를 버리지 않는다면 내가 굶어 죽기야 하겠는가? 궁하면 반드시 통하게 되어 있어 도를 행하고 즐기면 빈곤이 어찌 걱정이겠는가?'라며 사양하고 벼슬길에 나아가지 않았다.

1744년 토도가 43세가 되었어도 가난은 더욱 심해졌다. 주머니는 씻은 듯이 텅텅 비어 정말 집안에는 하룻밤을 지낼 만한 식량도 없었다. 이에 7

일 동안 금식하고 재계齋戒한 후 少名彦 사당에 가서 고했다.

'제가 불민하여 고의도古醫道를 회복시키는데 과분하게 뜻을 두어 많은 두려움을 무릅쓰고 그것을 행했나이다. 저는 빈궁하여 명이 조석에 달려 있나이다. 저의 학문이 거짓이어서 가난으로 천벌을 내리는 것입니까? 저는 이것이 그릇된 것으로 여기지 않습니다! 굶어 죽더라도 저의 길을 바꾸지는 않을 것입니다. 다이묘진大明神은 우리나라 의학의 조상이니 훤히 보살펴 주시고 도가 도답지 않으면 속히 저의 목숨을 끊어 주옵소서! 만약 이를 행한다면 만인에게 반드시 해를 끼칠 것입니다. 한 사람을 주살하여 여러 사람을 구제함은 진실로 제가 바라는 바입니다.'[17]

하루는 장사하는 친구가 토도의 집 앞을 지나가다 빈궁함을 목격하고 금은金銀을 보냈다. 토도는 후일 보답할 능력이 없다며 사절했다. 그 친구가 '금을 자네한테 보낸 것은 자네를 위한 것이 아니라 천하의 만민을 위한 것이니 갚을 일을 염려할 필요가 없다'고 하자 토도는 비로소 받았다. 이것으로 그 지조가 고결함을 알 수 있다. 계속 인형을 만들어 입에 풀칠하며 생활하던 중 명성을 크게 떨칠 기회가 갑자기 찾아왔다.

어느 날 토도는 늘 하던 대로 자신이 만든 인형을 가지고 이를 받아 파는 가게로 갔는데, 마침 가게 주인의 노모가 상한병이 심한 것을 알고 치료하겠다고 자청했다. 병상에서 자세히 진찰할 즈음에 이미 왕실의 전의인 야마와키 토요山脇東洋에게 치료받은 사실을 알고 그 처방을 찾아 '석고石膏를 빼고 사용해야 한다'고 했다. 잠시 후 환자의 집에 토요가 와서 진찰한 후

---

17) 《東洞遺稿·行狀》 "爲則不敏, 過志古醫道, 不顧衆懼, 推而行之. 今也貧窮, 命在旦夕. 我道非而天罰以貧與? 爲則知其是, 而未知其非也! 假令饑且死不敢更轍矣. 大明神吾邦醫祖也, 請垂照鑒 : 道非其道, 速斷吾命! 若推而行, 則必害萬人. 誅一夫而救衆, 固吾之所願也."

에 생각에 잠겨 있을 때에 가게 주인이 토도의 말을 알려주었다. 토요는 손으로 이마를 치면서 '나도 요즈음 석고를 빼야 할지 말지를 바로 고심했는데, 그 말을 들었으니 오늘 당장 빼라'고 말하며 토도를 칭찬했다.

환자의 집에서 나온 토요는 곧장 저잣거리로 가서 토도를 방문했다. 그 후에 가게 주인이 노모가 낫기 때문에 토요에게 고마움을 표시했으나 토요는 오히려 그 때에 토도가 말하지 않았다면 오치誤治에 빠져 스스로 알지 못했을 것이라며 치료는 전적으로 그의 공이니 사례는 마땅히 그가 받아야 한다고 했다. 이때부터 두 사람의 교류가 차츰 깊어졌고, 토도의 이름도 점차 사람들에게 알려지게 되었다. 토도의 이름이 드러난 것은 토요가 이끌어주었기 때문이다.[18]

1747년 토도가 46세가 되자 의업이 상당히 번창했고 제자도 점차 많아졌으며, 마츠바라 잇칸사이松原—閑齋 · 가가와 쇼안香川修庵 · 야마와키 토요山脇東洋 등 유명한 의가들과의 교류도 깊어지게 되어 고의방古醫方을 숭상하는 동도들이 모여 함께 《傷寒論》을 연구하게 되었다. 마츠바라松原가 연장자로 강주講主가 되었고 토도는 이들과 매번 논쟁을 했다.

1751년 50세 때에 《傷寒論》과 《金匱要略》에 실린 張仲景의 약방을 골라 분류한 《類聚方》을 엮어 세상에 내놓았다. 세인은 이로써 고의방古醫方의 방의方意를 알게 되었다. 그 후에 또한 그 중에서 173개 약방을 가려내어 치료효과를 논증한 것이 《方極》이다. 이는 그 문하의 방감方鑑으로 목적은 장중경의 약방 이외에는 취할만한 방이 없음을 천명하는 데에 있었다. 메이와明和 연간에는 당시 사용하던 약물에 대해 그 실제 효용과 약물의 기능

---

18) 《東洞遺稿 · 行狀》.

을 추구하여 책을 만들어 《藥徵》이라 명명했다. 또한 자기의 학문을 문답체로 쓴 《醫事或問》을 저술했다.

이밖에 그의 제자인 츠루 겐이츠鶴元逸가 1748년에 《醫斷》을 저술했고, 겐쿄케이嚴恭敬가 1752년에 《建殊錄》을 저술했다. 전자는 토도의 학설을 기술한 것이고 후자는 토도의 치료경험 의안이다. 이러한 저작이 퍼져서 토도의 학설이 비로소 널리 세인들에게 알려졌다. 삽시간에 높은 자리에 있는 관리, 명사들과 원근의 사람들이 진찰을 받거나 혹은 학문을 배우기 위해 그의 문하에 모여들었다. 그러나 그의 학설을 반대하는 사람들도 많았다.

1762년 토도는 문인들을 교토 히가시야마東山에 초대하여 연회를 베푸는 자리에서 잔을 들고 이렇게 선언했다.

"나는 지금 61살이나 되었고 자식은 어리고 몸이 약한데(장자인 猷가 13살) 제자들 중에는 아직 이 학문에 통달한 자가 없다. 가숙家塾을 크게 열어 학생을 가르치면 걸출한 사람이 그 가운데서 나올 것이다. 그러나 자금이 부족하니 지금부터 이재에 뜻을 두어 이 일에 결실을 맺고자 한다."

이로부터 토도는 입을 것 먹을 것을 절약하고 아울러 약재상을 경영했다. 수년 후에 모은 돈으로 사숙私塾을 만들어 의학강습소를 개설하고 큰 뜻을 품은 가난한 학생들을 거두어 그 소원이 이루어지도록 지원했다.

토도는 만년에 교토 서문 밖에 땅을 사서 집을 지었는데 이 일을 빨리 이루기 위해 상점을 포기하기에 이르렀다. 1769년에 '나이가 이미 늙어 뜻하는 바를 이루지 못할까 걱정이 되어 그 일을 빨리하고자 했으나 도리어 계획이 실패로 돌아가 재물을 크게 잃게 되었다. 모든 일이 수포로 돌아가 마음이 편치 못하다. 가사는 모두 장자인 유猷에게 맡긴다'고 했다. 그리고 각지로 돌아다니면서 병이 들어도 교토로 올 수 없는 사람을 위해 치료했다. 이 이후 각지의 제후가 초빙하는 일이 많았지만 모두 사양하고 나아가지 않았다.

1773년 72세 되던 해 9월에 갑자기 어지럽고 혀가 굳어 말을 하지 못하고 세상을 하직했다.

## 2. 복고의 깃발 아래 의학을 혁신

후지하라 세이카藤原惺窩가 1593년에 南京에서 선박을 통해 들어온 程朱의 설을 처음으로 접하고 나서 한나라와 위나라 때의 주소註疏에 근거하여 경의經義를 해석한 기존 학풍에 변화가 생기기 시작했다. 송나라 유학의 학설은 최종적으로 도쿠가와시대에 통치적인 지위를 차지한 관학官學이 되었다.

그러나 이때에 고학선생古學先生이라 부르는 이토 진사이(伊藤仁齋 1627~1705)가 나타나 체용이기體用理氣 등은 모두 불교와 도교의 헛된 소리이고 성인의 가르침이 아니라고 주장했다. 그의 아들 이토 토카쿠伊藤東涯와 제자인 나미카와 텐민(並河天民 1679~1718)이 이를 이어 그 학문이 관서關西지방에 크게 유행했다. 동시에 처음에는 낙민학(洛閩學 : 程朱의 학문)을 받들어 진사이仁齋를 공박했지만 결국 송나라 유학의 설을 모두 버리고 고문사古文辭를 단계적으로 닦아 경전을 연구하여 성인의 학문을 부흥시키는데 힘을 기울인 오규 소라이(荻生徂徠 1666~1728)는 제자인 다자이 슌다이(太宰春台 1680~1747) · 핫토리 난카쿠(服部南郭 1683~1759) · 안도 토야(安藤東野 1683~1719) · 야마가타 슈난(山縣周南 1687~1752) · 히라노 킨카(平野金華 1688~1733) 등과 함께 이른바 복고학의 기치를 내걸어 도쿠가와 시대에 큰 영향을 끼친 학파가 되었다. 18세기 상반은 복고학파가 가장 융성한 시기였다.

의학 영역에서는 무역을 주요 통로로 삼아 문화교류가 활발해지기 시작하자 이에 따라 지식이 궁정에서 민간까지 전파되었다. 이때 당시 중국의 최신 의학수준을 대표하는 송명의학이 먼저 일본 의학계에 널리 퍼졌다. 그 뒤 복고의 풍조가 흥기하게 되자 일본 의학계에는 한대 장중경의 《상한잡병론》을 연구하고 신봉하는 이른바 고방파가 출현하게 되었다. 이 이전 송명의학을 받아들여 형성된 의가를 후세파라 칭한다.

고방파가 흥기하게 된 원인의 하나는 당시 중국 의학계에서 《傷寒論》을 중시하고 연구한 것이라고 말할 수 있다. 예를 들어 그 설을 처음으로 제창한 나고야 겐이(名古屋玄醫 1628~1696)는 유학에 복고풍이 일어나기 전에 이미 청대 喩昌의 《傷寒尙論篇》을 읽고 고대 의경을 연구하자고 다짐하여 당시 의가들이 일반적으로 따른 李朱의 설을 버리고 직접 仲景을 스승으로 삼자고 주장했다.

그 후 고토 콘잔(後藤艮山 1659~1733)도 나고야의 설에 영향을 받아 음양陰陽·장부臟腑 모두 취할 바 없는 후세의 설에 속한다고 보아 임상치료와 밀접하게 관련이 있는 방서를 연구하는데 힘을 기울였다. 그리고 의학 이론을 간략화하여 '백병百病이 일기一氣의 유체留滯로 생긴다는 것을 알면 반 이상은 이루어진 것'이라고 했다. 그 학설은 제자인 가가와 쇼안(香川修庵 1683~1755)·야마와키 토요(山脇東洋 1705~1762)를 통해 세상에 크게 알려졌다.

고방파가 흥기하게 된 또 다른 주요 원인은 유학 영역에서 불어온 복고풍의 영향이다. 예를 들어 고토 콘잔은 경의經義 분야에서 이토 진사이를 추앙하여 제자인 가가와 쇼안을 그의 문하에 들어가 배우게 했고, 그리하여 쇼안修庵은 유의일본儒醫一本설을 제창하게 되었다. 고의방을 중시한 유의儒醫인 나미카와 텐민並河天民 1679~1718)과 그의 제자 마츠바라 잇칸사이(松原一閑齋 1689~1765)도 진사이仁齋 문하 출신이다. 진사이의 학문으로 인해 이러한 사람들이 의경의 고의古義를 천명하는 데 노력하게 되었다.

요시마스 토도吉益東洞는 소라이徂徠의 설을 계승한 슈난周南을 사사하여 일심으로 그 학문을 깊이 연구했다. 그는 '유儒와 의醫는 다르지만 그 복고는 하나,'[19] '복고가 결실을 맺는 때이고 운명'[20]이라고 했다. 또한 '고문사古文辭를 배우지 않는 자는 상한傷寒·금궤金匱를 읽을 수 없다'[21]고 했다. 유학의 복고 풍조와 고방파의 흥기가 밀접한 관계가 있음을 충분히 알 수 있다.

당시 일본사회의 유학과 의학은 이와 같은 공통성과 인접성이 있었다. 때문에 토도는 자기보다 먼저 《傷寒論》의 방약을 사용할 것을 주창한 고토 콘잔後藤艮山을 이토 진사이伊藤仁齋에 견주었고 자기를 나중에 우위를 점한 소라이徂徠에 견주어 '나의 의방醫方은 오늘날 유가에 비유하면 토요東洋나 이토 진사이와 같아 먼저 사람들에게 발단을 열어주었고, 나의 학문이 소라이에 비견되는 것을 사양하지 않는다'고 했다.

그러나 고방파가 제창한 것이 도대체 무엇이며 그 도리는 어디에 있는 것일까? 요시마스 토도는 《醫事或問》에서 다음과 같이 언급했다.

고대의 의사는 세 부류가 있었으니 질의疾醫·음양의陰陽醫·선가의仙家醫가 바

---

19) 《東洞遺稿·與秦與一書》.
20) 《東洞遺稿·寄長門縣次公書》.
21) 《東洞遺稿·送谷子羲歸赤穗城序》.

로 그것이다. 《周禮》에서 이른바 질의疾醫는 반드시 병독病毒이 있는 곳을 확정하고 그 독을 관찰하여 처방을 내려 병독을 제거했기 때문에 모든 질병의 고통을 다 낫게 했다. 편작扁鵲과 중경仲景이 이러했다. 음양의陰陽醫는 병의 소재를 보지 않고 오직 음양과 오행의 상생상극으로만 병을 논하여 억측했기 때문에 명백하게 치료하지 못했다. 한나라의 太倉公이 이러한 사람이다. 선가의仙家醫는 기를 단련하거나 연단煉丹을 복용하여 사람을 위해 천지와 더불어 조화하는 일을 익히기 때문에 이를 행하는 사람이 적고 폐해도 적다. 葛洪·陶弘景·孫思邈 등이 이러한 의가이다. ……扁鵲·仲景의 도가 끊겨진 이후로 질의疾醫의 도를 논한 책이나 사람이 없었다. 그 원인은 한나라의 太倉公에게 있다.[22]

대략적으로 말하자면 토도는 중국 전통의학이 발전된 과정을 성질이 다른 3개의 유파로 나누었는데, 시간의 선후에 따른 각도에서 보면 세 단계라고 말할 수 있다.

첫째 가장 일찍 출현한 질의疾醫이다. 《周禮·天官塚宰》에 기술된 당시 궁정의사는 식의食醫·질의疾醫·양의瘍醫·수의獸醫로 나누었다. 이들이 책임지는 치료범위와 후대 의학 분과의 눈으로 보면 이른바 질의疾醫는 대체로 내과의사에 해당한다. 그러나 토도의 눈에 비친 질의疾醫는 이론이나 학설이 많지 않고 단지 질병의 소재(병독의 소재)에 근거하여 방약을 처방하여 '병독을 없애기 때문에 여러 질병의 고통을 모두 낫게 하는' 목적을 달성하는 특성이 있다. 선진先秦시대의 명의인 편작과 동한시대의 장중경이 모두 이러한 의가에 속한다.

---

22) "古昔醫有三, 曰疾醫·曰陰陽醫·曰仙家醫也. 《周禮》所謂疾醫見定病毒所在, 視其毒處方取去病毒, 故盡愈諸病疾苦. 扁鵲仲景所爲是也. 陰陽醫不視病之所在, 唯以陰陽五行相生相剋論病, 皆臆見, 故非明白之治. 漢之太倉公是也. 仙家醫煉氣, 或服煉丹, 爲人而習功同造化之事, 故行者少, 害亦少. 葛洪·陶弘景·孫思邈等是也. ……扁鵲仲景之道絶, 其後未聞一書一人論疾醫之道, 其根源在漢之太倉公."

둘째 한대에 출현한 음양의陰陽醫이다. 토도는 서한의 太倉公 淳于意[23]로 대표되는 이러한 의가와 이 시대에 완성된 오늘날의 《黃帝內經》·《神農本草經》·《難經》 등이 모두 음양과 오행의 상생상극으로만 병을 논하여 실제에 벗어난 순전히 억견臆見에 속하여 질병의 소재에 맞추어 분명하게 치료하지 못한다고 보았다.

셋째 진나라에서 당나라 때 출현한 선가의仙家醫다. 이러한 의가의 특징은 기를 단련하고 단약을 복용하여 천지의 조화와 함께 함(장생불사)을 시도한 것으로, 분명 의학의 정도가 아니다.

이 세 의학유파를 논한다면 선가의仙家醫는 숫자가 많지 않기 때문에 해가 적고, 크게 행세한 음양의陰陽醫는 순전히 공담에 속하여 병을 근본적으로 치료할 수 없으며, 가장 귀중한 것은 질의疾醫의 도인데, 음양의陰陽醫가 흥기함으로 인하여 절멸되었다고 보았다. 토도는 이러한 틀로 고대의 자료를 처리했다. 예를 들어 《漢書·藝文志》의 〈方技略〉 말미에 나오는 '병이 있어도 치료하지 않으면 항상 중간이 되는 의사를 얻는다'는 탄식조의 문구를 '한대에 이미 질의疾醫가 절멸되고 단지 음양의陰陽醫만 행세했기 때문에 이러한 속담이 있게 되었다. 음양의陰陽醫는 병의 치료에 무익하다는 것을 알 수 있다'[24]고 해석했다.

결론적으로 그는 중국에서는 동한 장중경 이후부터 질의疾醫의 도가 이미 끊어졌다고 보았다. 중국은 물론 일본에서 크게 행세한 것은 모두 음양의陰陽醫이다. 이러한 의가들은 대부분 음양오행의 공허한 설에 빠져 이 이론

---

23) 그의 생애·학설·醫案은 《史記·扁鵲倉公列傳》에 나타남.
24) 《古書醫言》四.

에만 의거하여 병인을 찾았기 때문에 병후 진찰을 소홀히 했다. 임상치료에서는 원기를 손상시킬까 두려워 온보溫補시키는 약을 많이 사용하고 질병을 공격하는 약물로 치료하려고 하지 않았다. 그 결과 세상의 의사들은 질병을 치료하지 못할 뿐만 아니라 의도醫道를 전수하는 일도 제대로 할 수 없었다. 따라서 반드시 고대 질의疾醫가 치병한 도를 회복시키려 했다. 그들의 핵심은 동한 장중경이 사용한 고방古方이자 고법古法인 질의지도疾醫之道로 송나라 이후의 의학이론과 방약을 대체할 것을 주장했기 때문에 복고라 칭할 수 있다. 또 이는 필경 현상에 대한 비판과 변혁이기 때문에 혁신革新이라고도 말할 수 있다. 또한 회복시켜야 하는 옛것이 진짜 옛것[眞古]일 필요는 없다. 이러한 복고의 기치 아래 행한 의학 혁신은 유럽의 르네상스와 형식과 내포가 매우 비슷하다.

옛것을 회복시키는 것으로 말하자면 진짜 옛것인지 여부의 문제, 즉 송명의학을 대체하는 仲景의 의학을 행함에 고대 張仲景의 의학이론과 치료 기술이 진짜인지 여부의 문제에 대해 토도는 《寄長門縣次公書》[25]에서 다음과 같이 언급했다.

> 내가 의학에 전념했지만 의도醫道에는 여러 갈래가 있었다. 張仲景과 孫思邈·王燾가 있고, 劉完素·張元素·李杲·朱震亨도 있다. 그 자손들이 부묵낙송副墨洛誦한 것이 이루 헤아릴 수 없을 정도이다. 처음에 나는 劉·張·李·朱의 의술을 공부했으나 병이 치료되지 않았다. 이에 王燾·孫思邈으로 바꾸었다. 張仲景에 대해서는 그렇지 않다. 부묵의 아들과 낙송의 후손[26]이 어지럽게 모여

---
25) 《東洞遺稿》에 수록되어 있다.
26) 副墨 : 문자나 시문 자체는 道가 아니고 傳道의 보조물에 불과하다는 뜻에서 이르는 말. 洛誦 : 글을 반복하여 외우거나 읽는 것을 말함.

쓸데없는 짓을 되풀이하는 바람에 이른바 중경이 진짜 중경이 아니게 되었음을 홀연히 깨달았다. 물러나서 자세히 살피고 막힌 것을 뚫고 시렁을 걷어내니 비로소 그 법도가 구비되어 있음을 분명히 보게 되었다. 그리하여 고금의 치료가 다름을 알게 되었다. 고훈古訓을 믿고 배우니 얻은 바가 있어 마침내 옛 것을 좋아하게 되었다.[27]

여기에서 토도가 처음 의학을 공부할 때 당시 다른 의가와 마찬가지로 후세파가 계승한 금원사대가 즉 劉·張·李·朱의 의술을 배웠음을 알 수 있다. 그러나 치료효과에 대해 만족하지 못하고 위로 당나라의 王燾·孫思邈 내지 한나라의 張仲景까지 소급했으나 후인들이 전하는 仲景의 의학이 '진짜 仲景'이 아님을 발견하게 되었다.

그러면 진짜 仲景은 무엇일까? 사실 이는 요시마스 토도 한 개인만 관심을 가지는 문제가 아니다. 이러한 문제를 이해하기 위해 여기에서 《傷寒論》의 역사를 소개하지 않을 수 없다.

알려진 바에 의하면 長沙 태수太守를 지낸 장중경은 종족이 외감병(상한)으로 거의 죽었기 때문에 옛 가르침을 부지런히 구하고 여러 방을 널리 모아 《傷寒雜病論》을 편찬했다. 서진西晉의 태의령太醫令인 王叔和가 그 가운데 상한을 전문적으로 논한 내용을 취하여 《傷寒論》을 엮었다. 그러나 송나라에 이르기까지 이 책은 의가들이 일반적으로 중시하지 않았다.

예를 들면 당나라의 의가인 王燾는 《外臺秘要》에서 상한과 관련 있는 제

---

[27] "僕少事於醫, 而醫道多歧. 張仲景及孫思邈·王燾者有焉·劉完素·張元素·李杲·朱震亨者有焉. 其子其孫, 副墨洛誦, 不可枚擧也. 初, 僕爲劉張李朱之術, 而病不治; 乃更爲王燾·孫思邈. 爲張仲景而猶未也. 忽覺夫副墨之子洛誦之孫, 擾擾相聚, 屋上架屋, 塞井爲臼, 嚮所謂仲景非眞仲景. 因退審察, 自鑿其塞者, 去其架者, 而始豁然見其法度備具焉. 於是乎, 知古今治異. 乃信學於古訓有獲, 遂好古矣."

가의 논설을 인용했는데, 이때 이 책을 언급하지 않고 단지 치료방약을 나열할 때에 《傷寒論》에서 약간의 방제를 채택했을 뿐이다. 그리하여 송나라 교정의서국校正醫書局에서 이 책을 교감할 때에 한나라에서 송나라에 이르기까지 800년 동안 이를 알고 있는 사람이 없었다는 것을 아쉬워했다.

그러나 송나라가 시작되고부터 이 책을 주석한 의가가 날이 갈수록 많아졌고, 외감병을 삼음삼양三陰三陽[28]에 따라 여섯 단계로 나눈 방식도 변증논치체계로 승화시켜 육경변증六經辨症이라 했으며, 장중경은 의성醫聖으로 받들어지게 되었다. 지금 한의학계에서는 여전히 이 책을 이理·법法·방方·약藥이 구비된 최초의 경전저작으로 공인하고 있다.

그러나 역대 의가들은 주석의 방식으로 이 책을 고찰하고 연구할 때에 줄곧 두 가지 문제에 혼란을 겪었다. 첫째 도대체 어떤 문자가 장중경의 원문이며 어느 것이 왕숙화와 후대에 정리한 사람이 집어넣은 것인가? 둘째 이 책의 수많은 조문의 원래 편찬 순서는 어떠한가? 한마디로 말해서 무엇이 '진짜 仲景'인가?

사학을 연구하는 입장에서 본다면 《傷寒論》의 원래의 모습에 대한 탐색은 매우 필요하고 가치 있는 일임이 틀림없다. 그러나 중국 역대 주석연구는 물론 일본의 고방파도 《傷寒論》의 원래의 모습, 즉 이른바 '진짜 仲景'에 대한 탐구는 모두 사학의 목적에서 나온 것이 아니다.

이들은 성현사관聖賢史觀을 구사하여 잃어버리고 후세에 속절없이 파묻혀버린 고대의 지혜를 찾는데 심취했다. 실제로 근대사회에서 진화사관進化史觀을 보편적으로 받아들이기 이전에는 대부분의 사람들이 이와 같았으며,

---

28) 즉 太陽病, 少陽病, 陽明病, 太陰病, 少陰病, 厥陰病.

신봉하는 고대 성인이 다를 뿐이었다. 예를 들면 후세파들이 익힌 것은 중국 최신의학 수준을 대표하는 송명의학이지만, 그들은 이러한 것이 모두 황제黃帝·신농神農 등 고대 성현의 지혜와 가르침에서 기원했다고 보았다.

진화사관의 입장에서 한나라 이후 천수백 년 이래로 장중경의《傷寒論》에 대해 후인들이 정리하고 주석한 것을 다룬다면 찬개(篡改 : 함부로 고친 것)라고 간단하게 말하기가 매우 어려울 것이다. 과감하게 취사하고 다시 새롭게 배열하고 심지어 새로운 내용을 집어넣어 외감병을 전문적으로 논설한 독립 저작인《傷寒論》이 비로소 형성되었고, 윤곽이 뚜렷한 육경변증六經辨證의 변증논치 체계가 만들어지게 되었다. 그렇지 않으면《傷寒雜病論》은 영원히 외감과 잡병을 함께 치료하는 하나의 방서에 불과했을 것이다. 심지어 이론발전의 각도에서 보는 것은 물론이고 임상치료를 지도하는 측면에서 말해도 찬개篡改를 거친《傷寒論》모두 의가들이 심중으로 비할 바 없이 존중하는 원본보다 더욱 가치가 있다고 말할 수 있다.

동시에 또한 고려해야 하는 것은 중국의《傷寒論》연구자는 물론이고 일본 고방파의 대표적인 인물인 요시마스 토도도 그들이 '진짜 仲景'을 찾는 과정에서 실제로 진위의 판별을 제공할 수 있는 어떠한 새로운 사료나 다른 방증도 없다는 점이다. 그렇다면 본질적으로 말해서 후인이 그린 진짜 仲景의 그림은 이상의학理想醫學에 대한 자신의 이해와 평가에 따른 표준이고, 이 책에 대해 만든 일차적인 새로운 정리가 아닐까 한다. 그러나 토도가 진짜 仲景의 그림을 그렸던 작업방법은 일반적인 문자의 고증과는 본질적으로 확실히 다른 점이 있다. 그리하여 일본 한방의학에 증에 근거하여 약을 투여하는 일종의 새로운 추세가 나타났다.

다른 면에서는 제자들이 토도가 경험한 의안을 정리하여 만든《建殊錄》

의 범례에서 '선생은 오로지 仲景만을 기술하고 스스로 입방立方하지 않았다. 하나의 약을 증감하더라도 반드시 중경에 의거했다'고 했지만, 또한 '실제로 효험이 있는 것은 송원의 의가라도 굳이 관계하지 않았다. 세속에서 전해지는 것이라도 반드시 배척하거나 버리지는 않았다. 실제 효과를 취하는 데에 힘을 써야지 어찌 이름에 매일 필요가 있겠는가? 따라서 仲景의 방일지라도 검증하여 치험에 효과가 나타나지 않으면 모두 잘라내고 함부로 수록하지 않았다'고 했다.

그 자신도 '세속의 이른바 명방에 간혹 기효奇效가 있는 것이 있다. 따라서 의사들이 이를 전하고 의사가 아닌 사람들도 전한다. 그것의 출처는 알 수 없지만 한때 써서 효험이 있는 것이 전해지면 명방이 된다. 대개 의서에 실린 것이 꼭 좋은 것만이 아니고 세속에 전해지는 것이 반드시 나쁜 것도 아니다. 널리 구하고 물어서 의술에 보탬이 되어야 한다'[29]고 했다. 바로 이렇기 때문에 일부 추앙하는 사람들이 그의 학문(복고)과 의술(실증)을 전면적으로 이해한 후에는 '언행이 일치하지 않는다'고 비난하게 되었다.

이에 대해 토도는 공자孔子의 예를 끄집어내어 그 합리성을 증명했는데, '국가에 이익이 되는 일은 공자 역시 선왕의 법에 따르지 않고 나는 일반 백성을 따른다고 했다. 일률적으로 법을 지키거나 옛 의서에 얽매인 자는 의술을 잘 행할 수 없다'[30]고 했다.

---

29) 《醫斷·名方》"世俗所謂名方者, 間有奇效. 故醫傳之, 非醫者亦傳之. 不審其所出, 而一時施用有驗者, 相傳以爲名方也. 蓋載書籍者未必佳, 傳俗間者未必不佳, 宜博求普問以輔其術矣."
30) 《醫事或問》"有益國家之事, 孔子亦非先王之法, 而謂吾從衆. 一概守法或泥於書籍者, 不能得術之事也."

## 3. 毒이 핵심인 질병관과 치료법

요시마스 토도는 음양의陰陽醫라 불리는 중일中日 두 나라의 의학이론과 치료체계를 철저히 부정함과 동시에 병인학 방면에서 만병일독萬病一毒설을 제시했다. 그리고 '모든 약은 독이고 독이 곧 기능한다', '약의 독으로 병의 독을 공격하기 때문에 질병이 제거된다'는 설을 통하여 병인·병리·치료를 하나로 연계시켜 이 학파의 이론체계를 세웠다.

일반적으로 만병일독萬病一毒의 병인학설은 만병은 기가 막혀서 생긴다는 고토 콘잔後藤艮山의 관점과 일종의 계승관계가 있는 것으로 본다. 그러나 보다 직접적인 원천은《呂氏春秋》에서 질병의 근원에 관한 논설에 있지 않을까?

'《呂氏春秋》의〈盡數〉·〈達鬱〉편에 이르러 무릎을 치고 하늘을 보면서 감탄하길 아 성인의 말씀이 미덥고 징험이 있구나! 이것이 병을 치료하는 큰 바탕이고 좋은 방법으로 만병은 오직 독이 관건이 된다'[31]고 했다.

독의 기원이나 원인에 관하여 그는 다음과 같이 해석했다. "사람이 몸속으로 들여보낼 수 있는 것은 음식이다. 절도를 지켜 과하지 않으면 무병하고 몸이 건강해진다. 절도를 잃고 너무 과하면 병이 생겨 몸이 약해진다. 또한 음식이 대소변으로 잘 나가지 않으면 속에 찌꺼기가 쌓여 불결해진다. 이를 울독鬱毒이라 하는데 곧 병이다. 따라서 질의疾醫가 다스리는 만병은 오직 독이고 그 독을 없애야 한다. 그 독을 한汗·토吐·하下로 풀어주면 모든

---

31)《古書醫言》권2 "至《呂氏春秋》盡數·達鬱二篇, 拍節仰天而歎曰 : 嗟聖人之言, 信而有征! 是治病之大本良方, 萬病唯一毒之樞機也."

질병은 다 치료된다."[32]

동시에 그는 정욕의 망동도 독을 낳게[毒生]된다고 했다.

토도는 실증을 강조하고 이치를 따지는 것을 반대할 때에 자신이 말한 만병일독萬病一毒의 시비를 가리는 것은 등한시했지만 또한 예외 없이 이것이 '궁극적인 이치'라는 점을 주장했다. 또한 질의疾醫의 특징은 '그리 된 까닭을 논하지 않는' 문제라 언급했지만 왜 만병일독萬病一毒인가를 설명할 때에는 음식의 절도를 잃는 것, 대소변 불통, 쌓이는 것이 독이 되는 까닭이라고 해석했다.

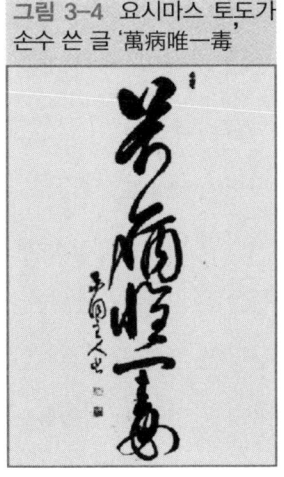

그림 3-4 요시마스 토도가 손수 쓴 글 '萬病唯一毒'

만병일독萬病一毒이라는 토도의 병인학설은 실제로 중국의 금원사대가가 제시한 궁극적인 병인과 매우 비슷하다. 특히 사대가에서 공사파攻邪派라 불리는 張子和의 관념과 같다. 동시대에 이와 유사한 것에는 에미 산바쿠惠美三白[33]가 부모에게 물려받은 독인 태독胎毒과 후천적으로 음식에서 얻는 식독食毒이 있다고 주장한 이독설二毒說도 있다. 또한 흉간胸間의 숙독宿毒과 장간腸間의 수독水毒설도 있다. 에미 산바쿠의 이독설二毒說은 토도의 만병일독萬病一毒설과는 다르지만, 마찬가지로 제자가 많고 원근에 널리 이름이 알려

---

32) 《古書醫言》권2 "夫人生可入於形體內者, 飲食也. 而守節不過, 則無病體健也; 失節大過, 則病生羸弱也. 而又其飲食不通利於二便, 則糟粕留滯於內爲穢物. 命之曰鬱毒, 是卽病也. 故疾醫爲萬病, 唯一毒而去其毒. 其毒以汗吐下而解去, 則諸病疾苦盡治焉."
33) 惠美三白(1709~1781) : 東洞의 동향으로 친구이면서 같은 길을 걸었다. 東洞과 함께 학문을 이룰 것을 맹세했으나 전국에 이름을 날린 후에는 헤어졌다. 惠美는 安逸에 머물러 있었고, 東洞은 京都로 갔다. 양가는 모두 晩成堂을 호로 삼았다.

져 온 나라의 환자가 운집했다. 토도는 그를 '천하의 양공良工으로 족히 귀감이 되고 높은 식견을 가진 이'라 평가했다.

그러나 중국의 금원사대가가 병인 분야에서 내세운 화열위해火熱爲害·비위허손脾胃虛損·사기침입邪氣侵入·음혈부족陰血不足은 말할 것도 없고 또 일본 의가의 일기유체一氣留滯·만병일독萬病一毒 혹은 이독二毒이 궁극적인 진리라는 식의 이론과 학설은 의가의 기본적인 사유패턴·질병관·치료원칙 등에 상당한 영향을 끼쳤지만 구체적인 치료술과는 결국 상당한 거리가 있었다. 바로 가메이 난메이龜井南冥가《我昔詩集》에서 기술한 바와 같이 이론의 설(說)과 실제 치료에서 작용하는 바가 일치하지 않는다.

요시무라 헨기吉村遍宜가 경사京師로 와서 요시마스 토도로부터 고의방古醫方을 받았는데, 그의 설이 의술과 모순이 있는 것에 의문이 생겨 여러 번 질문을 했다. 토도는 분명히 밝히지 않거나 말을 자르거나 냉소하고 입을 다물거나 하여 질문에 대답을 하지 않았다. 70여 일 동안 머물면서 헨기는 의혹이 더욱 심해져 누차 기다리다가 조용한 때에 묻기도 했다. 선생은 천하와 후세를 위해 일가一家의 학설을 만들었고 많은 영재를 교육하니 당연히 속임이 없다. 그러나 지금 설說하는 바는 작용하는[爲] 바가 아니고 작용하는[爲] 바는 설說하는 바가 아니다.34)

그러면 어떻게 학學과 술術을 하나로 결합시켜 실제 치료의 문제를 해결할 수 있을까? 요시마스 토도는《古書醫言》권4에서 '이전에《呂氏春秋》를 읽고 병의 큰 뿌리는 하나의 독이라는 것을 깨달았지만 그 치법을 얻지 못

---

34) "吉村遍宜遊京師, 從吉益東洞受古醫方. 既疑其說有與術矛盾者, 數就質問. 東洞未明辨之, 或誠辭折之, 或冷笑緘默, 不肯質對. 居七十餘日, 遍宜惑亦甚, 屢侍間燕, 從容問曰：先生爲天下後世創造一家言, 以教育多少英才, 固當無所欺誣. 而今所說非所爲, 所爲非所說."

했다. 그리하여 밤낮으로 열심히 노력하여 마침내 《傷寒論》에서 얻게 되었다'고 했다.

이어서 그는 이렇게도 말했다.

"《傷寒論》은 삼대三代의 질의疾醫가 만병의 독을 치료하는 법이다…… 이 방은 《呂氏春秋》에서 말한 만병이 일독一毒이라는 것과 같다. 독의 소재를 찾아 그 방으로 처리하면 어떤 병환인들 치료되지 않을 것인가!"

이른바 독毒의 소재는 질병의 임상적인 표현이다.

토도는 《史記·扁鵲傳》에서 '체내의 병이 체표에 나타난다'고 한 뜻을 환자의 임상적인 증상으로 보았다. '나 越人의 치료방법은 환자의 맥을 보고 망진을 하고 색을 관찰하고 음성을 듣고 몸의 상태를 관찰하는 것을 기다릴 필요가 없이 질병이 소재하는 부위를 말하는 것'[35]이라고 한 것은 편작을 비롯한 고대 질의疾醫가 진단 치료할 때에 임상적인 증상에 근거하여 방약을 처리했지, 진맥법과 음양론은 없었음을 나타낸 것이다.

이것이 토도가 부흥시키고자 하는, 즉 증에 근거하여 약을 투여하고 그 원인을 묻지 않는 질의지도疾醫之道의 관건이 있는 바이다. 토도와 그의 제자의 저작에서 이에 대한 관점을 반복하여 논설한 것이 곳곳에서 발견할 수 있다.

예를 들면 다음과 같다.

나는 증에 따라 조제하고 그 원인은 논하지 않았다. 일을 점검하여 공허한 설은 제거했다. / 《東洞遺稿·復木龍介書》

---

[35] "病應見於大表" "越人之爲方也, 不待切脈望色聽聲寫形, 言病之所在."

모든 치료에 오직 나타나는 증에만 따르고 因(병인) 脈(맥상)은 취하지 않는다. /《建殊錄》범례

증이 먼저이지 맥이 먼저가 아니며, 복腹이 먼저이고 증이 먼저가 아니다. /《醫斷》

扁鵲과 張仲景은 그 증에 따르고 병인을 취하지 않았다. 병인은 상상이다. 확실치 않는 것으로 결정하는 것은 扁鵲과 仲景이 취한 바가 아니다. /《藥徵》

병은 겉에 나타나기 마련이고 나타나는 증에 따라 시치하는 방법을 말한다. 후세에는 병인을 앞에 두고 증후를 뒤에 두어 고의법古醫法을 잃었다고 말할 수 있다. /《醫事古言》

병은 겉에 나타나기 마련이고 이것이 고금에 따른 치법의 규칙이다. 겉에 나타나지 않으면 어떻게 사람들에게 전할 수 있겠는가? 음양陰陽醫는 겉으로 나타나는 것을 보지 않는다. 이론으로 그 병인을 추측하는데 이론이란 정해진 법도가 없다. 따라서 한 명의 환자를 보더라도 스승과 제자가 서로 견해가 다르다. 規矩準繩(표준)이 없다. 扁鵲은 그렇지 않아 겉에 나타나는 것으로 치법을 정했기 때문에 스승과 제자 사이에 이견이 없었다. 표준이 있는 것이다. /《古事醫言》권2

그러나 요시마스 토도가 도대체 어떻게 하여 마침내《傷寒論》에서 '삼대질의치만병일독지법三代疾醫治萬病一毒之法'을 찾아내게 되었을까?《藥徵》이 바로 복고(復古) 작업의 독특한 결과다.

## 4.《藥徵》의 복고 작업

《傷寒論》에 대한 요시마스 토도의 기본적인 관점은 다음과 같다.

첫째 이 책은 장중경이 찬한 것으로 되어 있으나 장중경은 단지 '방을 전

한 사람'이고 이러한 방제의 기원은 선진先秦시기 편작 등과 같은 질의疾醫에서 비롯된 것이다. 둘째 서진西晉시기 王叔和의 정리를 거쳐 어지럽혀지고 착오가 생겨서 진위를 판별하기 어렵게 되었다. 셋째 후세에 《素問》[36]·《靈樞》·《難經》의 뜻으로 상한을 해석하고 주석함으로써 서로 맞지 않게 되어 후대에 이 책을 읽는 사람들이 읽을수록 더욱 헷갈리게 됐다.

따라서 반드시 먼저 좋은 스승에게 질의疾醫의 도道를 배워 고금에 따른 의도醫道의 변란을 충분히 알고 난 다음 이 책을 보면 마치 맑은 거울에 아름다움과 추함이 비치는 것처럼 사정邪正과 진위를 구분할 수 있다.

그리고 나면 비로소 중경의 진면목을 볼 수 있다.[37]

토도가 《傷寒論》을 통하여 어떻게 고대의 질의지도疾醫之道를 탐색했는지를 알아보자.

《藥徵》[38]은 모두 3권이고 主治·旁治·考徵·互考·辨誤·品考의 순서에 따라 《傷寒雜病論》에 나타나는 53종의 약물을 각각 논설했다. 토도는 이 책의 〈자서〉에서 이 여섯 항목에 대해 학설을 세운 근거와 내용을 아래와 같이 해설했다.

主治—양의 다소에 따라 그 주치하는 바를 안다.
旁治—병의 소재를 살펴 그 방치(旁治)하는 바를 안다.

---

36) 책에서는 毒으로 되어 있으나 조판 인쇄가 잘못된 것이 분명하다.
37) 《東洞先生答問書》"以《素》·《靈》·《難經》之意釋之疏之, 以致方枘圓鑿, 後之讀其書者所以益讀益誤也." "先就良師學疾醫之道, 能通曉古今醫道之變亂, 然後臨其書, 譬猶懸明鏡以見妍媸, 邪正真贗不可得而掩. 而後方可以見仲景之真面目矣."
38) 인용문은 廣瀨秀雄 등이 編한 《日本思想大系》第63冊《今世科學思想·下》(東京:岩波書店, 1971년, 297~341쪽)에 수록된 1785년 《藥徵》刻本에 의거했다.

考徵―서로 참조하고 고증하여 그것에 증거가 있음을 안다. 또한 다음
　　　으로 고증한 증거를 들어서 주치하는 바를 실증한다.
互考―다음으로 방에 증거가 없는 것은 서로 참조하여 고증한다.
辨誤―다음으로 고금에 그 약의 공효가 잘못된 것은 옛 준칙을 인용하여
　　　판별한다(이 항목은 약마다 다 있는 것은 아니다).
品考―다음으로 그 品物을 들어 진위를 판별한다.

　서명은 물론이고 구조와 내용으로 보면《藥徵》은 약물지식을 전문적으로 언급한 본초本草 저작이라고 말할 수 있을 것 같다. 따라서 흔히 약물학 저작으로 보고 평가하여 '이 책은 약제서藥劑書로 간주된다', '약의 성능을 전일화專一化시켜 잡다하지 않다. 이를 적당하게 이용한다면 그 공능이 현저하다'고 했다. 그러나 실제로 이 책에서 설명하고자 하는 문제와 그 속에 내포되어 있는 깊은 견해는 본초라는 말로 합당하게 표현할 수 있는 것은 절대 아니다.

　사실 옛것을 숭상하는 견해에 입각한 요시마스 토도吉益東洞가 이 책에서 천명하고자 하는 문제와 이루려는 목적은《傷寒雜病論》에서 약물과 병증과의 관계에 대한 분석을 통하여 '세월이 오래 흘렀고, 사람들은 이미 죽었고, 경이 훼손[世遠·人泯·經毀]'된 오늘날 세상에서 고대 성현인 扁鵲과 張仲景을 거슬러 올라가 엿보고, 이른바《周禮》에서 말한 질의疾醫가 용약用藥한 진의를 추구하는 데에 있다. 따라서 후세 본초서에서 실제적이지 못한 것, 취할 수 없는 것은 버리고 각종 약물의 '주치'를 진정으로 파악해야 한다고 했다.

　구레 쇼죠吳秀三가 저작한〈吉益東洞先生傳〉에 의하면 이 책은 토도가 메

이와明和8년(1771)[39]에 찬했는데 이때 토도는 이미 고희古稀였다. 난가이본南涯本이라 칭하는《藥徵》전본에는 요시마스 난가이吉益南涯가 메이와明和8년에 쓴 부기附記가 있는데 '아버님이《藥徵》을 저작하고 일곱 차례나 원고를 고쳤다. 배우고 오랫동안 익혀서 여물게 되어 묵묵히 약물의 공효를 인정하게 되면 차츰 확정'했다고 한다. 작자의 기타 저작과 비교하면 토도 본인이 연구한 각도에서 해석한 것은 물론이고 후세에 대한 영향에서 보더라도《藥徵》은 더욱 중요한 가치가 있다고 말할 수 있다.[40]

첫째, 연구방법에서 토도는 시종 실험 방법으로 고대의방과 약물의 주치와 공능[41]을 이해하라고 말했지만, 실제로 그 연구방법은《傷寒雜病論》에서 나타나는 같은 약의 방제를 귀납시키고 나아가 이러한 방제를 적용하는 증에서 공통성을 찾는 것이었다. 그 결과《傷寒雜病論》의 각 방제를 구성하고 있는 것 가운데 어떤 약물이 있는 까닭은 이러한 방제의 적용대상이 모두 그에 상응하는 병증이 있기 때문이라는 것을 발견했다. 토도는 이와 같이 귀납歸納과 통계統計의 의미를 가진 방법을 사용하여 매우 오래되고 그러한 까닭의 본래 의미에 대해 설명이 없는 역사적인 자료를 처리함으로써 적어도 만족스럽게 원시적인 본래 의미인 그러한 까닭에 관한 해석을 내릴 수 있었다. 이러한 연구방식은 고대 동양사회에서 흔히 볼 수 없는 것이라

---

39) 후에 제자인 田中殖卿·加藤白圭 등의 공동 교정을 거쳐 그의 아들 吉益猷가 東洞이 서거한지 12년이 지난 후 天明5년(1785)에 간행했다.
40) 당대 저명한 한방의학가인 大塚敬節은 이 책을 평가하기를 '《藥徵》은 東洞이 심혈을 가장 많이 기울인 저작으로 끝내 자신이 만족할 정도에 이르지 못하고 병으로 죽었다. 그러나 후세에 대한 영향으로 말하자면 東洞의 저작 가운데 이 책을 능가할만한 것은 없다'고 했다. 大塚이 저작한〈近世前期의 醫學〉(《日本思想大系》63〈近世科學思想 下〉. 東京 : 岩波書店, 1971년, 531쪽)에 나타남.
41)《藥徵·自序》에서 "本草之云, 終無其驗焉. 故從事於扁鵲之法, 以試其方, 四十年於茲"; "以試其方之功, 而審其藥之所主治也"라 했다.

고 말할 수 있다.

둘째, 고대 성현이 용약用藥한 본래의 뜻에 대한 토도의 해석을 한마디로 개괄하면 '이러한 증(證, 즉 症)이 있으면 이러한 약을 쓴다'는 것이다. 요즈음 일본학자가 《藥徵》을 연구할 때 '아, 정말 대단하다! 이는 그야말로 컴퓨터를 이용한 방식'이라고 감탄하는 것과 같다. 그 뜻은 각종 약물의 주치와 환자의 병증을 컴퓨터에 입력하기만 하면 처방을 얻을 수 있다는 말이다. 바로 토도 등을 대표로 삼는 고방파의 견방遣方과 용약의 법칙이 중국의 송명 의학체계를 계승한 후세파에 비해 이론을 경시하고 실제를 중시하는 일본인의 성격적인 특징에 보다 부합하기 때문에 일본의 한방漢方 의학가들이 매우 용이하게 수용하고 응용했다. 이것이 어쩌면 오늘날 일본 한방漢方의학에서 여전히 《傷寒論》의 원방을 애용하고 가감변화를 중시하지 않는 역사적인 기원이고 민족성의 근원인지도 모른다. 어떤 의의에서 말하자면 20세기 한약의 유효성분에 대한 일본의 연구경향은 실은 약은 모두 독이고 독이 치료한다는 요시마스 토도의 관념과 기원이 같으면서 흐름이 다른 산물에 속한다. 이밖에 후세에 끼친 영향에 대해서도 주의를 기울여야 한다. 일본의 고방파 특히 《傷寒論》에 대한 고증 연구와 정신적인 추앙 모두 근대 중국 중의학에 일정한 영향을 끼쳤다.

셋째, 《藥徵》의 작자가 천명하고자 하는 문제는 단지 '약물의 주치'이지만 아울러 이에 의거하여 병을 치료해야 효과가 즉각 나타난다고 의사들에게 알려주기도 한다.

그러나 그 연구 방법은 또한 고대 방제가 어떻게 탄생했는지를 연구하는 데 사고의 방법을 제공한 것 같다.

방제는 통상적으로 어떤 질병에 대한 지침이고 여러 가지 약물로 조성된 치료처방이다.[42] 전해지는 한의서 가운데 상당 부분이 방서이고 기재된 방제가 수천에 달한다. 방제로 말하자면 실용적인 가치와 이에 입각한 여러 연구가 당연히 있었다. 사학가와 이론연구가들이 가장 흥미를 느끼는 것은 이러한 방제임이 틀림없다. 그러나 이것이 어떻게 탄생했을까? 하나의 방제를 구성하는데 의거한 이론적인 기초는 무엇일까? 이러한 문제를 토론하려면 먼저 방제가 발전한 역사와 방을 만드는 이론에 관하여 약간의 소개가 필요하다.

중국 전통의학의 방제, 즉 복수의 약물로 구성되어 어떤 질병을 치료하는 고정된 처방의 방법이 언제부터 시작되었는지는 조사할 수 없다. 현존하는 최초의 목록학 저작인 《漢書·藝文志》의 기록을 보면 서한西漢시기에 《五藏六府十二痺方》등 10여 종의 방서 270여 권이 있었다는 사실을 알 수 있다. 그러나 이러한 방서는 모두 일찍이 망실되어 후인들이 그 자취를 엿볼 수 없다.

동한 말년에 長沙 태수인 張仲景이 저작했다는 《傷寒雜病論》이 세상에 알려졌고, 서진西晉의 태의령인 王叔和가 정리하고, 송나라 때 교정의서국 校正醫書局에서 교감하여 전해지게 되었다. 따라서 송나라 이래의 의가에 대해 말하자면 현존본 《黃帝內經》과 송나라 이전 의가의 저작에서 《傷寒雜病論》보다 조금 빠르거나 이것과 같은 시대의 방제를 볼 수는 있지만, 그들이 보기에는 이러한 방제는 단지 방제일 뿐이지 체계가 있다고 말할 수 없다. 통상적으로 王叔和의 정리를 거쳐 만들어진 《傷寒論》을 방서의 원

---

42) 개별적으로 한 가지 약물로 구성된 방제(예를 들면 人蔘 한 가지로 약으로 전당하는 것을 獨蔘湯이라 하며 回陽救逆에 쓴다)도 있지만 그러나 총체적으로 말하자면 방제는 대체로 두 가지 이상의 약물로 조성된 것이다.

조[方書之祖]로 받들었다. 근대 이후 고고학이 발달하여 《傷寒雜病論》보다 일찍 나온 고의서를 발굴했는데, 그 중에 특히 1973년에 湖南 마왕퇴한묘馬王堆漢墓에서 출토된 《五十二病方》[43]백서帛書에 의방이 가장 많이 수록되어 있다. 이러한 것들은 원시적인 방제로 사학연구에 귀중한 가치가 있지만 실용을 중시하는 임상의가와 방제의 체계적인 수립을 연구하는 오늘날 학자들의 눈길은 여전히 이른바 이理 · 법法 · 방方 · 약藥이 구비된 《傷寒論》에 맞춰져 있다. 조방組方이론은 이들 약물로 조성된 방제가 어떤 질병을 어떻게 치료하는 가이다. 송나라 이전의 방서에는 거의 설명이 없다. 의학이론 저작에서 단지 후인이 집어넣은 현존본 《黃帝內經》의 〈至眞要大論〉에서 방제의 구성 원리를 언급했는데, 즉 잘 알려진 군신좌사君臣佐使설이다.

군약이 하나이고 신약이 둘인 것은 소제小劑의 조성이고, 군약이 하나이고 신약이 둘이고 좌약 다섯인 것은 중제中劑의 조성이며, 군약이 하나이고 신약이 셋이고 좌약이 아홉인 것은 대제大劑의 조성이다.

여기에는 군君 · 신臣 · 좌佐만 있고 사使는 언급하지 않았다. 다른 구절에는 사使를 언급했지만 또한 좌佐가 무엇인지를 언급하지 않았다.

질병을 주치하는 약물을 군君이라 하고, 군약을 보좌하는 것이 신臣이라 하며, 신약에 뒤따르는 것을 사使라 한다.

이 밖에 또한 비교적 긴 문장으로 군君 · 신臣을 언급한 대목이 있다.

---

43) 墓葬 연대는 기원전 168년이다. 이러한 簡帛醫書의 구체적인 내용은 《馬王堆漢墓帛書 · 四》(北京 : 文物出版社, 1985년)에 자세히 나타난다.

기氣에는 다소의 차이가 있고 병에는 성쇠의 차이가 있으며 치법에는 완급이 있고 방에는 대소의 차이가 있으니 이를 가르는 표준이 무엇인지를 듣고 싶소. 기백이 가로되 사기에는 고하의 구별이 있고, 병에는 원근의 나뉨이 있고, 증상에는 속과 바깥에 나타나는 차이가 있고, 치법에 경중이 있는바 결국 약의 힘이 병소에 도달하는 것을 준칙으로 삼아야 합니다. 《大要》에 따르면 군약이 하나이고 신약이 둘인 것이 기방奇方의 법이고, 군약이 둘이고 신약이 넷인 것이 우방偶方의 법이며, 군약이 둘이고 신약이 셋인 것이 기방의 법이고, 군약이 둘이고 신약이 여섯인 것이 우방의 법입니다. 따라서 병이 가까운 곳에 있으면 기방을 쓰고 먼 곳에 있으면 우방을 씁니다. 발한시키는 방제에는 우방을 쓰지 않고, 공하시키는 방제에는 기방을 쓰지 않습니다. 상부를 보하거나 치료하는 방제는 완하게 해야 하고, 하부를 보하거나 치료하는 방제는 급하게 해야 합니다. 기미가 신속한 약물은 그 미가 후厚하고, 성이 느슨한 약물은 그 미가 박薄합니다. '방제의 용약은 병소에 이르게 해야 한다'는 것은 이를 두고 하는 말입니다. 병소가 멀어 중도에서 약의 기미가 결핍되면 식전이나 식후에 따라 복약하여 약의 힘이 병소에 도달하게 해야 하며 이러한 규정을 어겨서는 안 됩니다. 그러므로 기를 조절하는 규율은 병이 가까운 곳에 있으면 기방이나 우방을 막론하고 처방의 양이 적어야 하고, 먼 곳에 있으면 기방이나 우방을 막론하고 처방의 양이 많아야 하는 것입니다. 방제가 크면 약의 가짓수가 적으면서 양이 많아야 하고, 방제가 작으면 약의 가짓수가 많으면서 양이 적어야 합니다. 약의 가짓수가 많으면 9가지까지 이를 수 있고 적으면 2가지에 이릅니다. 기방을 써서 병이 물러나지 않으면 우방을 쓰는데 이를 중방重方이라 합니다. 우방을 써서 병이 낫지 않으면 반좌反佐시키는 약을 써서 병세에 따라 치료합니다. 이는 한열온량寒熱溫凉한 약을 도리어 그 병세에 따르게 하는 것입니다.[44]

---

44) "氣有多少, 病有盛衰, 治有緩急, 方有大小, 願聞其約奈何? 岐伯曰 : 氣有高下, 病有遠近, 証有中外, 治有重輕, 適其至所爲故也. 大要曰 : 君一臣二, 奇之制也; 君二臣四, 偶之制也; 君二臣三, 奇之制也; 君二臣六, 偶之制也. 故曰, 近者奇之, 遠者偶之; 汗者不以奇, 下者不以偶; 補上治上制以緩, 補下治下制以急. 急則氣味厚, 緩則氣味薄, 適其至所, 此之謂也. 病所遠而中道氣味之者, 食而過之, 無越其制度也. 是故平氣之道, 近而奇偶, 制小其服也; 遠而奇偶, 制大其服也. 大則數少, 小則數多, 多則九之, 少則二之. 奇之不去則偶之, 是謂重方. 偶之不去, 則反佐以取之. 所謂寒熱溫凉反從其病也."

결론적으로 후인은 대개 이러한 것에 의거하여 군신좌사君臣佐使설을 귀납해냈고 이것을 조방組方이론이라 했다. 심지어 '방제를 조제하는 현재의 수준으로 판단해 보아도 이는 전혀 손색이 없고, 심지어 어떤 배방配方은 이와 같이 높은 수준에 이르지 못한다'[45]고 찬양했다. 그러나 이 편장에서 군신좌사君臣佐使의 조방組方이론을 언급한 〈至眞要大論〉의 편찬 연대가 늦게는 어느 때인지는 잠시 접어두자. 관건은 이 이론이 객관적으로 존재하는 무수한 방제에 대해 결국 방제의 조성법칙[46]인지 아니면 근거가 없는 것인지에 있다.

예를 들어 세 번째 문단의 인용문에서 '下者不以偶'라 했지만 《傷寒雜病論》에서 준하지제峻下之劑인 대승기탕大承氣湯은 짝수의 약물로 조성되어 있고, '奇之不去則偶之'라 하여 기우奇偶의 나눔에 어떤 의의도 없기 때문이다.

게다가 상술한 세 문단의 인용문에서 단지 한 곳에서만 사使를 '應臣之謂使'라 정의했는데, 또 통상적으로 말하는 '사약使藥의 작용은 군약을 병소에 직접 이르도록 인도하는 것'이라는 해석과 부합하지 않을 뿐만 아니라 또한 실제적으로 인경약引經藥의 사용은 금원시기에 비로소 출현한 것으로 보아야 한다. 따라서 군신좌사君臣佐使설 자체는 물론이고 또한 대大·중中·소小와 기奇·우偶에 따른 군약君藥·신약臣藥·좌약佐藥의 숫자도 인간사회에 끼워 맞춘 산물임을 알 수 있다. 그러나 오늘날 학자들은 이것이 《傷寒雜病論》의 여러 방제를 제정할 때에 의거한 법칙으로 인정하고 있다. 그 예를 보자.[47]

---

45) 任應秋編著 :《中醫各家學說》, 上海科學技術出版社, 1980년, 273쪽.
46) 南京中醫學院編 :《中醫學槪論》, 北京 : 人民衛生出版社, 1959년, 276쪽.
47) 南京中醫學院編 :《中醫學槪論》, 北京 : 人民衛生出版社, 1959년, 277쪽.

\*마황탕麻黃湯의 조성

군(君) — 마황(麻黃 : 발한해표)

신(臣) — 계지(桂枝 : 麻黃을 도와 발한해표)

좌(佐) — 행인(杏仁 : 麻黃을 도와 平喘)

사(使) — 감초(甘草 : 모든 약을 화합시킴)


\*조위승기탕調胃承氣湯의 조성

君 — 대황(大黃 : 淸熱攻裏)

使 — 스스로 장위腸胃로 들어감

臣 — 망초(芒硝 : 鹹寒軟堅潤燥)

佐 — 감초(甘草 : 硝黃의 峻瀉를 완화시키고, 調胃·潤燥시키는 작용)


바꾸어 말하자면 하나의 방제에 몇 가지 약이 있는지에 관계없이 모두 군君·신臣·좌佐·사使 네 항목 아래에 각각 배열시킬 수 있고, 이와 반대로 설령 2가지 혹은 3가지 약만 있어도 이 네 항목에 반드시 대응하는 약물도 있다. 실제로 객관적인 사실을 비교적 중시하는 학자는 이러한 논설에 대해 대부분 직접적으로 부정하지 않는 태도를 취한다. 그러나 그들은 방제학 이론의 발전역사를 논할 때에 현존본《黃帝內經》에서의 군신좌사君臣佐使설을 언급할 수는 있지만 대체로 송나라 이후에 이르러 비로소 진정한 방제이론과 실제 응용이 있었다고 보았다. 郭天玲·朱華德이 주편主編한《現代中醫藥 應用과 硏究大系·제3권 方劑》[48]에서는 다음과 같이 말했다.

---

48) 上海中醫藥大學出版社, 1996년, 8쪽.

방론과 방제학의 연구가 언제 비롯되었고 어떠한 진전이 있었는가에 관하여 현대의가 역시 언급한 바가 있다. 어떤 사람은 金代 成無己가 처음으로 방론의 선례를 열었고, 그가 편찬한 《傷寒明理藥方論》이 송나라 이전에 의방의 임상 응용을 중시하고 의방이론의 탐색을 경시한 경향을 반전시키는 데 중요한 영향을 끼쳤다고 보았다. 어떤 사람은 명나라의 張景岳이 방제를 효능에 따라 분류하고 수많은 방제를 여러 치법 아래 통괄시켜 치법이 방제학 연구에 중요 내용이 되게 함으로써 방제가 부속된 지위에서 벗어나 독립된 학과를 형성하게 되었다고 했다. 따라서 방제학은 명나라 때에 형성되었고 張景岳의 의방팔진 醫方八陣을 대표적인 것으로 보았다.

徐實圻 등은 북제北齊시기에 徐之才의 십제설十劑說이 있었고 그 이후에 치법에 따라 분류한 것도 있었지만, 방제 자체의 진정한 특징에 입각하여 공효에 따라 분류하고 외부적인 틀을 만들고 아울러 방의方義와 해석 등 방제의 이론적인 내핵內核을 갖춘 것은 청나라 때 汪昻의 《醫方集解》로 보았다. 이 책은 방제학 체계의 온전한 구조를 기본적으로 구비하여 방제학이 전문학과가 되는 데 기초를 닦았다.

설명이 필요한 것은 방론方論 혹은 방제학方劑學의 시대가 있었을지라도 새로운 방제의 탄생은 모두 일정한 이론에 따라 제정되었다고 볼 수 없다는 점이다. 이 이전에는 반드시 먼저 방方이 있고 뒤에 론論이 있었다. 이것이 본문에서 말하려고 하는 것으로 요시마스 토도가 《傷寒論》의 약물연구에 대해 '고대 방제가 어떻게 탄생했는지 우리들에게 사고의 방법을 제공한' 원인의 소재다. 토도가 귀납시킨 결과에 따르면 방제에서 어떤 약물을 사용한 것은 반드시 상응하는 증상이 존재하기 때문이다. 감초甘草를 예로 들어 두 해석 가운에 어느 것이 보다 합리적인지를 보면 좋을 것이다.

먼저 토도는 《傷寒論》에서 사용한 감초甘草의 방제를 귀납시켜 감초의 공능이 '급박急迫함을 주치하기 때문에 이급裏急·급통急痛·연급攣急을 치료한다. 궐랭厥冷·번조煩躁·충역衝逆 등도 두루 치료한다'고 했다. 그러고 나서 매우 구체적이고 설득력이 있는 논리로 추론하여 감초가 방제에서의 해독解毒, 즉 모든 약을 조화시킨다는 후세의 견해를 두 가지 측면에서 비판했다.

①이른바 독毒은 약물의 기능이다. 따라서 '만일 그 독을 푼다면 어찌 공이 있겠는가'라 했다.

②모든 약을 조화시킨다면 모든 방제에서 다 사용해야 한다. 그러나 仲景의 방 가운데 감초가 없는 것이 반을 차지한다. 즉 왜 어떤 방제에서는 사용하고 어떤 방에서는 사용하지 않았을까?

이러한 논리적인 논변은 자체에 매우 강한 설득력이 있는 것 말고도 현대 약리연구를 차용한 결과에서도 방증할 수 있다. 예를 들어 柯雪帆이 주편한 《現代中醫藥應用與硏究大系·제4권 傷寒及金匱》[49]에서 작약감초탕芍藥甘草湯에 대해 다음과 같이 언급했다.

> 본방은 작약芍藥·감초甘草 두 가지 약미만으로 배합된 것으로 산감酸甘한 미는 음陰을 화하고 간肝을 부드럽게 하고 근을 풀어주며 영기를 화순하게 하고 낙맥을 통하게 하며 죄이는 것을 완화시켜 통증을 멈춘다. 원래 상한에서 잘못 발한시켜 다리에 경련을 일으켜 펼 수 없는 증을 위해 설정된 것이다. 근대에는 여러 가지 동통에 많이 이용한다…….
>
> 작약芍藥에 함유된 작약글루코사이드에는 경련을 완화시키는 작용이 있고, 분석에 의하면 평활근에 직접 작용한다. ……또한 진정·진통·항경궐抗驚厥 작용이 있어 중추신경계통의 부위에 따라 모두 일정한 억제작용을 한다. 경련을 완화시키는 작약의 작용은 혈관 평활근에서도 나타나 외주外周혈관을 확장시키는 작용이 있다……따라서 혈압도 약간 하강시켜 준다. 이는 광범한 중추억제 작

---

49) 上海中醫藥大學出版社, 1995년, 155~156쪽.

용과 서로 합해져 중추 흥분증상이 뚜렷하게 나타나는 음허양항陰虛陽亢한 고혈압 환자에게 사용하면 좋은 효과가 있다(또한 관상동맥을 확장시키고, 혈소판 응집을 억제하고, 항균·항염, 간기능 개선 작용을 한다).

감초甘草의 주요 성분은 감초의 글리시리진, 글리시리에티닉 산, 각종 플라보노이드 및 감초배당체 등 부신피질과 같은 작용과 앵속罌粟 염기성 알카로이드와 같은 진경鎭痙작용과 β수용체 효능제와 같은 작용과 진통·항궤양·진해·해독 등의 작용을 한다.

골격이나 기육의 동통을 치료하는 본방의 주요 성분인 작약사포닌·감초사포닌·작약paeoniflorigenone의 작용 원리는 각기 다르다. 어떤 연구에서는 본방이 교감신경흥분으로 야기된 회장의 수축을 억제하는데, 그 가운데 작약은 교감신경의 연접 전 신경세포에 억제작용을 하고 감초는 연접 후 신경세포에 억제작용을 한다고 했다.

'근대에는 여러 동통에 많이 쓴다'고 한 것과 《藥徵》에서 감초가 '급박함을 주치하므로 이급裏急·급통急痛·연급攣急을 치료한다'고 한 것이 서로 부합한다. 이 책의 작자는 우선 전통 중의의 입장에서 '酸甘化陰, 柔肝舒筋, 和營通絡'으로 왜 작약·감초를 서로 배합했는지를 설명하고 완급지통緩急止痛하는 효능이 있다고 했다. 그러나 만일 그 중 작약을 산미가 보다 강한 오매烏梅로 바꾸면 그 주치에 반드시 근본적인 변화가 발생하기 때문에 이러한 해석은 결국 설득력을 잃게 된다. 유효성분과 그 약리작용의 연구로 감초가 어떻게 급박急迫·제통諸痛을 치료하는지를 명료하게 설명했을 뿐만 아니라 이른바 협동작용에 대해서도 두 가지 약물의 약리작용이 달라 각기 교감신경의 연접 전 신경과 연접 후 신경에 작용하는 까닭을 밝혔다.

재미있는 것은 요시마스 토도가 생각한 방향을 따르든, 유효성분과 그 약리작용에 근거하여 연구하든 방법은 달라도 결과가 같다는 점이다. 전통적인 성미이론으로 어떤 약물의 효능을 해석하는 것은 실질적인 의의가 없다. 그 공통점은 양자 모두 실증의 입장에 있다는 점이다. 그리하여 오늘날 일본 의사학 연구자는 토도를 대표적인 고방파라고 매우 높이 평가하고 그들이 사용한 것은 실증적인 과학 태도와 연구방법이라고 보았다. 양자가 다른 점은 옛날에 살았던 요시마스 토도는 논리적인 사변과 귀납적인 방법을 사용했고, 오늘날 학자는 현대 과학기술을 이용하여 어떤 생약이 그 속에 어떤 성분을 통하여 어떻게 그 작용을 실현하는지를 밝힌다는 점이다.

현대의 방제학에서는 제형에 관한 논설 이외에 주로 조방의 이론, 즉 방제를 구성하는 약물의 배오 문제를 토론한다. 그러므로 군신좌사君臣佐使설 이외에 초기 약물학 저작인《神農本草經·敍錄》에서 약물의 배오의기配伍宜忌 문제에 나타나는 칠정화합七情和合설50)도 항상 중요한 방제학 이론으로 취급되고 있다. 칠정화합七情和合이란 단행(單行 : 단독으로 사용하는 것) 이외에 약물에는 상수相須·상사相使·상외相畏·상오相惡·상반相反·상쇄相殺하는 관계가 있다는 것을 말한 것이다. 이 가운데 상수相須·상사相使는 두 가지 약물의 협동·배합관계를 말한다.

역사상《藥對》51)라는 저작이 있어 이러한 배합용약을 전문적으로 언급했다.《傷寒雜病論》의 몇몇 방제 가운데 두 종의 약물이 보통 나타나기 때문에 후인들은 이를 곧 대약(對藥)으로 보았다. 앞에서 인용한 柯雪帆이 주

---

50)《神農本草經》의 성서연대는 東漢이고 원서는 이미 망실되었다. 후세에 輯復本의 敍錄에 本說 10조가 있으며, 그 속에 配伍宜忌 즉 이른바 七情和合에 관한 논설을 볼 수 있다. 일반적으로 敍錄과 그 속의 本說 모두《神農本草經》의 원시 문자로 알고 있으나 說은 해석이다. 따라서 本說이라 한 것이 원시 문자에 속하지만 또한 초기 후인의 주석임을 주의해야 한다.
51) 예를 들어《雷公藥對》·北齊 徐之才의《藥對》(佚)·清 嚴潔의《得配本草》·오늘날 사람인 呂景山의《施今墨對藥臨床經驗集》등이 있다.

편한 《現代中醫藥應用與研究大系 · 제4권 傷寒及金匱》[52]에서 〈仲景藥對選要〉라는 제목으로 이러한 문제를 전문적으로 토론했다. 작약과 감초로 예를 들어 이 책에서 어떻게 말했는지를 보기로 한다.

### 배오의 의의

"작약은 微酸, 微寒하고 감초는 甘平하여 두 약이 서로 배합하면 酸甘이 음을 화하는 효능이 있다. 酸甘이 음을 화하는 작용은 다방면으로, 첫째 진액과 혈액을 화생한다.

둘째 平肝緩急하여 肝氣의 橫逆과 陽動이 태과해지는 것을 억제하는 것이 음의 공능이다. 급작스런 동통과 기육의 경련을 치료하는 것도 음의 공능이다. 따라서 酸甘이 음을 화하는 것에는 平肝 · 柔肝 · 緩急 · 止痛 작용이 있다.

셋째 영기를 조화시켜 止汗한다. 영기는 위기와 상대되는 것으로 음에 속하고 안을 지키는 기능을 한다. 영기의 음이 안을 지키는 기능을 회복시키면 止汗시키는 목적을 이룰 수 있으며 酸甘이 음을 화하는 것에도 속한다.

넷째 柔肝健脾시킨다. 작약은 柔肝하여 肝氣가 脾를 범하는 것을 막고 감초는 調中健脾시킨다. 작약과 감초의 상배는 脾陰을 調補하는 기본적인 약물이다. 이 네 가지 모두 酸甘이 음을 화하는 것으로 개괄할 수 있다."

### 仲景方의 예(생략)

---

52) 上海中醫藥大學出版社, 1995년, 188-189쪽.

### 후세의 논술과 응용

"成無己가 《註解傷寒論》에서 작약·감초를 주석할 때에 '산감酸甘이 상합하여 음혈을 보하는데 쓴다.'고 했다."

"張元素는 《醫學啓源》에서 '오한하고 복통이 있으면 육계肉桂 1푼, 백작약白芍藥 2푼, 자감초炙甘草 1푼 반을 가하는데 이는 중경의 신품약神品藥'이라고 했다."

"《丹溪心法》에 '모든 이질복통에 반드시 백작약·감초를 군君으로 삼아야 한다'고 했다."

"《藥品化義》에서 작약은 '자감초炙甘草와 함께 산감酸甘이 상합하게 되어 비음脾陰을 조절하고 보하는데 신묘하고 좋은 법'이라고 했다."

"《中藥研究文獻摘要》에서 작약의 배당체와 감초의 유효성분은 협동작용이 있어 감초는 진정시키고 신경말초를 억제시키며, 작약은 동통중추에 진정작용을 일으킨다고 했다. 양자를 함께 쓰면 효과가 더욱 좋다."

오미五味설은 배오配伍의 의의에서 극치에 이르도록 발휘되었다. 그러나 작약감초탕芍藥甘草湯을 토론할 때에 이미 언급된 바와 같이 이러한 이론을 이리저리 헤아려 본 것일까? 산감酸甘이 음을 화하는데 만일 감초를 쓰지 않고 다른 감미약이나 설탕으로 바꾸고, 작약을 쓰지 않고 다른 산미약이나 식초로 바꾼다면 이와 같은 치료효과를 얻을 수 있을까? 반드시 작약·감초를 써야 한다면 그 속에 어떤 특정한 물질이 있을 것이다. 물론 옛사람들은 이것이 어떤 물질인지를 알지 못했다. 이는 근대과학으로 알 수 있는 것이다.

그 다음으로 仲景의 방례方例만 나타날 뿐 仲景의 논설은 없다. 따라서 장중경이 이미 작약과 감초를 대약對藥으로 보았을까? 단지 후인이 논하여 밝힌 것일까? 알 수 없다.

후세의 논술에서 단지 유효함만을 인정하고 강조한 이론이 없는 해석과 이론이 있다고 해석할 때에는 오미설五味說에만 의거했음을 어렵지 않게 알 수 있다. 그 기원은 송대 成無己의《註解傷寒論》으로 소급할 수 있다. 실질적인 해석은 마찬가지로 유효성분과 약리작용을 언급한 현대적인 연구이다.

문제는 여기에 이르러 끝나지 않는다. 현대 한의약에서 과학적인 연구의 결과로 옛사람들의 정확성을 논증했지만 그러나 옛사람이 어떻게 하여 이와 같은 지식을 얻었는지를 밝히지는 못했다. 작약과 감초처럼 신경말초와 중추에 각기 작용하고, 협동 배합하여 양호한 지통을 발휘하는 정묘한 배합 또한 허다하다.

이러한 지식이 탄생할 때에 진실한 과정을 설명할 수 있는 확실한 자료가 없는 상황에서 우리들은 단지 경험의 누적에서 기원했다고 추측할 수밖에 없다. 이밖에 현대 한의가 실제 치료에서 현대과학에 의거하여 사고하라고 요구할 수 없는 문제가 있다. 이와 같이 하면 한의가 아니기 때문이다. 그리하여 그들은 또한 산감화음酸甘化陰·유간柔肝·완급緩急 등의 이론과 개념을 사용한다. 성미·음양·장부·허실 등 한의학 개념이 이미 하나의 독립된 온전한 체계를 구성하고 있기 때문이다. 이와 같은 것만으로 그들은 이러한 약물과 이론을 원활하게 운용하여 환자를 처리할 수 있다.

이상의 논설에서 극히 보편적인 약물인 감초의 미를 여러 차례 언급했다. 이러한 전형적인 예를 통하여 요시마스 토도의 작업방식을 독자에게 온전하게 이해시키기 위해 감초에 관한《藥徵》의 해설을 아래에 초록하기로 한다.

감초甘草 : 급박急迫을 주치한다. 따라서 이급裏急·급통急痛·연급攣急을 치료한다. 그리고 궐랭厥冷·번조煩躁·충역衝逆 등 제반 급박한 독을 두루 치료한다.

考徵

芍藥甘草湯證曰 : 脚攣急.

甘草乾薑湯證曰 : 厥, 咽中乾, 煩躁.

甘草瀉心湯證曰 : 心煩不得安.

生薑甘草湯證曰 : 咽燥而渴.

桂枝人參湯證曰 : 利下不止.

이상 5방은 감초가 모두 4냥이다.

작약감초부자탕芍藥甘草附子湯은 증證이 갖추어지지 않았다(互考에서 언급함).

甘麥大棗湯證曰 : 藏躁, 喜悲傷欲哭.

이상 2방은 甘草가 모두 3냥이다.

甘草湯證曰 : 咽痛者.

길경탕桔梗湯은 증證이 갖추어지지 않음(互考에서 언급함).

桂枝甘草湯證曰 : 叉手自冒心.

桂枝甘草龍骨牡蠣湯證曰 : 煩躁.

四逆湯證曰 : 四肢拘急, 厥逆.

甘草粉蜜湯證曰 : 令人吐涎, 心痛發作有時, 毒藥不止.

이상 6방은 감초가 모두 2냥이다.

위 8방에서 甘草가 2냥, 3냥이고 4냥인 예도 있다.

苓桂甘棗湯證曰 : 臍下悸.

苓桂五味甘草湯證曰 : 氣從小腹上衝胸咽.

小建中湯證曰 : 裏急.

半夏瀉心湯證曰 : 心下痞.

小柴胡湯證曰 : 心煩 ; 又云 : 胸中煩.

小靑龍湯證曰 : 咳逆倚息.

黃連湯證曰 : 腹中痛.

人參湯證曰 : 逆搶心.

旋覆花代赭石湯證曰 : 心下痞鞕, 噫氣不除.

烏頭湯證曰 : 疼痛不可屈伸 ; 又云 : 拘急不得轉側.

이상 10방은 감초甘草가 모두 3냥이다.
排膿湯證闕(桔梗部에 언급했음).
調胃承氣湯證曰: 不吐不下, 心煩.
桃核承氣湯證曰: 其人如狂; 又云: 少復(腹)急結.
桂枝加桂湯證曰: 奔豚氣從少腹上衝心.
桂枝去芍藥加蜀漆龍骨牡蠣湯證曰: 驚狂起臥不安.
이상 5방은 甘草가 모두 2냥이다.

이상 제방을 살펴보면 급박뿐아니라 기타 통痛·궐厥·번煩·계悸·해咳·상역上逆·경광驚狂·비상悲傷·비경痞鞭·이하利下라 하여 모두 감초가 주치하는 급박한 증상이 있다. 仲景은 감초를 사용할 때 급박함이 심하면 감초를 역시 많이 쓰고, 심하지 않으면 감초를 역시 적게 썼다. 이로 보건대 감초가 급박함을 치료하는 것이 분명하다. 옛말에 환자가 급으로 괴로워하면 급히 감미로 완화시키라는 말이 있다.[53] 이는 감초를 말한 것이 아닐까?

仲景은 감초가 든 방을 많이 이용했으나 이를 사용한 것은 앞의 증에 불과한 것들뿐이다. 따라서 일일이 예를 들지 않았다. 대체로 증거가 많고 분명하여 일일이 그 증거를 들지 않겠으며 아래에서도 모두 이와 같다.

互考

감초탕증甘草湯證에서 인통咽痛하면 감초탕甘草湯을 투여하고, 낫지 않으면 길경탕桔梗湯을 투여한다고 했다. 무릇 병이 급박하고 통증이 있으면 감초로 치료하고 농膿이 있으면 길경桔梗으로 치료한다. 당장 급박하여 통증이 있기 때문에 감

---

53) 이 말은 《素問·藏氣法時論》에서 나오는 것으로 원문은 '肝苦急, 急食甘以緩之'로 되어 있다. 東洞은 분명 이 말을 차용하여 甘草의 甘味가 緩急할 수 있다고 설명했기 때문에 肝苦急을 病者苦急으로 고쳤다. 이를 칭하여 古語라 했고 《黃帝內經》을 언급하지 않아 이론적인 의학경전에 대해 비판적인 태도를 취한 東洞 유파의 심정을 드러낸 것 같다.

초탕甘草湯을 투여하고, 병이 낫지 않아 이미 농이 있기 때문에 길경탕桔梗湯을 투여한다. 이를 미루어보면 감초의 주치를 알 수 있다.

작약감초부자탕芍藥甘草附子湯은 그 증이 갖추어지지 않았다. 爲則54)의 설명 : 그 조문에서 발한시켜도 병이 풀리지 않고 도리어 오한惡寒한다고 했다. 오한하면 부자附子로 주치한다. 작약감초芍藥甘草는 주증이 없다. 따라서 이 조문의 뜻은 작약감초탕芍藥甘草湯으로 각련급脚攣急을 치료하고 이에 따라 오한이 있다면 이 증이 비로소 갖추어지게 된다.

爲則의 설명 : 조위승기탕調胃承氣湯·도핵승기탕桃核承氣湯에는 감초가 있고 대소승기탕大小承氣湯·후박삼물탕厚朴三物湯에는 감초가 없다. 조위승기탕증調胃承氣湯證에서 토하지도 내려가지도 않고 심번心煩하고, 또한 울울鬱鬱하여 미번微煩하다고 했는데, 이는 모두 그 독이 급박해져서다. 도핵승기탕증桃核承氣湯證에서는 혹은 미친 듯하고 혹은 소복少腹이 급결急結하여 뭉친 것이 있지만 광狂과 급결急結은 모두 급박한 것이기 때문에 감초를 쓴다. 대소승기탕大小承氣湯·후박삼물탕厚朴三物湯·대황황련사심탕大黃連瀉心湯은 단지 뭉친 독을 푸는 것이기 때문에 감초가 없다. 학자들은 이러한 점을 알아야 한다.

辨誤

陶弘景은 감초는 모든 약의 우두머리가 되는 약이라고 했다. 孫思邈은 백약의 독을 풀어준다고 했다. 甄權은 모든 약 가운데 감초가 군君이 되며 72가지 금석金石의 독을 다스리고 1200가지 초목의 독을 풀어주며 여러 약을 조화시키는 공이 있다고 했다. 오호라! 이 말이 나오고부터 천하에 감초의 본래 공을 다시 알지 못하게 되었으니 슬프지 아니한가? 이 세 사람의 말에 따른다면 모든 해독은 오직 이 하나만으로 족할 것이다. 지금은 반드시 그렇지 않아 그 설이 옳지 않다는 것을 알 수 있다. 여러 약들의 본래의 공효를 알려면 仲景의 방에서 양의 다소와 가감을 종합적으로 살펴보고 이를 그 증에 참고할 때에 본래의 효능을 알 수 있다. 仲景의 방 가운데 감초가 없는 것이 반을 차지하고 있어 모

---

54) 爲則 : 吉益東洞의 이름

든 약의 주인이라고 말할 수 없음을 알 수 있다. 옛말에 독약으로 병을 다스린다고 했다. 약은 모두 독이고 독은 곧 기능이다. 그 독을 풀어버리면 무슨 공이 따로 있겠는가? 깊이 생각할 필요 없이 학자들은 이러한 점을 살펴야 한다. 陶弘景이나 孫思邈은 걸출한 의가이고 박식한 군자이기 때문에 후세에 이들을 높이 받들게 되었다. 감초가 모든 약의 주가 되고 백약의 독을 푼다고 했는데 어찌 증명할 수 있는가? 仲景의 방을 살펴보면 반하사심탕半夏瀉心湯은 본래 감초가 3냥이지만 감초사심탕甘草瀉心湯에서는 1냥을 더해 4냥이 되어 약을 잘못 투여한 후에 사용한다. 陶弘景은 마침내 이를 보고 해독약이라 했다. 오호라! 그 사람의 잘못은 각기 그 시험함에 있다. 따라서 두 사람의 잘못을 보면 중경의 치료가 믿을 수 있음을 알게 된다. 만일 도홍경과 손사막이 중경이 감초를 사용한 것이 약물을 잘못 투여한 후인지 아닌지를 알았다면 그 과오를 고쳤을 것이다. 어찌하여 陶·孫이 정말 걸출한 사람이 되었고, 어찌하여 그 과오를 숨겼을까? 이로 통해 보면 陶·孫이 실로 감초의 본래 효능을 알지 못했음을 알 수 있다. 역시 후세의 불행이다.

李東垣은 생용生用하면 비위의 부족을 보하고 심화心火를 크게 사하며, 자炙하면 삼초의 원기를 보하고 표의 한寒을 풀어준다고 했다. 이는 중경이 말한 것이 아니다. 오장에 대한 근거 없는 학설은 전국시대 이후에 나타났다. 지금 질의疾醫가 되려는 사람들은 오장을 언급하지 않는다. 오장에 대한 근거 없는 학설은 전국시대 이후의 것이니 따를 수 없다.

品考

감초 : 중국산이 상품이다. 일본에서 생산되는 것은 사용해서는 안 된다. 우리 집에서는 오직 좌(剉)하여 사용한다.

《藥徵》의 뒤를 이어 토도의 제자인 무라이 킨잔村井琴山 또한 《藥徵續編》[55]을 편찬했다. 요시마스 난가이吉益南涯가 이 책의 서문을 지어 소개한 것에

---

55) 陳存仁이 편찬한 《皇漢醫學叢書》, 제14冊에 나타남.

의하면 '무라이는 후인을 건강케 하고 선친인 토도를 굳게 믿었다. 오랜 고질병을 치료하고 폐질을 고쳐 이름을 사해四海에 떨쳤다'고 했다. 《藥徵續編》에서 고증하여 교정한 약물은 모두 88종이고 그 연구방법과 편사체례는 스승의 것에 따랐다. 첫 번째 편에 실린 첫 약물인 적석지赤石脂를 예로 들면 《傷寒雜病論》에서 사용한 적석지赤石脂의 세 방제의 공통성을 귀납시켜 그 주치가 '수독水毒으로 하리下利하고 변에 농혈이 나오는 것을 아울러 치료한다.'고 했다. 더욱 흥미 있는 것은 互考 조 아래 오두적석지환烏頭赤石脂丸을 여러 가지로 분석한 점이다. 요점은 다음과 같다.

### 互考

오두적석지환烏頭赤石脂丸의 증은 갖추어지지 않았지만 심통心痛이 철배徹背하고 배통背痛이 철심徹心하는 것을 치료한다고 했다. 그렇지만 이 방이 어찌 심배철통心背徹痛만 치료할 수 있겠는가? 후세에 《金匱要略》의 심통병心痛病편 속에 잘못 들어갔기 때문에 세상 의사들은 모두 단지 심통心痛을 치료하는 방으로 보았다. 枒의 말 : 이 방은 본래 육경병六經病의 어떤 증 조문 아래 심통철배心痛徹背 · 배통철심背痛徹心을 치료하는 것에 있어야 한다. 지금 앞뒤 조문과 병증의 방법을 살펴보면 대개 궐음병厥陰病의 회궐蚘厥 · 심통철배心痛徹背 · 배통철심背痛徹心 · 하리오한下利惡寒하는 것을 주치한다. 이는 감초분밀탕甘草粉蜜湯 · 대건중탕大建中湯 등이 오매환烏梅丸 앞뒤에 있는 것과 같다. 《外臺秘要》 제7 <心背徹痛方>에는 仲景이 《傷寒論》에서 심통철배心痛徹背 · 배통철심背痛徹心에 오두적석지환烏頭赤石脂丸이 주치한다고 했다. 소주小注에서 제15권에 나타난다고 했다. 그렇다면 본래 《傷寒論》 궐음병편厥陰病篇 내의 방은 반드시 앞뒤로 증證이 있어야 한다. 어떻게 이렇게 말할 수 있는가? 촉초蜀椒는 회궐蚘厥을 치료하고 건강乾薑은 하리복통下利腹痛을 치료하고, 오두烏頭 · 부자附子 모두 사지궐역四肢厥逆을 치료하고, 적석지赤石脂는 오로지 하리下利를 치료한다. 이것으로 보면 이 방이 어찌 심배철통心背徹痛만을 치료할 수 있단 말인가? 내가 일찍이 오매烏梅가 회蚘를 치료할 수 있기 때문에 회궐蚘厥로 심통철배心痛徹背 · 배통철심背痛徹心하면 이 방에 오매烏梅가 없을 수 없다고 의심했다. 그렇다면 오두烏頭는 오매烏梅의 잘못이 아닐까? 대체로 仲景의 방에는 오두烏頭와 부자附子를 병용한 것이 없어 오두烏頭가 오매烏梅의 잘못임을 더욱 잘 알 수 있다.

여기 互考에서 설명하고자 하는 것은 주로 다음과 같은 문제다.
①이 조문의 문자는 원래 육경병六經病에 관한 논설에 있어야 하는데 후인이 이를《金匱要略》의 심통병心痛病 아래에 편성한 것은 잘못된 것이다.
②잘못된 까닭은 이 방제의 약물구성에 대한 분석을 통하여 이 방이 단지 심통心痛만을 치료하지 않고 회충병으로 인한 심통철배心痛徹背·배통철심背痛徹心을 주치한다는 것을 알 수 있기 때문이다.
③이를 기초로 한걸음 나아가 지적하기를 회충증蛔蟲證으로 유발된 심통을 주치한다면 이 병을 주치하는 오매烏梅가 있어야 할 뿐만 아니라 장중경의 처방을 살펴보면 오두烏頭와 부자附子를 동시에 사용한 예가 없기 때문에 방에 들어 있는 오두烏頭는 오매烏梅의 잘못임을 더욱 잘 알 수 있다고 했다.

설명을 해야 하는 것은 오두烏頭와 부자附子는 본래 같은 식물의 뿌리로 부위가 다르다는 점이다. 무라이村井가 이러한 각도에서 분석하여 두 약물을 함께 사용할 필요가 없다고는 하지 않았지만 이러한 점도 마찬가지로 그의 관점을 뒷받침하고 있다.

결론적으로《藥徵》은 요시마스 토도 저작 가운데 가장 많은 영향을 끼친 책이라고 말할 수 있다. 명저로 찬양을 받는 아사다 소하쿠淺田宗伯의《古方藥議》는 바로《藥徵》에서 깨달음을 얻어 저작된 것이다. 토도의 학술주장을 찬성하거나 또한 반대하는 사람을 막론하고 대부분 이 책의 가치를 충분히 긍정하고 있으며 동시에 그 극단적인 일면을 지적했다.

예를 들어 시노지마 소죠篠島宗恕는 《醫聖堂雜話初編》에서 '초학자는 반드시 요시마스 토도의 《藥徵》을 숙독해야 한다. 仲景의 방의方意를 알려면 이 책이 아니고서는 빨리 깨닫기 어렵다. 토도는 오직 이 《藥徵》에 모든 심혈을 기울였다. 그러나 자신의 식견을 밝힌 것에 치우친 점이 많다. 취사선택을 해야지 모두 믿을 수는 없다'고 했다. 그리고 토도의 의학이론을 찬성하지 않은 고증학파의 태두인 다키 겐칸多紀元簡은 《時還讀我書》에서 '토도의 《藥徵》은 식견이 있고 유용한 책'이라고 평가했다. 그의 제자인 히라노 쥬세이(平野重誠 1790~1867)도 《一夕醫話》에서 토도를 칭찬하면서 여러 방을 귀납시켜 약물의 효능을 개략한 것에 주목하여 이것이 최대의 발명이라 했다. 그러나 동시에 비평한 말도 많다.

## 5. 논쟁의 풍파를 일으킨 《醫斷》

요시마스 토도吉益東洞의 제자인 츠루 겐이츠鶴元逸가 1747년에 토도의 의설醫說을 편집하여 《醫斷》을 만들었으나 미처 간행하지 못하고 죽었다. 그 후에 동문인 나카니시 코레타다中西惟忠가 이를 잇고 마지막에 〈攻補〉·〈虛實〉 두 절에 자신의 저술을 더하여 1759년에 간행하고 1809년에 다시 간행했다.[56]

《醫斷》이 간행되자 먼저 하타 코잔(畑黃山 1721~1804)이 《斥醫斷》에

---

56) 이는 藝備醫學會《東洞全集》(87-91쪽)에서 이 책의 소개에 의거했다. 大塚敬節은 〈近世前期의 의학〉(《日本思想大系》63 〈近世科學思想 下〉, 東京 : 岩波書店, 1971年, 512-542쪽에 실려 있다)에서 이 책이 寶曆4년(1754)에 간행되었다고 했다.

서 토도의 설을 공격하게 되었고, 또한 이로 말미암아 토도의 제자인 다나카 나가노부田中榮信가 1763년에《辯斥醫斷》을 저작하여 다시 따져 묻게 되었다. 이 이외에 또한 호리에 도겐堀江道元의《辯醫斷》(1790), 작자 미상인《醫事客難》등도《醫斷》의 논점에 대해 반대 의견을 가지고 저작한 것이다. 그리고 고하타 하쿠에이木幡伯英의《斥醫斷評說》(1804), 야다베 츠네노리(矢田部常德)의《擊蒙編》, 작자 미상인《續醫事客難》등은 토도의 관점을 뒷받침하는 저작이다. 동시에 토도 자신도《醫斷》으로 발생한 여러 논의를 겨냥하여 1769년에《醫事或問》을 간행하여 자기의 주장을 한 단계 더 나아가 천명함으로써 세인의 오해를 불식시키려고 애썼다.

그렇다면 후인에게 의단논증(醫斷論證)이라 불리는 풍파를 일으킨 이 저작은 도대체 무엇을 말했을까? 이 책은〈司命〉에서 시작하여 이어서〈死生〉·〈元氣〉·〈脈候〉·〈腹候〉·〈臟腑〉·〈經絡〉·〈引經報使〉·〈針灸〉·〈榮衛〉·〈陰陽〉·〈五行〉·〈運氣〉·〈理〉·〈醫意〉·〈痼疾〉·〈素難〉·〈本草〉·〈修治〉·〈相畏相反〉·〈毒藥〉·〈藥能〉·〈藥產〉·〈人蔘〉·〈古方〉·〈名方〉·〈仲景書〉·〈傷寒六經〉·〈病因〉·〈治法〉·〈禁宜〉·〈量數〉·〈產蓐〉·〈初誕〉·〈痘疹〉·〈攻補〉·〈虛實〉등 모두 37개의 작은 표제로 되어 있다. 그 주요 내용은 다음과 같다.

〈司命〉: 편작이 말한 사명司命의 뜻을 후인이 함부로 해석한 것을 책망하고, 의가의 직능은 '장질掌疾'로 병을 치료할 수만 있다면 사생은 스스로 그 명(命: 天命)에 달려 있다는 관점을 나타내었다.

〈死生〉: 앞의 것을 이어 '사생은 천명'이라 했다.

오직 질병으로 인하여 죽는 것이지 천명은 아니다. 독약이 이를 치료할 수 있다. 무릇 사생은 의사가 관여하지 않는 바이지만 질병은 후손들이 마땅히 치료해야 하는 바이다.

　옛 방을 가지고 오늘날의 병을 체득하고 중경의 법도에 부합하여도 죽는 것은 천명이다. 귀신에게 물어보아도 나는 부끄러워하지 않는다.

　세상 의사들은 걸핏하면 환자의 사생을 예단하는데 그들의 그 뜻은 나의 손에 죽는다는 말로 의사의 명예를 손상시키는 것이다.

　따라서 이미 그 죽음을 보는 것은 또한 나의 의술이 다한 것과 같고 혹 살아남기를 기대하는 것은 옛 도道이다

　〈元氣〉: 원기元氣설은 성인이 언급하지 않았고 육경六經에도 없다. 무릇 한나라의 유학자가 만든 이래로 당송에 이르러 크게 성행하여 마침내 의사의 일상적인 말이 되었다.

　그리고 나아가 이렇게 분석했다. 원기元氣가 선천先天의 기라면 또한 어떻게 허해지고 쇠약해지는 것일까? 또한 어떻게 보할 수 있단 말인가? 나이가 들어감에 따라 쇠왕衰旺의 변화가 나타난다고 할지라도 이는 천지의 도道이고 만물의 상常이지 인력으로 만회할 수 있는 것이 아니다. 본래 강건한 사람이 쇠약해진다면 반드시 억누르는 바가 있기 때문으로 단지 그 억누르는 바를 없애면 자연 정상으로 회복된다.

　〈脈候〉: 맥은 사람의 얼굴과 같아 각기 달리 나타나며 평시의 맥상을 알기만 하면 무엇이 병맥病脈인지를 말할 수 있다. 그러나 평시의 맥을 알 수 있는 것은 열 가운데 한둘에 불과하기 때문에 어떤 사람의 맥상이 병맥病脈인지 아닌지를 판단할 방법이 없다. 따라서 東洞선생이 항상 이렇게 가르치셨다. '증證을 앞세우고 맥脈을 앞세우지 말며, 복腹을 앞세우고 증證을 앞세우지 말라.'……'이른바 오동五動 혹은 오십동五十動으로 오장의 기를 살피는 것은 매우 잘못된 것이다. 부浮・침沈・지遲・삭數・활滑・색濇과 같은 것은

겨우 판별하여 알 수 있지만 세 손가락으로 맥을 짚어서 소위 27맥을 어찌 판별할 수 있단 말인가?'

〈腹候〉: 복腹에 생명의 바탕이 있기 때문에 백병이 여기에 뿌리를 두고 있다. 따라서 병을 진단할 때에는 반드시 배를 살펴야 한다. 바깥으로 나타나는 증상은 그 다음이다.

〈臟腑〉: 반드시 모두 질병 치료에 이용되는 것은 아니다.

〈經絡〉: 치료에 아무런 쓸모가 없기 때문에 취하지 않는다.

〈引經報使〉: 본초에서 말한 하나하나가 도리가 있어 근거로 삼을 수 있는 것 같지만 그러나 만일 이와 같다면 누가 정곡을 벗어나겠는가? 그렇지만 이것으로 병을 치료할 수 없으니 이는 견강부회시킨 것임을 알 수 있다.

〈針灸〉: 침구는 결코 효과가 없는 것이 아니지만 다만 병의 뿌리를 뽑기 어려울 뿐이다. 고질적인 독은 뜸을 뜨면 동하고, 동한 후에 이를 공격하면 쉽게 낫는다. 따라서 침구 역시 하나의 도구로 삼을 수 있지만 오로지 이것만 쓸 필요는 없다. 역시 경락의 규범에 구애되어서는 안 된다. 독의 소재에 따라 뜸이나 침을 놓으면 된다.

〈營衛〉: 역시 이치일 뿐이지 질의疾醫가 쓴 것이 아니다. 따를 필요가 없다.

〈陰陽〉: 음양은 천지의 기로 의학에서 채용한 것이 아니다. 朱丹溪의 양유여陽有餘와 張景岳의 음유여설陰有餘說은 너무 깊이 천착한 것이다.

〈五行〉: 《素問》·《難經》에서 이것으로 천하의 중한 이치를 통괄하고 인신의 백병을 궁구하려고 했다.……지금 그 설을 가지고 의술을 행하면 천리나 어긋나게 된다.

〈運氣〉: 결국 음양가의 말로 어찌 질병의疾病醫가 취할 것인가?

〈理〉: 이理는 본래 비방할 수 있는 것은 아니지만 억지로 끌어다 붙이는 것이 싫다. ……따라서 우리들은 이치에 맞는 것은 논하고 이치에 맞지 않는 것은 논하지 않으며, 또한 그 소이연所以然을 논하지 않는다. 대개 사事와 이理는 서로 의지하여 떨어지지 않는다. 따라서 사事를 쫓아 얻게 되면 이理는 말없이 알게 된다.

〈醫意〉: '의자醫者는 의야意也'라는 설이 나오고 나서 세상에 교활한 사람들이 구실로 삼았다.……대개 의학을 행하는 도에는 스스로 일정한 법이 있는데, 어찌 이와 같이 천착하고 함부로 행하는가?

〈痼疾〉: 난치로 어쩔 도리가 없고 '방方이 법法을 얻지 못했다'.……'그들은 이미 치료할 수 없다고 하지만 천 명 백 명 가운데 한 사람만 고쳐도 좋지 않겠는가?'

여기에 서로 모순이 되는 곳이 있다. 앞에서는 고질병이 난치인 것은 방이 법을 얻지 못했기 때문이라 했는데, 바꾸어 말하자면 방이 그 법을 얻기만 한다면 치료하지 못할 병이 없다는 것이다. 그러나 뒤에 또한 말하기를 천 명 백 명 가운데 한 사람이라도 고치면 좋다고 했다. 어찌 모순이 아닌가?

〈素難〉: 《素問》·《靈樞》는 그 속에 있는 옛말은 본받을 수 있다. 《難經》은 이론을 말한 것이 가장 뛰어나고 의도醫道를 해친 것도 많다.《扁鵲傳》을 살펴보면 역시 위작이다.

〈本草〉: 본초서에 대한 기본적인 평가는 망설妄說이 매우 많아 받아들이기에 부족하다고 했다. 그러나 또한 폐기할 수는 없어 '중경의 법에서 합리적인 것을 선택하여 써야 한다'고 했다. 기타 장생長生·보기補氣·미용美容에 관한 설은 모두 후세 복식가服食家의 설이 본경本經에 끼어들어간 것이다.

〈修治〉: 후세에 수치법이 매우 번거롭게 되었다.……강렬한 본래의 미와 성질이 치우친 독기를 없애는데, 둔하고 약하고 부담 없는 약을 만드니 어찌 독을 제거하여 치병할 수 있겠는가? 대체로 독은 능能이고 능은 곧 독이다. 제약에 독을 더할 수는 있지만 독을 죽여서는 안 된다.

〈相畏相反〉: 말할 필요가 없다. 고인이 방을 만들 때 여기에 전혀 구애받지 않았다.

〈毒藥〉: 약은 초목의 성질이 치우친 것이다. 성질이 치우친 기는 모두 독이 있다. 이 독으로 인체의 독을 제거한다(고서의 毒藥설을 인용). 후세에 도가의 설이 질의疾醫에 섞여 들어오고부터 약은 보기補氣·양생養生하는 것이지 사기를 몰아내고 병을 물리치기 위한 것인지를 몰랐다.

〈藥能〉: 제가의 본초에서 말한 약능藥能은 대부분 이치에 어긋난다. 따라서 선생은 仲景이 말한 것을 하나같이 모두 믿었다. 그 방을 자세히 살펴보면 공용을 미루어 알 수 있다. 지금 본초서에 기재된 것을 보면 중경과 부합하지 않는 것이 하나둘이 아니다. 인삼은 심하비경心下痞鞕을 치료하는데 본초서에는 보기補氣한다고 했고, 석고石膏는 갈증을 멈추게 하는데 본초서에는 해열한다고 했고, 부자는 축수逐水하는데 본초서에는 온한溫寒한다고 했다. 서로 어긋남이 대체로 이와 같다. 선생이 따로《藥徵》을 편찬하여 상세히 밝혔기 때문에 여기에서는 덧붙이지 않는다.

〈藥産〉: 그 땅에 자라서 부여받은 약성을 알지 않으면 안 된다.

〈人蔘〉: 중국·조선에서 수입되는 것은 모두 옛날 것이 아니다. 맛이 고苦해야 하는데 현재 대부분 감초물에 담그기 때문에 달다. 기타 함부로 사용하고 사람들이 인삼이 보허한다고 여기는 잘못을 비평했다.

〈古方〉: 중경보다 오래된 방은 없다. 그러나 중경은 방을 전한 사람이지 방을 만든 사람은 아니다.

먼저 방의 작용을 안 연후에 약의 능能을 알 수 있다. 약을 능能을 모르면 방의 효용도 알 수 없다.

게다가 방의 뜻을 알 수 없는 것이 매우 많다.

《千金》·《外臺》에서 취할 수 있는 것은 몇 방뿐이다.

〈名方〉: 의서에 실린 것만이 꼭 좋은 것은 아니다. 세속에 전해지는 것이 반드시 좋지 않은 것은 아니다. 널리 구하고 물어서 의술을 보완해야 한다.

〈仲景書〉: 王叔和가 가공하고 후인이 가공했다. 주석에 견강부회시킨 것이 많다.

〈傷寒六經〉:《傷寒》에서 논한 육경六經은 병이 육경六經에 있다는 것을 말한 것이 아니고 이를 빌어 강령을 삼은 것이다.

〈病因〉: 없다고 말할 수 없다. 안다고 말한 것은 모두 상상이다. 따라서 선생은 증證을 관찰하는 것을 본으로 삼았다. 이것이 중경의 법이다. 예를 들어 상한대번갈傷寒大煩渴과 중열대번갈中熱大煩渴을 모두 백호탕白虎湯으로 주치했다. 이는 병인이 다르지만 방이 같은 것이다. 仲景이 증에 따르고 병인에 구애되지 않았음을 알 수 있다.

〈治法〉: 치법은 네 가지인데 한汗·토吐·하下·화和가 이것이다. 용약用藥→명현瞑眩→독거毒去가 仲景의 법이다.

〈禁宜〉: 옛날에는 이 설이 없어 필요가 없다.

〈量數〉: 고대에 사용한 '甚密也'는 지금은 찾아볼 수 없다. 오늘날에는 용량이 매우 적고 또한 두 번 달이니 무슨 소용이 있겠는가?

〈産蓐〉: 습속 가운데 유익한 것은 따르고 해로운 것은 마땅히 버려야 한다. 산후에 잠을 재우지 않고, 인삼과 황기로 보양하고, 임신에 복대를 하는 것은 모두 취할 수 없는 것이다.

〈初誕〉: 태독을 없애는데 힘쓰고 성급하게 젖을 먹여서는 안 된다. 보해서는 안 된다.

〈痘疹〉: 치법은 제독배농除毒排膿을 위주로 한다. 보법과 사법은 모르는 사람이 세운 것이다.

〈攻補〉: 의사의 의술에는 공攻하는 것만 있고 보補는 없다. 독약으로 병을 공격한다. 정精을 기르는 것은 곡육과채穀肉果菜로 한다.

〈虛實〉: 《內經》에 의하면 '邪氣盛則實, 精氣奪則虛'라 했는데, 병이 있는 것이 곧 실實임을 말한 것이다. 또한 '약은 성질이 치우친 독물로, 이것으로 사기를 물리칠 수는 있지만 정기를 보할 수는 없다'고 했다.

이상 37가지 작은 제목을 통하여 핵심적인 관점을 요점만 추려 소개했다. 요시마스 토도가 실제로 기초 이론의 핵심 개념과 상관 이론 즉 장부·경락·음양·오행 및 맥진방법·본초저작·의학경전 등을 모두 철저히 부정했음을 알 수 있다. 비판과 동시에 사명司命·사생死生·원기元氣·독약毒藥·약능藥能·치법治法·초탄初誕·두진痘疹 등의 장을 통하여 토도 유파가 '생사生死에는 명命이 있고, 의사의 직능은 단지 독약을 사용하여 병사를 제거하는 것이다. 산부나 갓 태어난 태아 혹은 두진을 앓는 소아일지라도 모두 몸속에 요동하지 않고 굳게 자리 잡은 독사毒邪를 제거해야 하며 보법補法이라 말할 수 있는 것은 없다'고 제창했음을 알 수 있다.

하타 코잔은 이와 같이 과격한 말을 읽고 《斥醫斷》[57]의 서언緒言에서 자신의 의견을 다음과 같이 개괄했다.

"내가 츠루鶴가 편찬한 요시마스의 《醫斷》을 읽고 책을 팽개치고 탄식하

---

57) 陳存仁編《皇漢醫學叢書》, 제13책.

여 한숨이 나오는 것이 셋이요 눈물이 나오는 것이 둘이다. 기타 이치에 어긋나고 도리가 손상된 것은 일일이 거론하기 어렵다."

탄식한 것 셋과 눈물이 나오는 것 둘은 다음과 같다.

① 대저 의학은 작은 도이지만 그 정묘한 이치와 쓰임은 성인이 아니면 힘써 배울 수 없다. 그리하여 고금의 의사들 가운데 뛰어난 지식과 재주를 가진 사람이 나타났으나 논변하고 취사한 것이 한결같이 경經에서 절충한 것으로 끝내 그 길을 바꿀 수 없었다. 인명이 달려있는 것이 매우 중대하니 어찌 신중을 기하지 않았겠는가! 그 의서는 단연 의경을 배척하고, 음양을 버리고, 고금의 움직이지 않는 법을 바꾼 이단이다. 오호라! 이러한 언행이 훗날 그 폐단을 감당하지 못할 것이다. 그리하여 탄식하는 것이 하나이다.[58]

② 仲景은 명민하지만 오히려 《素問》·《陰陽大論》을 굳게 믿었다. 그 책은 仲景에서 방을 취했다고 했지만 임의로 취사하고 망설을 가했다. 인삼은 보하는 바가 없고 심하비경心下痞鞕을 치료한다고 했고, 부자附子는 온溫하지 않고 수기水氣를 몰아낸다고 했다. 그렇지만 중경이 왜 인삼人蔘 대신 지실枳實을 사용하지 않고, 부자附子 대신 감수甘遂를 사용하지 않았을까? 근거가 없는 말이라 할 수 있다. 그리하여 탄식하는 것이 둘이다.[59]

③ 정치에는 왕도王道와 패도覇道의 구별이 있고 관리에는 관대한 관리와

---

58) 夫醫雖小道, 其精理妙用, 非聖人不能肇修之也. 是以古今醫流, 雖有卓識俊才逈(辭源亦無, 僅有迥) 出於人者, 然其論辨取捨, 一皆折衷於經, 而終不能更其轍也. 人命所係, 至重慕大, 豈可不慎哉! 而彼書也, 斷然擯醫經·棄陰陽·變古今不移之道, 而異其端矣. 嗚呼, 此言之行也, 後將不勝其弊矣. 可爲歎息者一也!

59) 雖以仲景明敏, 猶質信於《素問》·《陰陽大論》. 彼書雖稱取方于仲景, 然取捨任意, 加以妄說. 謂人參無補, 而治心下痞鞕; 附子非溫, 而逐水氣. 然則仲景何不舍人參用枳實, 代附子以甘遂乎? 可謂無稽之言矣. 可爲歎息者二也.

혹독한 관리가 있는데 의도醫道도 역시 그렇다. 그 책에서 의술을 논한 것이 매우 소탈하여 증의 나눔을 생략하고, 표본을 구하지 않았고, 병인을 궁구하지 않아 공격만 있고 보는 없다. 비유컨대 李斯와 商鞅60)의 방법으로 郅都와 杜周를 다스리는 것과 같다. 이와 같이 하여 실패하지 않는 것은 드물다. 이것이 큰 한숨을 쉬는 셋이다.61)

4 생사는 천명에 달려있지만 의술이 관여하는 것도 크다. 본래 치료하는 기술이 맞는 법을 얻으면 회생하고 적합하지 못하면 빨리 죽는 것은 다 아는 이치이다. 요시마스는 생사는 의사가 관여하지 못하는 것이라 했는데, 이 말의 폐단으로 끝내 어리석은 자가 사람이 죽는 것을 바람에 날리는 꽃잎처럼 보게 되었다. 아! 백성의 병은 장차 누구에게 의지할 것인가. 눈물을 흘리는 넷이다.62)

5 가장 슬픈 것은 갓 태어난 영아嬰兒에게 타고난 체질의 강약을 가리지 않고 모두 공격을 시행하는 것이다. 고금의 경법經法은 버려두고 언급하지 않았고, 옳다고 억단하여 돌아보면 의심스런 것이 적지 않다. 두진의 치료에 이르러서는 참혹함이 더하여 참을 수가 없다. 이것이 눈물을 흘리는 다섯이다.63)

---

60) 李斯 : 始皇의 승상으로 郡縣制를 제정하고 禁書令을 내리는 한편, 小篆을 표준으로 삼아 문자를 통일하고 倉頡篇을 지어 규범으로 삼았다. 趙高의 모함으로 腰斬되고 三族이 몰살당했다. 商鞅 : 전국시대 魏나라 사람으로 秦 孝公의 左庶長이 되어 變法을 제정했으며, 井田을 폐하고 賦稅를 고쳤다. 惠王의 일로 주살되었다.
61) 夫政有王霸之別, 吏有循酷之異, 醫道亦然. 彼書論術甚率易, 分證尤忽略, 不求標本, 不究病因, 有攻而無補矣. 譬猶李斯商鞅之術郅都杜周之治. 如此而不敗者幾希也. 可大息者三也.
62) 雖死生有命, 醫事所關亦大矣. 原治術之得法以回生, 與失宜以速死, 則可以知之矣. 吉益子謂死生醫所不與也, 此言之弊, 終令庸愚者視人死如風花. 籲! 民病將疇依. 可爲流涕者四也.
63) 其最勝悲者, 初誕嬰兒不辨稟賦渥薄, 一切攻擊之施. 古今經法, 置而不論; 臆斷所是, 無少顧疑. 至痘疹之治, 慘刻益酷, 可不謂忍乎. 可爲流涕者五也.

그리하여 '따지지 않을 수 없어'《斥醫斷》을 지었다. 재미있는 것은 쌍방의 논설방식을 보면 마찬가지로 모두 고대문헌과 성현의 말을 널리 인용하여 근거로 삼았지만 결국 각자 자신의 관점을 펼쳤다는 점이다.

또 한 가지 재미있는 점은 헤이안시대 의사인 호겐法眼 다케카와 코쥰武川幸順이 찬한 〈題斥醫斷後〉에서 고방파 사상의 근원이 되는 유의儒醫에게 그 죄를 돌린 점이다.[64] 그는 유의儒醫의 문제는 이론만 알 뿐 실천경험이 모자라는 점이라고 보았다. 《書經》에 '藥不瞑眩, 厥疾弗瘳'[65]라는 말이 나타나기 때문에 토도와 같은 유의儒醫들은 독약으로 병을 공격해야 한다고 주장하여 환자에게 명현瞑眩 증상이 나타나도록 힘을 쏟아 치료를 위한 치료를 했다고 말할 수 있다. 그는 《醫斷》의 작자인 츠루 겐이츠鶴元逸에 대해 '백면의생이 공부만하고 임상경험이 없었다. 약을 투여해 보지도 못하고 종일토록 꼼짝하지 않고 앉아서 책과 벗했다!'고 비꼬았다. 과감하게 질병을 공격하는 이러한 치료방법을 태도가 온화하고 우아한 유생과 연계시켜 함께 평가한 것은 다른 각도에서 유의儒醫를 관찰하고 이해하는 데 확실히 도움이 된다.

비교에 도움을 줄 수 있는 예로 학식과 소양으로 말하자면 중국의 금원사대가도 유의儒醫의 범주에 넣을 수 있지만 그들의 주장은 확연히 다르다. 李杲는 위기胃氣가 바로 사람의 원기이고 각종 질병은 대부분 비위의 손상

---

64) 예를 들면 그 跋文에서 '近世香川子首倡儒中之醫. ……世醫小有才之輩, 遽喜其新奇, 妄謂千古不傳之祕者. 殊不知議論之激, 矯而過正; 好奇之甚, 稍涉偏僻. ……鶴生作《醫斷》, 則全然香子之說, 剿以爲己有. 稍換其字, 或微變其意, 左支右吾, 敷衍成篇. 其他一二異見, 飾以師說, 而務立其門戶. ……儒中之醫, 而有斯弊, 不亦怪乎?"라 했다.
65) 후인은 대부분 그 뜻이 약물의 맹렬함이 사람으로 하여금 瞑眩(眩暈)의 정도에 이르지 못하면 중병이나 고질이 치유될 수 없다고 보았다.

으로 생긴다고 보았기 때문에 치료에 보토(補土 : 脾胃)를 위주로 하여 '의학의 왕도王道'라 칭찬 받았다. 朱丹溪는 질병은 음양의 균형을 잃어서 생긴 것이고 인체 또한 '陽常有餘, 陰恒不足'하기 때문에 자보음혈滋補陰血을 통하여 음양의 평형을 이룰 것을 주장했다. 이것은 유가 학문의 특징에 매우 부합하는 것 같다. 그러나 마찬가지로 유학적인 소양을 잘 갖추어 《儒門事親》을 자신의 저서 서명으로 삼은 張子和는 질병은 인체에 원래 있는 것이 아니기 때문에 치병에 그 사邪를 공격하여 제거하지 않으면 안 된다고 보았다. 따라서 '한汗 · 토吐 · 하下 3가지 방법만으로 인체에 침입한 질병을 제거하면 되는 것이지 보법補法이라 말할 수 있는 것이 어찌 있겠는가?'라고 했다.

또한 엔 요시히로(袁嘉裕, 櫟山)는 토도가 제창한 독약공질毒藥攻疾 · 명현질거瞑眩疾去 · 사생유명死生有命 등을 겨냥하여 다음과 같이 논설했다.

"이 당시 토도 옹이 영양과 자보滋補의 폐해를 우려하여 그 폐단을 고치려 한 것은 탁월한 견해라 할 수 있다. 그러나 옹은 사람됨이 시기심이 많고 잔혹하여 몸의 허실을 구별하지 않고 사기의 성쇠를 논하지 않고 함부로 사하瀉下시켜 공격한다. 환자가 답답하여 어찌할 줄 모르고 죽으려고 하여도 약에 명현瞑眩이 없으면 그 병은 낫지 않는다고 태연하게 말하고, 거의 죽게 되면 생사는 천명에 달린 것이니 의사가 관여하여 알 수 없다고 한다. 무릇 만병은 오직 하나의 독이라 하여 그 독을 사하瀉下시켜 도리어 죽어도 모두 천명이니 독약이 그렇게 한 것이 아니라고 한다. 오늘날 천하의 사람들이 불행하게 독약으로 죽어도 의사에게 죄를 묻지 않고 하늘에 돌리니 실로 옹의 묘한 계책이다. 아! 심하도다. 옹이 나쁜 전례를 만들었구나. 세상에 기이한 것을 좋아하는 어리석은 자들은 현혹시키는 말에 빠져 인명을 초개같이 여기고 두려움을 모르는 것에 익숙해져 있다. 또한 맹독한 준제峻劑의 함정을 파서 고질병을 근근이 버텨내고 있는 저 우매한 환자에게 '내가 듣기로는 의사가 질병을 치료하는 것은 현자가 나라를 다스리는 것과 같다. 옛날 鄭子産이 그의 아들 大叔에게 이르길 너의 정치는 맹독함만 못하다!고 했다. 우리 토도 선생이 맹독한 의안과 엄한 독을 모아 의술에 이바지한 것은 오로지 이러한 이유이다'라고 말한다. 혹은 '그러한 즉 보익하여 죽거나 공격하여 죽거나 죽는 것은 마찬가지다. 삶을 사랑하는 본성은 사람의 마음에 합치되니 이와 같은 것이 가당키나 하겠는가?'라 한다. 옛 속담에 '병이 있어도 치료하지 않으면 항상 중간 의사를 얻는다'고 했다. 오늘날 훌륭한 의사가 없는 것을 보면 역시 치료하지 않고 천명을 기다리는 것과 같다."⁶⁶⁾

논쟁을 보면 한쪽을 비평한 입장은 대체로 3가지 측면을 내포하고 있다. 즉 고문의 본래 뜻을 정확하게 이해하지 못하고 있고, 의리醫理에 밝지 못하고 과격하며, 타고난 성격이 잔인하여 의사의 자애심이 없다는 것이다. 그러나 토도파를 반대하는 이러한 논란에 대해 일일이 증거를 들어 토도 학설의 정확성을 논증한 사람이 바로 무라이 하루히사(村井椿壽, 號는 琴山 1733~1815)이다. 하루히사는 張仲景이 서거한 후 2000년이 지나서 토

---

66) 吳秀三이 소장한 《東洞一毒說評論卷》. "當此時, 東洞翁憂養榮滋補之害, 欲以矯其弊, 可謂卓見矣. 而翁爲人猜忍慘刻, 不辨体之虛實, 不論邪之劇易, 妄瀉下攻擊之. 而其人煩躁狼狼將死, 則泰然曰: 藥弗瞑眩, 厥疾弗瘳. 未几而死, 則曰: 死生有命, 非医所與知也. 蓋萬病唯一毒, 瀉下其毒而反死者, 皆命也. 非藥毒之使然也. 今天下之人, 不幸爲毒藥斃者, 不歸罪于医而歸天, 實翁之妙計也. 嗟乎甚矣哉, 翁之作俑也. 世之粗笨驚奇好怪者, 樂聞其誕, 乃芥視人命, 恬不知恤. 又設猛毒峻劑之窄, 彼蒙昧而舁瘤担痼者, 且曰: 吾聞医者之治疾, 猶賢者之理國也. 昔鄭子産敎子大叔曰: 子爲政莫如猛! 吾東洞先生所以聚猛峻毒供事, 職此之由也. 或曰: 然則其死補益与死攻擊, 其死則一也. 好生之德, 洽于民心, 如之何可哉? 古諺曰: 有病不治, 常得中医. 觀今世无工医者, 亦如不治而待天命也."

도 선생이 비로소 의도醫道의 요점에 관심을 기울였다고 하여 《醫道二千年眼目編》을 지어 열정으로 가득 찬 필치로 토도를 변호했다.[67]

이밖에 토도의 입장을 지지하는 태도를 취했지만 그 학설에 대해 조용히 절충하여 개조한 사람을 볼 수 있다. 예를 들어 《後醫斷》의 '맥후脈候'에서는 이와 같이 말했다.

맥은 일신의 생동하는 기운으로 사람마다 정상적인 맥이 있고 몸에 질병이 있으면 맥이 변하지 않을 수 없고 조짐이 나타난다. 열熱하면 맥이 부浮하고 한寒하면 침沈하여 이로써 음양을 판별할 수 있다. 외감병이 중하면 맥이 긴緊하고 경하면 완緩하여 이로써 상한傷寒과 중풍中風을 분별할 수 있다. 나중에 변하고 또 변하여 현弦하고 삽澁하고, 삭數하고 지遲하여 허실이 정해지고 사생이 판별된다. 맥의 형상은 천변만화하여 관찰할 수 없을지라도 여기에 갖추어져 있어 그 관건을 알 수 없는 것은 하나도 없으니 역시 묘하지 않는가? 더구나 맥脈·증證·복복腹 삼진三診을 병행하면 진단은 끝난다. 맥을 두고 증을 논하거나 증을 배제하고 맥만 논하는 것은 하나를 중시하고 다른 하나를 폐지하는 것이다. 게다가 5동 혹은 50동으로 오장의 기를 진찰한다고 하는 것은 추측에 속하는 견해로 그럴듯하다고 말하지만 환자를 속이는 것으로 어찌 치병의 방법을 안다고 할 수 있겠는가? 의사가 한열을 판별할 수 있으면 처방이 이에 정해지고, 허실을 판별할 수 있으면 사생이 이에 나뉜다. 맥으로만 진찰할 수 있고 맥의 작용이 그렇다.[68]

---

67) 大塚敬節 : "近世前期的醫學", 《日本思想大系》63 "近世科學思想 下", 東京 : 岩波書店, 1971년, 531쪽.
68) 脈卽一身之活機, 人各有常脈, 而體有所疾, 則其脈不得不變也, 乃隨其所變, 備之一候. 熱乎爲浮, 寒乎爲沈, 於是可辨其陰陽也. 重乎爲緊, 輕乎爲緩, 於是可分其傷寒中風也. 而後變之又變, 爲弦爲澁, 爲數爲遲, 虛實定焉, 死生判焉. 脈之爲狀, 千變萬化, 雖如不可候乎, 約之於此, 無有一不得其肯綮也, 不亦妙乎? 況倂之三診, 而候法盡矣. 若或厝脈論證, 或損證論脈者, 此擧一而廢一也. 況謂五動或五十動候五臟之氣者, 以意推度, 言其仿佛, 以欺病者, 亦焉知治病之方法乎哉. 醫能辨其寒熱, 則處方於是乎定; 能察其虛實, 則死生於是乎分. 唯脈可以候也, 脈之用爲然矣.

전술한 《醫斷·脈候》의 기본적인 관점에 따르면 《後醫斷》의 작자가 절충한 관점은 주로 다음과 같은 몇 가지 측면으로 나타남을 알 수 있다.

① 《醫斷》에서는 맥이 사람의 얼굴처럼 각기 다르다고 비유하여 의생은 개인마다 평시의 정상적인 맥상을 알 수 없고 자연 무엇이 병맥인지를 판단할 수 없기 때문에 진맥의 작용을 부정했다. 《後醫斷》의 작자는 논리적으로 이른바 상常이라는 일반 표준이 없고 또한 어떤 구체적인 사람의 평소 맥상을 알 수 없지만 병맥의 존재를 인정하여 알 수 있다고 했다.

② 《醫斷》과 같이 가장 뚜렷한 몇 가지 맥상의 변화만은 인정했지만[69] 음양·한열·허실 방면을 판별하는 가치는 인정했다.

③ 《醫斷》과 마찬가지로 5동 혹은 50동으로 오장五臟의 기를 살피는 이론은 부정했다.

④ 삼진(三診 : 脈·證·腹)을 함께 중시하여 한 가지만 강조하거나 폐지할 수 없다고 했다. 그리고 한열을 판별하고 허실을 관찰하여 처방을 정하고 사생을 결정하는데 '오직 맥으로만 관찰할 수 있다'고 특별히 강조했다.

## 6. 토도의 저작, 家人 및 제자

그의 아들 요시마스 난가이吉益南涯가 1785년에 부친의 저술을 발표하고 이렇게 말했다. "모두 1000권이다. 방술사方術士가 종종 이를 보고 진실로 옛 질의疾醫의 도道라고 했다." 수록된 책의 목록은 아래와 같은 11종이다.

---

69) 《醫斷》에서 거론한 浮·沉·遲·數·滑·濇 여섯 가지 맥상에 비해 緊·緩 두 맥이 더 나온다.

1.《方極》1권(1755년에 저술하고 1764년 간행)

2.《類聚方》1권(1762년에 저술하고 1769년에 간행) : 이 책은《傷寒論》과《金匱要略》에서 220개의 방을 골라 분류하여 편찬한 것이다. 몸소 시험해보지 않은 방은 권말에 두었다. 무라이 킨잔村井琴山은 '중국에 역대로 천 수백 명의 의가가 있었지만 중경을 드러낸 것이 이것보다 나은 것은 없다'고 했다.

3.《醫事或問》2권(1769에 저작하고 1825년에 간행) : 모두 37問을 설정하여 그의 주장을 설명했다.

4.《藥徵》3권(1771년에 저술하고 서거 후 12년인 1785년에 간행)

5.《古書醫言》4권(1813년에 처음 간각하고 1864년에 간행) : 이 책은《周易》·《書經》에서《內經》·《傷寒論》에 이르기까지 의약에 관한 것을 발췌하여 하나하나 평설했다. 이 밖에《醫事古言》이라는 1책이 있고 1805년에 간행했다. 옛말을 거론한 것이《古書醫言》보다 적다.

6.《東洞先生遺稿》3권

7.《醫方分量考》1권

8.《方選》1권[70]

9.《丸散方》1권

---

70) 書肆北林堂에서 文化8년에 간행하여 吉益東洞先生이 口授하고, 乾省守業이 필기하고, 殿經文緯가 校訂한《方機》라고 표제를 달았다. 殿經文緯의 서문에서 이렇게 말했다. "書肆 北林堂齋에서《方機》를 가지고 와서 '이 책은 東洞翁이 구술한 것을 문인이 기록하여 비장한 것이다. 내가 乾守業에게 얻어 간행하여 세상에 알리고자 하니 원컨대 선생이 교정해 주시길 바랍니다'라고 했다. 나는 감히 사양하지 못했다…." 이 책의 목록에 175방의 이름이 열거되어 있고 모두《傷寒雜病論》의 방이다. 정문에 열거된 방명은 모두 123개이고 기타 가감변화시킨 것에 나타난다. 내용은 方名·약물의 구성과 劑量·제약과 복용방법·적응증·가감변화(전부 다 있는 것은 아니다)를 포함하고 있다. 大塚敬節은《方選》이 즉《方機》의 전신이 아닌가 보았다.

(《方選》과 《丸散方》 2종은 토도가 평소 조제한 것을 엮은 것으로 집안에 소장하고 공표하지 않은 것이다. 그러나 입문하는 사람들은 베낄 수 있었다.)

10. 《醫斷》1권

11. 《建殊錄》1권 : 이 책은 문인인 겐쿄케이嚴恭敬가 1763년에 토도의 험안驗案 54례를 모아 만든 것이다. 뒤에 〈부록〉 1권이 있는데, 長門의 유관儒官인 츠루테나鶴台선생이 치유되지 않은 병례에 대해 토도에게 가르침을 청하고 토도가 분석한 것이다.

(《醫斷》과 《建殊錄》 2종은 제자들이 저작하고 토도가 감정한 것이다.)

이 밖에 토도가 구술한 것을 적거나, 그의 가르침을 기술한 것에 속하는 것이 있다.

12. 《補正輯光傷寒論》2권
13. 《輯光傷寒論》1권
14. 《刪定十二律方》1권[71]
15. 《家塾丸散方》1권
16. 《腹診論》그림이 곁들여 있는 3권
17. 《東洞先生痘瘡新論》1권
18. 《東洞先生答問書》1권[72]
19. 《東洞先生配劑錄》2권
20. 《東洞先生應問錄》1권

---

71) 村井琴山은 '또한 후세의 방을 모아 《十二律方》을 만들었다'고 했다(《三世醫譚》에 나타남. 藝備醫學會 : 《東洞全集》, 99쪽에서 인용).
72) 江戶의 尾臺榕堂이 校訂하고 門人이 기재한 것으로 모두 26問이다.

21. 《東洞翁遺草》1권

토도는 처와 두 명의 첩을 두고 모두 9남 1녀를 낳았다. 태어나자마자 죽은 자식이 3명이고 요절한 자식이 3명이며 의사가 된 자식이 2명인데, 그의 적통을 전수받은 자식은 처 다카키高木 씨의 소생인 요시마스 유吉益猷이다.[73]

요시마스 유(吉益猷 1752~1813)는 字가 修夫이고 첫 號가 謙齋이며 나중에 난가이南涯로 고쳤으며 통칭 周助(어릴 때에는 大助)라 했다. 《方規》를 저작하여 중경의방仲景醫方을 활용하는 법을 설명했다. 나중에 토도의 만병일독설萬病一毒說이 막연하여 근거로 삼을 수 있는 형상이 없음을 우려하여 인체에는 기氣·혈血·수水 3가지 물질이 있어 독이 이를 통해 비로소 증상을 나타낸다는 설을 창안했다. 이것으로 《傷寒論》을 해석하여 《傷寒論精義》를 편찬했다. 나중에 또한 《醫範》을 저작하여 기氣·혈血·수水로 나눈 것과 만병일독萬病一毒의 요지가 어긋나지 않음을 밝혔다. 이러한 궤적을 따라 또한 《氣血水藥徵》을 저작하여 새롭고 온전한 체계를 형성하게 되었다. 적에 오른 제자가 300여 명이었고 이름을 날린 사람도 적지 않았다(氣血水의 설은 河天民이 처음으로 창안했고 南涯가 이것으로 《傷寒論》을 해석했다).

---

[73] 처 高木幸은 天明元年에 58세로 죽었다. 세 아들을 낳았는데 —包는 1744년에 태어나자 죽었고, —璿(1747~1750)은 두진으로 죽었고, —猷(1752~1813)는 南涯이다. 딸 —三保(제자인 二宮果에 시집갔다)가 있었다. 훗으로 佐登·幾가 있었다. 넷째 아들은 1753년에 태어나자 곧 죽었다. 다섯째 아들은 1754년에 생후에 곧 죽었다. 여섯째 아들 淸麿(1762~1802)는 유학자가 되었다. 일곱째 아들은 요절하고, 여덟째 아들은 1771년에 요절했고, 아홉째 아들 辰麿(1767~1816)는 幾의 아들로 大阪에서 의업을 했다.

나카가와 슈테이中川修亭의 《醫方新古辨》에 의하면 난가이는 실사實事에 온 힘을 기울이고 부친의 학문을 크게 보충했다. 그러나 《方極》은 이용하지 않고 방치했고, 《藥徵》에 역시 만족스럽지 못한 점이 많다고 보았으며, 《類聚方》에 있는 爲則의 설명은 대부분 취하지 않았다. 그의 부친은 단지 창업한 사람이기 때문에 완벽[全備]함을 바라는 것은 어렵다고 보았다. 오류를 바로잡고 부족한 점을 보완하는 것이 부친을 받드는 길이었다.

이 장의 제목에 가인家人을 둔 까닭은 토도가 그의 어머니와 아들을 치병한 기록은 일독할만한 가치가 있기 때문이다.

토도의 모친은 일찍이 담천흉통痰喘胸痛을 앓았는데 나이 73세 때 병이 급하게 되었다. 토도는 죽는 것은 명이니 어떻게 해볼 수 없다고 했다. 이렇게 걱정하지만 어찌 명에만 맡길 수 있단 말인가? 그 까닭을 생각해보자고 했다. 모두들 벌벌 떨면서 의구심을 가졌다. 토도는 병세가 매우 급하여 사생이 경각에 달려 있으니 약은 다시 투여하기 어렵고 일거에 잔혹한 독을 제거하지 않으면 후회가 막급할 것이라고 말했다. 이에 남려환南呂丸을 만들고 감수甘遂를 배로 가하여 투여했다. 순식간에 명현冥眩증이 나타나 토사를 십 수차례 하고 맥식脈息이 미미해져 죽은 듯이 하루 밤낮을 지냈다. 다음날 잘 자고 깨어난 듯이 상쾌해져 평소와 같이 회복되었다. 그의 어머니는 무병하고 건강하게 지내다 천수를 다했다.[74]

여기에서 토도가 그의 모친을 치료하는 과정에서 그가 제창한 질의지도疾醫之道를 꿋꿋하게 관철했음을 알 수 있다. 생명이 경각에 달려있을 즈음

---

74) 《東洞先生答問書》. 東洞母嘗患痰喘胸痛, 時年七十有三, 病革矣. 東洞曰：死, 命也. 不可如何. 雖然所憂如此, 豈可委於命乎? 請見於之所爲. 衆皆栗栗懷疑懼. 東洞曰：病勢駿急, 死生在於瞬息. 藥難再, 非一擧以殲酷毒, 噬臍不及. 乃作南呂丸, 倍甘遂以進之. 頃刻發冥眩, 吐瀉十數回, 脈息微微, 如死狀者一晝夜. 至明日, 爽然如宿醒之解而復平. 其壯健無病, 以天年終焉.

에 과감하게 준약峻藥으로 병을 공격하여 이미 죽음에 다다른 물길을 돌려놓았다. 그의 모친은 토사가 그치지 않고 숨이 잦아들어 죽은 듯한 명현瞑眩 단계를 거친 후에 건강을 회복했다. 자식으로 이와 같은 행운은 없을 것이다.

그의 아들 千之助가 4세 때 두진을 앓아 병세가 매우 급하게 되자 자원음紫圓飮을 투여했다. 효과가 상당히 나타났지만 끝내 생명을 구하지 못했다. 수년 후에 그의 딸이 4세 때 역시 두진을 앓아 두창이 조밀하고 색깔도 자흑紫黑색을 띠고 이를 악물고 헐떡거려 고통을 이기지 못했다. 토도가 또 자원음紫圓飮을 투여하자 친척 가운데 어떤 사람이 토도의 처방은 내외의 병을 막론하고 모든 병에 반드시 하下하여 이 때문에 전에 자식을 죽였고, 지금도 역시 하下하니 이를 막지 않으면 자애롭지 못하다는 원성을 듣지 않겠느냐고 비난했다. 토도는 방方과 증證이 서로 맞고 그 독이 성하니 죽는 것은 천명이라며 비난이 두려워 나의 지조를 바꿀 수 없다고 했다. 그리하여 약을 계속 투여하자 모든 증상이 물러나고 완전히 나았다.[75]

토도가 〈祭兒璿文〉에 기술한 것은 바로 4살 된 자식을 치료하지 못한 과정인 것 같다.

다시 시간이 지나자 안색이 초췌해지고 눈이 움푹 들어갔다. 주위 사람들이 아마 살 수 없을 것 같다고 했다. 나는 독이 다했는데 어찌 약을 투여하지 않겠느냐고 말했다.

---

75) 《建殊錄》. 其子千之助四歲而患痘, 症候甚急也, 爲紫圓飮之. 雖頗奏其效, 卒至不可救焉. 後數年, 其妹四歲亦患痘, 瘡窠槪密, 色亦紫黑, 咬呀喘鳴, 不勝悶苦. 東洞亦爲紫圓飮之, 於是族人某者諭曰：嚮者或訾曰：東洞之處方也, 不論內外, 諸疾必下之. 是以意殺其子矣. 而今亦下之, 如有不諱則得無不慈之譏乎? 東洞曰：方證相對, 其毒盛死者, 是其命也. 豈拘毀譽而變吾操乎? 益飮之不休, 諸證皆退, 全愈.

璿이 결국 두진痘疹으로 죽었는지 토도의 공하攻下로 죽었는지 판단하기 어렵지만 이 편 마지막에 '네가 죽지 않았다면 내가 어떻게 나의 아둔함을 밝혔겠는가'라 하여 애끓는 비통함 속에서도 또한 자신이 행한 치료에 대해 토도가 되돌아보았음을 알 수 있다. 마찬가지로 그 후에 토도가 여전히 뜻을 굽히지 않고 계속 딸의 두진을 이와 같이 치료한 기록에서 이른바 질의지도疾醫之道에 대한 그의 집착과 정성을 다하는 마음을 엿볼 수 있다.

토도가 제자에게 가르친 것에 대해 말하자면 나카가와 슈테이中川修亭[76]가 언급한 호소노 텐오細野轉翁를 일례로 들 수 있다.

어느 날 슈테이修亭가 그의 스승을 찾아뵈었을 때 마침 요시마스 난가이吉益南涯는 외출했고 문 앞에서 기다리고 있는 노인을 우연히 만나게 되었다. 두 사람이 이야기 하던 중에 슈테이는 이 노인이 범상치 않는 사람임을 알았다. 이에 노인이 숙소로 돌아갈 때에도 여전히 그 뒤를 따라가면서 이야기를 나누던 중에 노인이 슈테이에게 말했다.

"나는 기후岐阜의 시골 의사일세. 젊었을 때에 유명한 의사가 되려고 어떤 의문醫門에 들어가 도제가 되었네. 그러나 그 집안에 있는 칼을 훔쳤기 때문에 쫓겨나게 되었지. 그렇지만 의사가 되려는 일념으로 교토로 와서 의문醫門을 하나하나 방문하고 제자로 거두어달라고 빌었네. 그러나 끝내 도둑을 제자로 삼으려는 사람이 없었네. 하루는 내가 토도 선생의 문전에 이르러 스승으로 모셔 배우고 싶다고 말했네. 그러자 입구에 있던 몇몇 제자가 여기에 계시는 선생은 일본 제일의 선생이신데 너와 같이 책조차 읽지 않은 촌놈이 어찌 제자가 될 수 있느냐고 제지했네. 토도 선생은 이러한 사정을 안 뒤에 나를 보시고 이야기를 나눈 후 소질이 있어 제자로 거두어들일 수 있다며 독서할 필요는 전혀 없고 단지 매일 자신의 곁을 따라다니면서 당신이 하는 것과 같이 하면 된다고 하셨네."

---

76) 中川修亭은 東洞의 장남인 吉益南涯의 제자이다.

토도는 이렇게 말한 후에 곧 그를 제자로 삼고 왕진을 나갈 때에도 그를 대동하고 가르쳤다. 몇 년 후에 토도는 그가 고향으로 돌아가 개업하여 의업을 행할 수 있다고 보았기 때문에 그는 토도의 문하를 떠나 기후岐阜로 돌아와 일명 향촌 의사가 되었다. 토도가 죽은 후에 그는 가끔씩 돌아와 요시마스 난가이에게 문안을 드렸다.[77]

나중에 나카가와 슈테이中川修亭가 제자를 보내 그를 찾아보았는데 호소노 텐오가 개업한 오오노무라大野村의 사람 모두 그를 신의神醫라 부르는 것을 알고 크게 놀랐다.[78]


이밖에 상술한 여러 저작은 모두 제자들의 손에서 나와 그의 문하생의 상황을 약간 엿볼 수 있다. 이러한 저작은 또한 일본 한방의학의 발전에 큰 영향을 끼쳤다. 동시에 고대 의학 문헌에서 일부 제자가 토도의 학문을 인정하지 않고 분연히 떠난 기록도 볼 수 있다. 예를 들면 가메이 난메이龜井南冥는 《我昔詩集》에서 다음과 같이 말했다.

"나는 처음에 부친의 명을 따라 그의 문하에 들어갔다. 5, 6일이 지나서 그 학설이 편벽되고 배우지 못한 것에서 나왔음을 알고 수차 따져 물었다. 토도는 내가 어리고 경험이 없다고 상대하려고 하지 않았다. 내 마음이 편

---

[77] 某日修亭拜訪其師時, 適逢吉益南涯外出, 卻在門口遇見一位等候在那裏的老人. 在二人的交談中, 修亭得知此翁非尋常人. 於是在老人回歸旅舍時仍跟隨其後, 一路攀談中, 老人告訴修亭: "我乃岐阜一村醫. 年輕時就想成爲一名醫生, 故投在某醫門下作徒弟. 但因在其家中偷了一把短刀而被驅出門外. 雖然如此, 還是一心想當醫生, 於是來京都, 逐一拜訪醫者之門, 陳說欲爲弟子之心願. 然而無論怎樣請求, 終究沒有人願意收留一個小偷作徒弟. 一天, 我來到東洞先生的門前, 說明欲拜師學藝的願望. 但門口的幾位弟子卻阻攔說: '這裏的先生乃日本第一大先生, 像你這樣連書都沒讀過的村野之人怎能成爲他的弟子?' 東洞先生知道這一情況後, 卻接見了我, 並在交談之後對我說: '你是有前途的, 可以收你作弟子. 沒有一概讀書的必要, 只要每天跟隨在我的身邊, 照我的樣子去做就可以了.
[78] 《近世漢方醫學書集成》제10권에서 인용. 大塚敬節이 〈복고의 기치를 높이 들고 의학혁신에 투신한 吉益東洞〉이라는 제목으로 찬한 해설 33쪽.

치 못하고 여기에 온 것을 후회하여 마침내 뛰쳐나오게 되었다. 10여 년이 지난 후에 어떤 일로 제자였음을 여쭙고 잠시 뵈었다. 그 때 70세였는데 머리가 백발이 되었고 눈빛이 형형하게 빛이 났으나 목소리는 쇠잔했다."[79]

또한 앞에서 언급한 바와 같이 '說하는 바는 爲하는 바가 아니고 爲하는 바는 說하는 바가 아니라고' 여긴 토도의 제자 요시무라 헨기吉村遍宜도 스승이 직면한 학學과 술術 사이의 모순에 관하여 그가 기꺼이 따를 수 있도록 설득하지 못했기 때문에 요시무라 헨기는 끝내 그 허위를 오래 받아들일 수 없었기에 여기에서 나갈 것을 청하여 끝내 발길을 끊었다.

## 7. 東洞의 역사적인 평가에 대한 평가

게이비藝備의학회 회장인 구레 쇼죠吳秀三는 고향의 고대 명의인 요시마스 토도를 다음과 같이 평가했다.

게이비藝備 두 주州는 고래로 많은 명문가를 배출했다. 그 가운데 가장 유명한 것은 세 사람으로 모리毛利는 무략武略으로 山陰山陽의 12주州를 병합했고, 라이賴는 문장과 사학史學으로 일세를 풍미하여 지금에 이르도록 쇠하지 않고 있다. 요시마스는 의학으로 명성을 떨쳤는데 그 공적은 다른 두 사람과 우열을 가리기가 어렵거나 능가한다. 게이겐慶元 이래로 李朱의 학문이 크게 유행하여 이에 따라 적당히 행함으로써 그 폐해가 끊이지 않았다. 나고야名古屋 · 고토後藤 ·

---

79) 余初以父命委贄門下. 居五六日, 知其說偏僻出乎不學, 一再詰問. 東洞以余年少未曆事, 不肯商量. 余心惡之, 自悔來, 遂辭去. 後十餘年, 因事東上通謁門下. 間燕接見. 時年七十, 鬢髯雪白, 眼光耿耿射人, 但聲勢稍減.

가가와香川·야마와키山脇 등이 연달아 나타나 오로지 고의학古醫學을 제창하게 되었다. 토도가 이를 계승하여 뛰어난 거장이 되었다. 훗날 고방을 칭할 때 그를 종사宗師로 삼았다. 그의 학문은 주로 편작과 장중경이고 후세의 여러 의가는 모두 배제했으며 만병일독萬病一毒을 치료의 근본으로 삼았다. 당시 의사들은 처음에 그의 학설을 듣고 의심을 품었으나 후에 모두 진심으로 감복했다. 그의 아들 난가이는 그 설을 더욱 확충하여 기氣·혈血·수水의 학설을 주장했고 제자들이 마침내 온 나라에 퍼졌다. 요시마스의 학설은 이로 말미암아 더욱 번성했다. 자고로 우리나라에는 명의들이 적지 않았으나 명성과 공적이 토도와 같은 사람은 드물다.

이밖에 그는 기타 명사가 토도에 대해 예찬한 말을 열거했다. 지쿠젠築前 유학儒學의 가메이 난메이龜井南冥는 토도를 '마음이 굳세고 사리에 밝고 지략이 鼂(晁)錯와 周亞夫[80] 못지않다'고 평가했고, 야마시다 겐몬山下玄門은 《醫事叢談》에서 '토도 옹은 실로 화한和漢과 고금의 출중한 지식인'이라고 평했다. 또한 조정에서 요시마스 토도에게 품계를 추서하여 일개 의생이 이러한 영광을 누린 것은 실로 전례가 없는 일이라고 했다.[81] 그러나 이러한 찬사를 살펴볼 때 고금으로 대략 나누어 보면 찬양하는 사람의 신분과 입장과 각도가 다르다는 것을 알 수 없다. 간단하게 말해서 찬양한 목소리는 주로 복고를 주장하고 지지하는 진영에서 나왔는데, 야마시다 겐몬은 고의방古醫方을 평가할 때 '중화中華의 명의들이 수백 명이지만 仲景의 옛 모습을 복구시킨 것은 일본의 공적'이라고 했다. 동시에 이 시대에는 요시마스 토

---

80) 조조(鼂錯): 漢代 潁川 사람으로 商鞅·申不害의 刑名學을 연구했고, 伏生에게 상서를 배웠음. 景帝 때 어사대부가 되어 제후의 봉지를 삭감하도록 주청했는데, 吳楚七國이 그를 죽이겠다는 구실로 난을 일으키자 袁盎의 진언에 의해 東市에서 참형됨. 周亞夫: 漢의 沛 사람으로 周勃의 아들. 景帝 때 太尉로 임명되어 吳楚七國의 반란을 평정하고 승상이 되었음.
81) 凡例에서 "大正四年十一月大典之際, 追贈東洞先生從四位"라 했다.

도의 유파를 격렬하게 비판한 이도 많이 있었다. 그러나 근대에 이르면 토도를 찬양한 사람은 이러한 전통기예를 이용하는 한방의학가가 아니라 주로 일본의 일본학 연구자들이다. 그 원인은 주로 다음과 같은 몇몇 사회적인 요구로 말미암은 것으로 보인다.

### 민족자존과 학술적인 우상을 만들 필요성

게이비藝備의학회 회장인 구레 쇼죠吳秀三는 요시마스 토도와 동향 출신인데, 학회에서 편찬한《東洞全集》의 도입부인 장문의 토도 전기〈吉益東洞先生〉[82] 첫머리에 '요시마스 토도의 명성은 300년이 지난 오늘날에도 여전히 면면히 이어져 우리나라 의학계에 영향을 끼치고 있다. 그의 명성은 곧 우리나라 의학의 명성이다. 일본 한방漢方의학의 명성은 곧 이른바 고방파의 명성이다'라고 분명히 언급했다.

고방파는 기타 의학유파와 마찬가지로 중국의학과 직접 관계가 있다. 그러나 고방파는《黃帝內經》을 내세워 음양오행과 장부경락을 중시하는 이론 및《傷寒論》을 제외한 이론과 치료방법을 반대했다. 고방파가 일본에서 유달리 칭찬받는 이유가 바로 이것이다. 따라서 일본의 수많은 의사학 저작에서는 모두 고방파야말로 진정한 일본의학이라 칭찬했다. 그러나 요시마스 토도를 가장 격렬한 언사로 비판하고 철저하게 부정한 것도 고방파였다.

비교에 도움을 줄 수 있는 사례로 복진腹診, 즉 환자의 복부를 촉진하여 질병을 진단하는 방법을 칭찬한 사실이 있다. 이러한 진단방법은 한방漢方의학에서 독립적으로 발명한 것으로 한의의 진맥과는 확연하게 다르다고

---

82) 藝備醫學會編:《東洞全集》, 1~140쪽.

보았기 때문이다.

## 근대 이후 서양의학이 일본에 끼친 영향

한방漢方의학을 연구하고 제창하는 사람들은 내심 은연중에 현대 과학의 실증성을 평가표준으로 삼는 가치를 지향했다. 요시마스 토도를 대표적 인물로 삼는 고방파는 철학적 색채가 농후한 한의학이론을 중시하지 않아 《傷寒論》의 육경변증체계에 대해서 거의 언급조차 하지 않았다. 단지 '이러한 증이 있으면 이러한 약을 쓴다'고 강조했다. 즉 《傷寒論》의 본질과 방제의 조성은 모두 임상에서 나타나는 각 증상에 근거하여 방을 만들고 용약用藥한 것이라고 보았다. 그래서 고방파는 '150년 전 서양의학이 아직 발흥하지 않았을 때에 일찍이 실험과 시험에 심혈을 기울이고 헛된 이론에 천착하지 않은 것은 실로 탁견'이라 칭찬을 받는다.

오늘날 컴퓨터가 한의 진료에 응용되어 임상소견과 증상을 입력하면 컴퓨터가 설정된 프로그램에 따라 약방을 출력하는데, 요시마스 토도의 《藥徵》을 거듭 읽은 사람은 그 사유방식이 컴퓨터의 작업원리와 완전히 같다는 사실에 감탄하게 된다.

앞에서 말한 두 가지 심리상태와 필요에 기초하여 예전과 오늘날에 찬양한 말을 의식적으로 취하고 비평한 말은 생략했다. 심지어 전인이 칭찬한 것이 도대체 무엇인지를 자세히 살피지도 않는다. 예를 들어 앞에서 인용한 바와 같이 가메이 난메이龜井南冥가 《我昔詩集》에서 '영웅적인 선비이다. 마음이 굳세고 사리에 밝고 지략이 鼂(晁)錯와 周亞夫에 못지않다'고 토도를 찬양할 때에 지략智略이라고 표현한 구체적인 사례를 들어 '일시에 명사들을 부려 성원하게 만들었다. 그리하여 사해에 명성을 크게 떨쳤다. 사람들이 일시에 몰려들어 그의 학설이 성숙되었는지 여부를 돌아보지 않았다'[83]고 했는데, 이는 토도가 세력 만들기[造勢]에 능한 인물이었기 때문에 명성을 크게 떨쳤고, 추종자는 그 학문이 정확한지 여부를 이해하지 못했음을 드러낸다.

오늘날에 이르러 일본 의학사에서 풍부한 개성을 가지고 영향을 끼친 인물인 요시마스 토도의 생애와 학술을 전면적으로 이해하려면 여러 가지 '일반 사람과는 다른 점[與衆不同]'을 통하여 시대적인 공통성이 있음을 보아야 할 것이다. 예를 들어보자.

①전통의학의 영역에서 실제로 옛것을 존중하는[尊古]하는 심리상태는 보편적으로 존재한다. 그 구별은 받드는 학술적인 우상이 다른 것에 불과하다.

②후인은 고방파를 평가할 때 진고眞古와 의고擬古로 구분하여 토도는 '상고의 의법醫法을 주체로 삼고 또한 이를 이용한' 진고眞古에 속한다고 보고, 콘잔艮山・잇칸사이一閑齋・토요東洋 등과 같은 의가는 '지향하는 바는 옛것에 바탕을 두었으나 여러 방을 널리 모아 그 쓰임에 이바지한' 의고擬古로 여겼다.[84] 그러나 실제로는 모두 복고復古의 기치 아래 자주적으로 취사하는 행동으로 새로운 의학이론과 치료체계를 구축한 것에 불과하다.

③금원사대가가 제시한 병인의 주장은 물론이고 또한 일본 고방파가 내세운 일기유체一氣留滯・만병일독萬病一毒 등 궁극의 진리같이 보이는 병인학설도 모두 실제 치료와 완전히 들어맞는 것은 불가능하다. 그러나 중국과

---

83) "驅使一時名士, 以爲聲援. 於是名聲隆隆, 驚動四方. 一時翕然向往, 不遑及顧其說之生熟也."
84) 中川修亭:《醫方新古弁》卷上, 京都大學富士川文庫藏寫本. "主上古之醫法, 且用之." "其趣意本于古, 但博采衆方以供其用."

일본의 의가는 비교적 높은 유학적인 소양을 갖추었고 또한 잇따라 이론수립에 열중한 공통점이 있다. 전통의학이 형성될 수 있었던 것은 풍부한 치료경험이 있고 또한 온전한 이론체계인 지식체계가 있었기 때문이다. 바로 각 역사 시기마다 치료기술을 이해하고 이론을 추구한 인재가 있었던 것이다. 이는 근대 과학 이론이 발전하는 과정에서 객관적 현상의 공통성을 귀납시키고 그 본질을 해석하여 유용한 이론을 제시하고 부단히 실증했던 것과 비슷한 점이 있다.

# 토법吐法 추구

04

# 나가토미 토쿠쇼안 永富獨嘯庵

　현대의학에서 사용하는 토법吐法은 목적이 명확하고, 그 적용범위도 한정되어 있다. 즉 여러 원인으로 위胃에 들어간 독물이 인체에 계속 흡수되어 중독증상이 가중되지 않도록 이를 빨리 배출시키는 것이다. 고대 의가가 사용한 토법吐法의 목적도 배독排毒이지만 그 적용범위는 현대의학에 비해 보다 광범위하다. 그들이 보기에는 대부분의 질병은 체내에서 생기거나 혹은 외부에서 오는 사기邪氣로 말미암은 것이라 이러한 사기邪氣를 몸 밖으로 쫓아내는 일종의 통로가 필요했기 때문이다.

　선택할 수 있는 통로는 한·토·하(汗·吐·下 : 대소변을 포함)와 자락방혈刺絡放血이었다.[1] 말하자면 환자를 대할 때에 구체적인 통로를 선택해야 하는데, 이것도 매우 간단했다. '가까운 곳'이 원칙이었다. 즉 병사가 피부

---

1) 물론 이는 의학발전이 일정한 시기에 이르렀을 때의 邪氣의 개념과 주요 驅邪 방법이다. 초기 의학이나 민간에서는 病邪에 대해 초자연적으로 이해했기 때문에 여러 가지 상응하는 법술이 있었다. 심지어 灸法에 대한 치병의 원리도 고금의 인식이 달랐음을 주의해야 한다. 대략적으로 말하자면 灸法이 탄생할 때에는 물리적인 열이 인체의 경맥과 혈위에 작용하여 기혈순환과 인체의 기능을 조정하는 작용이 있다는 과학적인 이해는 결코 없었다. 원시사유의 일반적인 규율에서 보면 《周禮》에서 언급한 上天의 신이 제물을 획득하게 하는 방법으로 봉헌한 제물을 연기 위에 놓는 방법을 유비한 것으로, 구법이 만들어진 것은 병사가 물러나기 위해 만든 통로에 착안했을 가능성이 높다. 즉 병사가 신체에 머물고 있는 어떤 곳에 쑥을 태워 그 연기를 통하여 본래 있었던 공간으로 돌려보내게 하는 것이다.

나 주리에 있으면 한법汗法을 사용하고, 내부에 깊이 들어가 위쪽[胸膈]에 치우치면 토법吐法을 쓰고, 위장胃腸과 주변 장기에 있으면 하법下法을 쓰고, 혈맥血脈에 있으면 자락刺絡을 했다.

현존하는 가장 오랜 의학경전인《黃帝內經》에서는 병사를 어떻게 몰아낼지를 언급할 때에 극히 원칙적이고 추상적으로 '其高者, 因而越之; 其下者, 引而竭之'라 했는데, 여러 후세 주석가들은 '월越'이 토법을 가리킨 것으로 보았다. 그리고 이 책에서 '氣味辛甘發散爲陽, 酸苦涌泄爲陰²⁾'이라 한 것에 근거하여 용(涌 : 吐)에 산고酸苦한 약을 사용하는 것으로 인식했다.

《黃帝內經》이후의 역대 의서를 훑어보면 어떤 약물이나 방제의 주치, 혹은 요법의 이론과 경험에 관한 논설에서 토법에 관한 기술을 볼 수 있다. 그러나 치료에 따른 팔법(八法 : 汗·吐·下·和·溫·淸·補·消)의 총체적인 방식에서 보거나, 앞에서 나열한 공사攻邪하는 수단에서 말한 것을 막론하고 토법吐法의 이용과 논설은 분명 약하다.

예를 들어 의성醫聖으로 받들어지고 이법방약理法方藥이 비로소 갖추어졌다는 장중경의《傷寒論》에서도 단지 '頭不痛, 項不强, 寸脈微浮, 胸中痞硬, 氣上衝咽喉不得息者, 此爲胸中有寒也'할 때 과체산瓜蒂散³⁾으로 토하게 하라고 언급했다.

수천 년 중국사를 살펴보면 독자적 학파를 세워 토법을 강조한 사람은 금원사대가金元四大家인 張子和 한 명에 불과하다. 그는 시대사조의 영향을 받

---

2) 모두《素問·陰陽應象大論》에 실려 있음.
3) 瓜蒂散의 조성 약물은 瓜蒂(熬黃)一分, 赤小豆 一分, 香豉 一合이다.

아 궁극적인 진리에 대한 추구를 바탕으로 하여 질병은 모두 사기邪氣[4]이고 따라서 치료법이 한汗·토吐·하下 3법을 벗어나지 않는다고 했고, 보補는 음식으로 하는 것이지 약물로 하는 것이 아니라고 주장했다. 그러나 그 실제를 자세히 살펴보면 토법의 개념을 추상화했다고 말할 수 있고, 그가 '其高者, 因而越之'의 본래의 뜻으로 회귀했다고도 말할 수 있는데, '인연引涎·녹담漉痰·체기嚏氣·추루追淚와 같이 상행하는 것은 모두 토법'[5]이라고 했다.

요컨대 토법은 중국 전통의학에서 공사삼법攻邪三法의 위치를 차지하고 있지만 실제는 명성만 못하다. 공사攻邪를 말하자면 고금의 의서에서 장황하게 언급한 것은 실제로 대부분 한법汗法과 하법下法이다. 이는 틀림없는 사실이고, 토법은 결국 극히 한정적으로 사용하는 방식이 되었다. 이는 바로 실증實證의 필연적인 결과라고 말할 수 있다. 그러나 중국 전통의학과 근원이 같지만 흐름을 달리한 일본 한방漢方의학에서 張子和 학술사상에 직간접으로 영향을 받아 에도시대에 일부 의가가 토법을 연구하고 추구하는 데 힘을 기울인 현상이 나타났다. 앞의 소개를 보면 실증을 특징으로 삼는 현대의학은 물론이고 중국 전통의학의 실증 결과에서도 토법吐法의 실용가치와 적용범위가 본래 매우 한정되어 있었음을 알 수 있다. 그렇다면 몸소 실험을 시도[親試實驗]하는 것을 중시했다고 자랑하는 일본 고방파 의가에서

---

4) 張子和는 '질병은 몸에 원래 있는 것이 아니라는' 것에 의거하여 질병론을 입론했고, 여기에서 한걸음 나아가 질병이 인체에 머문다는 사유의 궤적을 남겼다. 대다수의 중의들과는 달리 질병을 생리적인 평형 실조로 보았다(설사 외사가 침입한 것에 인할지라도 그가 관심을 기울인 점은 여전히 이것으로 유발된 평형실조였다). 이러한 구별을 이해하고 나면 張子和가 질병을 사기로 보고 사기가 질병이라 칭한 함의를 충분히 느낄 수 있다.
5) 張子和가 저작한 《儒門事親》권2 〈汗吐下三法該盡治病詮〉, 上海科學技術出版社, 1959년 新1판, 42~45쪽에 자세히 실려 있음.

나가토미 토쿠쇼안永富獨嘯庵 및 《吐方考》를 대표로 하는 토법에 특별히 관심을 기울인 의가와 전문의서가 어떻게 출현할 수 있었을까? 이것이 이 장에서 문화사의 각도로 소개하고 토론하고자 하는 주제다.

## 1. 에도 의학의 토법 개황[6]

복고사조의 영향으로 에도시대 중기에 고토 콘잔後藤艮山·가가와 쇼안香川修庵·야마와키 토요山脅東洋·요시마스 토도吉益東洞 등 고방파古方派 의가가 출현했다. 그들은 기본적으로 모두 어떤 병증이 있는 것에 의거하여 어떤 약을 써야 하는지를 밝힌 張仲景의 《傷寒論》을 의학의 정도로 받들고, 음양오행·장부경맥 등 기초이론을 언급한 《黃帝內經》·《難經》을 멸시했으며, 중국 육조六朝 이후 특히 송나라 이후의 의학발전을 부정했다.

후인들이 고방파라 부르는 의가들은 치료방면에서 공사攻邪를 강조하고 온보溫補를 반대했지만 사용한 방법은 기본적으로 한汗·하下 두 법에 한정되어 있었다. 토법은 이론과 실제 운용에서 관심을 기울이지 않았다. 일본 한방漢方의학에서 토법을 전문으로 연구하고 이용하기 시작한 것은 에치젠(越前：福井縣)에서 생장한 오쿠무라 료치쿠奧村良築다. 그는 일생동안 고향을 벗어나지 않았고, 의술을 수십 년 동안 심사숙고하여 홀로 체득했다.

---

[6] 본절에서 吐方의 저작과 그 작자에 관한의 소개는 주로 西川義方의 《明治前日本治療學史》제15장 〈吐方史〉(《明治前日本醫學史》제3권, 557~561쪽)을 참고했다. 그리고 淺田宗伯의 《皇國名醫傳》中卷 奧村良築·荻野元凱·惠美三白 등의 傳記를 참고(《近世漢方醫學書集成》제99권, 448~451, 458~459쪽).

그가 40살 되던 해(1725)에 과체瓜蒂·여로藜蘆로 토제吐劑를 만들어 먼저 몸소 시험해본 다음 처자에게 시험하고 나서 광범하게 응용했다. 그러나 주위 사람들은 놀라거나 비웃고 의심하여 믿지 않아 그는 매우 곤혹스러워 3년 동안 직업을 바꾸기도 했다. 60세에 이르러 환자들이 점차 그의 의술을 믿기 시작했고 그리하여 에치젠越前의 남북南北에 크게 유행했다.

고방가인 야마와키 토요山脅東洋가 이 사실을 듣고 그의 아들 겐칸玄侃과 제자 나가토미 토쿠쇼안永富獨嘯庵을 보내 배우게 했다. 이 이후 토쿠쇼안이 《吐方考》(1763)를 저술하고 야마와키 겐칸山脅玄侃이 서문을 지었다.

이 사이에 또한 한란절충漢蘭折衷 의가인 오기노 겐카이荻野元凱의 《吐方編》(1764), 가코 카구쇼加古角洲의 《吐法撮要》(1808), 에미 산바쿠惠美三白의 《吐法私錄》이 있었고, 토법을 잘 이용한 나카가미 킨케이中神琴溪의 제자 기타무라 료타쿠喜多村良宅가 저작한 《吐法論》 등 토법을 전문적으로 논한 저작이 있었다. 그리고 사츠한薩藩의 의사인 다미야 쇼시田宮尙施가 저작한 《施治攬要》에서 토법에 대해 논설했고, 고증가인 다키 모토카타多紀元堅가 《藥治通義》에서 토법을 열거하고 중국의학 저작에서 상관되는 논설을 널리 모아 평설했다.

이들이 토법을 연구하고 주창한 동기와 학술적인 연원은 대략 3가지로 나뉜다. 첫째 가장 중요한 것은 고방파의 입장에서 한토하汗吐下 3가지 공사攻邪하는 법을 실현하여 함께 갖추는 것이 목적인 부류다. 오쿠무라 료치쿠奧村良築는 이렇게 말했다.

고대 의학의 의술이 모두 여기에 있다. 한汗·토吐·하下 3법은 의가의 대강大綱으로 수천 년 동안 오직 張仲景·張子和만이 잘 행했다. 기타 의가는 한汗·하

下에 능했지만 토방吐方은 버려두고 강구하지 않았다. 고질을 고치지 못하는 것이 이 때문이다.[7]

둘째 관동關西지방에서 독자적으로 토법을 제창한 에미 산바쿠惠美三白는 불교사상을 융합시킨 경향이 있었다. 그는 항상 '숙식宿食의 폐해는 색욕보다 심하며 이를 치료하는 것은 오직 토법뿐이다', '404가지 병은 숙식宿食이 근본이다', '백병은 음식으로 인한 것이 가장 많고 토법이 병을 치료하는 첩경'이라고 했다.

셋째 화란의학의 영향이다. 스기타 세이케이杉田成卿가 번역한 《濟生三方》(1861)에 의하면 화란의학에서 토법을 기본적인 세 가지 요법의 하나로 삼았음을 알 수 있다. 그들은 구토가 체내에서 출현하는 질병의 상태를 나타내는 자연현상이고, 또한 질병의 초기나 진행되는 과정에서 이를 정지시키는 자연기능으로 보았기 때문에 '토법은 자연요법'이라 했다. 소아의 병을 포함한 여러 질병에 응용할 수 있다. 당시 정신병을 치료하는 중요한 방법은 토법과 냉수를 들이붓는 것이었다.[8] 한란절충파漢蘭折衷派의 인물인 오기노 겐카이荻野元凱가 《吐法編》을 저작할 때 화란의학의 영향을 받았는지 여부는 알 수 없지만, 일본 의사학자는 《濟生三方》에서 마찬가지로 기본적인 3가지 요법의 하나인 자락刺絡법을 제창하여 《刺絡編》을 지은 것은 화란의학의 영향을 받은 것임을 인정하고 있다.[9]

---

7) 《明治前日本醫學史》제3권, 558쪽에서 인용.
8) 《明治前日本醫學史》제3권, 561쪽.
9) 《明治前日本醫學史》제3권, 371, 369쪽.

## 2. 獨嘯庵의 생애[10]

나가토미 토쿠쇼안(永富獨嘯庵 1732~1766)의 처음 이름은 鳳이고 나중에 鳳介로 고쳤으며 字는 朝陽, 號는 獨嘯庵이다. 토쿠쇼안은 유학자인 후지와라 스이藤原翠 옹의 아들로 스스로 '나는 나가토長門의 세이히西鄙 시골에서 태어나 자랐다. 고인의 절조를 따르고 성현의 책을 좋아했으며 가난한 고향에는 스승이나 친구가 없었다'고 했다. 11살 때에 동쪽인 교토로 유학했으나 스승으로 삼을 만한 사람을 만나지 못했다.

서쪽 고향으로 돌아온 후에 의사인 나가토미 유안永富友庵의 양자가 되었다. 유안友庵은 후기 후세파 의가인 가츠키 교잔香月牛山의 제자로 李東垣의 방을 배웠고, 13살 때에 또한 오기쿠보荻府에 유학하여 朱丹溪의 방을 연구한 이노우에井上를 사사했다. 토쿠쇼안이 후세파에 들어와 李朱醫學부터 배우기 시작했음을 알 수 있다. 이때에 그는 저명한 학자인 야마가타 쇼난山縣周南에게 유학을 배우기도 했다.

다음해에 에도로 유학하여 당대의 의사를 두루 찾아봤으나 본 것은 모두 이욕利慾뿐이어서 사람의 생명을 건지는데 무익하다 판단하여 답답하고 괴로워 의학을 포기하려는 마음이 생겼다. 17살 때 아버지의 명을 받들어 서쪽으로 돌아왔으나 이웃사람과 화목하게 지내지 못해 다시 오기쿠보荻府로 가서 쇼난周南선생에게 배우게 되었다. 이때에는 의학을 혐오하는 마음이

---

10) 《近世漢方醫學書集成》제14권에 永富獨嘯庵의 《漫遊雜記》·《獨嘯囊語》(合刻)·《吐方考》와 寺師睦宗이 찬한 것에 그의 생애와 업적이 관한 해설이 수록되어 있다. 《漫遊雜記》의 마지막 구절에 그가 일생 동안 학문을 추구한 경력이 개술되어 있는데 小傳이라 할 수 있다. 淺田宗伯의 《皇國名醫傳》에도 그의 전기가 있다(《近世漢方醫學書集成》제99권, 462-467쪽).

더욱 강렬했고 고향으로 돌아온 후에 개인 서당을 열어 유가의 육경六經을 강의했다.

훗날 동료가 경사京師에서 돌아와 그의 직업이 육경을 가르치는 것임을 보고 이상하게 여겨 의사가 유학을 강의하고 있으니 명분에 어긋나지 않느냐고 물었다. 토쿠쇼안은 자신이 의방을 5년 간 공부하고 당대의 선생을 두루 방문해보니 사람의 생명을 건지는데 무익하다고 느껴서 싫어하게 되었다고 대답했다. 동료는 웃으면서 '자네는 사람에게 무익한 의사만 알고 있지 유익한 의사를 모르고 있다'며 그에게 가가와 쇼안香川修庵·야마와키 토요山脇東洋 두 명의가 마침 문을 열어 선비들을 널리 부르는 중이라고 말했다. 그리하여 토쿠쇼안은 다시 동쪽의 교토로 가서 고방파의 선구자인 야마와키 토요의 문하에 들어가 공부하게 되었다. 토요는 토쿠쇼안이 배운 바가 단지 李朱醫學에 한정되어 있고, 또 의학을 천하게 여기고 유학을 우러러보는 마음이 있음을 보고 두 가지를 일깨웠다.

우선 토요는 후세의방이 말할 가치가 없다고 배격하여 멀쩡한 사람이 양영익기설養營益氣說로 죽는 것이 하루 이틀 일이 아니라며 오직 장중경의 의술만이 치병하고 사람을 살릴 수 있는 바른 길이라고 설파했다. 둘째 공자가 재물을 바치는데 자로子路가 곡식을 지고 온 것처럼 반드시 책과 글을 읽어야만 선비가 되는 것도 아니고, 도道를 배우는 것은 지志이며 의술을 행하는 것은 업業이니 서로 방해가 되지 않는다고 했다.

토쿠쇼안이 이 말을 듣고 말이 채 끝나기 전에 등에서 식은땀이 흐르고 비로소 생애의 방향을 정했다. 그리하여 그곳에서 1년을 머물면서 배워보니 '토요가 사생을 결정하고 고질병을 고치는 것이 이전에 배웠던 것과는 크게 다름'을 볼 수 있었다.

이듬해에 서쪽으로 돌아온 후 다시 나니와(浪華: 오사카)로 갔다. 매일 치료를 받으려고 오는 환자가 수십 명에 달했고 토요東洋에게 배운 한하汗下의 방으로 처방하여 방마다 파두巴豆·감수甘遂·경분輕粉·오두烏頭를 썼다. 그러나 다 치료되었다가 갑자기 재발하거나, 처음에 좋아졌다가 나중에 악화되거나, 약을 장복하여도 병에 도움이 되지 못하거나, 오래 지난 후 그 폐해가 나타나기도 했다. 그리하여 치료에 개합開闔하고 이합離合하는 시기時機가 있어 扁鵲이나 倉公 淳于意도 치료할 수 없는 병이 있음을 비로소 알게 되었다. 21세 때에 에치젠越前에 유명한 오쿠무라 료치쿠奧村良竹가 토방吐方을 잘 쓴다는 소식을 듣고 곧 짐을 꾸려 찾아가 가르침을 구했다.

토쿠쇼안은 오쿠무라의 처소에서 두 달간 머문 후 교토로 돌아왔다. 배운 토법을 자신의 스승인 토요에게 전수한 뒤에 서쪽인 고향으로 돌아갔는데, 이때 이미 옛 의가의 한토하汗吐下 3법을 전면적으로 이해했다고 스스로 인정했다. 그러나 이 이후 몇 년 동안 몸소 실험을 통하여 3법을 각종 어려운 병증에 운용한 후에 치료의 어려움을 비로소 알게 되었다. 이때가 토쿠쇼안이 진정으로 성숙하게 된 시기였다.

이 시기에 한편으로는 술친구와의 왕래를 끊고 집안에 틀어박혀 초심으로 돌아가 치료를 위한 집념을 불태우기도 하고, 다른 한편으로는 후세나 고방을 막론하고 치료할 수 없는 병이 없는 경지에 이르기가 불가능함을 끝내 깨닫게도 되었다. 그리하여 몇 년 간 자신이 이룬 가장 큰 진보는 '치료할 수 없는 병과 치료할 수 있는 병을 알 수 있게' 된 것이라고 평가했다. 또 인식이 제고되어 이른바 고의도古醫道는 한토하汗吐下의 고방古方을 쓰지 않음을 말한 것이 아니라 한토하汗吐下의 고방古方을 쓰지 않을 수 없는 것임을 깊이 깨달았다.

29세 때에 병으로 집을 떠나 서쪽으로 히치쿠肥築, 동쪽으로 게이비藝備를 거쳐 각지로 유람하면서 요양했다. 그리고 1762년에 서쪽인 나가사키長崎에 당도하여 서양의학을 알게 되었다. 이 이후 그는 오사카에 머물면서 의업을 행하면서 저술도 했다. 그러나 건강이 좋지 않은 그는 끝내 寒疝(비뇨기결핵)으로 인하여 1766년에 세상을 떠났다. 향년 35세.

생애와 의업을 행한 경력에 관하여 토쿠쇼안이 자술한 것을 살펴보면 가장 중요한 것은 의사 노릇 하기가 어려움을 깨달은 것이다. 그는 저서인《漫遊雜記》의 말미에 '그간 고질과 폐질을 본 것이 무려 수천 번이다. 오호라! 병을 본 햇수는 많았으나 의술을 베푼 세월은 쓸모가 없구나. 궁리는 쉬우나 사실에 응함이 어렵다는 것을 더욱 잘 알게 되었다'고 했다.

## 3. 학술의 특징

李朱의학, 이른바 후세파를 공부하여 의학에 입문한 토쿠쇼안獨嘯庵은 야마와키 토요山脅東洋의 문하로 바꿈으로 말미암아 고방으로 선회했다. 이 두 사람 사이에 '스승과 제자가 바뀌는' 일, 즉 토쿠쇼안이 오쿠무라奧村에게 습득한 토법을 스승인 토요에게 전하는 일이 있기도 했지만, 토쿠쇼안이 쓴 글과 행간에는 시종 토요를 그리는 정이 나타난다.《漫遊雜記》에 쓴 글을 보자.

토요는 메밀국수에 체한 환자에게 메밀국수를 거듭 먹여서 토하게 하여 치료했다. 당시에 토방吐方을 언급하지 않은 때이지만 그의 마음속에는 이미 토방

(吐方)이 있었다.

 토요는 삼승기탕三承氣湯을 잘 운용했는데, 《傷寒論》을 대조하여 점검해보니 법에 어긋남이 없었다. 그런 이는 정말 2000년 이래로 이 한 분뿐이다.

 토요는 문하의 의생이 아무 까닭도 없이 처방을 바꾸었음[轉]을 듣고 의자전醫自轉이라 비웃었다.[11]


 이상은 야마와키 토요山脅東洋를 찬양한 말이다. 그가 고방파의 기본적인 학술주장에 동의했음을 알 수 있다. 다른 글도 보자.


 무릇 고의도古醫道를 배우려면 먼저 《傷寒論》을 숙독한 후에 좋은 스승을 택해 모시고 여러 사실에 대해 몸소 시험해야 한다. 5년이나 10년 동안 깊이 연구하여 느끼고 끊임없는 각고의 노력을 하면 자연히 원숙해진다.······그렇지 않으면 억만 권의 의서를 모두 읽더라도 의술에 아무런 도움을 주지 못한다.

 고의도古醫道란 무엇인가? 바탕[本]에 통하는 것이다.

 많이 독서할 필요가 없다. 《傷寒論》만 베개로 삼으면 족하다.

 내가 가지고 있는 의방醫方 책에서 《傷寒論》을 제외하곤 속이고 헛된 소리를 하지 않는 것이 천고에 거의 없다. 밝은 눈을 가지지 않으면 그 진실을 판단할 수 없다.[12]


 토쿠쇼안은 장중경의 고의방을 숭배하여 토법을 힘써 연구했고, 그리하여 그의 학술적 특징을 구성하여 《吐方考》를 찬했다. 본문이 2000자를 넘지 않은 《吐方考》에서 토쿠쇼안은 토법 응용의 원류와 적응증 및 유효한 방제 등을 기술하고, 토법 응용에 다음과 같은 요점이 있음을 지적했다.

---

11) 《近世漢方醫學書集成》제14권, 30·36~37쪽.
12) 《近世漢方醫學書集成》제14권, 19·20·23·33쪽.

① 한여름이나 엄동에는 수양을 삼가야 한다. 더구나 토하吐下의 방은 가능한 한 이때를 피해야 한다. 그러나 부득이할 경우에는 이 방법을 사용한다.

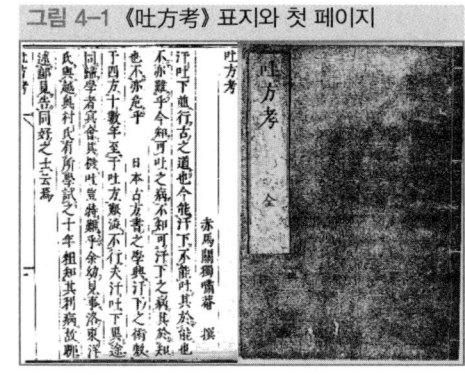
그림 4-1 《吐方考》 표지와 첫 페이지

② 토방吐方을 이용할 때 토한 후에 끓인 맹물을 마시며, 마시고 나서 토해야 한다. 탐토探吐법을 쓰면 속히 토하는 효과를 거둘 수 있다. 그렇지 않으면 밤낮으로 이어져 원기를 마르게 한다.

③ 토한 후에는 3~5일 동안 조리해야 한다.

④ 옛말에 격상膈上에 병이 있으면 토법을 사용한다고 했다. 이것이 원칙이다. 실제로는 여기에만 한정되지 않는다.

⑤ 어떤 병에 토법을 쓰면 명을 재촉하게 된다.

《吐方考》에 기재된 것을 보면 토쿠쇼안이 오쿠무라의 처소에서 배운 토방吐方에는 《傷寒論》 가운데 과체산瓜蔕散·길경백산桔梗白散이 있고 민간이나 기타 방서에서 얻은 조협환皂莢丸·고호양원苦瓠瓤圓·남즙藍汁 등 여러 방제가 있다. 재미있는 것은 그가 몸소 실험을 통하여 이외로 오쿠무라가 거주하는 곳의 과체瓜蔕만이 치료효과가 있다고 증명했다는 점이다.

"내 나이 21살 때 에치젠越前으로 가서 오쿠무라를 뵙고 토방吐方을 받았다.……내가 에치젠에서 돌아와 사방에서 과체瓜蔕를 채취했으나 모두 맞게 쓸 수 없었다. 오직 에치젠에서 생산된 것만 토방吐方에 쓸 수 있다. 옹이 그곳에 태어난 것이 어찌 운명이 아니겠는가?"

이러한 점은 근대 약물유효성분 연구보고의 지지를 얻었다. 일본 의학박사 이노코 요시토猪子吉人가 그 유효성분이 전과독소(田瓜毒素 : Melo-toxin)로 구토중추를 자극하여 구토를 일으킬 수 있다고 한 것이다. 또 일본의 에치젠에서 생산되는 것은 성질이 특히 준열하여 적절한 양을 복용하면 구토만 일으키지만 과량하면 위장염을 일으킨다.[13]

그는 몸소 실험을 거친 후에 스승이 전수한 것 중 사실이 아닌 것을 《漫遊雜記》에서 비판했다.

"오쿠무라 옹이 전간癲癇에 토방吐方을 복용하면 낫는다고 했다. 내가 서쪽으로 돌아온 후에 시험한 것이 수십 명에 이르렀는데 한두 명만 겨우 나았다. 명망 높은 의사라도 터무니없는 말이 역시 이와 같다."

동시에 자신이 나이가 젊고 혈기가 왕성하여 에치젠에서 돌아온 후 고칠 수 없는 병에 토방吐方을 시행하여 실패한 다섯 경우를 성실히 기술했다.[14]

1 어떤 여인이 기침을 하고 조열潮熱이 나고 기육이 말라(폐결핵) 재빨리 몇 되를 토하게 하고 하룻밤을 편안하게 재우자 모든 증상이 사라졌으나 3일이 지나 죽었다.

2 어떤 남자가 목이 막히는[噎] 병을 앓아 음식이 전혀 내려가지 않았다(식도암). 재빨리 몇 십분 동안 토하게 한 후 하루는 정상으로 회복되었으나 낮에 갑자기 죽었다.

3 어떤 여인이 고창鼓脹을 앓아 복부의 피부가 반들반들하여 사람을 비출 정도(간경화로 인한 복수)였다. 더러운 내용물을 몇 되 토하게 하고 또한 사하瀉下시키자 복창腹脹이 감해져 하루하루 달라졌지만 수십 일이 지나

---

13) 《中國藥學大辭典》(北京 : 人民衛生出版社, 1956년, 1184~1185쪽) 甜瓜蒂條 아래에 인용한 일본 연구자료에 의거.
14) 《近世漢方醫學書集成》제14권, 66~68쪽.

서 죽었다.

④ 어떤 남자가 천식을 앓아 숨이 끊어질듯하여 토제吐劑를 투여하자 목구멍에서 내려가지 않고 수족이 약간 차며 이마에서 땀이 나고 맥이 끊겨 죽으려 하여 급히 사향말麝香末 3푼을 투여하자 서서히 풀렸다.

⑤ 어떤 남자의 병세가 앞의 예와 같아 투약한 후에 닭 깃털로 아침부터 저녁까지 목을 자극했으나 토하지 않았다. 나는 수치스럽고 무안하여 돌아왔다.

물론 노련하게 대처하여 어려움을 이겨낸 치험 의안도 많다. 한번 보기로 하자.

"한 여자가 역병을 앓고 난 뒤 며칠이 지나서 가슴이 답답하여 먹을 수 없고 눈동자가 풀어지고 움직이기 싫어하고 때때로 오한이 나타나 재발하려는 것 같았다. 복진腹診해보니 심하心下에 축수蓄水가 있고 잇달아 흉복이 고만苦滿했고 맥은 침지沈遲하여 끊어지려 했다. 쓴맛이 나는 조롱박속[苦瓠瓤]을 2푼 투여하여 다섯 차례 토하게 하자 누런 물을 몇 되 토하고 그 다음날 기분이 상쾌해져 이전과 같이 음식을 먹게 되었다."15)

객관적으로 말하자면 토쿠쇼안이 토법吐法 치료에서 다른 사람보다 우위를 차지했다거나 호랑이가 날개를 단 것과 같은 실제 효과를 얻은 것은 아니다. 강조할 점은 그가 토법에 대한 추구와 연구에 집착한 의도는 한토하汗吐下 3법을 같이 구비하려는 정신이라는 점에 있다. 동시에 그는 한방 기초이론을 철저하게 부정한 고방파의 극단적인 인물과도 완전히 다르다.《傷

---

15) 《近世漢方醫學書集成》제14권, 68쪽. "一女子, 疫後數日, 困悶不能食, 眼睛不和, 懶動作, 時時惡寒, 如將再病者. 按其腹, 當心下有畜水, 連胸腹苦滿, 其脈沈遲而欲絶. 乃與苦瓠瓤二分吐之五次, 湧黃水數升, 其翌日氣宇豁然, 飮啖複故."

寒論》을 극찬했지만 학술적으로 역시 여러 의가의 이론을 받아들이는 쪽에 속했다. 예를 들어 그는 《吐方考》 첫 편에서 '의업에 종사하는 자는 죽을 것과 치료할 수 없는 것을 아는 것이 제일'이라고 했다.

거명은 하지 않았지만 요시마스 토도吉益東洞 유파가 《醫斷》에서 선양한 것처럼 의가는 사생을 따지지 않고 오직 독약으로 사기를 공격하는 것을 받드는 것은 결코 고방古方의 올바른 법이 아니며, 고방의 영예를 지키고 그 정명正名을 위해야 한다고 비판적으로 지적했다. '죽는 것과 치료할 수 없는 것을 알지 못하는 속세 의사들이 한汗·토吐·하下를 잘못 행하여 흉포하다고 욕을 먹는 것은 고방의 죄가 아니'라고 하고, 이어서 다음과 같이 언급했다.

사생死生 및 치료할 수 있는 것과 치료할 수 없는 것을 결정하려면 복기腹氣의 허실을 살펴야 한다. 복진은 쉬운 것 같지만 실은 어려운데 그 까닭은 무엇일까? 허한 것 같지만 실한 것이 있고, 실한 것 같지만 허한 것이 있고, 사기가 침입하여도 허한 것이 있고 사기가 물러나도 실한 것이 있고, 사기가 침입하여 실한 것이 있고 사기가 물러나서 허해지는 것이 있기 때문이다. 손으로 체득하여 마음으로 응해야 하니 아버지라도 자식에게 깨우치게 할 수 없다.
사람에게 맥이 있는 것은 문에 문지도리가 있는 것과 같다. 오묘하고 미묘하여 느껴서 통할 수 있는 것이지 생각으로 얻어질 수는 없다.16)

그 가운데 복진과 맥진을 함께 중시하고 또한 맥진의 미묘함을 특별히 강조하고, 허실이 뒤섞인 복잡한 관계를 언급하고, 부자일지라도 말로 전하

---

16) 《近世漢方醫學書集成》제14권, 166쪽. "欲決死生, 定治不治者, 當審腹氣虛實. 候腹如易實難, 其故何? 則有如虛而實者, 有如實而虛者; 有邪來而虛者, 有邪去而實者; 有邪來而實, 邪去而虛者. 得之于手, 應之于心, 父不可以喻子也.……人有脈, 如戶有樞. 微乎微乎, 可感而通, 不可思而得."

기가 어려워 단지 마음속으로 깨달을 수 있다고 한 것 등은 모두 토도東洞 유파의 비판 대상이다.

이 책에서 한 장은 일본 역사의 각기병脚氣病을 전문적으로 언급했는데, 그 요점은 증상에 의거하여 진단한 시대를 설명한 데에 있다. 어떤 병명은 병인에 기초하여 진단하는 현대의학과 같지만 완전하게 동일시할 수는 없다. 전문적으로 각기라 이름을 붙인 저작에서 기술한 병례는 약간의 증상이 비슷한 것에 불과하며 병인이 전혀 다른 질병일 수 있다. 그러나 토쿠쇼안의 《漫遊雜記》에서 기술한 것은 진각기眞脚氣의 병인과 증상의 요점을 구비한 것으로 볼 수 있을 것 같다.

"각기병이 갑자기 발생하면 독기가 특히 심하다. 신사辛巳년 7월에 난키코南紀賈의 선박이 바다를 건너 아카마가세키赤間關에 당도했다. 배의 선원들이 모두 수종水腫을 앓았다. 한 의사에게 치료를 부탁했으나 그 의사는 그 병을 몰라 나를 초빙했다. 내가 도착하여 진찰하니 좌우의 맥이 활삭滑數하고 흉복이 성난 파도와 같이 동계하며 요배腰背에서 제하臍下까지 모두 마비되었고 양쪽 다리가 찌르는 듯이 아파 참지 못했다. 병인을 물어보니 앞전에 구마노우라熊野浦에 정박했을 때 연일 빗물을 마셨다고 했다. 나는 이는 급각기急脚氣로 치료할 수 없다고 했다. 그 다음날 한 사람이 죽고 그 다음날 또한 한 사람, 이와 같이 수일이 지나자 선원들이 모두 죽었다."[17]

이상의 기술은 진각기眞脚氣의 특징과 부합한다고 말할 수 있다. 첫째 그

---

17) 《近世漢方醫學書集成》제14권, 93-94쪽. "脚氣急發者, 毒氣尤甚. 辛巳七月, 南紀賈舶海運到于赤馬關. 闔舡悉病水腫. 乞治于一醫生, 醫生不知其疾, 延余診. 余到診左右脈滑數, 胸腹動悸如怒濤, 自腰背泊臍下悉麻痹, 兩脛刺痛不可堪. 問其病因, 言先是泊熊野浦, 連日飲雨水. 余曰是急脚氣也, 不可救矣. 其翌一人死, 其翌又一人死, 如是數日, 闔舡悉死."

병을 앓은 사람은 선원으로 오랜 시간 동안 신선한 야채 등 부식에서 비타민B1을 섭취할 수 없는 객관적인 조건에 처해 있었다. 둘째 장딴지 근육의 동통(양쪽 다리가 찌르는 듯이 아파 참지를 못함)은 이 병의 특징적 증상이다. 이 병의 병인을 진정으로 이해하지 못하여 자연 어떻게 치료할지 모르는 상황에서 토쿠쇼안이 치료할 수 없다고 한 것은 분명 객관적이고 실제에 부합한다. 바꾸어 말하자면 서근활혈舒筋活血하고 청리습열淸利濕熱하는 법을 어떻게 운용하여 각기를 치료한다고 큰소리치는 험안驗案은 오히려 그 병이 요산퇴동腰酸腿疼하고 지체창종肢體脹腫하는 등 몇몇 증상이 나타나는 기타 질환에 불과함을 증명하고 있다.

유사한 예를 《漫遊雜記》에서 많이 볼 수 있다. '노채(勞瘵 : 결핵)는 치료할 수 없고 노채勞瘵와 비슷한 것은 치료할 수 있다. 격열(膈噎 : 식도암)은 치료할 수 없고 격열膈噎과 비슷한 것은 치료할 수 있다. 세상의 의사들은 걸핏하면 노채勞瘵나 격열膈噎을 치료했다고 하는데 대개 비슷한 것들이었다'라고 말한 것이 그 예다. 또한 외상으로 경련을 일으키는 경우 의가들이 여러 치법이 있다고 하지만 그러나 실제로는 역시 구하기 어렵다고 하고 이는 후세에 말하는 파상풍이라고 지적했다. 광견狂犬의 독이 격일로 발작하는 것은 대개 불치라고 했다.[18] 토쿠쇼안은 의학의 작용을 이렇게 평가했다.

"대략 환자가 100명 있으면 치료하지 않아도 낫는 것이 60명, 그 나머지가 40명이다. 10명은 난치로 치료하여도 반드시 죽고, 10명은 치료하면 반드시 낫고, 10명은 죽지도 낫지도 않아 그 명이 치료와 불치 사이에

---

18) 《近世漢方醫學書集成》제14권, 34~35·41쪽.

있다. 의사가 가늠할 수 있는 것에 속하는 것은 10명에 불과하다."[19]

학술적인 측면에서 말하자면 병인과 병소 부위와 병리적인 변화를 밝혀서 진단의 근거와 표준으로 삼는 근대의학이 형성되기 이전에, 대체로 증상의 표현으로 진단하고 병명을 정한 시대와 전통의학체계에서 의식적으로 가치可治와 불가치不可治를 통하여 질병 속성의 진眞과 사似를 판별할 수 있었던 의가는 실제로 드물다. 이것이 토쿠쇼안을 관찰할 때에 특별히 관심을 기울여야 하는 점이다. 그러나 다른 측면에서 말하자면 토쿠쇼안이 예리한 식견과 동양의 사유체계에서 열세에 속하는 논리적으로 분석하는 두뇌를 가졌을지라도 그도 전통적인 울타리의 속박을 뛰어넘지는 못했다. 이러한 전형적인 사례는 우리들이 근대과학이 왜 동양에서 탄생될 수 없었는지를 생각하는데 대해 매우 유익하다. 요컨대 이러한 경험담을 통하여 귀중하고 강렬한 실사구시의 정신이 모종의 무형적이고 강대한 제약 아래에서 발휘됨을 알 수 있다.

## 4. 儒志와 醫業

토쿠쇼안獨嘯庵은 당시 수많은 기타 의가와 마찬가지로 유학과 의학을 함께 공부한 특징이 있다. 또한 유가의 육경(六經)을 가르치는 것이 직업이었으며 상당히 오랫동안 유학을 존중하고 의학을 천하게 여기는 의식이 있어 나중에야 '유학에 뜻을 두고 의학을 업으로 해도 두 가지가 서로 방해가 되

---

19) 永富獨嘯庵 : 《吐方考》, 《近世漢方醫學書集成》제14권, 180쪽.

지 않는다'는 야마와키 토요山脅東洋의 가르침에 따라 최종적으로 의도醫道에 전념하는 길을 선택했다. 객관적으로 말하자면 이런 인물은 허다한데, 이러한 선택은 자각적이고 주동적인 것이 아니라 어쩔 수 없이 한 것이다. 마치 李時珍이 벼슬길로 나아갈 희망이 없는 상황에서 의학연구를 통하여 자기의 인생가치를 실현시키고자 선택한 것과 같다. 더군다나 생계를 도모하는 현실적인 문제는 어떠한 사람도 고려하지 않을 수 없는 것이다. 《漫遊雜記》에서 언급한 말은 이러한 문제에 대한 실질적인 생각을 분명히 나타내고 있다.

"영웅이 의학에 몸을 숨긴 것은 본래 까닭이 있어서이다. 의학은 작위가 없는 작위이다. 몸이 왕후장상이 아니니 어떻게 스스로 뜻을 행할 것인가? 집안이 구차하여 재산이 없고 늙은 부모가 있어 마음이 굳세고 사리에 밝은 뛰어난 선비라도 역시 한가롭게 뜻을 기룰 수가 없다……대저 출처와 진퇴가 반드시 그 때에 맞는 것은 분명 기회가 있는 것이다. 내가 당세에 영리하고 말재주가 있는 선비가 진강進講하면서 늙어가거나 혹은 강학講學으로 고생하는 것을 보아 왔는데, 근심하고 우울한 것은 다름이 아니라 그 시작부터 생각하지 않아서다."[20]

그러나 현실을 직시하고 적시에 의학을 직업으로 선택한 토쿠쇼안은 스스로 일심어의一心於醫라 했지만 유지儒志의 정신적인 추구도 포기하지 않았다. 그는 저서인 《囊語》에서 자신의 정치적인 견해를 다섯 절로 나누어 1000여 자로 간단하게 설명했다. 이 다섯 절의 제목과 주지主旨는 다음과

---

20) 《近世漢方醫學書集成》제14권, 25-26쪽. "英雄隱于醫藺, 固有故矣. 夫醫藺者, 無素封者之素封也. 身非王侯而適如可以自行意焉矣. 家苟無産業, 有父母且老, 則雖剛明俊傑之士, 亦不得高臥養志也……夫出處進退, 必以其時者, 判然有間矣. 余觀當世聰辨之士, 或老於講官, 或困於舌耕, 鬱鬱不樂者無它, 不慮諸其初也."

같다.[21]

〈出處第一〉: 대장부인 선비는 반드시 천지와 더불어 변화해야 한다. 따라서 진퇴에 그 시기를 놓치면 일은 반드시 막히게 되니 〈出處〉를 지었다.

〈道術第二〉: 치국하는 군자가 道術의 지극함을 모르면 탐욕스럽고 포악해지고 자신만을 고집하니 〈道術〉을 지었다.

〈文武第三〉: 문물文物에는 길이 있고 文武에는 참됨이 있으니 그 참됨을 모르면 그 길을 잃기 때문에 〈文武〉를 지었다.

〈將法第四〉: 천하가 편안하더라도 무武를 잊어버리면 위태롭다. 군자의 직분은 항상 그 도를 설명하여 명백하게 하는 것이므로 〈將法〉을 지었다.

〈時蔽第五〉: 선비의 기풍에 성쇠가 있는 것은 당시 학문의 성쇠에 비롯하니 호걸인 선비는 그 따르는 바를 선택해야 하므로 〈時蔽〉를 지었다.

후지모토 료쇼藤元隆昌는 〈再刻漫遊雜記囊語二書序〉(1807)[22]에서 토쿠쇼안이 이 책을 쓴 뜻을 간명하게 요점적으로 설명했다.

"《雜記》는 마음 내키는 대로 돌아다니는 틈틈이 의학적인 경험을 잡다하게 쓴 것이다. 《囊語》는 그것과 달리 작은 책자에 불과하지만 세상을 경영하는 것에 관한 일과 그의 평소 뜻이 모두 여기에 있다.……선생은 사람들에게 책을 주면서 말하길 '나의 정신에 깃든 것은 자신을 속이지 않는 것'이라 했다.……일찍이 세상의 경영을 자임하여 '도道를 배우는 것은 지志이고 의술을 행하는 것은 업業이다. 지志로써 업業을 폐할 수 없고 업業을 위해 지志를 포기하지 않는다. 지志는 근면하지 않으면 안 되고 업業은 정세하지 않

---

21) 《近世漢方醫學書集成》 제14권, 135·137·139·141·144쪽.
22) 《近世漢方醫學書集成》 제14권, 5~10쪽.

으면 안 된다'고 말했다. ……명성이 사방에 떨쳐 제후들이 많은 재물과 녹봉으로 그를 초빙했으나 응하지 않고 마침내 처사處土로 생을 마쳤다. ……선생이 죽음에 임박하여 제자에게 책을 모두 불사를 것을 명하여 남아 있는 것은 겨우 이 두 책과 《吐方考》뿐이다."

그렇다면 유가이기도 하고 의사이기도 한 토쿠쇼안은 또한 이른바 유의儒醫를 어떻게 대했을까?

"중국과 일본의 고금의 유가들이 일본의 의술을 언급한 것이 적지 않다. 시험하지 않은 사실을 말하는 것은 모두 헛되고 치우쳤거나 황당무계한 거짓이다. 어찌 가만히 있으면서 사리에 맞게 살펴서 알 수 있겠는가? 썩은 냄새가 풍기는 짓거리를 족히 볼 수 있다."23)

분명 그는 어떤 의가처럼 유의儒醫임을 자만하지 않고 양자를 지志와 업業으로 명확히 구분했다. 의업으로 말하자면 중요한 것은 실천이다.

"의사가 다른 사람보다 재주가 빼어날지라도 위독한 병을 치료해 본 경험이 천 명을 넘지 못하면 견문이 밝지 못하여 병에 대처하여 자세히 알기 어렵다."

"스승에게 의술의 법을 전수받은 적이 없는 의사 가운데 수년 동안 병자를 몸소 겪어 저절로 치료 기술이 뛰어난 사람이 종종 있다. 단지 스승이 가르쳐준 법만 지키고 실천을 거치지 않은 의사와 비교하여 함께 논할 수는 없다."24)

---

23) "和華今古之儒流, 譚及吾技者不爲少矣. 夫未試之事實而言者, 率皆不空闊迂僻, 則虛誕詐僞, 何知其機緘之所存適, 足以見其腐臭之態矣."
24) 永富獨嘯庵：《漫遊雜記》卷之上, 《近世漢方醫學書集成》제14권, 55·27쪽. "醫雖才氣秀出於人者, 試治方于危篤之病, 不過千人則知見不明, 得處難諦.", "凡醫生無師授憲章之事, 親試病者多年, 自然善治術者往往有之, 較之徒守師法不經事之徒, 則不可同日而論也."

그러나 동시에 그는 또한 공부하지 않고 의술이 없이 단지 호구를 목적으로 삼는 의사들을 세차게 질타했다.

"세상에서 의술을 행하는 자를 보면 대부분 대대로 부잣집 아들이거나 그렇지 않으면 도망자나 천하고 교활한 자로 생계를 이어갈 밑천을 잃을까 불안하여 의업을 한다. 이는 그 마음이 본래 사람을 구제하고자 하는 것이 아니기 때문에 부귀한 사람을 보면 뜻을 굽혀 노예같이 따르고 빈천한 사람을 보면 뒤돌아보지 않고 도둑이나 원수처럼 피한다."[25]

따라서 의덕醫德을 중시하고 경전인《傷寒論》의 학습을 강조하고 심지어 실제에 충실한 태도에 따른 측면에서 통상적으로 말하는 유의儒醫의 특징이 있다고 볼 수 있다.

---

25) 永富獨嘯庵:《吐方考》,《近世漢方醫學書集成》제14권, 180쪽. "觀世之爲方技者, 多是世家膏粱之子, 不然則亡命輕猾之徒, 失餬口之資遑遽爲醫. 是其心固不爲拯人, 故視富貴之人則撓情從之如奴隸, 視貧賤之人則掉頭避之如寇讎."

# 05

# 출산의 인문적 배려

# 가가와 겐에츠賀川玄悅 부자父子

金澤文庫에는 가마쿠라시대의 산과産科전서인《産生類聚抄》가 소장되어 있다. 상권上卷은 불경에서 60여 종의 분만에 관한 설을 모은 것이고, 하권下卷은《醫心方》에서 관련된 내용과 대체로 같은 제가의 설을 집록한 것이다. 따라서 사카이 시즈酒井靜는 이때와 이후 상당히 오랜 시기 동안 일본 산과産科의 상황에 대해 대체로 의사보다 승려와 음양사陰陽師가 훨씬 중요한 작용을 했다고 평가했다. 분만할 즈음에 귀신에게 기도하고 주문을 외우고, 임시방편의 수단 이외에는 다른 방법이 없었다.[1]

또한 스기타데 기이치杉立義一[2]의 소개에 의하면 가가와 겐에츠賀川玄悅 부자父子로 대표되는 가가와류賀川流 산과가 형성되기 이전에는 일본 산과産科의 정황은 대체로 다음과 같다.

1《啓迪集》권7《半井家産前産後秘書》에는 단지 내복약만 사용하고 산과의사가 직접 산부를 접촉한 것은 볼 수 없다.

2《中條流産科全書》(1668)에는 음도좌약陰道坐藥 등 약간의 외과적인

---

1) 酒井シヅ:《日本の醫療史》, 134~138쪽.
2)《近世漢方醫學書集成》제106권에 賀川玄悅과 賀川流産科라는 제목으로 쓴 杉立義一의 解說이 실려 있다. 본문에서 賀川父子의 생애를 소개하는 주요 참고문헌이다.

처치법을 기술했다.

３ 가츠키 교잔香月牛山의 《婦人壽草》(1692)는 중국의서의 양생법을 발췌하여 편집한 것으로 구체적인 산과 처치를 언급하지 않았다.

４ 심지어 겐에츠玄悅보다 훨씬 늦은 히루타 카즈아키蛭田克明가 저작한《産科新編》(1819)에는 골반분만 60례 가운데 단지 1례만 실렸다.

요컨대 에도시대에는 출산에 임한 산모와 영아가 당면한 것은 죽음이었다. 또한 당시에는 분만을 불결[汙穢]한 것으로 보는 관념이 지배적이어서 일반 서민은 누추한 방구석에서 거적을 깔고 아기를 낳았다.

바로 이러한 상황에서 특별히 스승에게 배운 것도 없이 주로 스스로 공부하고 연구에 의존한 가가와 겐에츠賀川玄悅는 실증적인 정신과 입장에서 출발하여 산과에서 창조적으로 수술요법을 사용하기 시작하여 정상 태위에 대해 객관적으로 인식하게 되었다. 그리고 생육 분야의 미신적인 악습을 타파할 것을 주창하고《子玄子産論》을 저작하여 일본근대 산과학의 기초를 닦았다.

## 1. 玄悅의 일생

가가와 겐에츠(賀川玄悅 1700~1777)[3]는 일명 光森이라 하고 字는 子玄이다. 그의 부친은 창술槍術의 대가였는데 겐에츠玄悅는 서자였기 때문에 그의 외갓집에서 자라서 가가와賀川라는 성을 가지게 되었다. 농사일을 싫

---

3) 酒井シヅ《日本の醫療史》(336쪽)에는 그가 탄생한 해가 1701년으로 되어 있다.

어하여 침구와 안마를 배웠다. 장년이 되자 교토로 가서 낮에는 골동품인 옛날 동전과 철기를 팔고 밤에는 침구를 시술하여 생계를 이었다. 이 사이에 안침십이법按針十二法을 내세워 가가와류안침법십이침賀川流按針法十二針[4]이라 불리게 되었다. 고방古方과 산과産科를 스스로 공부하려 세운 뜻이 매우 고통스러워 처와는 3년 동안 잠자리를 따로 하면서 의술을 연구했다.[5]

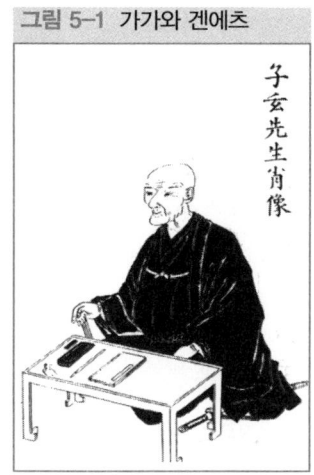

그림 5-1 가가와 겐에츠

하루는 이웃집 부인이 난산으로 왕진을 청했는데 태아의 한쪽 손이 나와서 죽음에 임박했다. 가가와는 밤을 세워가며 이를 구할 방법을 생각한 끝에 저울 갈고리[6]에 줄을 묶어 태아를 끄집어내 산부를 구했다. 이것이 일본산과 영역에서 수술법을 사용한 효시이다. 이때 겐에츠는 난산을 치료하는 데 수술이 내복약보다 더욱 중요함을 통감했다.

그러나 회생술回生術의 효시라 할 수 있는 이러한 수술이 금대金代 張子和의 《儒門事親》에 이미 기술되어 있기 때문에 겐에츠가 사용한 이러한 법이 결국 독립적인 창작인지 아니면 子和를 본받은 것이지는 명확하지 않다.

겐에츠가 살고 있던 곳은 빈민가여서 그는 가난한 산부가 살고 있는 집에서 임신과 분만의 과정을 관찰하게 되었다.

---

4) 《近世漢方醫學書集成》제106권, 杉立義一가 쓴 解說 9쪽.
5) 淺田宗伯:《皇國名醫傳》卷下.《近世漢方醫學書集成》제99권, 494쪽. "立志精苦, 與其妻異寢者三年, 以攻其術."
6) 일설에는 등을 다는 자루를 사용했다고 했음.

야마와키 토몬山脇東門이 엮은 《産論》서문, 하라 난요原南陽의 《叢桂亭醫事小言》, 모리 릿시森立之의 《遊相醫話》에 겐에츠의 사람됨에 대한 기록이 있다. 그는 허식을 싫어하고 사실을 귀하게 여겼으며 의협심이 강하고 마음이 따뜻했다. 자신의 기술을 절대적으로 신뢰하여 때로는 방약무인한 태도를 취했다.

"가난한 고아나 과부가 병이 들면 반드시 온힘을 다해 고쳐주었고, 또 그들을 위해 재물을 베풀고 급한 질환을 치료했다. 부귀한 사람이 가마를 보내 부를지라도 그의 마음에 터럭만큼이라도 들지 않으면 눈썹을 치켜세우고 돌아보지도 않았다. 또 실속 없이 그럴듯한 말이나 하는 사람들을 보면 불을 지피어 연기를 쐬어 조롱하고 호미를 잡고 모욕하기도 했다. 그래서 사람들은 그를 미친 사람이나 바보라 했다. 그러나 그를 잘 아는 사람은 자식이 자애로운 어머니를 그리듯 그리워했다."[7]

## 2. 玄悅의 업적

겐에츠는 임신·분만·산후 3단계 및 누습陋習을 비판하고 그의 학술주장과 기술을 논술하여 《産論》[8] 4권을 저술했다. 그 가운데 칭찬할 점은 다음과 같은 세 가지다.

---

[7] 《産論》山脇東門序. 《近世漢方醫學書集成》제106권, 11~19쪽. "有貧窶孤寡之疾病, 即必匍匐就事, 尚且為之施與, 必救其急患; 即雖富貴輿載之招, 有毫髮不容於其心, 則亢眉不肯顧焉. 又見華言巧飾之徒, 則詬燎以弄之, 亦詬厲以鋤其趣操焉. 以故人或稱之為狂或癡, 而能知之者, 如子之慕慈母也."
[8] 《近世漢方醫學書集成》제106권·《皇漢醫學叢書》제9冊에 모두 이 책이 수록되어 있다.

## 정상태위의 인식

자고로 태아는 성장단계에 머리가 위에 있다가 출산 시기에 임하여 몸을 돌려 아래로 향한다고 보았다. 겐에츠는 먼저 卷1의 서론에서 중국 전통의학과 태위에 관한 서양의 묘사가 모두 잘못되었다고 지적했다.

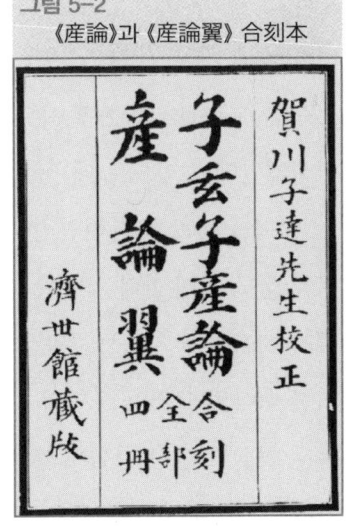

그림 5-2
《産論》과《産論翼》合刻本

"예로부터 태아의 상태를 논한 것에서 모두 임신 10개월 동안 태아의 머리가 위로 향해 있다가 출산하려고 할 때 돌아서 아래로 향한다고 보았다. 내가 홍이(紅夷 : 화란인)가 전한 내경도內景圖를 보니 역시 태아를 그린 모양이 그 설과 같았다. 이에 중국만 사실을 날조하여 잘못 전한 것이 아님을 알게 되었다."[9]

'上臀下首, 背面倒首'가 정상적인 태위임을 알고 있었다면 당연히 비정상 태위를 어떻게 조정해야 하느냐는 문제에 당면하게 된다. 겐데키玄迪는 내복약 조절과 기술을 각기 치법治法과 치술治術이라 칭했다. 약물을 사용하여 태위를 조정하는 경우 '宜第一和劑之類'이고 아울러 그 병인은 교접으로 태를 압박한 것이라 지적했는데, 이는 모두 그가 전통을 계승했음을 나타낸다. 그는 그러한 경험을 통하여 내복약의 효과가 한정되어 있음을 알게 되었다. 때문에 겐에츠玄悅는 동시에 태를 바로잡는 기술로 주치[整胎之

---

9) "古來論胎孕之狀, 皆以爲妊娠十月, 子頭向上, 及將生則轉而向下. 頃余又閱紅夷所傳內景圖, 亦畵胎孕之形一同其說. 乃知傳譌誣眞, 非特漢土也."

術主之]했다. 즉 기술을 운용했다.

### 기술과 기계 사용

수법은 태전胎前·산후·분만 세 단계에 계속 이어진다. 卷1 〈治術〉에서 임신기간에 수법으로 태위를 조정하는 설명을 볼 수 있다.

"태아를 바르게 하려면 먼저 산모의 허리끈을 풀어 반듯하게 눕혀서 반 시간 정도 쉬게 한다. 의사는 천천히 두 손을 뻗어 처음에는 흉복부를 안마하기 시작하여 차츰 오른쪽 아랫배까지 내려간다. 임신한 지 5~6개월이 되면 태아의 크기가 오이와 같고 임맥경의 치골 부근에 자리를 잡는다. 좌측은 혈실로 항상 기혈이 쌓여 있고, 우측은 위식委食의 부府로 비어 있다. 따라서 태동하면 항상 우측으로 치우치기 쉽다. 태아가 심하게 기울어져 있으면 아랫배 치골 부근에 이르게 해야 한다. 의사가 눌러보아 태를 측량한 다음 무릎과 머리가 산모의 왼쪽 옆구리 아래에 있는 것에 의거하여 이를 힘을 주는 지점으로 삼아 두 손으로 태아를 약간 들어 가볍게 힘을 주어 임맥 아래의 본래 자리로 밀어 보낸다. 임산부에게 변비가 있으면 역시 순서를 정하여 각기 다스린다."10)

卷2는 〈占房〉으로 실은 임산臨産에 관한 것이다.

"임신의 치료에 임산보다 중요한 것이 없다. 그 기간에는 간호가 차지하는 것이 열에 여덟이고 탕약이 차지하는 것은 열에 둘이다. 따라서 간호가

---

10) 其整胎之法, 先使産母解帶仰臥, 消息半時許. 醫徐用兩手就之, 初自胸腹按摩起, 以次下及右邊小腹. 凡妊娠已五六月者, 其胎大已如瓜, 當任脈之經橫骨之際而居焉. 而左爲血室, 常蓄氣血; 右爲委食之府, 爲空虛. 故胎動輒易偏右側. 而欹斜甚者, 或當得之小腹橫骨之際. 醫旣審按, 以揣其胎畢, 膝頭據産母之左脅下, 以此爲用力之地, 雙手略提其胎, 輕輕用力推送於任脈下之本位. 但孕婦有燥屎者, 亦須分理排定……

잘못되면 탕약은 효과가 없다. 그러나 오늘날 의사들은 공연히 탕약의 성질만 논하고 간호의 기술을 따질 줄 모른다. 산모가 거적에 기거하는 것을 당연히 여기고 아이를 낳는 분만에 임하여 생사의 갈림길에 이르면 산파에게만 일임한다."[11]

탕약+산파=전통의학 산과다. 겐에츠의 의술이 전통과 다른 것은 서도(抒倒 : 태아의 좌우 발을 붙잡아 신속하게 끌어당겨내는 법)·정횡(整橫 : 회전술) 등의 기술이 조산에서 중요하다고 강조한 점이다. 마찬가지로 권3의 산후 오대치술五大治術(一鉤胞 : 태반이 나오기 어려운 경우 갈고리로 끄집어내는 법, 二禁暈 : 산모의 현훈증을 구하는 법, 三遏崩 : 산후 하혈을 막는 법, 四納腸 : 탈장을 집어넣는 법, 五收宮 : 자궁하수를 치료하는 법)에 관한 논설을 보면 태반이 나오지 않을 때에는 외과적 방법을 사용하여 끄집어내 처리했음을 알 수 있다.

### 누습을 비판

卷1의 서론에서 태위의 묘사에 관하여 옛것과 외래의 잘못된 설을 평가할 때에 또한 항상 언급한 것은 누습의 전승이다. 예를 보기로 하자.

"임신기간에 다리를 뻗고 자는 것을 금하게 한 뜻은 대체로 잘 때에 몸을 함부로 하면 출산할 때에 난산의 초래를 염려한 것이다. 그러나 중국 고의적을 살펴보면 이러한 설은 없다. 우리나라 옛 명의가 이러한 말을 했다는 것도 듣지 못했다. 이러한 말은 요즈음 아녀자의 억측에서 나왔을 뿐이고

---

11) 夫妊娠之治, 莫要於臨産. 而期間救護居十八, 而湯藥居其二焉. 故救護失術則湯藥無效矣. 然乃今之醫, 徒論湯藥之性而不知講救護之術. 至其産母坐草起居之宜, 與生子 臨盆死生之候, 一任之産婆.

우연히 전승되어 마침내 누습이 된 것임을 알 수 있다."[12]

"임신 중에 비늘이 있는 물고기를 먹지 못하게 한 것도 근래에 시작된 누습이다. 그 의의를 가만히 살펴보면 대체로 유산을 싫어하여 꺼린 것이다. 출산을 해치는 것은 어머니의 기운 부족과 외부환경이 태에 해를 끼친 탓이다. 어찌 비늘이 있는 물고기가 그렇게 할 수 있겠는가?"[13]

산의産椅와 진대鎭帶로 구성된 卷4는 산부의 건강에 직접적으로 위해를 끼치는 가장 큰 누습에 대해 비난한 것이라고 말할 수 있다. 〈産椅論〉에서 다음과 같이 언급했다.

"근세에 들어 일본에서는 부인이 출산한 후에 반드시 출산 의자를 사용했다. 의자를 제작하는 방식은 각기 다르지만 대부분 뒤에 등받이가 있고 좌우에 칸막이와 같은 손잡이가 있으며 앞에 작은 가로 판자와 바닥은 모두 뽑아서 바꿀 수 있게 되어 있다. 산부가 태반을 배출

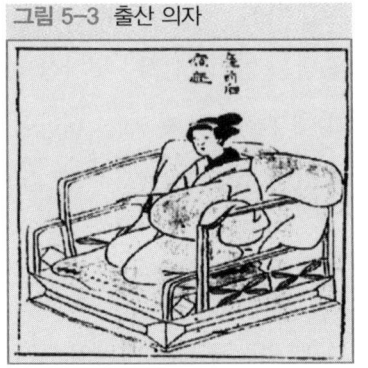

그림 5-3 출산 의자

하고 나면 의자 가운데와 주위에 먼저 이불을 포개어 놓고 칸막이 위에도 모두 솜이불을 덮어 둔다. 그리고 나서 산부가 스스로 일어나 의자로 걸어가는데, 앉는 자세는 반드시 단정하게 꿇어앉는다. 산후로 시작하여 7일 밤낮으로 잠을 재우지 않고 머리를 숙이지도 못하게 하는데, 사람을 두어

---

12) 妊娠禁伸脚而寢者, 其意蓋恐其臥肆體, 則產致橫難也. 然檢漢人古醫籍, 並亡是說. 而雖本邦古名醫, 亦未聞有此議. 則知此言徒出近時兒女之臆見者, 而偶然傳承, 遂成是陋習者耳.
13) 妊娠禁食川鱗, 亦是近來始有此陋習. 竊繹其意, 蓋惡流產而忌之也. 夫傷產自由母氣不足與物傷其胎而有之, 豈川鱗之所能為乎?

서로 지키면서 새벽녘까지 감시한다. 조금이라도 한쪽으로 기울어지면 호통을 치면서 자세를 고치게 한다. 7일이 지나야 비로소 이러한 고초를 면한다. 오늘날 풍속으로 위로 천자의 후비에서 아래로 선비나 서민의 처첩에 이르기까지 모두 이런 엄격한 책무를 감수하지 않는 이가 없다. 다행히 이러한 고통을 면하는 사람은 산야나 해변에 사는 농부의 부인이나 어부의 처 정도다."14)

이 이후 산의産椅에 여덟 가지 해가 있음을 논하고 이 모든 것이 산부의 건강에 좋지 못하다고 했다. 다시 〈鎭帶論〉을 보기로 한다.

"일본의 부인들은 임신 5개월이 되면 반드시 면으로 띠를 만들어 가슴 아래를 동여매고, 태기를 눌러 위로 치받지 못하게 한다고 말한다. 오늘날 이러한 풍조는 이미 사방 곳곳에 널리 펴져있다. 전하는 바에 의하면 옛날 진구神功황후가 임신했을 때 갑옷을 입으려고 하자 갑옷이 잠기지 않았기 때문에 이러한 띠를 만들어 동여매었다고 한다. 개선한 뒤 오진應神천황이 태어났고 끝내 아무런 탈이 없이 나라가 태평성대를 누렸다. 진대鎭帶가 만들어진 것은 여기에서 비롯되었고 후세 부인들은 이를 흠모하여 모방했다. ……짐승이 새끼를 배고 초목이 봉오리가 맺힘에 鎭帶를 차는 것에 의지하지 않는다. 지금 사람들이 이와 같지 않다고 말하는 것은 심히 미혹된 것이다. 따라서 진대를 차는 것 역시 이른바 자연을 파괴하여 재앙을 초래

---

14) 我邦近世, 婦人大產之後, 必用產椅. 椅製不一, 而大抵皆後面有倚, 左右有牆, 而前小橫板及底面皆可抽換. 產婦已下胞衣, 則椅中周圍先置疊被, 板牆上亦皆覆以綿被. 而後使婦人自起步就椅中, 而其坐必令端然跪坐. 始產七晝夜, 又不許睡而俯首, 於是代設看視相守達旦. 少有偏側, 叱令改之. 一七日而始纔免此苦楚矣. 而今俗, 上自天子後妃, 下達士庶妻妾, 皆莫不甘受是嚴責. 而倖免乎斯苦者, 山野海濱樵婦漁姑之屬耳.

하는 것과 같다!"[15]

진대鎭帶는 속칭 岩田帶이다. 오늘날 산과에서 산부가 분만한 후에 복대를 사용하라고 하는 경우가 많지만, 이는 임신기간에 진대鎭帶를 사용했던 것과는 완전히 다르다.

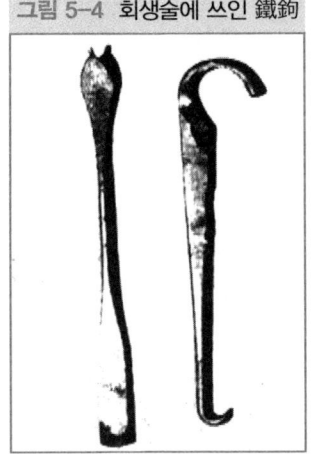

그림 5-4 회생술에 쓰인 鐵鉤

겐에츠는 다년간 누적한 경험을 정리하고 자가의 독창적인 설을 넣어 명작인《子玄子産論》을 1765년에 간행했다. 그의 나이 67세 때였다. 이 책의 간행으로 가가와류賀川流의 산과비술을 공개했다고 말할 수 있지만 실제로는 여기에서 강조한 치술(治術 : 기술과 기계)은 여전히 숨기고 공표하지 않았다. 예를 들어 卷2에서는 분만할 때에 팔이 먼저 나오는 등 회생回生술을 사용해야 하는 것을 언급할 때에 구체적인 방법을 설명하지 않고 단지 '이에 이러한 기술이 있고 깊은 뜻이 있어 기록하기 어렵다'고만 했다. 권3에서는 산후 5종 치술治術을 언급했는데 태반이 나오지 않는 구포鉤胞술 및 탯줄이 이미 끊어지거나 끊어지지 않은 상황의 처리방법에 대해 단지 '그 기술은 매우 신묘하여 필설로 묘사할 수 없다'고만 했다. 그의 장남인 가가와 겐고賀川玄吾도 '구결口訣이 많고 이 조문은 극비이다. 재능이 없는 자에게는 전할 수 없다'고 했다. 구전으로 한정된 원인은 여러 가지다.

---

15) 本邦婦人妊娠五月, 必以綿線作帶束於胸下. 曰 : 以鎭胎氣, 使不上衝也. 蓋方今此風乃已遍於四方遐陬. 相傳昔神功皇后征三韓時, 方有身而被鎧, 鎧不能合, 因作此帶束之. 旣凱旋而誕應神天皇, 竟無菑害. 昇平富樂, 鎭帶之製創起於此, 而後世婦人欽慕而倣云……禽獸草木胎孕含苞, 未嘗假夫鎭帶之施設也. 今謂人不與此同者惑之甚也. 是故鎭帶之設亦所謂混沌之鑿也!

첫째 기술의 보수적인 경향으로 예의를 차려 입문한 제자가 아니면 쉽게 알 수 없었다. 둘째 기술은 확실히 '필묵으로 자세히 설명할 수 없는' 것에 속하고, 또 사람들이 함부로 사용하는 것을 염려했기 때문이다. 마음 밑바닥에 숨어있는 것, 즉 당시 주관적이든 객관적이든 간에 결국 이러한 방법이 잔인하다고 보는 혐오감도 있었다. 보수保守이든 피혐避嫌이든 혹은 두 측면을 종합적으로 고려했든 간에 그들은 회생回生의 기구인 철구鐵鉤(그림 5-4)와 그 사용과정을 사람들에게 절대로 보여주지 않았다.[16]

## 3. 賀川流 산과를 계승하고 발전시킨 사람[17]

가가와 겐고(賀川玄吾 1734~1793)는 겐에츠玄悅의 장남이고 산과를 업으로 삼았다. 《産道口訣手術解》 등의 저작이 있었지만 따로 독립하여 방계旁系를 이루었다. 그의 아들 만죠(滿定 1772~1835)는 조부 이래 가업을 통해 최고의 영예를 얻어 1816년에 400년 동안 없었던 女醫博士에 임명되었다. 만죠는 《産科記聞》·《産科秘要》·《産科治術秘訣》 등의 저작을 남겼을 뿐만 아니라 조부가 전한 회생술回生術을 무구회생술無鉤回生術로 개량했다. 만죠의 장자 란다이(蘭臺 1796~1864)의 전두견纏頭絹, 란다이의 차남인 만죠(滿載 1830~91)의 정횡뉴整橫紐 모두 회생술回生術을 계승, 발전시킨 것이라 말할 수 있다.

---

16) 酒井シヅ:《日本の醫療史》, 340쪽.
17) 本節에서 기술한 것은 杉立義一이 쓴 解說 이외에 또한 宗田一의 《圖說日本醫療文化史》174-176쪽에서 관련된 논술을 주로 참고했다.

겐에츠의 가업을 계승한 것은 그의 양자인 겐데키(玄迪 1739~1779)이다. 겐데키는 字가 子啓이고, 본래 데와노쿠니出羽國 아키타현秋田縣의 의사인 오카모토 겐데키岡本玄適의 아들로 20세 때 교토로 와서 겐에츠를 사사하여 먼저 그의 사위가 되었고 근면하고 뛰어나서 마침내 겐에츠의 의발衣鉢을 계승했다. 그는《産論》의 불비한 점을 보충하고 그의 설을 부연했으며 회잉도懷孕圖 32폭幅을 첨가하여《産論翼》을 완성하고 입문한 지 7년 후인 1775년에 간행했다.

다츠노 료테이立野龍貞가《産科新論》자서(1819년)에서 '오늘날 산과의 열에 여덟아홉은 가가와를 비조鼻祖로 여긴다'고 한 바와 같이 가가와류賀川流 산과는 에도시대 산과학의 주류였다. 가가와 겐고賀川玄吾 家의 문인부門人簿에 기재된 것에 의하면 1769년에서 1875년 사이에 입문하여 기술을 배운 사람이 950명이 넘었다. 그 가운데 저명한 사람인 가타쿠라 카쿠료片倉鶴陵는 1800년에 쵸이町醫 신분으로 에도성에 들어가 회생술回生術을 시행하여 시의侍醫가 속수무책이었던 쇼군의 측실側室을 구했다.

겐데키玄迪의 제자인 오쿠렛사이(奧劣齋 1780~1835)는 또한 회생술回生術로는 단지 산부만을 보전할 뿐 태아는 보전하지 못한다는 사실에 연민을 느끼고 태아가 아직 죽기 전에 분만시키는 방법을 고심하여 연구한 결과

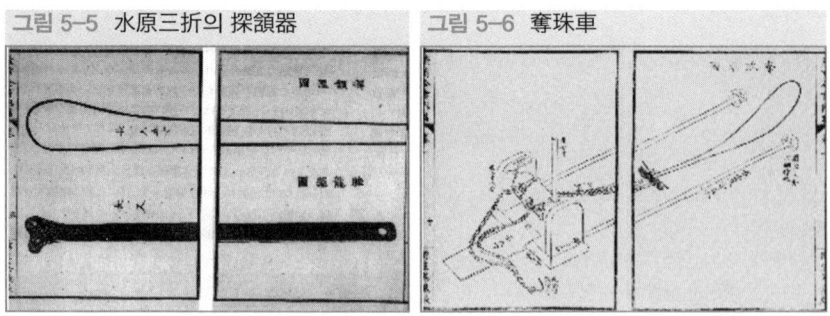

그림 5-5 水原三折의 探頷器    그림 5-6 奪珠車

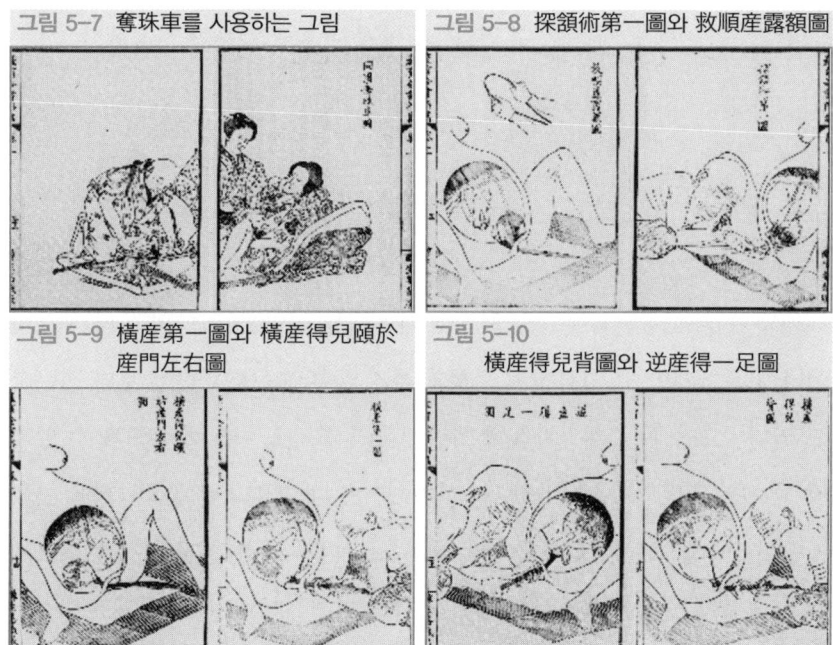

그림 5-7 奪珠車를 사용하는 그림

그림 5-8 探頷術第一圖와 救順産露額圖

그림 5-9 橫産第一圖와 橫産得兒頤於産門左右圖

그림 5-10 橫産得兒背圖와 逆産得一足圖

　최종적으로 쌍전술雙全術, 즉 오늘날의 족위회전술足位廻轉術을 만들었다. 또한 신생아의 질식을 막는 발체술發嚏術을 발명하고 도뇨관導尿管을 사용했다.
　그의 제자인 미즈하라 산세츠(水原三折 1782~1864)는 오쿠렛사이奧劣齋의 쌍전술雙全術을 계승하여 일본식 산겸日本式産鉗이라 할 수 있는 탐함기探頷器(그림 5-5)[18]와 탈주거奪珠車(그림 5-6)를 설계했고, 《産科探頷圖訣》을 간행했다. 또한 서양의 산과와 해부학을 참고하여 에도시대의 산과를 대성시킨 《醇生庵産育全書》12권(1849년 간행)을 완성했다. 탐함기探頷器는 두위頭位에 사용할 수 있을 뿐만 아니라 골분위骨盆位·횡위橫位(그림 5-8,

---

18) 이밖에 立野龍貞이 고래수염으로 만든 包頭器로 태아를 분만시키는 방법을 사용하여 水原三折이 探頷器를 발명하는데 역시 영향을 끼쳤다.

5-9, 5-10)에도 사용할 수 있다. 메이지 이후 오랫동안 사용했다.

## 4. 평가

가가와류賀川流 산과는 약물치료 분야에서는 한방漢方의학의 울타리를 벗어나지 못했지만 그 기본적인 속성과 특징은 분명 근대의학에 보다 접근하고 있다. 그러나 그 계승자들이 화란의학의 지식을 이용했음을 볼 수 있지만,[19] 이를 만든 기초와 발전시킨 과정에서 근대 서방의학에서 영향을 받지 않았다. 따라서 일본 의사학가는 이를 '고방파가 제창한 것이 점차 의료계의 시대적인 사조인 실증정신이 되어 산과 영역에서 실현된' 결과로 귀결시켰다. 1823년에 일본에 온 화란 의사 시포로더가 제자에게 겐에츠玄悅의 《産論》을 번역하게 하여 《일본의 산과》(Obstertrique an Japan)라는 제목으로 서양 잡지에 게재하여 그 학설의 독창성과 역사적인 가치를 알렸다.

이 학파의 창립자인 겐에츠에서 집대성한 미즈하라 산세츠水原三折까지 대략 100여 년 사이에 죽은 태아의 머리에 쇠갈고리로 구멍을 뚫고 끄집어내어 모체를 보전한 회생술回生術에서 발전하여 모자 모두를 보전하는 탐함기探頷器에 이르게 되었다. 동시에 수술방법과 기계사용에 대한 일반적인 관념도 이에 따라 변했다. 오늘날 사람들은 기계와 수술이 잔인하다고 생각을 하지 않을뿐더러 또한 일본식 산과기계 위에 맺힌 휴머니즘을 본다.

---

19) 예를 들어 片倉鶴陵이 저작한 《産科發蒙》에 들어있는 60장의 그림 가운데 27장은 화란의 産科醫에서, 2장은 영국인 William Smellie의 저작에서 나온 것이다.

# 절충파 折衷派

# 折衷派 출현

에도시대 후기에 생활한 나카가와 슈테이(中川修亭 1771~1850)는 그의 저작에서 고방파古方派와 후세파後世派에 대한 당시 사람들의 평설을 기술했다.

"사람에게 질병이 있다는 것은 집안에 도적이 있는 것과 같다. 고의방古醫方은 도적을 쫓아내는 것만 도모하여 감히 집안의 존망을 생각하지 않고, 신의방新醫方은 주로 집안을 보호하고 지키려고만 하지 도적이 물러났는지 여부를 감히 묻지 않는다."[1]

따라서 이론의 측면은 물론이고 임상의 실제 치료에서도 두 방의 장점을 함께 채용하는 이른바 절충파折衷派가 출현한 것은 분명 자연스런 일이다. 일반적으로 절충파의 선구자는 두 파의 장점을 취하고 단점을 보완하여 치료에 완벽을 도모하려고 했던 모치즈키 로쿠몬望月鹿門이라고 본다. 그 후에 교토에 후쿠이 후테이福井楓亭·와다 토카쿠和田東郭가 있었고, 도쿄에는 야마다 세이친山田正珍·다키 겐칸多紀元簡 등이 있었다. 독자에게 이러한 점을 번거

---

1) 《醫方新古弁》卷上. 《近世漢方醫學書集成》112冊. "夫人之有疾, 如宅中有盜賊. 古醫方唯謀驅賊, 而敢於不顧家之存亡; 新醫方唯主保守其家, 不敢問賊之去否."

롭지 않게 한눈에 이해시키기 위해 이 세 학파의 대표적인 인물을 각 두 명씩 선택하여 그들이 생활한 시대를 표시하고 학술이 변천한 시간적 순서를 나타내었다(그림 6-1).

그림 6-1 후세파後世派 고방파古方派 절충파折衷派의 대표적인 인물이 살았던 시대

아즈치모모야마安土桃山시대 1603 ─────── 에도江戶시대 ─────── 1868(메이지明治원년)

마나세 도산 1594(후세파)
　　마나세 겐사쿠 1631(후세파)

　　　　1659 고토 콘잔 1733(고방파)
　　　　1702 요시마스 토도 1773(고방파)

　　　　　　1725 후쿠이 후테이 1792(절충파)
　　　　　　1743 와다 토카쿠 1803(절충파)

(그림 6-1)에서는 각 학파 형성기의 대표적인 인물을 대략 들었을 뿐이다. 그 후계자는 자연 끊임없이 이어졌다. 이 밖에 사가들이 어느 학파에 소속시킨 숱한 의가의 학술적 관점이 반드시 이와 같이 절대적이라고 할 수도 없다. 예를 들면 고방파 의가 가운데 西深齋에서 10여 년간《傷寒論》을 배우고《傷寒論》연구로 유명한 가와고에 코잔(川越衡山 1758~1828)은 그가 저작한《傷寒脈證式》[2]의 서문에서 '절충'의 분위기를 띤 관점을 명확히 밝혔다.

---

2) 陳存仁編《皇漢醫學叢書》, 제12책.

## 1. 절충折衷이란 명칭

고방가古方家의 무리는 《傷寒》·《金匱》에서 방을 설계하고 唐·宋·元·明의 방을 사용하는 것을 큰 수치로 여겨 결코 거들떠보지 않았다. 仲景의 취지는 그렇지 않다. ……세칭 고방가들은 고방을 모른다고 말할 수 있다. 그들이 이른바 본받는다는 것은 그들이 의지하는 바가 있어 곧 법으로 받아들인다는 말이다.[3]

다음과 같은 몇 가지 특징으로 이른바 절충파를 설명할 수 있다.

1 절충을 주장하는 의가는 치병治病을 본으로 삼았다. 에도후기의 수많은 임상의가는 기본적으로 모두 이러한 실질적인 태도를 취했다.

2 일본 의사학 저작을 보면 절충파를 중시하지 않은 원인은 대체로 두 가지다. 첫째 절충파는 고방파처럼 일본 의사학자가 기꺼이 칭찬하는 실증성과 독특성이 없다. 둘째 '모든 것을 받아들인' 점은 같은 시대에 출현한, 문헌연구를 중시하는 것으로 유명한 고증파考證派와 같다. 종종 하나로 귀속되어 '절충파(고증파)'라는 제목 아래 간단하게 서술된다.

3 절충의 견해는 중국과 서방 두 의학지식 체계를 전부 받아들이는 측면에서도 나타났기 때문에 또한 한란절충漢蘭折衷설이 있었다. 본서에서 하나오카 세이슈華岡青洲에 관한 소개가 이러한 측면을 대표하는 전형이라 말할 수 있다.

---

3) 古方家之徒, 劃方於傷寒金匱, 而大羞於用唐宋元明之方, 斷然不顧矣. 仲景氏旨不然矣. …可謂世稱古方家者, 未知古方也. 其所謂式也者, 言其所有憑依, 而便取法也.

## 2. '강유상마剛柔相摩'한 와다 토카쿠

와다 토카쿠(和田東郭 1743~1803)[4]는 이름이 璞이고 字가 韞卿·泰純, 號는 東郭 혹은 含章齋이다. 아버지는 양과瘍科의 의관醫官이었다. 토카쿠는 막내여서 가업을 계승할 필요가 없었기 때문에 본도本道, 즉 내과內科를 선택하게 되었다. 토카쿠는 어려서 인근 다케나카 셋사이竹中節齋에게 배웠고, 조금 자라서는 오사카로 유학하여 후세파 의가인 도다 쿄쿠산戶田旭山의 문하로 들어갔다.

유명한 유학자인 쿄쿠산旭山은 사람됨이 매우 충직하고 온후하여 토카쿠에게 정통적인 유학을 가르치고 정신적인 수양 면에서도 토카쿠에게 매우 깊은 영향을 주었다. 이밖에 쿄쿠산은 후세파 의가지만 《傷寒論》을 매우 추앙하여 '의학은 고경방古經方을 본받아야 하고 고경방의 중심은 《傷寒論》'[5] 이라고 했다.

1768년에 26세인 토카쿠는 또한 고방파의 대가인 요시마스 토도吉益東洞의 문하로 들어가 공부했다. 그러나 그는 이른바 고방파의 학문에 불만을 품었기 때문에 토도가 세상을 떠난 후에 곧장 고방파를 뛰쳐나와 자신의 견해에 의거하여 홀로 일가를 세워 절충의 도를 이루었다. 그는 다음과 같이 주장했다.

"고래로 명의나 학문이 깊은 사람이 의술에 정진하여 각기 깨달을 바가 있었다. 이를 기록하여 후학들에게 남겨준 은혜가 깊다. 천 년 뒤에 태어

---

4) 和田東郭의 생애에 관한 소개는 주로 《近世漢方醫學書集成》제15권에 실린 松田邦夫가 쓴 解說에 의거했다.
5) 松田邦夫가 쓴 解說에서 인용. 《近世漢方醫學書集成》제15권, 9쪽.

난 우리들은 그 책을 읽고 그 학술을 배워 각기 훌륭함을 본받아 의혹을 풀었으니 고인 누군들 나의 스승이 아니겠는가? 《傷寒》·《金匱》는 본래 나의 학문에는 《詩經》·《書經》과 같지만 빠진 것이 많아 온전치 못하다. 송나라와 원나라의 방서는 주된 뜻이 다르지만 역시 孔安國의 주注나 鄭玄의 전箋과 같다. 이른바 하夏의 역법曆法을 얻고 은殷의 수레를 얻고 주周의 면류관과 춤과 음악을 남김없이 채택하는 것과 같이 의학의 법도를 배우는 것도 이와 같을 따름이다."6)

토카쿠는 고방의 가치를 충분히 긍정함과 동시에 여기에 여러 가지 부족한 점도 있음을 알았다. 그는 이러한 부족한 점을 보완하려면 오직 후세의 방을 널리 취하는 데에 있다고 하여 '일체 질병의 치료는 모두 고방을 위주로 해야 하지만 후세방으로 그 부족한 점을 보완해야 한다'7)고 했다.

세인이 토도와 토카쿠를 평하여 '토도의 의학은 韓信이 군을 지휘하는 것과 같아 강을 등지고 군량을 끊어 사지에 놓인 후에 생을 도모했고, 토카쿠의 의학은 李靖이 용병하는 것과 같아 적을 붙잡고 풀어주는 용병술에 뛰어나 모두 법도에 부합했다. 각기 장점이 있어 우열을 가릴 수 없다'8)고 말했다.

토카쿠는 처음에 니죠공二條公 밑에서 벼슬을 했고 1797년에 어의가 되

---

6) 松田邦夫가 쓴 해설에서 인용. 《近世漢方醫學書集成》제15권, 9쪽. "古來名工碩師, 精神於醫術, 各有所得, 筆之遺於後學, 其惠厚. 我曹生於千歲之下, 讀其書而學其道, 各法其善而闕其所疑, 則古人孰非吾師? 《傷寒》·《金匱》固我道之《詩》·《書》, 然而殘缺不完; 宋元方書雖旨趣不同, 亦孔注鄭箋. 所謂夏取時, 商取輅, 周冕韶舞採擇不遺. 學醫法亦如此而已矣."
7) 松田邦夫가 쓴 해설에서 인용. 《近世漢方醫學書集成》제15권, 9-10쪽. "一切疾病之治療, 皆以古方為主, 然應以後世方等補其不足."
8) 浅田宗伯: 《先哲醫話》卷上. 《中國醫學大成》제39책에 수록되어 있음. "東洞醫如韓信行軍, 背水絕糧, 置之死地而後生; 東郭醫如李靖之用兵, 度越縱舍, 卒與法會. 各有其長, 不易優劣."

어 홋쿄法橋 반열에 올랐다. 중궁中宮이 자식이 없어 토카쿠를 불러 진찰하게 했는데 '한기寒氣가 오래 머물러 부자附子로 온경溫經시키면 효과가 있을 것'이라 했다. 다음해에 왕자를 낳게 되자 천황天皇은 그 공을 표창하여 특별히 교지를 내려 尙藥으로 승진시키고 호겐法眼 반열에 올랐다. 이렇게 토카쿠는 56세 때에 의사의 최고 지위에 올랐고 4년 후에 병으로 세상을 떠났다.

토카쿠는 아들이 없어 제자들 가운데 재주가 뛰어난 나카무라 데츠(中村哲. 통칭 泰衝이라 함)를 양자로 삼아 장녀와 결혼시켜 후사를 이었다. 그의 저작은 전부 제자의 손에서 나왔다. 그 후에 간행된 것에는 《導水瑣言》(1805)·《蕉窓方意解》(1813)·《蕉窓雜話》(1821)·《傷寒論正文解》(1837)·《腹診錄》·《腹診後錄》(1850) 등이 있다.

토카쿠는 후세파가 점차 쇠퇴하고 고방파가 융성하여 절충적인 비판이 이미 싹튼 시대에 태어났다. 쿄쿠산旭山과 토도東洞 두 스승의 영향 아래 고방에 구애되지 않고 후세방에도 치우치지 않고 치병治病을 본으로 삼는 절충의 길을 형성했다. 실제로 오늘날 중일 양국의 전통의학계에서 견지하고 있는 기본입장이 바로 이러한 중용의 도이다.

그의 문인인 구보 쿄토쿠久保喬德가 토카쿠의 말을 모아 편찬한《蕉窓雜話》에 '선생의 유고遺稿에서 취하여 권의 첫머리에 올린'〈東郭先生醫則〉이 있는데 모두 8조 384자이다. 와다 토카쿠의 주도사상을 간단하면서 요점적으로 개괄했는데 다음과 같다.

"의사가 맡은 책임은 오로지 병을 살피는 것뿐이다. 부귀를 보지 말고 오직 병만 살피고, 빈천을 보지 말고 오직 병만 살펴야 한다. 어려운 병을 어렵게 보지 말고 어려운 가운데 쉬움을 반드시 살펴야 하고, 가벼운 병을 가

녑게 보지 말고 가벼운 가운데 위태함을 반드시 살펴야 한다. 이러한 것을 살필 수 있고 저러한 것을 보지 않는 것도 오직 의사의 임무이고 병을 살피는 길이다."9)

"의사가 마음을 쓸 수 있는 바는 대개 변變이 아니겠는가? 아직 변하지 않은 것에서 변화를 헤아리고 변하지 않는 것으로 변화를 기다리는 것이 변화에 응할 수 있는 것이다. 저편의 변화를 보고 그 변화에 내가 움직이는 것은 변화에 어두운 것이다. 변화에 어두운 자는 그 변화에 대처하지 못할 뿐만 아니라 불변하는 도를 따를 수 없다. 변화에 응할 수 있는 자는 그 변화를 이미 알 수 있기 때문에 그 처방도 위태롭지 않다."10)

"무릇 병의 정황에는 두 가지가 있기 때문에 약의 사용도 두 가지가 있어 굳셈[剛]이라 하고 부드러움[柔]이라 한다. 柔는 柔로 주관하고 剛은 剛으로 주관하며, 剛한 것에 柔한 약으로 제조하는 것이 있고, 柔한 것에 剛한 약으로 제조하는 것이 있다. 剛인가 柔인가? 두 가지이지만 백 가지이다. 柔인가? 剛인가? 백 가지이지만 두 가지에 불과하다. 지혜로운 자만이 이를 알고 어리석은 자는 이에 반한다. 《周易》에서 이르기를 '굳센 양효陽爻와 부드러운 음효陰爻가 서로 사귄다'고 했다. 나의 도는 비록 작지만 또한 이와 같다."11)

---

9) 醫之為任, 唯察病而已矣. 勿視富貴, 唯病之察; 勿視貧賤, 唯病之察. 勿劇視劇病, 必也察劇中之易矣; 莫輕視輕病, 必也察輕中之危矣. 克察之於斯而勿視彼, 亦唯醫之任也, 察病之道也.

10) 醫之所可用心者, 其唯變乎? 揣變於未變, 而以非變待變, 此之謂能應變也. 視彼之變, 而我動乎其變, 此之謂眩乎變. 眩乎變者, 不翅不能處其變, 亦不能全其常. 能應變者, 既已知其變, 故其處方也不殆矣.

11) 凡病之為情也有二, 故藥之用亦有二 : 曰剛, 曰柔. 柔以當柔, 剛以當剛; 剛之製柔者有焉, 柔之製剛者有焉. 剛耶? 柔耶? 二而百. 柔耶? 剛耶? 百而二. 唯智者知之, 而愚者反焉. 《易》曰 : 剛柔相摩. 我道雖小, 亦復爾矣.

"옛 사람이 병을 진단할 때 오색을 망진함에 눈으로 보지 않고 소리를 귀로 듣지 아니했다. 단지 귀와 눈으로 듣거나 보지 않았기 때문에 표表에 응하는 병을 살필 수 있었다."[12]

"방을 간단하게 쓰는 자는 의술이 날로 정세해지고 방을 번잡하게 쓰는 자는 의술이 날로 조잡해진다. 세상의 의사들은 걸핏하면 간단한 것을 조잡한 것으로, 번잡한 것을 정세한 것으로 여기니 슬프지 아니한가!"[13]

"활로를 찾고자 하는 자는 반드시 사지에 빠져보아야 한다. 사지에 빠지려는 자는 반드시 활로를 얻을 것이다."[14]

"의사가 어려운 병에 임했을 때 자신의 손으로 그를 살리고자 하는 것은 자신을 아끼는 것이고, 자신의 손으로 그를 죽이고자 하는 것은 환자를 아끼는 것이다. 자신을 아끼는 자는 끝내 자신의 온갖 정성을 쏟을 수 없고, 그를 아끼는 자는 진실로 자신의 정성을 다 쏟을 수 있다. 옛말에 '호랑이 굴에 들어가지 않고 호랑이를 잡을 수 없다'고 했다. 나에게 의학이 역시 그러하다."[15]

여기에서 말한 '剛, 柔'는 통상적으로 사용할 때와 같은 추상적인 것이 아니라 고방古方과 후세後世 두 가지 구체적인 다른 치료방법을 겨냥한 것이다. '愛我, 愛彼論'은 의덕醫德을 드러내는 측면이란 의의가 있을 뿐만 아니라 질의공병疾醫攻病에 찬동하는 작자의 입장을 보여준다. 마찬가지로 그의 아

---

12) 古人之診病也, 視彼不以彼, 乃以彼爲我. 其旣無彼我之分, 是以能通病之情也.
13) 用方簡者, 其術日精; 用方繁者, 其術日粗. 世醫動輒以簡爲粗, 以繁爲精, 哀矣哉!
14) 欲得活路者, 必陷死地; 欲陷死地者, 必得活路.
15) 醫之臨劇病也, 欲使彼活於我手者, 愛我也; 欲使彼死於我手者, 愛彼也. 愛我者, 終不能盡我矣; 愛彼者, 誠能盡我矣. 古語曰 : 不入虎穴, 不得虎子. 余於醫亦云. 이상 《近世漢方醫學書集成》 제15권, 15~17쪽.

들 와다 타이츄和田泰冲가 찬한 《醫學說》에도 절충의 취지를 계승했다.

다음과 같이 적록했다.

"100년 전 일본의 의사들은 대부분 송·원나라의 의서를 취했지만 그 이치를 해석하지 못하여 고방으로는 새로운 병에 대처할 수 없다는 설을 따르고, 음양의 이치에 구애되어 병의 정황에 능통하지 못하고, 보補하는 것에 힘써 마침내 '까닭이 있으면 폐해가 없다'는 준칙에 빠지게 되었다. 토도東洞 옹이 나와서 이를 크게 우려하여 스스로 고의법古醫法이라 칭하고 '만병유일독萬病一唯毒'이라 하여 약을 복용하고 명현瞑眩이 없으면 그 병을 낫지 않는다고 했다. …… 이 말이 나오자 후학들은 오직 공벌하는 것만을 자신의 임무로 여기고 함부로 범하게 되었다. …… 그리하여 의학계는 고방古方·금방今方 두 파로 나뉘게 되었다. …… 배우는 자가 음양을 명확하게 살피고 허실을 자세히 알고 방方과 증證이 서로 따르고 보사의 방이 잘못되지 않으려면 반드시 황제와 기백을 날줄[經]로 삼고 仲景을 씨줄[緯]로 삼아 그 이치를 궁구하고 그 변화에 능통해야 한다. 그리고 제가들의 잡다한 것에서 좋은 점과 조잡한 것을 가리고 그 장단점을 판별하고 나면 얻는 바가 있게 된다."[16]

---

16) 山本世孺編：《洛醫彙講》, 文政元年, 讀書室版, 狩野文庫 소장(編號：No9-21834-3). "我邦百年以前, 諸醫多取宋元之書而不能解釋義理, 執古方新病安有能相値者之說, 拘陰陽之理, 不能通病之情, 以調補爲務, 遂失有故無損之訓. 曁東洞翁出焉, 大憂之, 自稱古醫法, 曰萬病一唯毒, 若藥不瞑眩, 厥疾不瘳. …… 然此言一出, 晩輩末流唯以攻伐爲己任, 犯 …… 於是乎道分成二派, 曰古方, 曰今方, …… 學者若欲明察陰陽, 審虛實, 方證相適, 補瀉不誤之方, 必也以黃歧爲經, 以長沙爲緯, 窮其理, 通其變, 錯綜乎諸家, 揀擇其精粗, 甄別其長短, 而後有所得焉已矣."

## 3. '이중경위신以仲景爲臣'의 나카가미 킨케이

고방파에서, 특히 요시마스 토도吉益東洞의 문하에서 나와 절충파로 바꾼 저명한 의가로 나카가미 킨케이中神琴溪를 들 수 있다.

나카가미 킨케이(中神琴溪 1744~1833)[17]는 名이 孚인데 右內라 통칭하고 字는 以隣이며 호는 琴溪이다. 30세 때에 록카구 시게토六角重任의《古方便覽》을 읽고 크게 감동을 받아 발분했고, 토도의 책을 숙독하여 토도의 사상에 공감하는 바가 많았다. 토도의《門人錄》에 그의 이름이 있어 킨케이가 토도 만년에 그의 문하에서 가르침을 받았음을 알 수 있다.

킨케이는 초년에 오오츠大津에 거주하면서 경분輕粉을 이용해서 기녀들의 매독을 치료하여 효과를 보아 이름이 알려졌고, 1791년 48세 때에 교토로 옮겨 개업해서 흥성했다. 1798년에 야마와키 토카이(山脅東海, 東洋의 손자)가 행한 시체해부에 참가했다. 1815년 72세 때에 나가사키로 유학했고, 다음해에 에도로 유학한 후에 강 가까이 좋은 밭에서 은거하면서 뽕나무와 차를 심는 것을 낙으로 삼았다. 그의 명성이 매우 높았다는 것은 '따르는 사람들이 많아 문하에 적을 둔 자가 한때는 3000여 명에 이르렀다'[18]는 것에서 알 수 있다.

아사다 소하쿠淺田宗伯는 킨케이 의술의 특징에 관해 이런 말을 했다.

킨케이는 의술이 출중하여 일반적인 법칙에 구애되지 않았고 매번 뛰어난 효험이 있었다. 일찍이 킨케이가 이런 말도 했다. '내가 법을 부리지 법

---

17) 中神琴溪의 생애에 관한 소개는 주로《近世漢方醫學書集成》제17권에 실린 山田光胤이 쓴 해설에 의거했다.
18) 富士川遊 :《日本醫學史》, 429쪽.

이 나를 부리지 않는다. 따라서 중경을 신하로 만들 수는 있지만 중경의 신하는 되지 않는다. 세상에 중경을 받드는 자들은 모두 그 찌꺼기를 먹고 기꺼이 노예가 되었다.'[19]

이른바 '중경을 신하로 만들 수는 있지만 중경의 신하는 되지 않겠다'고 한 것은 중경의학의 도를 계승한 질의疾醫임을 자인하지만 치료방법은 중경의 법을 고수하는 것에 빠지지 않았음을 말한다. 심지어《傷寒論約言》에서는 이렇게 언급했다.

"2,000년 동안 의학은 모두 중경을 군君으로 삼아 이를 행했다. 나는 달라 스스로 군주가 된다. 2,000년 동안에 비로소 중경의 의학을 모두 도구로 삼아 신하로 부리게 되었다. 중경이 이것으로 나를 벌한다면 나는 사양하지 않겠다."[20]

킨케이는《生生堂醫譚》의 각 제목에 논설한 것에서 절충파의 기본적인 입장을 분명히 나타내었다. 예를 들면 다음과 같다.

"《傷寒論》: 마땅히 존중하고 믿어야 하지만 그러나 '활용'해야 한다."

"독서讀書:《儒門事親》과 같은 후세의 의서는 단지 그 방만 취하고 그 이치를 강구할 필요는 없다."

"古方後世並有弊: 공攻이나 보補에 치우지지 말고 알맞은 것을 따라야 한다."[21]

---

19) 淺田宗伯:《皇國名醫傳》卷下,《近世漢方醫學書集成》제99권, 529-530쪽. "醫道俊邁不拘常則, 而每有奇驗.";"嘗曰: 予使法, 不爲法使. 故能爲臣仲景, 不爲仲景臣. 世之奉仲景者, 率啗其糟粕, 甘爲之奴僕."
20)《近世漢方醫學書集成》제17권에 실린 山田光胤이 쓴 해설 20쪽에서 인용. "二千年間之醫, 皆以仲景爲君而用之; 吾異之, 自爲君主. 二千年間始於仲景之醫皆爲器使之臣下. 仲景以此罪我, 吾所不辭也."
21)《近世漢方醫學書集成》제17권, 19-20・33-36・63-65쪽에 각각 보임.

본서 뒷면 고증파에 관한 소개에서 《傷寒論》과 《黃帝內經》을 다루는 태도에 차별을 두거나 두지 않는 각도에 따라 마찬가지로 '모든 것을 받아들인' 절충파와 고증파에 어떤 차이가 있다고 논설한 학자를 볼 수 있다. 이상 와다 토카쿠和田東郭와 나카가미 킨케이中神琴溪의 의론醫論에 관한 소개에는 절충파의 '차별을 두는 입장'을 나타내는 목적이 내포되어 있다. 바꾸어 말하자면 '절충파'는 이름 그대로 치료에서 고방을 사용하면서 후세방도 사용했다고 이해해서는 안 된다.

## 4. '오경일관五經一貫'한 나이토 키테츠

출생연대가 요시마스 토도吉益東洞와 대체로 같고, 후세·고방 두 파의 대표적인 인물과 직접적인 사승관계가 없는 나이토 키테츠內藤希哲가 학술적으로 어느 학파에 귀속되는지를 지적한 의학저작은 없다. 그러나 그의 오경일관五經一貫 사상을 보면 에도시대의 일본의가가 기원이 다른 중국의학지식을 광범하게 접촉하는 과정에서 어떻게 종합적으로 이해하여 체계를 구축했는지를 알 수 있다.

나이토 키테츠(內藤希哲 1701~1735)[22]는 名이 甫(혹은 父)이고 字는 師道로 통칭 泉庵이라 했다. 어릴 때 동향인 시미즈淸水선생에게 의학을 배워 의술이 이루어지자 에도로 나아갔다. 열병을 앓아 사지가 궐역한 환자

---

[22] 內藤希哲의 생애에 관한 소개는 주로 그의 저작의 수많은 序, 跋(《近世漢方醫學書集成》 제70, 71권)과 寺師睦宗이 쓴 해설(제70권에 실려 있음)을 참고했다. 그리고 淺田宗伯의 《皇國名醫傳》卷下 · 內藤泉庵(《近世漢方醫學書集成》제99권, 487~488쪽)을 참고했음.

가 있었는데 여러 의사 모두 부자附子를 쓰자고 주장했으나 키테츠만이 불가하다고 했다.[23] 《傷寒論》의 '대열大熱에도 수족이 궐랭厥冷해질 수 있다'는 구절을 근거로 백호탕白虎湯을 써야 한다고 하여 5, 6일 만에 나왔다.

키테츠는 대유학자 다자이 슌다이太宰春臺와 사이가 매우 좋아 여가가 있으면 함께 문학 담론을 즐겼다.[24] 키테츠가 35세로 요절한 이듬해 쓴 《醫經解惑論序》에서 다자이 슌다이는 그의 학문을 칭찬하고 이 책이 편찬된 과정을 추억했다.

"그가 에도로 와서 의업을 행한 지 3년이 되었는데, 경에 두루 밝았고 방에 더욱 정통했다. 경으로 방을 바로잡고 방으로 경을 증험했다. 경과 방을 뒤섞어 서로 증명해 보면 표리와 정반이 부합하여 응하지 않음이 없다."

"저술이 상당히 많고 그 하나가 《解惑論》 10여만 언言이다. 감히 스스로 바로잡을 수 없다고 여겨 나에게 그 문리文理를 바로잡아 달라고 부탁하여 이에 서문을 지었다. 나는 의학을 모르지만 방方 만들기를 좋아했고 특히 중경을 따랐다……. 당시 師道가 방方에 관한 초고를 만들 때마다 가지고 와서 나에게 보이고 나는 이를 열람했다. 원고가 반 권을 채우지 못했는데 을묘乙卯년 가을 師道가 갑자기 병으로 죽었다. 35세였다."

"나는 의학을 배우지 않았으니 師道가 논한 것의 옳고 그름을 어떻게 알

---

23) 寺師睦宗과 淺田宗伯 모두 그의 명인 甫를 언급하지 않았다. 內藤希哲의 《醫經解惑論》에 실린 鳥海寬玄達이 1770년에 쓴 後序에서 "內藤師道甫者, 以天縱之才云云"(《近世漢方醫學書集成》 제70권, 449쪽)이라 했고, 또한 太宰純(春台)이 1736년에 쓴 序에서 그와 希哲이 서로 알게 되는 과정을 묘사할 때에 "甲寅春, 忽得師道父. 師道者, 信州松本人也"(同書, 8쪽)라 한 것으로 보아 그의 명이 甫(혹은 父)임을 알 수 있다. 그러나 寺師睦宗은 이를 해석하여 "그 당시 사람들에게 존경을 받은 유명한 유학자인 太宰春台가 자기보다 20살 어린 希哲을 '父'라고 존칭하고 云云"(同書, 解說 28쪽)이라 하여 그의 훌륭함을 증명했는데 잘못이다.
24) 淺田宗伯 : 《皇國名醫傳》卷下·內藤希哲. 《近世漢方醫學書集成》99권, 488쪽.

겠는가? 나는 師道같은 호걸이 결실을 거두지 못한 것을 매우 애석하게 생각한다."[25]

다자이 쥰(太宰純 : 다자이 슌다이)은 자기는 의학을 잘 알지 못한다고 반복 강조하고 '오늘날 이른바 유의儒醫는 의술로 이익을 구하고 유학으로 명예를 추구한다. 따라서 의학을 하는 것이 그 학문이 좋아서가 아니라 그 이익을 좋아하기 때문이다. 문예를 두루 배워 명예를 산다'고 했다. '유의儒醫는 박쥐(새도 아니고 짐승도 아닌)보다도 못한 무리'라 한 대유학자가 '아직 뜻을 이루지 못해 방랑하는 시기에 호구지책이 없었기 때문에 의학을 한다'[26]고 했다. 이로써 유의儒醫가 세상에서 크게 행세한 시대에도 한나라 때와 마찬가지로 명의인 淳于意의 스승과 제자나 華佗와 같이 오직 유학자의 형상으로 세상에 비춰지기를 원하고 의사로 알려지는 것을 수치로 여겼음을 알 수 있다. 여기에서 유의의 문제는 덮어두고 나이토 키테츠가 《醫經解惑論》의 자서에서 자신이 學학에서 惑혹에 이르고, 惑혹으로 인하여 學학으로 나아가는 과정에서 어떻게 오경일관五經一貫의 학술 주장으로 향하여 한 걸음 한 걸음 달렸는지 기록을 통하여 살펴보기로 하자.

"내가 어렸을 때부터 의학을 좋아했기 때문에 의학에 대해 조금이라도 알고 있는 사람이 있으면 나아가 묻고, 책을 가지고 있으면 빌려서 읽었다.

---

25) "來東都業醫三歲, 經彌明, 方彌精; 經以正方, 方以驗經. 以經與方參伍相徵, 表裡正反, 靡不合應." "頗有著述, 其一日《解惑論》十餘萬言. 未敢自以爲是, 使純正其文理, 因序之. 純不知醫而好爲方, 尤悅仲景……. 時師道方草藁, 每成一卷, 持來示予. 予隨閱之. 藁未成半卷, 乙卯秋, 師道忽病沒, 年三十五." "予未嘗學醫, 何知師道所論是否? 予特惜師道豪傑, 秀而不實云爾." 이상 《近世漢方醫學書集成》 제70권, 9~13쪽.
26) "今所謂儒醫, 以醫求利, 以儒求名. 故爲醫, 非好其道, 好其利也. 旁學文藝以買名譽也." "在尚未得志之放浪時代, 卻曾因沒有糊口之資而爲醫." 安西安周의 《日本儒醫研究》, 46~48·164쪽에 각기 나타남.

오늘날 의서가 많지만 가장 좋은 것은 龔雲林[27]만한 것이 없다는 것을 듣고 이에 그 책을 구하여 의학의 도道가 여기에서 다 끝나는 것으로 생각했다. 그러나 그 방을 시험해 보니 그 말과 같지 않으니 어떻게 할 것인가? 이에 의혹이 시작되었다(一惑)."[28]

"또한 의사는 《內經》·《難經》·《本草》를 숙독하고 河間·東垣·丹溪·立齋 등 여러 의가를 연구하지 않으면 안 된다는 것을 듣고 그들의 책을 구하여 읽었지만 다시 의혹이 생겼다(二惑)."[29]

"또한 의사는 백가百家를 망라하고 13과를 아울러 통하지 않으면 안 된다고 들었는데, 어떤 과를 택하지 않고 뜻대로 구하니 또 다시 의혹이 생겼다(三惑)."[30]

"또한 중국 의서가 자세하지만 지역과 사람이 다르고 때가 바뀌고 세상이 변했기 때문에 오늘날 사용하기에 부합되지 않는 것이 많다고 들었다. 오직 우리나라 근대 명의의 경험방만이 간편하고 적중한다고 했지만 등잔불 아래에서 백성을 구하는 것과 전범이 되는 구결과 같은 것에서부터 제가들이 비밀스럽게 전하는 비방까지 구하니 다시 의혹이 생겼다(四惑)."[31]

"또한 의醫라는 것은 의意이고 또한 이理라 하여 뜻을 밝히고 이치를 궁구하며 때를 쫓아서 합당하게 만들면 전적으로 방서에 구애되지 않아도 후에

---

27) 龔廷賢:《萬病回春》,《壽世保元》을 저작.
28) 余自幼好醫, 故有微知醫者則就問焉; 有一貯書者則借讀之. 而聞今之世醫書雖多, 其最善者莫若龔雲林, 乃求其書, 以爲醫之道盡乎於茲矣. 然試其方, 奈不如其言何? 於是乎始惑焉.
29) 又聞醫非熟讀《內經》·《難經》·《本草》, 而探討河間·東垣·丹谿·立齋數家則不可, 乃求彼諸書, 而復惑焉.
30) 又聞醫非蒐羅百家而兼通十三科則不可, 乃不擇何科, 隨在求之, 而復惑焉.
31) 又聞中原之書雖詳, 而地殊人異·時移世變, 故用之今日, 不合者多. 唯本邦近代名醫之驗方, 簡便而適中, 乃自濟民燈下·規矩口訣之類, 以至諸家密傳秘方求之, 復惑焉.

백발백중하는 공을 이룰 수 있다고 들었다. 임기응변을 모르고 옛 사람의 찌꺼기를 맹신하기만 하면 어찌 병을 치료할 수 있겠는가? 또한 천하에는 의서가 끝없이 많고 천하에는 병이 무궁하다고 들었는데, 끝없이 많은 의서를 살펴서 무궁한 병을 치료하여 모두 적중한다는 것은 성인이라도 역시 할 수 없는 바이다. 오직 《正傳》·《入門》·《回春》·《明鑑》만을 골라 한 권 한 권 숙독하여 증에 따라 투약하는데 세월이 누적됨에 따라 나타나는 병에서 임기응변이 스스로 생기는 것이 많고, 그 책 속에서 응용이 스스로 나와 백발백중하는 공적이 나타날 수 있다. 이와 같은 두 가지 설로 다시 의혹이 생기게 되었다(五惑)."³²⁾

"의혹이 생기면 구하고 구하게 되면 의심이 생겨, 나는 실의에 빠졌다. 우연히 仲景의 《傷寒論》·《金匱要略》은 《素問》·《難經》·《本草經》의 요점을 총괄하여 음양·허실의 관건을 밝힌 것으로 그 말이 치밀하고 막힘이 없고, 그 방이 신효가 있어 실로 만세의 법이고 모든 방의 시조가 된다고 들었다. 의사가 이에 정통하지 못하면 공연히 인명을 죽여 몰래 천벌을 받아 자손이 끊겨 조상의 영혼이 의탁하는 바가 없어질 것이다. 그리하여 나는 깜짝 놀라고 두려워 급히 趙開美의 《仲景全書》를 얻게 되었다. 몇 년을 읽고 나니 처음에는 재갈을 물린 듯했고 중간에 이르러 설탕을 깨문 듯했고 나중에는 다시 의혹이 생겼다(六惑)."³³⁾

"그리하여 다시 方有執의 《傷寒論條辨》· 喩昌의 《尙論》· 程氏의 《後條

---

32) 又聞醫者意也, 又理也, 精意而窮理, 隨時而制宜, 不全拘於方書, 而後可致十全之功焉. 苟不知權變, 偏信古人之糟粕, 何得治病? 又聞天下之書無盡, 天下之病無窮; 撿無盡之書, 治無窮之病, 皆得的中, 此雖聖人亦所不能也. 唯取《正傳》·《入門》·《回春》·《明鑑》, 一一而熟讀之, 隨証投藥, 積月累歲, 則機變自生於見病多, 應用自出於彼書中, 而百發百中之績可庶幾焉. 乃勤如兩說, 而復惑焉.

辯》・名古屋氏의《註解》・沈氏의《編註》등을 골라 서로 대조해보아 그 대의를 살피고, 정신을 집중시켜 세밀히 생각하고, 널리 찾아서 깊이 고찰하고, 먹는 것과 걱정도 잊고 백 번을 독파했다. 맥脈과 증證과 방方과 경經을 분류하여 베끼기를 대여섯 차례나 했다.

겨우 그 본래의 취지를 조금 터득한 후에 병으로 치료를 원하는 자가 있으면 그 맥증脈證을 살피고 방제方劑를 처방하여 작게 시험하면 작은 효과가 있고 크게 시험하면 큰 효험이 있어 시험하지 않는 바가 없고 효과가 나타나지 않음이 없었다. 또한《內經》·《難經》을 취해 읽고 그 뜻이 이전과 크게 다름을 느껴 그 일관된 의의를 조금 깨닫게 되었다. 나중에 또한 제가의 의서를 구해 읽고 잘된 것, 잘못된 것, 조잡한 것, 거짓된 것, 괴이한 것, 뒤섞인 것, 깊게 천착한 것, 옳은 것 같지만 그른 것을 판별할 수 있게 되었다."[34]

이 뒤에 키테츠는 많은 감상과 느낌을 언급하기도 했으나 여기서 줄이기로 한다. 요컨대 육혹六惑을 거친 후 나이토 키테츠는 마침내 약물학을 대표하는《神農本草經》・침구학의《明堂經》・기초이론의《黃帝內經》과《難經》및 고방파가 이 네 경전과 서로 대립된다고 본《傷寒雜病論》을 하나로 융회融會시키는 경지에 이르게 되었다.

---

33) 惑而求之, 求而惑之. 余心憮然. 偶有聞仲景《傷寒論》·《金匱要略》二經, 總括《素》·《難》·《本草》之要, 明辯陰陽虛實之機, 其言圓通, 其方神驗, 實爲萬世之法, 群方之祖. 醫而不精於此, 則枉殺人命, 暗受天罰, 明絕子孫, 令祖先之靈, 自己之鬼, 無所依憑. 余於是愕愕然, 悚悚然, 乃急求之, 始得趙氏《仲景全書》. 讀之期年, 初如銜枚, 中如囓糖, 後則復惑焉.
34) 於是更取方氏《條辯》·喻氏《尚論》·程氏《後條辯》·名古屋氏《註解》·沈氏《編註》等書, 參伍照看, 識其大意, 潛心精思, 深考博尋, 忘食忘憂, 讀之百遍. 且類脈·類證·類方·類經, 謄寫者五六次. 纔如小得其本旨者, 然後有病而乞治者, 則諦其脈證·處其方劑, 小試則小效; 大試則大效; 無所不試, 則無所不效. 又取《內經》·《難經》讀之, 覺其旨趣大異於前日, 乃如微會其一貫之旨者. 後又取諸家讀之, 其得者·失者·粗者·迂者·怪僻者·駁雜者·鑿而深者·似是而非者, 可以辯識焉. 이상《近世漢方醫學書集成》제70권, 23~29쪽.

# 한란漢蘭절충의 대표
## 하나오카 세이슈華岡青洲

2004년에 발표된, 유선암乳腺癌 외과수술의 발전사를 종합적으로 서술한 논문[35]을 보면 내외의 문헌을 널리 참고하여 이 병을 인식하고 수술로 치료한 기원을 고대 희랍의 저명한 의사인 히포크라테스까지 소급했지만 근세 일본의가가 이러한 분야에서 무엇을 했는지에 대한 언급은 볼 수 없다. 이웃나라에 대한 이해가 충분치 못함을 알 수 있다. 그 당시의 역사와 주인공인 하나오카 세이슈華岡青洲를 보면 흥미롭다.

그는 비교적 일찍 마약을 사용했고 세계 최초로 유암乳癌 절제수술에 성공했다. 그러나 그것이 전부가 아니다. 세이슈는 內外合一, 活物窮理를 핵심 이론으로 삼고 중국전통의학을 존중하는 기반 위에 화란(네덜란드)의 외과기술을 흡수하여 한란漢蘭절충의 하나오카류華岡流 의학유파를 만들었다. 하나오카 세이슈와 이를 집대성한 제자인 혼마 소켄本間棗軒의 생애와 업적을 전면적으로 알아보고 한나라의 의가인 華佗와 비교하여 중일 양국의 과학기술 발전과정의 상이점에 관해 깊이 생각해보자.

---

35) 高金波·史雯嘉:〈乳腺癌外科手術發展史〉,《中華醫史雜誌》, (3):166~169·2004.

## 1. 하나오카 세이슈의 생애 개요[36]

18세기 말 와카야마켄和歌山縣 고야산高野山 북쪽 기슭에 자리 잡은 春林軒에 명성을 듣고 찾아온 환자와 의술을 배우기 위해 온 의사들이 기숙하기 위한 快快堂(舊塾)과 布袋屋(新塾)이 세워졌다. 그렇지만 앞서온 환자는 여전히 항상 주변의 민가에서 기숙했다. 나중에 春林軒은 和歌山城 아래에 진료 분실을 세우고 오사카에 合水堂이라는 분원을 설립했다. 이와 같이 성황을 이루게 한 사람은 환자를 마취시킨 상태에서 최초로 유암乳癌 절제수술을 성공적으로 완수하여 유명해진 春林軒의 주인 하나오카 세이슈(華岡青洲 1760~1835)였다.

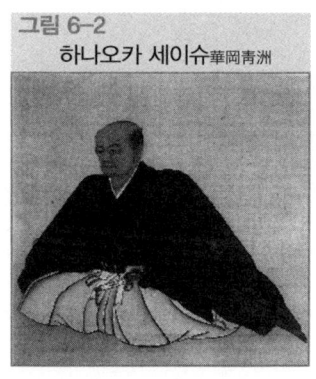

그림 6-2
하나오카 세이슈華岡青洲

하나오카 세이슈의 名은 震이고 字는 伯行으로 통칭 隨賢이라 하며 號는 青洲로 1760년에 대대로 의사인 집안에서 태어났다. 23세 때에 교토로 유학하여 고방파 의가인 요시마스 난가이吉益南涯[37]에게 내과를 배웠다. 그러나 짧게 3년을 배운 후에 명의들이 운집한 교토를 떠났다.

《墓誌銘》에 의하면 세이슈가 교토에 유학한 3년 동안 '무시로 스승을 쫓

---

36) 華岡青洲의 저작이 수록된 《近世漢方醫學書集成》제29권 앞에 일본 의학사가인 宗田一이 吳秀三·森慶三 등 青洲의 생애와 事迹에 관한 전현들의 여러 전문 저작을 참고한 기초 위에 쓴 연구성 전기에 상당하는 解說이 실려 있다. 여기에는 華岡青洲의 생애와 사적에 관한 허다한 원시 자료를 인용했는데, 《墓誌銘》, 乳岩 환자의 《姓名錄》, 詩文 등과 아울러 《年表》를 만들고 수록된 저작의 해제가 있다. 본문에서 宗田一의 관점은 인용했고 따로 출처를 밝히지 않은 자료는 모두 이것에 의거했다.
37) 吉益南涯(1750~1813)는 고방파의 저명한 의가인 吉益東洞의 아들이다.

아 반복하여 연찬하던 중에 홀연히 깨달은 바가 있었다. 세간의 의사들은 구방에 국한되고 경전의 말에 빠져 활용하지 못하고, 내과 등 여러 과를 나누어 합일되는 이치를 모르는 것이 치료에 효과가 없는 까닭임을 알았다. 이에 재빨리 결심'[38]하여 고향으로 돌아왔다고 한다.

3년 후에 같은 요시마스 난가이吉益南涯의 제자인 나카가와 슈테이(中川修亭 1771~1850)가 세이슈 문하로 들어왔다.[39] 1802년에 43세가 된 세이슈는 기슈한紀州藩의 부름을 받아 무사武士의 반열에 올라 칼을 차는 것을 허락받았다. 2년 후 1804년에는 그의 이름을 사방에 떨치게 한 유암 절제 수술을 완성했다.

전해지는 말에 의하면 세이슈는 기슈紀州 후侯의 초빙을 여러 차례 거절했고 일생 동안 실제 진료에 종사하는 재야 의사에 만족했다. 그의 이상과 추구를 한 편의 시에 나타냈다.

"대나무집 쓸쓸히 새들이 지저귀고, 바람에 흔들리는 햇빛 유유히 한촌에 쉰다. 단지 기사회생시키는 의술만 생각하니 어찌 좋은 옷과 살찐 말을 바랄 것인가."[40]

1833년 74세가 된 세이슈는 재차 기슈紀州 번주藩主의 초청을 받아 奧醫師(쇼군의 시의侍醫) 신분과 대우를 받고 특례에 준하여 마음대로 출근(즉 규정에 따라 반드시 입시入侍하여 당직에 서는 것이 아님)했다. 2년 후 세상을 떠났다. 향년 76세.

---

38) 無常就之師匠, 於反復鑽研中忽有所悟得. 知世間之醫者局舊方·泥經語, 不能活用, 分內科等諸科, 不知合一之理, 是其治療不奏效之故. 翻然決意.
39) 그러나 大塚敬節·松田邦夫 등 의학사가는 靑洲와 中川修亭의 관계는 친밀한 친구에 속한다고 보았다. 《近世漢方醫學書集成》 제112권에 실린 松田邦夫가 中川修亭에 관하여 쓴 해설.
40) 竹屋蕭然鳥雀喧, 風光自適臥寒村. 唯思起死回生術, 何望輕裘肥馬門.

하나오카 세이슈는 요시마스 난가이에게 배웠으나 그가 저작한 《傷寒論講義》에서 요시마스류吉益流의 학문에 대해 거리낌 없이 직언하고 준엄하게 비평했다. 외과 분야에서 그는 화란의학을 전한 아마토 켄류(大和見立 1749~1827)를 사사했고, 이밖에 그의 손자인 하나오카 키요코華岡淸子의 기록에 따르면 세이슈가 나가사키長崎에 유학했다고 했다. 외과기술의 각도에서 고려하면 이는 가능성이 있지만 근거로 삼을 만한 사료가 많지 않다. 총체적으로 말하자면 하나오카 세이슈가 보인 인격적인 특징은 한란漢蘭과 내외 제가의 학식을 널리 수집하여 모두 받아들인 일면이 있지만, 비판과 연구와 새로운 창조가 보다 많다.

## 2. 최초의 유암 절제수술

한자에는 본래 '암癌'자가 없고, 이것이 원래 정의된[41] 질병의 범주와 진단의 표준에 부합하는지 설명할 필요는 없다. 글자를 만든 기초는 嵒이고 원래는 巖·岩과 통하며 모두 높은 산벼랑이라는 뜻이었다. 바로 이렇기 때문에 부녀자의 특유의 '산봉山峰' 위에 나타나는 '혹이 주발을 뒤집어 놓은 것 같고, 누르면 딱딱하고, 형태는 밤을 쌓아놓은 것 같고, 높이 솟아있는 것이 바위꼭대기 같은' 유선암乳腺癌을 고대 의사들이 비교적 일찍이 인식하여 유암乳嵒과 같이 직관적인 형상에 기초한 독립된 병명을 부여하게 되었다. 재미있는 것은 영어에서 Cancer(암)의 원시적인 함의도 유암의 뜻이란 점

---

41) 특히 상피조직에서 나타나는 악성 腫瘤를 가리킴.

이다. 그렇다면 이러한 질병을 어떻게 치료했을까?

고대 중국의 의사들은 이 병이 간비肝脾가 모두 상하여 기가 울체되고 응결되어 생긴 것으로 보고 겉으로 뜸을 뜨고 양혈養血하는 약을 내복시켰다. 병세의 진전에 따라 내복內服, 외용外用하는 치료방약에 대한 논설이 여럿 있었지만 결국 '패증敗證'이 되면 백에 하나도 구하지 못한다'[42]고 시인했다. 그러나 오늘날 중의학계에서는 초기에 수술을 받으면 수술로 근치根治시킬 수 있고, 말기인 경우나 수술을 받지 못하는 경우에는 중의약 치료와 함께 방사선요법과 화학요법으로 환자의 생존 기간을 연장할 수 있으며, 생존의 질적 내용을 높일 수 있다고[43] 한다.

하나오카 세이슈는 중국 전통의학이 오랫동안 내복, 외용약물을 고수하여 유암을 치료한 것과 선명히 대비되게 일찍이 1804년에 수술절제의 방법으로 치료했고, 또 성공을 거두었다.[44] 하나오카 가족의 후손이 세이슈가 치료한 유암환자의 성명, 주소, 연령을 기록한 《乳癌姓名錄》을 보존하고 있는데 1804년부터 세이슈가 세상을 떠난 1835년에 이르기까지 31년간 환자의 숫자가 156명이었다.

하나오카 세이슈가 유암을 수술한 첫 번째 케이스는 60세의 늙은 부인으로 종류腫瘤는 성공적으로 제거되었지만 수술 후 4개월 반 만에 죽었다. 원인은 불명확하다. 그러나 수술을 받은 유암환자 156명 대부분은 수술한 후에 결혼하여 조석으로 세이슈의 상像에 봉공을 드리면서 즐거운 생활을

---

42) 古代中醫的種種治療方藥, 謝觀이 편찬한 《中國醫學大詞典·乳巖》에 자세히 나타남. 北京 : 商務印書館, 1954년重印版, 1458~1459쪽.
43) 《中國大百科全書·中國傳統醫學·乳腺癌》, 北京 : 中國大百科全書出版社, 1992년, 377쪽.
44) 華岡青洲가 최초로 유암을 수술한 때가 1804년이라는 것과 1805년이라는 두 가지 견해가 있다.

영위했다.

이밖에 하나오카 세이슈는 오늘날 수술하기 전에 서명하는 것과 유사한 절차를 이미 도입했다. 잘 알고 있듯이 오늘날 병원에서 수술하기 전에 환자의 가족과 협정 비슷한 것을 맺는데, 의사와 병원이 수술 중이나 수술 후에 발생할 수 있는 어떤 문제, 예를 들면 마취에서 나타날 수 있는 예상 이외의 일이나, 대출혈로 인한 사망이나, 수술 후에 상처가 잘 아물지 않는 것이나, 어떤 조직에 발생하는 유착 등에 대한 책임을 묻지 않는다는 것에 서명한다. 하나오카 세이슈는 유암수술을 시행하기 전에 환자 본인과 그 가족에게 다음과 같은 내용의 문서에 서명할 것을 요구했다.

'치료하는 가운데 발생하는 예측할 수 없는 어떠한 병변을 막론하고 그때에 이르러 한마디의 원망도 하지 않는다.'

하나오카 세이슈의 《留熱秘錄》을 보면 수술의 대체적인 과정을 알 수 있다. 예를 들어 그는 1815년에 시행한 수술을 다음과 같이 기술했다.

"산슈讚州 쇼도시마小豆島의 호무라寶村 쵸타유長太夫의 처가 유암을 앓았다. 나이 51세. 6월 8일에 초진. 처음에 청열해울탕淸熱解鬱湯을 투여하고 이틀 뒤에 수술을 시행했다. 아침 일찍 먼저 마약麻藥 2돈刃[45]5푼을 투여했다. 물을 2홉 가하여 1홉 반이 되게 졸여 마시게 했다. 2시간 정도 지나자 명현(瞑眩 : 의식 소실)증이 나타났다. 곧 유방을 절개하고 핵核을 끄집어내었다. 절개 부위가 2치5푼 정도이다. 핵의

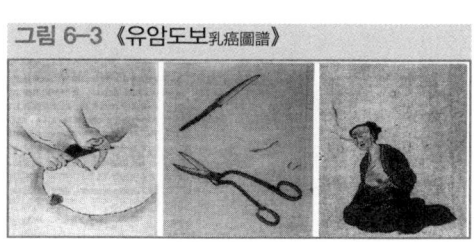

그림 6-3 《유암도보乳癌圖譜》

---

45) 일본의 중량단위로 대략 3.75그램이다.

무게는 53돈이었다."

입원한 지 4개월 반 뒤 이 환자는 건강을 회복하여 고향인 쇼도시마小豆島로 유쾌히 돌아갔다.[46]

## 3. 마약 연구

하나오카 세이슈華岡靑洲가 사용한 마취약의 가장 주된 구성약물은 만다라화曼陀羅花이다. 이 식물은 상당히 늦은 시기에 관상을 위한 원예식물로 조선에서 일본으로 들어온[47] 것이기 때문에 일본사람들은 꽃이 나팔꽃과 비슷한 만다라曼陀羅를 조선견우朝鮮牽牛[48]라 불렀다.

연구에 의하면 중국에서 만다라曼陀羅를 약물로 사용한 시기는 상당히 늦다. 원나라 때에 이르러 危亦林의《世醫得效方》(1337)에서 골과骨科의 정복整復에 마약으로 볼 수 있는 초오산草烏散에 흰독말풀을 가하여 약효를 증강시키는 용법이 있음을 알 수 있다. 초오산草烏散을 구성하는 약물에는 저아조猪牙皂 · 목별자木鱉子 · 자금피紫金皮 · 백지白芷 · 반하半夏 · 오약烏藥 · 천궁川芎 · 당귀當歸 · 천오川烏 · 회향茴香 · 좌나坐拏 · 초오草烏 · 목향木香 등 13가지 식물이 포함되어 있으며, 과량 복용하면 중독을 일으키는 약물이 많다. 정골整骨하기 전에 먼저 앞의 산약 2돈을 술에 타서 복용하고, 마취효과가 나타나지 않을 때에는 다시 초오草烏 · 좌나坐拏 · 만다라화曼陀羅花 각 5전錢을 가한다.

---

46) 中島陽一郎:《病氣日本史》, 294〜296쪽.
47) 《和漢三才圖會》(1713): "按近頃自朝鮮來, 今人家多栽之."
48) 山田慶兒:《古代東亞哲學與科技文化——山田慶兒論文集》, 瀋陽 : 遼寧敎育出版社, 1996년, 327쪽.

다른 쪽으로는 소타 이치宗田一의 소개에 의하면 일본인이 남만류南蠻流 · 홍모류紅毛流라 칭하는 서양의학 저작인《南蠻流金創療法》(1671抄本)에 만다라曼陀羅의 줄기와 잎을 복용하면 살을 가르고 꿰매는 의술을 행할 수 있다고 기재되어 있다. 일본 최초의 서양약물저작 번역본인《和蘭本草和譯》(1743)에서 만다라화曼陀羅花를 복용하면 '구역질한 후에 신속히 잠에 빠진다'고 했다. 토한 후에 '신속히 잠에 빠지는' 것은 분명 수면작용으로 이해해서는 안 된다. 이는 고대 의사가 이른바 마취상태를 표현한 방식으로 보아야 한다.

서양에서 가짓과 식물을 진통약으로 사용한 역사는 고대 그리스와 이집트 사람이 '만드라고라'라고 부르는 약초를 인식하고 사용한 데까지 소급할 수 있다(그림 6-4). Scopolamine과 Hyoscyamine을 함유한 이러한 식물은 사람을 '통신通神' 즉 마취상태가 되게 할 수 있기 때문에 무술의 목적 이외에 고대 그리스 의사는 이것을 끓여 수면약과 진통약을 만들었다.[49]

이밖에 근대 약리학에서도 수술 중에 이러한 알카로이드를 사용하면 선체腺體 분비를 감소시키고 평활근 경련을 해소시키는 등의 작용이 있다고 보았다. 만드라고라와 만다라曼陀羅는 같은 식물은 아니지만 가짓과 식물에 속하고 같은 알칼로이드를 함유하며 발음도 매우 비슷

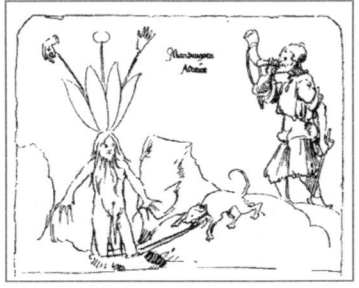

그림 6-4
만드라고라 채집 장면을 묘사한 17세기의 그림. 개가 만드라고라의 뿌리를 잡아당기고 사람은 나팔을 분다. 나팔소리로 사람을 닮은 만드라고라가 내는 비명소리를 압도한다.

---

49) [독일] Berndt Karger-Decker :《醫藥文化史》, 北京 : 三聯書店, 2004년 中譯本, 78쪽.

하다. 고대 동서양에서 이러한 식물을 진통(마취)약으로 사용한 방면에서 일종의 지식 전파가 있을 수 있었는지 여부를 고려하지 않을 수 없다.

하나오카 세이슈의 《靑囊秘錄》과 그의 제자인 나카가와 슈테이中川修亭가 저작한 《麻藥考》(1796)에 약간의 마비탕麻沸湯 배방을 수록했다. 그 중 하나이花井·오오니시大西50) 두 사람의 마약배방은 하나오카 세이슈의 마비탕麻沸湯과 매우 비슷하지만 危亦林의 《世醫得效方》에 기재된 초오산草烏散의 배방과는 상당히 거리가 멀다(표 6-1 참고). 또 사용한 것이 만다라曼陀羅의 줄기와 잎이어서, 꽃은 쓸 수 없다고 분명하게 말한 《南蠻流金創療法》과 일치한다. 때문에 일반적으로 하나오카 세이슈 마비탕麻沸湯의 원류는 하나이·오오니시의 배방을 선구로 삼는 동서 절충의가로 소급해야 한다. 초오산草烏散을 복용하여 효과가 좋지 않을 때에만 만다라화曼陀羅花를 가하는 중국의학이 원류가 아니다.

그러나 다른 측면에서 말하자면 하나오카 세이슈가 마비탕麻沸湯에서 만다라화曼陀羅花를 주약으로 삼은 점을 보면 하나이·오오니시 배방의 뜻을 계승했지만, 사용한 것이 꽃이었지 줄기와 잎이 아니란 점에서는 '《世醫得效方》을 간접적으로 계승'했다고 생각된다. 게다가 세이슈는 자신의 저작에 《靑囊秘錄》이라 제목을 붙이고 마약방을 마비탕麻沸湯이라 했는데, 이는 그가 중국의 의가인 華佗를 마약의 시조로 받든 심리상태를 나타낸 것이다.

또 하나 설명이 필요한 점은 만다라曼陀羅가 주약主藥이었고 복용 후 효과가 좋지 않을 때 만다라曼陀羅를 첨가한 것이 아니라는 것과 사용한 부위가 줄기와 잎이지 만다라曼陀羅의 꽃이 아니라는 것을 보면 하나이·오오니시

---

50) 이 두 사람은 솔선하여 曼陀羅를 마취약의 처방에 사용한 의가로 생애는 알 수 없다.

표 6-1 麻藥 配方의 비교

| 약명\방명 | 曼陀羅 | 草烏 | 川烏 | 白芷 | 當歸 | 川芎 | 豬牙皂 | 木鱉子 | 기 타 약 물 | 복용법 |
|---|---|---|---|---|---|---|---|---|---|---|
| 草烏散 |  | 1 | 5 | 5 | 5 | 5 | 5 | 5 | 紫金皮·烏藥·半夏·茴香·木香·坐拏 | 酒 |
| 花井方 | 5 |  | 5 | 5 | 5 | 5 | 5 | 5 | 小茴香·天南星 | 酒 |
| 大西方 | 5 | 10 | 15 | 15 | 15 | 15 | 15 | 15 | 小茴香·天南星 | 酒 |
| 華岡麻沸湯 | 6 | 2 |  | 1 | 2 | 2 |  |  | 天南星 | 水 |

(표에서 숫자는 劑量이다. 草烏散의 계량단위는 兩이고 기타는 모두 分이다.)

두 사람의 마약 배방에는 분명 서양의학의 요소가 있지만 이 마약 방제의 기원이 결코 당시 일본에 전래된 서양의학체계라고는 볼 수 없다는 점이다. (표 6-1)을 보자.

두 사람의 마약 배방과 危亦林의《世醫得效方》'草烏散'의 배방을 비교해 보면 이러한 점을 충분히 알 수 있다.

바꾸어 말하자면 하나이·오오니시의 마약배방은 바로 동서 절충의 산물이다. 하나오카 세이슈는 이를 기초로 실험을 통하여 그 조성 약물을 진일보 연구하고 간소화시켰다. 그리고 주약인 만다라화曼陀羅花의 용량을 늘려 최종적으로 통선산通仙散[51]이라 이름을 붙인 하나오카 마비탕華岡麻沸湯을 만들었다.

---

51) 일본의학사 저작에서 모두 華岡靑洲의 마약 처방명을 通仙散이라 했지만 靑洲나 그의 제자 저작 가운데, 심지어 1808년에 이르러 간행한 二宮彦可의《正骨範》에서도 모두 通仙散이라는 이름은 없다. 수중에 있는 문헌을 검열해보면 오직 淺田宗伯의《皇國名醫傳》에서 '於是用其意制麻沸之方, 號曰 通仙散'이라 했다.

## 4. 저작과 사상

세이슈가 간행한 저작은 없고 모두 제자들이 기록했다. 따라서 이름은 같지만 책이 다르고, 이름은 다르나 책이 같으며 반복하여 베껴 오류와 탈루 등이 많이 나타나게 되었다.[52] 막부시대 말기인 1861년에 그의 제자인 사토 지케이佐藤持敬가《華岡氏遺書目錄》을 편찬했고, 그 이후 구레 쇼죠吳秀三가 보충했다. 그러나 岩波書店의《國書總目錄》을 살펴보면 세이슈 이름 아래에 귀속된 저작이 더욱 많다. 소타 이치宗田一는 이를 다음 11가지로 정리했다.

1 金創(神書·治要·秘錄·秘話·要術·口訣·口授·瑣言 等)

2 瘍科(神書·記聞·漫話·辨略·要訣·同校考·自在·瘍注缺唇治術·兔口治術·外科摘要·鎖陰治法記·療瘡辨明·乳巖准·乳巖辨·乳巖辨證·乳巖治術口授·乳巖治療書·醫談 等)

3 黴瘡(黴治談·黴瘡·天刑秘錄 等)

4 治驗錄(乳巖治驗錄·治驗傍聞私錄 等)

5 圖譜(治術圖·奇患圖·活術圖說 等)

6 整骨(秘錄·圖說·卷木綿圖·繃帶圖訣 等)

7 産科(胎産瑣言·瑣言·圖說 等)

8 內科·痘科(脚氣翼方·痢疾瑣言·陰證問答·舌診要訣·痘疹要方·傷寒論講義 等)

---

52)《近世漢方醫學書集成》제29·30권에 수록된 華岡青洲의 저작에는《外科神書》·《瘍科瑣言》·《燈下醫談》·《青洲先生治驗錄》·《産科瑣言》·《青囊秘錄》·《春林軒丸散方》·《膏方便覽》·《貼膏考》·《瘍科方筌》·《春林軒撮要方筌》가 있다. 본문에서 언급한 이러한 저작의 인용문자는 모두 이에 의거했다.

⑨ 眼科(秘錄 等)

⑩ 制藥·藥方(靑囊秘錄·丸散膏方·丸散膏方便覽·丸散方考·膏方秘錄·貼膏考·禁方錄·禁方錄續·拾錄·奇方集·奇方拾遺·瘍科方筌·內科撮要方·方函·三術湯辨·三術附辨 等)

⑪ 기타

이러한 서명을 대충 훑어보거나 그 내용을 읽어 보아도 세이슈의 저작은 우선 사람들에게 내內·외外·부婦·아兒 각과를 모두 다루는 만능 의사라는 인상을 준다. 예를 들어《春林軒撮要方筌》은 중풍中風에서 시작하여 소아과 小兒科로 끝나며 내용은 모두 내복하는 방약이다. 또한《産科瑣言》은 수술요법이 특징인 가가와류賀川流 산과53)의 장점을 인정함과 동시에 약방의 선택에 누락된 것이 있다고 비평하여 '가가와의《産論》은 의술에서 예로부터 밝히지 않은 설이 많아 곧 따라서 이용할 수 있다. 그 방법 같은 것은 대부분 빠져있고 증에 적합하지 않기 때문에 여러 방서 가운데에서 방을 골라 분류하여 나타내었다'54)고 했다. 세이슈가 내복 방약을 외과수술보다 절대 가볍게 여기지 않았음을 알 수 있다. 학술사상의 각도에서 말하자면 이는 바로 그가 강조한 내외합일內外合一의 구체적인 표현이다.

둘째 세이슈의 외과外科는 중국 고대와 마찬가지로 실제로는 각종 체표질환을 포함하고 있다. 오늘날 분과개념에 따르면 이러한 질병은 대부분 피부과의 범주에 속한다. 그가 저작한《瘍科瑣言》은 陳實功의《外科正宗》에 따라 병명을 나열하고 병의 형상·진단·치방 등을 각기 기술했다. 예컨대

---

53) 賀川玄悅(1700~1777)·玄迪(1739~1779) 부자로 대표되는 일본 근세 산과유파.
54) 華岡靑洲:《産科瑣言·總論》,《近世漢方醫學書集成》제29책, 516쪽. "如賀川氏之《産論》, 於術, 多古來未發之說, 因可隨用也; 如其方法, 多疏漏, 不適症者, 是以選諸方書中之方, 分類示之."

《春林軒丸散方》에서는 매독黴毒·제창諸瘡의 치방을 열거했고,《春林軒膏方》에서는 用膏三綱領55)을 언급했으며,《靑囊秘錄》에는 매독훈약黴毒熏藥을 비롯한 이롱耳聾·유암乳岩·충치蟲痔·천해喘咳·아장풍鵝掌風·팽조선인彭祖先人 등의 훈약방熏藥方 등이 있어 이른바 '외과의 고약膏藥 시대'인 이 시대의 보편적인 공통성을 보여준다.

셋째 의학이론은 물론 치료기술 분야에서도 세이슈는 모든 것을 받아들이는 태도를 견지했다. 덧붙일 필요 없이 수술의 기술 분야에서 그는 당시 일본에 들어온 서양의학에서 많은 것을 배웠음이 틀림없다. 약물학 분야에서도 마찬가지다. 예를 들어《春林軒膏方》에서 '화란 말로 안하라스라고 하는 것은 硬이고, 인쿠원드라 하는 것은 軟'56)이라고 한 것을 볼 수 있다. 그가 상용한 대현고방大玄膏方도 서양의학에서 기원한 것이다. 紅毛(화란인)는 이 방이 만능이라 했다.57)

그러나 세이슈는 수술요법의 분야에서는 서양의학의 도움을 깊이 받았지만 이론 분야에서는 중국의학의 기본적인 관념을 충분히 수용했다. 예를 들어《春林軒撮要方筌》의 목록에 보익補益의 항목을 배열했고 고방파와 같이 음양·허실 등의 개념을 크게 비판하지는 않았다. 그가 보기에는 '질병을 치료하려면 먼저 그 내외에 정통해야 하고, 방에는 고금이 없으며 오직 그

---

55) 이른바 用膏三綱領은 즉 風毒腫 혹은 附骨疽·虎脛痛과 같은 것에 右擊을, 다음으로 先鋒·左突을 쓴다…. 膿氣가 조금 있으면 左突을 쓰고 침을 놓는다. 농으로 허물어지면 破敵를 붙인다. 膿이 처음 나오면 순행으로 즉 大玄를 쓴다. 惡肉이 약간 잔류하여 한 번에 빼내기 어려우면 靑龍을 붙이고 빼낸 후에 다시 大玄를 쓴다. 癰疽와 같은 것은 먼저 先鋒을 다음에 左突을 쓴다. 膿氣가 있으면 破敵을 붙인다…. 여기에서 右擊·先鋒·左突·破敵·大玄·靑龍 등은 모두 고약 이름이다.
56) 華岡靑洲:《春林軒膏方·膏藥煉法》,《近世漢方醫學書集成》제30권, 196~197쪽.
57) 華岡靑洲:《春林軒膏方·大玄膏方》,《近世漢方醫學書集成》제30권, 199쪽.

앞에 이르는 데에 있어야[58] 했다. 마찬가지로 《燈下醫談》에서 반복적으로 강조한 것도 이러한 관점이다. 예를 보자.

"외과를 하려면 먼저 내과에 정통해야 하는데, 그렇지 않으면 치료에 무익하다. 만일 양창瘍瘡을 앓는 환자가 있다면 진찰하여 양허한 사람이 있고, 혈허한 사람이 있고, 기혈이 모두 허한 사람이 있어 이를 잘 살펴 치료하고 투약해야 한다."

"의사의 궁리는 마치 유학을 받드는 것과 같아야 한다."[59]

그의 내외합일內外合一, 활물궁리活物窮理는 내과질환을 치료하면서 외과수술을 저급한 수준으로 보는 데에 있는 것이 아니라 진정 이론과 치료 두 분야를 따라 내외를 융합시켜 일체화시키는 데에 있음을 알 수 있다. 따라서 세이슈는 '한란절충파漢蘭折衷派에 속하고 그 사상적인 기초는 한방漢方에 있고 기술 분야는 양방의 외과를 흡수했다'고 평가받는다.

## 5. 하나오카류 외과의 계승자

당시 春林軒에 수레가 꼬리를 물고 오는 흥성한 풍경과 신구 두 숙사에 치료를 받으려고 온 환자와 배움을 찾아온 의사가 가득 찬 것을 돌이켜보면 세이슈의 문하생이 대단히 많았음을 알 수 있다. 그의 제자는 1130여

---

58) 《近世漢方醫學書集成》제29권 宗田一이 찬한 解說 50쪽에서 인용. "欲療疾病, 當先精其內外; 方無古今, 惟在致其知."
59) 《近世漢方醫學書集成》 제29책, 383·398쪽. "凡欲爲外科, 當先精內科, 不然無益於治術, 今是有患瘍瘡者, 診之有陽虛者, 有血虛者, 有氣血共虛者, 視是施治術且投藥." "醫究理如宗儒之學."

명에 달했지만[60] 그 중 가장 뛰어난 사람은 종신토록 세이슈를 스승으로 모시고 또한 하나오카류華岡流 외과를 대성시킨 자로 칭송받는 혼마 소켄本間 棗軒[61]이다.

혼마 소켄(本間棗軒 1804~1872)은 諱가 資章(후에 救로 고침)이고 字는 和卿이며 통칭 玄調라 하고 號는 棗軒이다. 그의 이름을 救로 고친 것은 水戶烈公이 그의 의술이 탁월하고 많은 사람을 구한 것에 감탄했기 때문인데, 이 이름과 가타기누肩衣를 하사했다.

혼마 집안에서 최초로 의사가 된 사람은 道悅이다. 1637년 아마쿠사天草의 난 때에 종군하여 비할 바 없이 용감했으나 재기불능의 부상을 입었다. 스스로 '그릇이 깨어져 무사의 대열에 낄 수 없다'며 의학에 뜻을 두어 약실藥室인 自准亭을 세웠다. 道悅은 옛날 일본의 가장 유명한 시인인 바쇼芭蕉의 제자이기도 했고 水鄕을 좋아한 바쇼도 항상 自准亭을 방문했다. 6대인 道偉는 아들이 없었기 때문에 사위인 소켄을 맞아들여 양자로 삼았다.

소켄은 17세 때에 에도로 와서 하라 난요原南陽[62]의 문하로 들어가 배웠다. 그러나 난요南陽는 그 해(1820)에 세상을 떠났기 때문에 난요를 사사한 시간이 매우 짧았다. 그는 스기타 겐파쿠杉田玄白[63]의 아들인 立卿을 사사하여 화란의학을 배우고 유학자인 오오타 킨죠太田錦城를 따라 경의經義를 연구했다.

---

60) 藤井尙久 : 《明治前創傷療治史》. 日本學士院編 《明治前日本醫學史》 제3권, 283쪽.
61) 본절에서 棗軒의 생애에 관한 소개는 주로 《近世漢方醫學書集成》 제21권에 〈華岡流外科之大成者〉라는 제목으로 실린 矢數圭堂의 解說을 참고했다.
62) 原南陽(1753~1820)가 스스로 '余之所學, 方無古今, 用其驗者'라 했기 때문에 학술상으로 折衷派 인물에 속한다.
63) 杉田玄白(1733~1817)은 江戶 중후기의 저명한 蘭方醫이다. 《解體新書》를 번역.

1827년에 세이슈青洲의 문하로 들어갔다. 2개월 뒤에 또한 나가사키로 가서 서양 의사인 시볼드[64]에게 종두술을 배웠다. 그는 장인에게 보낸 편지에서 시볼드에 대해 비록 의술이 기묘하지만 하나오카華岡를 뛰어넘는 인물이 아니라고 했다. 나가사키에서 돌아온 후에 소켄은 교토에서 다카시나 키엔高階枳園[65]을 사사한 후에 다시 세이슈의 문하로 들어갔다.

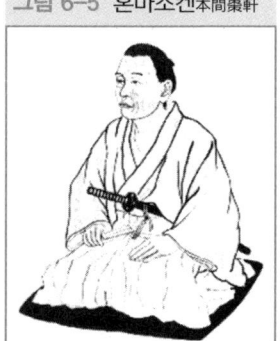

그림 6-5 혼마소켄本間棗軒

전해지는 말에 의하면 소켄은 엄격한 하나오카의 학사學舍규율을 위반하여 관수灌水의 징벌(머리만 내놓고 하루 종일 문 앞에 있는 강물 속에 잠겨 있는 징벌)이 두려워 도망을 쳤다고 한다.[66] 소켄이 마지막으로 세이슈의 문하에 돌아와 평생토록 하나오카를 스승으로 모신 것은 그가 '천하제일의 인물은 오직 하나오카 한 사람뿐'이라고 인정했기 때문이다.

몇 년 후에 쇼켄은 에도의 日本橋에서 개업을 하여 명성이 자자해졌고 나중에 水戶烈公의 시의가 되었다. 烈公은 줄곧 소켄의 장인인 道偉와 함께 인두人痘와 우두牛痘 연구에 힘을 쏟았기 때문에 소켄을 나가사키로 보내 종두술을 배우게 했다. 이것이 계기가 되어 그 후 소켄은 1846년에 《種痘活人十全辨》을 저작했다. 1843년에 소켄은 弘道館 내에 설립된 의학관 교수가 되었다.

---

64) 시볼드(Ph. Fr. von Siebold, 1796~1866)는 독일 사람으로 1823~1829·1859~1862 두 차례 일본에 체류했다. 長崎의 荷蘭商館醫師가 되어 그를 따르는 학자가 수십 명이었다.
65) 高階枳園과 望月三英·福井楓亭 등 저명한 의가로 구성된 京都派는 학술적인 주장이 江戶醫學館의 고증파와 기본적으로 같다.
66) 酒井シヅ:《日本の醫療史》, 332쪽.

소켄은 1837년에 《瘍科秘錄》10권을 저작하여 하나오카류華岡流의 비술을 공개했고, 나중에 《續瘍科秘錄》(1853)도 저작했다.[67]

1857년 4월 5일에 소켄은 세이슈의 마비탕麻沸湯을 이용하여 탈저脫

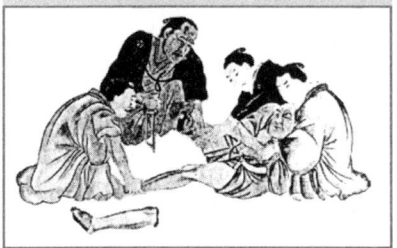
그림 6-6
소켄棗軒의 탈저脫疽 환자 하지 절단수술

疽 환자의 하지절단술을 성공적으로 완수함으로써 명성을 크게 떨쳤다(그림 6-6).

《續瘍科秘錄》권1 〈脫疽〉에서 소켄은 이렇게 말했다.

"일본 및 한란절충파 모두 그 '절단하는 것이 제일 좋은 방책'이라고 보았다. 그러나 구체적인 방법은 특히 화란 의사들이 잘 알고 있고 우리나라나 중국에 이러한 의술을 행할 수 있는 의사가 있다는 것을 듣지 못했다. 세상에서 탈저脫疽를 절단하는 경우 손발가락을 절단하거나 혹은 단지 검게 썩은 곳을 제거하고 생살이 난 곳에서 절단하지 않음이 없다고 한다. 나의 스승인 세이슈 선생도 손발가락만 절단하고 다리와 손과 무릎 등을 절단하는 일은 금했다. 그 설명은 《瘍科瑣言》에 상세히 기재되어 있고 나 역시 유지를 받들어 손발가락을 자르는 것에 불과하다……"[68]

그러나 그는 에도에서 개업할 때 하지가 절단된 어떤 탈저脫疽환자가 나은 것을 목격한 기회가 있었기 때문에 이를 본받아 환자인 오카베 타츠조岡

---

67) 《近世漢方醫學書集成》제21~23, 114~116冊에 수록된 本間棗軒의 저작에는 《內科秘錄》·《療治知要》·《種痘活人十全辨》·《瘍科秘錄》·《續瘍科秘錄》이 있다.
68) 《近世漢方醫學書集成》제116권, 33~34쪽. "特詳於和蘭, 未聞本邦及漢土有能行此術者. 世云截脫疽, 無非截指或僅去黑腐處, 從生肉處截斷. 即便如我青洲先生, 亦唯截指而禁從脚, 腕及膝等斷之事, 其說詳載於《瘍科瑣言》, 予亦奉遺教, 不過常截指……."

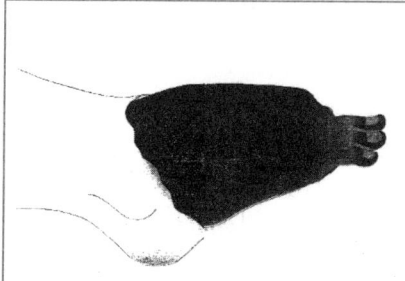

그림 6-7-① 오카베 타츠조岡部辰藏의 탈저 오른쪽

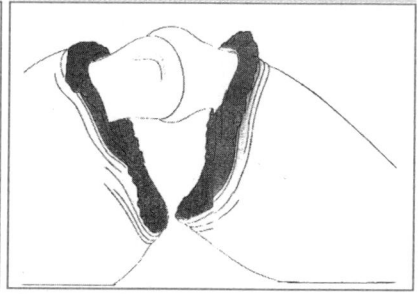

그림 6-7-② 근육과 힘줄을 자른 뒤, 무릎 뼈가 보인다

部辰藏의 양쪽 다리와 발가락이 이미 썩어 문드러져 독이 점차 무릎 위로 침범하는 오른쪽 다리를 대퇴골에서 절단했다(그림 6-7).

이 밖에 소켄이 이 책에 기술한 것에는 혈류血瘤·육류肉瘤·신경류神

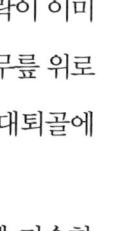
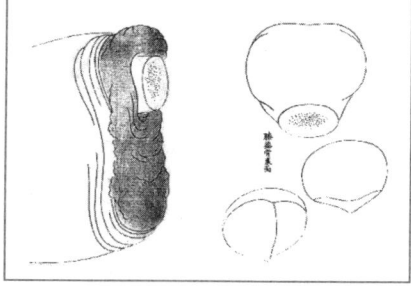

그림 6-7-③ 대퇴골을 절단하고 줄과 칼로 매끄럽게 한다

經瘤·수맥류水脈瘤·분류粉瘤·포경번화창包莖翻花瘡·설저舌疽·쇄음鎖陰 및 선천성 족내번足內翻 혹은 외번外翻(척려蹠戾)을 수술로 교정하는 방법 등이 있다. 그는 청출어람이라 칭송받는, 세이슈의 수제자다.

소켄의 문인인 도미타 토富田透의 후손이 지금까지 그 당시 쇼켄이 친필로 쓴 마약의 비전서秘傳書를 보관하고 있는데 그 내용은 다음과 같다.

麻藥 風茄兒九分五厘 芎藭四分五厘 當歸同上 白芷一分五厘 天南星同上 烏頭炒同上 右六味以水二合煎服一合八杓 安政四年歲舍丁巳閏五月 棗軒本間救和卿 畫押 富田透.

함께 보존된 것에는 서약서誓約書도 있는데, 즉 '일본의 대소 神에게 맹세' 하여 보증했다.

"친구는 스스로 말이 필요 없으니 곧 부모형제에 대해서도 말할 수 없다."⁶⁹⁾

마약의 주요약물은 풍가아風茄兒, 즉 만다라화曼陀羅花다. 기타 약물의 작용은 '부작용을 예방하는' 것으로 보인다.

두 외과 저작과 함께 어깨를 나란히 한 것이《內科秘錄》14권(1863)이다. 소켄이 결코 외과수술에만 뛰어난 것이 아닌 완정한 모습을 보여준다. 의학의 관점도 소켄은 세이슈의 주장을 완전히 계승했다. 《內科秘錄》권1 첫머리 〈醫學〉에서 다음과 같이 언급했다.

"일본 의도醫道에 분파가 많지만 대체로 고방학古方學・후세학後世學・서양학西洋學・절충학折衷學 네 유파로 나눌 수 있고 각기 장점이 있다."

또 다음과 같이 말했다.

"절충학折衷學은 일본의 선현들이 제창한 것으로 스승인 하나오카 세이슈華岡靑洲・하라난요原南陽 두 선생이 말씀하신 것이 곧 이것이다."⁷⁰⁾

그림 6-8 혼마소켄本間棗軒이 쓴 의도훈醫道訓

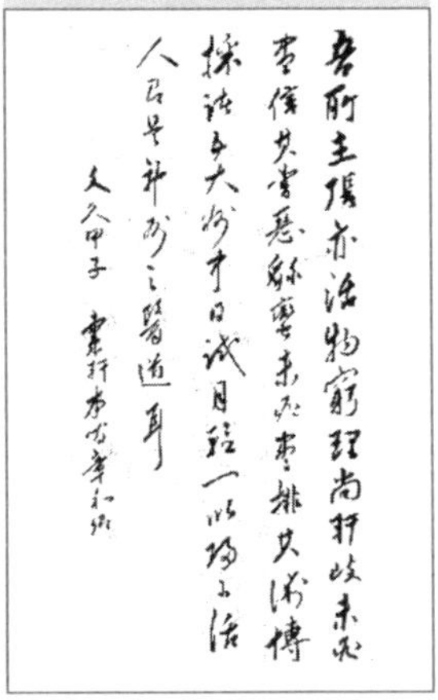

소켄의 의도훈醫道訓(그림 6-8)은 짧은 52글자로 의학의 기본가치에 대한 판정, 학문을 하는 길, 體用(軒岐를 받들고 蠻貊의 의술을 배척하지 않는 것) 등에 대한 여러 가지 기본 이념을 나타낸다.

"내가 주장하는 것은 역시 활물活物과 궁리窮理이다. 황제와 기백을 숭상하되 그 책을 모두 믿

---

69)《近世漢方醫學書集成》제21권, 12쪽. "朋友自不待言, 即便是對父母兄弟也不能講."
70)《近世漢方醫學書集成》제21권, 41・45쪽.

을 필요는 없고, 오랑캐를 싫어하지만 그 의술을 모두 배척할 필요는 없다. 오대주에서 널리 수집하여 날마다 달마다 시험하여 사람을 살리는 한 곳으로 집중하는 것이 곧 神州의 의도醫道이다."[71]

소켄이 '오랑캐를 싫어한다고' 말한 까닭은 그가 정치적으로 막부 말기에 양이攘夷의 최선봉에 있었기 때문이다. 그는 유儒와 의醫의 관계에 대해 '의학은 먼저 유학에서 시작해야 한다. 의경은 유학에 대한 실력이 없으면 읽어내기가 어렵다'는 태도를 견지했다.

그러나 이와 같이 하면 초지初志를 바꾸기가 쉬워 의학을 팽개치고 유학으로 향하여 독서로 날을 보내 종신토록 일개 서생으로 남게 되기 쉽다. '유학을 하더라도 의학을 잊어서는 안 되고 의학에 들어오더라도 유학을 그만두지 않는 것이 가장 긴요하다'고 했다.

치료법을 어떻게 학습해야 하는가에 대해 '먼저 환자를 많이 보는 것이 제일 중요한 일'이라고 주장했다.[72]

## 6. 화타와 하나오카 세이슈

'화타가 다시 태어났다'는 말은 일본 에도시대의 의가 하나오카 세이슈華岡青洲에 비유하기 적절한 말일 것이다. 1500년이란 시간 간격이 있지만 약물치료를 중시하고 외과수술 환경이 열악한 시대에 살았던 이 두 고대의가

---

71) 《近世漢方醫學書集成》 제21권, 18쪽. "吾所主張亦活物窮理, 尙軒岐未必盡信其書, 惡蠻貊未必盡排其術, 博采諸五大州中, 日試月驗一以歸爾活人, 卽是神州之醫道耳."
72) 《近世漢方醫學書集成》 제21권, 47·55쪽.

는 마약의 연구와 작용에 힘을 쏟았을 뿐 아니라 복잡한 외과수술을 시술할 수 있었기 때문에 유명해졌다. 다른 점은 역사서에 나타난 화타의 수술에 관한 기록은 기담적인 색채가 많지만 하나오카 세이슈가 19세기 초에 세계에서 최초로 유암 절제수술을 성공적으로 완수한 것은 확실한 역사적 사실이라는 점이다.

둘째 두 사람 모두 뛰어난 수술로 유명하지만 실제로는 각과의 질환을 함께 치료한 완벽한 의사다. 《後漢書》·《三國志》 등 사서의 기록을 확인해보면 화타의 18개 치료 병례에서 개복수술을 시행한 것은 단지 1례에 불과함을 볼 수 있다.

그의 치료방법은 실제로 약물이 위주이고 상황에 따라 침구나 심리요법 등을 겸용한 것이었다.[73] 바꾸어 말하자면 '수술전문가'인 화타의 이미지는 후인들의 각종 심리적인 소망에서 만들어진 것이다.[74]

하나오카 세이슈는 일생동안 156례의 유암 치료기록을 남겼고 아울러 족관절 절단·방광결석 적출·질膣과 직장루直腸瘻의 폐쇄 등 여러 가지 수술을 많이 실시했지만,[75] 마찬가지로 여전히 내內·외外·부婦·아兒 각과의 질환을 모두 치료한 종합적인 의가였다.

---

73) 山田慶兒는 "名醫的歸宿"에서 역사서에 기재된 華佗가 치료한 병례에 대한 분석을 통하여 후인들의 눈에는 외과수술의 전문가로 비춰졌지만 그 본래 모습은 각종 치료방법을 겸하여 사용했고 또한 약물이 위주였음을 가장 먼저 주목했다. 《古代東亞哲學與科技文化—山田慶兒論文集》, 瀋陽 : 遼寧教育出版社, 1996년, 322~337쪽.
74) 약물요법을 보편적으로 중시한 사회 환경에서 의학체계 가운데 유독 특색을 가진 자에 대한 호기심과 특별한 관심은 소설가에게는 단지 인물의 형성을 구축하는 바탕이 필요하고, 사학가에게는 영웅적인 인물·고대과학기술의 성취가 필요할 뿐만 아니라 또한 이것으로 중국전통의학의 전면성과 완전성을 증명하려는 심리적인 요구가 존재한다.
75) 石原明 : 《日本の医学—その流れと発展》, 168~169쪽. 日本學士院編 《明治前日本醫學史》(제3권, 282쪽)에 나열된 靑洲의 수술에는 또한 鎖口·鎖陰·鎖肛·兎唇·舌疽·骨瘤 등 여러 가지가 있다.

다른 점은 화타가 주관적으로 내內·외外·부婦·아과兒科를 겸치하고자 했는지 여부에 관계없이 그가 처한 객관적인 환경 즉 도시 규모·인구밀도·환자의 숫자 등 사회 발전 정도는 당시 의가가 외과수술만으로 생계를 만족스럽게 유지할 수 있는 정도가 아니었다는 점이다. 그러나 1500년 후의 하나오카 세이슈가 처한 사회경제적인 환경은 이와 달라 어떤 전문과 의사가 존재할 수 있는 조건이 이미 구비되어 있었다.

하나오카는 이념상으로 의학을 내과·외과로 나누는 것은 잘못된 것이라 하여 학술적으로 내외합일內外合一, 활물궁리活物窮理를 강조했다. 따라서 각 과를 겸치하는 표현형식의 배후에는 실제로 보다 깊은 이론적인 원인과 자각성이 있었다.

셋째 화타가 누구나 잘 아는 인물이 된 것은 문학작품인 《三國演義》에서 과장되어 널리 유전된 것과 밀접한 관계가 있다. 마찬가지로 세이슈의 이름이 시중에 퍼질 수 있었던 중요한 원인의 하나는 소설가가 세이슈의 마취약 시험에 자원한 두 사람의 위대한 여성을 소재로 하여 창작한 《華岡靑洲之妻》가 있었기 때문이다. 그러나 이 문학작품의 소재는 사실에 바탕을 둔 것으로, 실험과정에서 그의 어머니는 죽고 처도 중독으로 두 눈이 멀었지만 세이슈는 결국 적절한 마약처방과 사용 제량을 얻게 된다. 그러나 두 문학작품의 착안점은 완전히 다르다. 전자에서 신의神醫의 이미지를 부각시킨 것은 글을 쓸 때 이야기 전개의 필요에 따른 것이고, 후자는 정감의 세계에 고심한 것이다.

넷째 이 두 사람에게는 '외래문화'의 영향이라는 문제가 있다. 화타의 외과수술 기술은 중국전통의학의 총체적인 이미지와는 분명히 들어맞지 않는다. 그래서 어떤 학자는 외래문화가 끼친 영향이라는 각도에서 해석을 시도했고 심지어 화타를 외국인으로 보기도 했다.[76] 이러한 문제는 하나오카 세이슈의 경우에도 분명한데, 그의 의학지식과 수술기법은 한란漢蘭 절충의 결과다.

마지막으로 학술 전승이란 각도에서 이 두 사람을 비교할 수 있다. 화타의 유명한 제자는 吳普·樊阿로 모두 화타의 의학을 따랐지만 전자는 오금희五禽戱를 좋아했고 《本草》를 저작했으며, 후자는 침에 능했는데,[77] 결국 그들 또한 전통적인 길로 돌아갔다. 하나오카 세이슈에게는 혼마 소켄을 대표로 하는 많은 계승자가 있었다.

이 두 창시자 사이에는 1500년이란 시간 간격이 있어 그들이 처한 시대적인 배경과 지식의 환경이 달랐다.

하지만 이는 어떤 새로운 지식이 지속되어 내려올 수 있는지 여부를 해석하는 유일한 이유가 될 수 없다. 두 가지 다른 결과는 똑같이 전통이 작용한 결과로 볼 수 있다.

화타의 제자는 고유한 의학패턴으로 돌아갔고, 후세 의가들은 이러한 전통을 계승하여 화타의 의술을 이단시하여 사술邪術로 여겼다.[78] 그러나 세이슈의 제자들은 신지식과 새로운 기술을 열심히 배웠다. 따라서 이러한 전

---

76) 夏以煌의 〈華佗醫術傳自外國考〉(《中西醫藥》, 1935년 제1기), 吳錦洪의 〈關於華佗國籍爭論的芻議〉(《安徽中醫學院學報》, 1986년 제1기), 郞需才의 〈考證麻沸散和再論華佗的國籍〉(《中華醫史雜誌》, 1986년 제2기)를 참조. 또한 何新의 《諸神의起源》(北京 : 三聯書店, 1986년, 178~179쪽)에서는 陳寅恪이 華佗의 이름이 佛敎의 고사에서 기원했다는 것에 대해 찬성하고 華佗의 이름은 실제 梵語인 'agado'——藥王神의 對譯音에서 나왔다고 했다.

77) 《後漢書·華佗傳》, 北京 : 中華書局點校本, 1965년, 2739~2740쪽.

78) 예를 들면 宋代 張杲가 저작한 《醫說》에서 華佗를 평가하여 剖臆續筋之法이 別術所得, 非《神農本草》經方條理藥性常道爾라 했고, 아울러 張仲景의 저작만이 衆方之祖, 學者當取法云이라 했다. 明代 의가인 虞摶이 저작한 《醫學正傳》에는 《黃帝內經》·《難經》이 醫家之宗이라 찬양했고 동한 장중경의 《傷寒論》은 千古不刊之妙典이라 했으며 화타에 대해서는 剖腹背, 湔腸胃而去疾하는 치료방법, 즉 수술요법은 涉於神怪하다고 비난했다. 청대 喩昌이 저작한 《醫門法律》에서 화타는 浸涉妖妄, 醫脈之斷, 實儒者先斷之也라 비판했다.

통은 어떤 시점에 존재한 지식체계가 아니라 민족적인 성격이다. 이로 말미암아 모종의 새로운 지식이 보편적으로 수용될 수 있어 우담바라가 한번 피는 것 같은 우연과 특별한 예가 아님을 결정하게 된다.

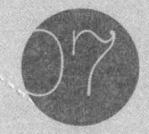

# 고증파 考證派

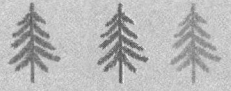

# ■ 한방의학의 낙조

　　1603년 도쿠가와 이에야스가 에도에 막부를 세우고 나서 1868년 메이지의 새로운 정부가 탄생하기까지의 시대는 역사학자가 근세 혹은 에도시대라 칭하는, 일본 봉건사회의 말기이다. 이 시기에 막부가 주자학을 관학官學으로 삼았기 때문에 유학은 이전 선종禪宗에 의지하여 종속된 지위에서 벗어나 독립적으로 발전하게 되었다. 이어서 서로 싸우고 질시한 고학古學·절충折衷 등의 유학유파가 출현했다. 아울러 당시에 난학蘭學으로 대표되는 서학西學이 있었지만 언급한 내용이 아직 정치나 철학 등의 영역에 미치지 않았기 때문에 유학이 모든 사회의 의식형태와 사상영역에서 주도적인 지위를 차지하게 되었다.

　　다른 한편으로 기술의 학문을 말하자면 의학은 자체가 가진 여러 특징, 즉 인술仁術과 격물궁리格物窮理의 일단이면서 또한 관리 이외에 문화인의 체면으로 생활을 영위하는 가장 좋은 선택이었다. 게다가 사람들의 생활과 직접적인 관계가 있기 때문에 의학이 유학처럼 고귀하지는 않지만 마찬가지로 지식인들의 보편적인 관심과 호감을 샀다. 어떤 의미에서 말하면 당시의 자연과학은 거의 의학이었다. 당시 일본의 서학西學에서도 의학이 주체였다.

동시에 유儒와 의醫의 사이에는 또한 밀접하고 불가분의 관계가 있다. 유학으로 생활을 도모할 수 있었던 자들은 의醫를 학學으로 보았기 때문에 기꺼이 연구했다. 의술로 구세濟世하려고 하는 자나 혹은 어쩔 수 없이 의업을 하는 자들이 유학을 기본적인 소양으로 보거나 유지의업儒志醫業의 심리적인 요구에 만족했기 때문에 통상적으로 모두 유명한 유가 문하에 투신하여 배운 경력이 있었다. 따라서 유학자와 의사, 유학과 의학 사이에는 밀접한 관련이 있었다.

16세기 이래로부터 일본은 중국의학의 최신 성과를 부단히 흡수하고 개조하여 기원은 같지만 흐름이 다른 한방漢方의학체계가 점차 형성되어 가는 과정에서 4개의 주요 유파가 연달아 나타났다. 먼저 마나세 도산(曲直瀨道三 1507~1594)의 그룹이 대표가 되어 송명宋明 의학이론과 치료방법을 주체로 삼은 이른바 후세파가 나타나고, 그 후 漢代 張仲景의《傷寒雜病論》만 받들어 단지 병증에 근거하여 약물을 선택하고 음양오행·장부경락·맥진 등 한의학 기초이론을 전면적으로 폐기해야 한다고 주장한 고방파가 나타났으며, 고방과 후세 혹은 한방漢法과 난방蘭方(화란 의학)을 절충한 절충파가 나타났다. 끝으로 이를 기초로 마지막으로 문헌연구를 중시한 고증파가 나타났다.

일반적으로 앞에서 기술한 후반 세 유파의 탄생은 각기 유학의 복고·절충·고증 추세에 영향을 받은 것으로 본다. 여기서는 유학의 절충·고증학과 밀접한 관계는 있지만 한마디로 말할 수도 없는 의학 고증파를 언급하고자 한다.

오늘날에 이르러 이러한 학술유파에 대한 의사학자의 논설과 평가는 이를 절충파에 병합시켜 한마디로 말하거나 '학문적인 업적이 높아', '전 세계에 있어서 영예로운 문화유산'[1]이라 극찬하거나, 혹은 고증의 부흥으로 인하여 이전에 '억측하여 만든 설이 득세하고 고증의 의미가 사라진' '조략하고 독단적인 풍조가 비로소 척결'[2]되었다고 했다. 혹은 이러한 주장을 인정함과 동시에 또한 '애석한 것은 이전 고방가古方家로 인하여 발흥한 일본 의학이 이에 이르러 다시 몽매함 속으로 퇴보하였다'[3]고 한탄하기도 했다. 혹은 학문적인 태도와 교육의 공로를 기리기도 했지만, 또한 교육의 방향을 좌지우지하고 학學과 술術을 분리시킨 과오를 질책했다. 사학가의 견해가 다르고 여러 평가가 있을 수 있는 것은 각자의 시각과 가치 지향이 달랐기 때문이다.

또 에도시대 중후기에 탄생하여 활약하고 메이지유신으로 한방의학을 금지시키기 전에 마지막으로 한 줄기 찬란한 풍경을 연출한 의학 고증파는 학술적인 구성이 매우 복잡할 뿐만 아니라, 대부분 피와 살과 정이 묻어있는 몸으로 구성되어 사회와 다양하게 연계되어 있는 하나의 공동체였다.

## 1. 유학에서 의학으로 향한 고증

고증은 여러 가지 방법을 이용하여 문자로 기재된 역사의 본래 모습을 밝히거나 혹은 문자 언어로 본래의 뜻을 나타내는 것이다. 따라서 천년의 문화가 퇴적된 유학과 의학을 사학에 입각하여 해석하는 것은 물론이고 현세

---

1) 《近世漢方醫學書集成》 제107권, 小曾戶洋이 찬한 解說 13쪽.
2) 淺田宗伯 : 《皇國名醫傳·多紀桂山》, 《近世漢方醫學書集成》 제99권, 541쪽.
3) 富士川遊 : 《日本醫學史》, 438쪽.

에 응용하는 것도 모두 고증을 벗어나지 않는다. 그러므로 이른바 고증학파가 출현하기 이전에 고증은 실제로 유학의 고학파古學派와 의학의 고방파古方派에 이미 객관적으로 존재했다. 그러나 이것은 절충파 뒤를 이어 출현한 고증파와 목적과 가치지향이 같다는 뜻이 아니다.

에도후기에 형성되어 하나의 유파로 된 고증파에 대해 이시하라 메이石原明는 다음과 같이 묘사했다.

"고증파는 절충파에서 발원한 것으로 이는 청대 유학에서 새로운 학풍의 영향을 받아 형성된 학파다. ……일본에도 이노우에 킨가井上金峨·요시다 코톤吉田篁墩 등이 핵심이 되어 고증학이 흥기하여 고방파와 후세파의 장점을 융합시킨 절충파의 일부 사람들이 그 영향을 받았고, 다키 겐토쿠多紀元惪·메구로 도타쿠目黑道琢를 통하여 문헌학이 중심이 되어 고전의 정합성을 논증하는 의학에서의 고증파가 형성되었다. '실사구시'를 구호로 내건 가리아 에키사이狩谷掖齋의 서지학적인 연구는 막부의 의료행정을 한손에 장악한 다키多紀 일족까지 확충되어, 고증파는 최종적으로 기타 전통의학의 각파를 압도하여 막부 말기에 의학의 주류가 되었다. 또 훌륭한 저서들이 끊임없이 세상에 나와 표면적으로는 체계가 완비된 것 같았으나, 의학적인 내용에서 임상 분야는 단순히 경험에 근거한 절충파의 울타리를 벗어나지 못하여 학과 술이 완전히 분리되어 있었다. 다키多紀 가문의 3대인 겐칸元簡과 그의 아들 겐인元胤·겐켄元堅의 시대에 이르러 메구로 도타쿠目黑道琢의 문하에서 나온 이사와 란켄伊澤蘭軒과 난문오철蘭門五哲이라 예찬되는 수제자 시부에 쵸사이澁江抽齋·모리 릿시森立之·오카니시 겐테이岡西玄亭·기요카와 겐도淸川玄道·야마다 교코山田業廣 등이 공동으로 연구한 고의서의 서지학적인 연구는 나중에 모리 릿시森立之가 편찬하여 만든 《經籍訪古志》8권과 《留眞

譜》10권을 통하여 유전되어 송원판宋元版과 구초고의서舊鈔古醫書의 연구에서 전무후무한 문헌이라 말할 수 있다."[4]

위의 간단한 문장을 통하여 고증파가 형성되고 발전한 원류를 개술하고 유儒·의醫 두 분야의 대표적인 인물과 업적 및 그들의 지위와 학술의 특징을 설명했다. 먼저 유학의 절충파에서 어떻게 고증파가 탄생했는지가 문제다.

에도시대의 일본 유학에서는 주자학朱子學·양명학陽明學·고학파古學派가 연달아 흥기한 후에 각 학파 사이의 대립과 항생을 초월하려는 노력이 나타나게 되었다. 성인의 가르침을 정확하게 밝히고자 하여 18세기 후기 학술 풍조를 이끈 것이 절충학파다. 대표적인 인물은 에도에 살던 가타야마 켄잔(片山兼山 1730~1782)과 이노우에 킨가(井上金峨 1732~1784) 등이다.

켄잔兼山은 주자학朱子學과 양명학陽明學 모두 겉으로는 유교이지만 속으로는 불교라 비판하는 한편 동시에 그들이 한당漢唐 제유諸儒의 식견이 좁은 견해를 일시에 씻어버린 공적을 인정했다. 다른 측면에서 고학파古學派는 선왕先王 예악禮樂의 궁장宮牆을 엿본 공은 지대하지만 그들이 스스로 옳다고 여긴 잘못은 면하기 어렵다고 질책했다. 요컨대 켄잔의 주장은 중국 진한秦漢 이전의 고서에서 고도古道를 찾자는 것이었다. 그가 말한 고서는 유가를 포함해서 기타 제자백가를 포괄하고 심지어 불교사상까지도 완전히 배제하지 않았다.[5]

이밖에 더욱 영향을 끼치고 또한 에도 의가와 직접적으로 연계된 유명한

---

4) 石原明:《日本の醫學—その流れと發展》, 172쪽.
5) 이상 片山兼山의 소개에 관한 것은 모두 王家驊의《儒家思想與日本文化》(杭州 : 浙江人民出版社, 1990년, 144쪽)에서 인용했다.

유학자 이노우에 킨가의 할아버지와 부친은 모두 의사였다. 킨가에 이르러 관직을 사양하고 직업을 바꿔 유학을 공부했다. 이노우에 란다이井上蘭台에게 오규 소라이荻生徂徠6)의 설을 배운 후 그가 옳지 않음을 깨닫고 여러 편의 저서를 통하여 그의 오류를 지적하여 이름을 날리기 시작했다.

킨가의 학문은 훈고는 한당漢唐의 주소註疏에서 취사하고 의리義理는 송명宋明의 제가를 절충했기 때문에 절충학이라 한다. 이 이후 그의 학설을 제창한 사람들이 잇달아 그가 에도의 학풍이 일변하고 소라이의 학문은 점차 쇠퇴했다. 메이와明和2년(1765)에 다키 모토타카多紀元孝가 사립 의학교육 기구인 躋壽館을 창건할 때 아들 겐토쿠元惠를 그의 집으로 보내 킨가를 맞이하여 학교로 모시고 모든 경영을 일임하고, 또 학교의 운영을 위탁하여 그의 이름이 널리 퍼졌다.7)

절충파는 고서를 떠나서 자유롭게 자기의 견해를 나타내고 학설체계를 구축할 수 없었기 때문에 이른바 고증파를 잉태하는 온상이 되었다. 절충의 입장을 계승한 일부 학자(유학자와 의가는 물론이고 기타 학술영역에도 있다)는 개인적인 소양과 흥미가 있기 때문이거나, 혹은 가치이념이 실사구시에 더욱 기울어져 있기 때문이거나, 중국 청대 고증학의 영향을 받았기 때문에 학술적인 표현에서 고전의 실증연구를 더욱 중시했고 심지어 고증에만 전념하여 이른바 고증파가 형성되었다.

---

6) 荻生徂徠(1666~1728)는 먼저 朱子學을 공부했으나 40세 이후에 중국 명대 학자인 李攀龍(1514~1570)과 王世貞(1526~1590)의 영향을 받아 朱子學에서 이탈하여 古學者가 되어 문학방면에서 古文辭를 제창하기 시작했다. 50세 이후에 李·王의 문학적인 주장을 유학방면에 이식하여 고금의 언어가 다르다고 보아 以識古文辭, 識古言爲先이라 했기 때문에 古文辭學이라 불렸다. 학술적으로 도덕과 정치를 분리시키고 治心과 修身의 儒學을 부정했다.
7) 森潤三郎《多紀氏の事迹》, 119~122쪽. 여기에 多紀元惠이 井上金峨를 위해 지은《墓誌銘》의 전문이 수록되어 있다.

이노우에 킨가井上金峨의 제자인 요시다 코톤(吉田篁墩 1745~1798)[8]은 장서가 매우 풍부하여 일생동안 '천금을 아끼지 않고 고서와 서화를 구매하여 문자의 이동異同을 판별했으며 널리 융합함으로써 이름이 알려지고', '오로지 한당漢唐의 소전疏傳을 받들고 처음으로 고증학을 제창했으며 근세에 송판宋版·명판明版 등이라 부르는 옛 판본과 고초古鈔를 받드는 것의 원조가 된[9] 학자다. 후지가와 유富士川遊도 이러한 각도에서 고증파가 절충파에서 갈라져 나온 원인을 분석하여 '이를 이어 일어난 고증파가 절충을 제창했다. 그러나 그 절정에 이르러서는 마침내 훈고와 전주箋注에만 전념했다'[10]고 했다.

그리고 앞에서 인용한 이시하라 메이石原明의 글에서 언급한 가리아 에키사이(狩谷掖齋 1775~1835)[11]는 자료도 매우 풍부했을 뿐만 아니라 감별에도 정통했기 때문에 서지학의 효시로 여겨지는 인물이다. 어떤 학자의 연구의 중점과 가치지향이 이론적인 절충에서 문자와 판본의 고증으로 옮겨간 후에는 고증이라는 것이 파생되어 다시 이를 절충이란 이름 아래에 둘 수 없고, 독립된 전문분과인 교감학校勘學과 서지학書志學에 가까워진다고 말

---

8) 吉田篁墩 : 명은 坦이고 字는 資坦이며, 후에 명을 漢官, 字는 學生·學儒로 고쳤다. 통칭 坦蔵이라 한다. 그의 집안은 대대로 水戸侯의 의관을 지냈고, 寶曆8년(1758)에 부친이 죽자 篁墩이 그 직을 계승했다. 나중에 어떤 사고로 관직을 박탈당하여 이름을 佐佐木坦蔵으로 바꾸고 江戸에 가서 유학자가 되었다. 후에 吉田의 姓을 회복했다.
9) 森潤三郎:《多紀氏の事迹》, 125쪽. "不惜重金購買古書, 字畫, 辨其文字異同, 以博洽而聞名", "專奉漢唐疏傳, 首倡考證學, 近世稱宋版·明版等, 尊舊槧古鈔之事由其而起."
10) 富士川遊:《日本醫學史》, 370쪽.
11) 狩谷掖齋 : 명은 望之이고 자는 卿雲이며 통칭 三右衛門이라 한다. 소싯적에 律令의 학에 뜻을 두고 唐典을 모두 찾아보았으나 그 근원을 찾지 못해 위로 漢籍까지 소급하고 六經을 연구하여 갑자기 깨닫게 되었다. 평생 동안 漢學을 받들었으며 漢鏡 등 漢代의 五物을 소장하고 자칭 六漢老人이라 했는데, 그 밖의 하나가 무엇인지 묻자 漢學이라 대답했다.

할 수 있다. 이것이 바로 고증이 자립적인 문호를 세울 수 있는 결정적인 요소이고 이시하라 메이가 학學과 술術이 분리되었다고 말한 의미다. 이러한 연구는 질병을 치료하는 기술인 의학과는 이미 아무런 관계가 없어지게 되었다.

'고증'이라는 일파의 호칭을 얻었던 이유는 우선 비교할 만한 '절충'이 존재했기 때문이다. 이전 한당漢唐의 주소注疏는 고증이긴 하지만 학파라고 말할 수 없었는데 이는 당시 경학經學이었기 때문이다. 절충과 고증 두 학파는 학리적인 측면을 나타내는 도상圖像에서 후자는 전자에서 기원했지만, 또한 복잡하게 얽혀있어 정확하게 나눌 수 없는 관계다. 그리하여 같음에 착안하여 이를 절충파에 넣거나 다름에 착안하여 이를 고증으로 보는 관점이 있을 수 있다.

일본의학사 저작은 기본적으로 모두 상술한 '以儒爲本'의 입장에 입각하여 혹은 상세하게 혹은 간략하게 의학고증파의 탄생과 원류를 논설했다고 말할 수 있다. 한마디로 요약하면 가장 주요한 유학고증파인 요시다 코톤吉田篁墩과 가리아 에키사이狩谷掖齋 두 사람의 영향을 받아 의학영역에서도 이들을 따라 고증파가 출현했다. 예를 들어 모리쥰자부로森潤三郎가 가이호 교손海保漁村[12]의 글에 의거하여 모리 릿시森立之 등이 편찬한 《經籍訪古志》에서 쓴 서문에서 고증학이 유학에서 의학으로 확대된 과정을 다음과 같이 묘사했다.[13]

①요시다 코톤吉田篁墩

---

12) 海保漁村(1798~1866)은 명이 元備이고 자는 純卿이며 통칭 章之助라 부른다. 大田錦城의 제자다. 安政4년(1792)에 元堅의 추천으로 의학관의 유학교수가 되었다.
13) 森潤三郎 : 《多紀氏の事迹》, 6쪽.

방계旁系 : 다키 모토야스多紀元簡

② 가리아 에키사이狩谷掖齋

직계直系(사귀고 가르침을 받음) : 시부에 쵸사이澁江抽齋, 모리 릿시森立之

방계旁系 : 이치노 메이안市野迷庵, 다키 겐켄多紀元堅, 이사와 란켄伊澤蘭軒, 고지마 호소小島寶素

③ 시부에 쵸사이澁江抽齋, 모리 릿시森立之 2인

방계旁系 : 다키 겐킨多紀元昕, 이사와 츠도伊澤通道, 고지마 호소小島尚質, 호리카와 세이堀川濟, 가이호 교손海保漁村

그러나 1856년에 가이호 교손海保漁村이 쓴 서문에서는 단지 '코톤篁墩과 같은 시기에 桂山 단바군(丹波君)(多紀元簡)이 있었고', '卿雲 가리아 에키사이狩谷掖齋의 친구로 迷庵 이치노미츠히코市野光彦가 있었고, 寶素 고지마쿤 가쿠코小島君學古와 이사와 란켄伊澤蘭軒이 있어 서로 위아래와 더불어 의논했으며 장서도 매우 풍부했다', '그리고 茝庭 단바군丹波君과 柔(多紀元堅)도 역시 卿雲과 교류가 가장 깊었다'[14]고 언급했다. 그들은 동시대인 혹은 친밀한 친구에 지나지 않았던 것이다.

의학고증파의 대표적인 인물이 태어난 해, 즉 앞에서 인용한 이시하라 메이의 글에 언급된 다키 겐토쿠多紀元悳·메구로 도타쿠目黑道琢가 요시다 코톤吉田篁墩과 가리아 에키사이狩谷掖齋보다 훨씬 이르고, 이러한 의가 사이에 혈연과 사승관계 등을 주의해서 보면 실제 상황이 그렇게 간단하지 않다고 생각하게 될 것이다.

---

14) 《近世漢方醫學書集成》 제53권, 270쪽.

## 2. 內驅力의 작용

'내구력內驅力'은 통상적으로 어떤 학문 혹은 학문분야의 내부에서 존재하는 발전 요소를 가리키고, 이에 상응하는 사회적인 요구 등의 요소를 외부동력外部動力이라 한다. 여기에서는 '내구력'이라는 개념을 차용한 것은 주로 의학고증파 자체의 모든 측면에서 그 발전 요소를 분석해내기 위해서다. 바꾸어 말하자면 이는 앞에서 말한 '유학의 영향'을 정의할 때 외부동력의 의의에서 사용한 것이다.

첫째 일본의학사 저작에서 공인된 고증파의 중요인물이 태어난 해를 보기로 하자. 태어난 해를 순서대로 배열하면 다키 겐토쿠(多紀元悳 1732~1801), 메구로 도타쿠(目黑道琢 1739~1798), 야마다 세이친(山田正珍 1749~1787), 다키 겐칸(多紀元簡 1755~1810), 다키 겐인(多紀元胤 1789~1827), 다키 겐켄(多紀元堅 1796~1857), 기타무라 쵸칸(喜多村直寬 1804~1876), 시부에 쵸사이(澁江抽齋 1805~1856), 모리 릿시(森立之 1807~1885), 야마다 교코(山田業廣 1808~1881) 등의 순이다.

여기에서 앞 두 사람이 태어난 해는 요시다 코톤吉田篁墩보다 이르고 가리아 에키사이狩谷掖齋에 비해서도 40년 정도 빠르다. 그들은 공교롭게도 의학고증파의 창시자다. 곧 겐토쿠元悳의 아들로 현대 한방의학사가가 '고증학파의 정상에 우뚝 섰다'고 하는 다키 겐칸多紀元簡도 가리아 에키사이보다 20세 연장자이다.

이 이후 비교적 늦은 일부 고증파의 의가는 유학고증의 명문에 투신하여 배운 일이 있다. 그러나 유학고증가의 영향으로부터 기원했음을 인정한다고 해도 의학범주 안의 사승관계를 경시할 수 없다. 상술한 의학고증파의 대표적인 인물 가운데 다키多紀 가는 조손祖孫 3대를 통하여 네 자리를 차지하고 있다. 다키多紀 가가 '가네야스金保로 성을 고친 후로부터 11대를 면면히 이어가면서 모두 고증학으로 유명'[15]하여 자연 어려서부터 집안의 가르침을 받고 눈으로 보고 귀로 들어 왔던 것이 학문의 길에 중요한 작용을 했음은 말할 필요가 없다.

또 앞에 언급한 바와 같이 《經籍訪古志》를 편찬하여 고증의 명가에 오른 시부에 쵸사이澁江抽齋와 모리 릿시森立之는 원래 學學과 術術을 훌륭하게 겸비한, 후쿠야마福山 영주의 시의인 이사와 란켄(伊澤蘭軒 1777~1829)의 문하에서 나왔다. 이사와 란켄은 막부 말기 굴지의 고증학가[16]이자 의가인 메구로 도타쿠目黑道琢 문하 출신이다. 모리 릿시森立之는 란켄의 문하에서 몇 년 보낸 후 란켄의 허락을 얻어 의학을 공부하기 시작했고, 후에 또한 고증학가인 가리아 에키사이를 사사했다. 이러한 학습과정을 보면 의가계통 내에서도 마찬가지로 유학 혹은 고증학을 전수하는 경로가 있었던 것이다.

둘째 서지학 연구의 두 가지 중요한 점을 분석하기로 하자. 이미 상대적으로 독립된 학문이 된 서지학의 입장에서는 '고증'파를 다음과 같이 보았다.

"고증학은 경학의 일파로 그 취지는 경적經籍을 읽을 때 가능한 한 고판본古版本이나 고초본古抄本을 모두 찾아 검토하여 원본에 가까운 것을 얻은 후

---

15) 《近世漢方醫學書集成》 제41권, 矢數道明이 〈고증학파의 정상에 우뚝 선 多紀元簡(桂山)의 위대한 업적〉이라는 제목으로 쓴 解說 5쪽. 多紀元惠의 7대조는 선조의 이름인 兼康을 家號로 삼았으나 에도 막부의 도쿠가와 이에야스가 집권한 후에 피휘하여 성을 金保로 고쳤다. 5대 후에 多紀로 성을 고쳐 전해지게 되었다.
16) 《近世漢方醫學書集成》 제53권, 大塚恭男이 쓴 解說 17쪽.

에 대비하여 교감한다. 이 학파는 미토水戶의 요시다 코톤吉田篁墩에서 시작됐고, 가리아 에키사이狩谷棭齋가 발전시켰으며, 에키사이와 이치노 메이안市野迷庵[17] 등이 공동으로 연구한 결과를 후에 한 단계 더 완전하게 만든 것이 시부에 쵸사이澀江抽齋와 모리 릿시森立之가 공동으로 편집한 《經籍訪古志》[18]이다."

이는 서지학의 각도에서 고증학파의 정의와 유가에서 의가로 발전한 원류를 논설한 것이라고 말할 수 있다. 그러나 이러한 정의는 너무 얕고 한쪽으로 치우쳐 있어 가이호 교손海保漁村이 《經籍訪古志》에서 쓴 서문을 보면 마음속에 보다 깊은 추구가 있었음을 알 수 있다.

"독서를 하자면 반드시 먼저 그 책의 본원을 분석하여 가장 오래되고 좋은 것을 선택하여 따른 연후라야 육예六藝의 경전에서 제자백가에 이르기까지 비로소 외워서 익힐 수 있다. 그렇지 않으면 책의 유전이 오래되어 피차 어긋나 확실하지 않으니 어찌 고인의 뜻을 구할 수 있으리오? 언어와 문자 사이에 잘못됨이 없겠는가? 이는 중국 유학의 교감학校勘學이 만세에 이르도록 쇠하지 않는 원인이다."[19]

가장 오래되고 좋은 것을 고르는 목적은 이를 근거로 고인古人의 뜻을 아는 데에 있다. 본래의 뜻을 알면 나아가 그 변천을 알 수 있다. 따라서 서지학이 이미 전문화되었고 서지를 연구하는 자의 머릿속에는 단지 서지만

---

17) 市野迷庵(1765-1826)은 名이 光彦이고 자가 俊卿·子邦이며 첫 號는 篔窗이고 나중에 迷庵이라 했다. 통칭 三右衛門이라 한다. 迷庵과 棭齋는 연령이 迷庵이 많고 고증학의 학통으로 말하자면 棭齋이 선배이다. 두 사람 모두 三右衛門이라 통칭한다.
18) 森潤三郎: 《多紀氏の事迹》, 5쪽.
19) 《近世漢方醫學書集成》제53권, 270쪽. "讀書必先剖析其書之淵源, 擇其最古且善者而從之, 然後六藝經傳以至百氏, 始可得而誦習焉. 不然則書之流傳既久, 彼此乖異之不定, 而何由能求古人之意? 于言語文字之間而莫所失乎? 此漢儒校讎之學所以涉萬世而不可廢也."

있었더라도 일단 그 의의와 목적을 물으면 아마 이러한 각도에서 그 가치의 소재를 해석해야만 했을 것이다.

셋째 에도에서는 후인들이 고증파에 넣은 대표적인 의가들은 기본적으로 모두 에도의학관의 교사와 바쿠후의 의관 두 가지 신분을 겸하고 있었다. 가르치는 사람으로서 가르치고 도를 전하며 의혹을 풀어주는의 과정에서 필연적으로 고대의학 경전에 나오는 문자를 해석할 필요가 있었다. 다른 측면으로 에도의학관에서 의학저작을 대량으로 교감하고 인쇄했는데, 이것도 고증에 필요한 과정이 되었기 때문에 고증학의 응용과 발전을 촉진하였다.

나중에 나오는 대표적인 인물에 관한 구체적인 소개에서도 알 수 있듯이 수많은 의가가 실제로 에도의학관에 들어가 교수로 임용된 후에야 고증에 힘을 쏟기 시작했다. 서로 비교하자면 교토에도 미나가와 키엔(皆川淇園 1734~1807)·오오타 킨죠(太田錦城 1765~1825) 등 유학고증파와 몇몇 의가고증파가 있어 에도 고증파와 멀리서 서로 호응하는 추세를 형성했지만 총체적으로 말하자면 그 규모와 영향과 업적 모두 에도에 비해 훨씬 뒤진다.

에도시대 일본 유학을 연구한 저작들은 대체로 주자학, 양명학[20] 혹은 古學派[21]에 초점이 맞춰져 있다. 하지만 고증파가 '확실히 초기유학의 조잡성을 보완했으며, 문헌을 광범하게 수집하고 교감한 방면에 비교적 큰 업적

---

20) 예를 들어 市川太郎이 지은 《日本儒教史》(四) 近世篇(東京:汲古書院, 1994년)에 朱子學派와 陽明學派 두 부분으로 구성되어 있고, 衣笠安喜가 지은 《近世儒學思想史の研究》(東京:法政大學出版局, 1976년)에서도 朱子學·陽明學을 주요 연구 대상으로 삼기 때문이다. 또한 和島芳男이 지은 《日本宋學史の研究》(東京:吉川弘文館, 1962·1988년)·源了圓이 엮은 《江戶の儒學――〈大學〉受容의 歷史》(京都:思文閣出版, 1986년)은 이름 그대로 朱子學을 핵심 내용으로 삼고 있음을 알 수 있다.
21) 예를 들어 田原嗣郎이 저작한 《德川思想史研究》(東京:未來社, 1992년)에는 〈山鹿素行〉·〈荻生徂徠〉·〈伊藤仁齋〉 3장으로 구성되어 있다.

을 남겼다[22]고 언급한 것을 볼 수 있다. 중국의 일본 유학 연구자는 고증파를 높이 평가하지 않으며 일본의 고증파는 고전을 맹신하여 청대 고증학파와 같이 옛것에 의문을 품고 잘못을 가리는 정신이 결핍되어 있고, 고증이 철저하지 않아 어휘에 비해 문사文辭(문자 표현능력)의 연구를 더욱 중시했으며, 중국의 고증학파는 청대 학계의 주류였으나 일본에서는 고증학파의 영향력은 크지 못했다고 보았다.[23] 그것이 일본의 고증파와 청나라의 고증학자가 다른 점이다.

이것이 의학영역에서 고증파가 발전된 내구력內驅力을 더욱 주목하게 하는 원인이다. 바꾸어 말하자면 유학과 의학에서 각기 송유宋儒의 학과 후세파, 고학파古學派와 고방파古方派를 거쳐 각자 절충의 학문으로 귀결된다. 이 세 단계의 내용은 다르지만 성질상 완전히 유비시킬 수 있는 단계로 보면 두 분야에 모두 고증파가 출현한 것도 자연적이고 필연적인 법칙이라고 말할 수 있다.

실제로 당시 사회문화적 환경에서 유학과 의학, 유자儒者와 의자醫者는 직업과 신분상으로는 쉽게 구분이 되었지만 지식의 영역을 말한다면 아마 오늘날의 사회과학과 자연과학처럼 명확한 한계는 없었을 것이다. 예를 들어 앞에서 언급한 교토 유학고증파의 명가인 미나가와 키엔皆川淇園은 일찍이 제자의 요구에 응하여 그들을 지도하는데 '위로는 경전에서 아래로는 백가에 이르기까지'의 저작에서 의학과 유관한 내용을 '문門을 세워 분류하고 숙어를 종류별로 모아 일본말로 번역하고 편성하여 《醫案類語》라 했다. 처음

---

22) 衣笠安喜:《近世儒學思想史の硏究》, 165쪽.
23) 王家驊:《儒家思想與日本文化》, 杭州:浙江人民出版社, 1990년, 145쪽.

배우는 자를 위해 편찬했다'[24]

　유학자는 의학을 알고 의학자는 유학에 통하여 그들 사이는 마치 친구와 같았다. 에도의학관 창립 초기에 다키 겐코多紀元孝는 아들인 켄토쿠元悳를 데리고 킨가金峨의 집으로 가서 그를 영입하여 교학을 맡겼기 때문에 겐칸元簡이 킨가金峨로부터 경서를 받을 수 있었다. 교토 고증파인 유학자인 오오타 킨죠太田錦城의 제자인 가이호 교손海保漁村은 안세이安政4년(1857)에 겐켄元堅의 추천으로 의학관의 유학교수가 되었다.

　유학 자체의 입장에서 본다면 의가가 유학가에게 가르침을 받는 것은 고증하는 법을 배우는 것이다. 그러나 그 주도권을 면밀히 살펴보면 실제로는 고증파 의가가 장악하고 있었다. 그들은 이러한 유학가가 가르칠 기회를 제공하고, 그들은 자신의 호오好惡와 필요에 따라 적절한 유가학문을 선택하여 전통의학의 방향을 규정했다. 이것이 앞에서 인용한 이시하라 메이의 글에서 '고증파가 최종적으로 기타 전통의학 각파를 압도하여 바쿠후 말기 의학의 주류가 되었다'고 말한 뜻을 내포하고 있다. 그러나 이시하라 메이는 문헌학 연구 분야의 중대한 공헌을 충분히 긍정한 후에 또한 전통의학이 몰락한 허물을 고증학파의 주도적인 지위와 통제권에 돌렸다.

　일본의학사에서 고증파의 의의는 그 성격과 업적에 있는 것이 아니다. 막부말기 신구의학이 대결할 때에 전통의학을 대표하여 서양의학을 향한 도전이 정치적인 압력을 빌어 서양의학을 제압하려는 시도가 실패함으로써 메이지시대에 진입한 후 한방의 몰락을 초래하게 된 점에 있다.[25]

---

24) 皆川淇園이 번역한 《醫案類語》〈中山玄亨序〉, 京都：皇都書林, 安永3년(1774) 刻本.
25) 石原明：《日本の醫學—その流れと發展》, 173쪽.

## 3. 고증파의 시야

혹자는 의학고증파가 관심을 기울인 문제가 매우 광범하다고 말한다. 총체적으로 말하면 의학저작 자체뿐만 아니라 이러한 저작의 내용에 언급된 각종 문제를 벗어나지 않는다.

의학저작에서는 고증파 의가의 눈길은 대부분 중국의학전적 가운데 최초로 실제 임상에 응용할 수 있는 대량의 방제가 실려 있고 그 사용방법을 명시한 동한 말년의 저작인 장중경의 《傷寒雜病論》(나중에 《傷寒論》, 《金匱要略》 두 편의 독립 저작이 되었다)에 먼저 쏠렸다. 이러한 점을 보면 당시 의가와 유가 모두 옛것을 존중하고 근원으로 거슬러 올라가[尊古溯源] 고전의 고증을 중시한 공통점을 알 수 있다. 그러나 이것 때문에 이러한 의가들이 고古를 받들지는 않았다.

즉, 그들은 관심을 먼저 이 책보다 이른 《黃帝內經》 등 의학경전으로 돌리지 않았고, 고증을 목적으로 침구·경맥·약물 등 의학과 유관한 문제에 대해 같이 취급하여 고증하지도 않았다. 실제로는 대다수 이른바 의학고증파의 인물은 결국 옛것을 받들고 약물요법을 사용하는 의가 출신이기 때문에 자연 '방제'를 본으로 삼았다. 게다가 사상적으로는 결국 사학史學이념의 원류를 기초로 가치판단을 했기 때문에 중방지조衆方之祖로 받드는 《傷寒雜病論》을 특별히 주목했다. 그리고 고증과정에서 《傷寒雜病論》 육경六經 개념의 본래 뜻과 이것과 관련된 음양·표리·한열·허실 등의 개념을 중시하여 연구했다.

고증파 인물들이 학술연구를 할 때 고방파가 법도로 삼아 받든 《傷寒論》과 《金匱要略》을 중시했다. 이 책들은 '고증'의 주요 원전이라고 할 수 있지만, 그 이후의 중국의학 저작도 결코 배척하지 않았다. 그 사실은 구체적으로 다음 두 측면을 보면 알 수 있다.

첫째 《傷寒論》과 《金匱要略》에 대한 고증과정에서 후세 주석본을 널리 참고하고 인용하여 근거로 삼았다. 예를 들어 다키 겐칸多紀元簡이 편찬한 《傷寒論輯義》와 《金匱要略輯義》²⁶⁾에서는 먼저 중국 제가의 설을 널리 연구한 기초 위에 다시 융합과 절충을 시도했다. 그의 아들인 다키 겐켄多紀元堅이 저작한 《傷寒廣要》²⁷⁾에서는 또 100여 가의 비주批註를 널리 인용했는데, 청나라의 吳大烈이 강남 명사들이 토론한 시역時疫·온병溫病의 병리특징과 치료방법을 모아 만든 《吳醫彙講》까지 이르렀다.

둘째 고증파가 치료방제를 모은 태도도 그러했다. 예를 들면 다키 겐칸多紀元簡이 아버지 겐토쿠元惠가 편집한 《觀聚方》(80권)을 교정하여 만든 《觀聚方要補》(10권)²⁸⁾에서 '서목을 가려 뽑은' 것이 위로는 한대 《傷寒論》에서 아래로는 청대 董西園의 《醫級》에 이르기까지 모두 212종에 달한다.

고증파가 이론방면에서 《傷寒論》과 《金匱要略》에 대한 한대 이후 의가의 해설을 수용할 수 있었을 뿐만 아니라 치료방법에서도 후세 방제를 널리 채택할 수 있었던 것은 그들이 음양오행陰陽五行·장부경락臟腑經絡·사진팔강四診八綱 등 한의학 기초이론을 인정했기 때문이라고 말할 수 있다. 물론 뒤집어 말하면 고증파는 이러한 기본이론을 인정했기 때문에 후세의 이론해설과 치료방법을 수용할 수 있었다. 바로 이런 이유로 일부 의사학 저

---

26) 《近世漢方醫學書集成》제41·42권에 각기 수록되어 있고, 陳存仁이 편찬한 《皇漢醫學叢書》제6·7책에 실려 있다.
27) 陳存仁이 編한 《皇漢醫學叢書》제5책에 실려 있다.
28) 《近世漢方醫學書集成》제45~47권에 실려 있다.

작에서는 이를 '절충파' 체계 속에 넣는다.

후지이 나오히사藤井尙久가 만든 '醫家諸系譜' 七의 표제는 '한의방절충파 漢醫方折衷派(고증파)'²⁹⁾로 되어 있고, 후지가와 유富士川遊의《日本醫學史》³⁰⁾, 이나다 료키치稻田龍吉의《明治前日本醫學史·序論》³¹⁾에서 에도시대 중기와 후기에 관한 논설에서도 모두 절충파(고증학파)로 제목을 붙였다. 그들이 보기에 고증학파는 학술적으로 모든 것을 받아들이는 태도를 취했기 때문에 절충파와 어떤 구별이 없었던 것이다.

고증과 교감이 필요하다고 보이는 기타 의학전적에는《黃帝內經》·《難經》·《神農本草經》및 당나라 때의《千金方》과《外臺秘要》등이 포함되어 있다. 이러한 의학저작이 중시된 원인은 여러 가지다.

첫째는 교학의 필요에 의한 것인데, 예를 들면 메구로 도타쿠目黑道琢는 의학관에서《素問》·《靈樞》의 수업을 담당했는데 34년 동안 이 책을 300번 강의했다. 자연히 문자에 대한 고증연구가 요구되었다. 그 다음은 간행의 필요에 의한 것으로 고증파의 대본영인 에도의학관에서는 연이어 수많은 의학저작을 간행했다. 당연히 교감과 주석이 요구되었다. 셋째로 세상에 전해지는 초기 의학서적의 수량이 적었기 때문에 당나라 때 저작 역시 주목할 가치가 있었다. 그러나 고전을 중시한다고는 했지만 그들의 논의 속에는 중국의가와 같이 반드시《黃帝內經》을 인용근거로 삼은 것이 비교적 적었음을 알아야 한다. 교간校刊할 때《천금방》·《외대비요》와 같은 당나라 때의 방서를 선택했지《黃帝內經》은 그리 중시하지 않았다.

---

29) 藤井尙久:《醫學文化年表》, 361쪽.
30) 富士川遊:《日本醫學史》, 368·433쪽.
31) 日本學士院編《明治前日本醫學史》제1권, 27·32쪽에 실려 있다.

책 내용의 구체적인 고증을 말하자면 사학의 가치지향과 교학의 필요를 기초로 의학저작에서의 명사, 술어 등에 대해 고증한 바가 많다. 예를 들어 《史記·倉公傳》에 나타나는 화제탕火齊湯이 도대체 무슨 뜻인지, 신농씨가 백 가지 풀을 맛본 것이 음식인지 약물에 관계된 것인지, 《傷寒論》에서 어떤 문자가 후인이 집어넣은 것에 속하는지, 약을 달이는 방법과 제량劑量 및 글자의 뜻과 독음讀音, 일화 등이 모두 고증의 대상에 속한다.

다키 겐칸多紀元簡이 벼슬에서 물러나 평소에 메모해둔 것을 모아 만든 《醫賸》이 이러한 문자와 고적을 고증한 대표적인 것이다. 이 밖에도 전문적인 서지書誌 연구가 있었다. 따라서 절충파와 다른 일면을 보여준다.

고증파의 식견 가운데 이런 것들이 절충파와 다르다는 점에 착안하면 가치관의 각도에서 양자를 구별할 수 있다고 보인다. 예를 들어 야스니시 안슈安西安周는 《傷寒論》의 법法과 방方을 대응시키고, 《黃帝內經》으로 대표되는 법法과 후세의 방方을 대응시키는 태도로 그 다른 점을 분석하는 근거로 삼았다.

고증파는 4가지로 총결하여 그 법法과 방方을 취했다. 이 파의 특징은 가치적인 차별이 없이 4가지 법과 방을 대응시키고 그것이 자연적인 귀납이라고 보고, 《內經》과 《傷寒論》의 두 법으로 이러한 점 위에 관통시킬 수 있었다는 데에 있다.

절충파의 법은 《傷寒論》을 위주로 하고 《內經》을 보조로 삼았고, 방은 고방을 위주로 하고 신방新方을 보조로 삼았다. 즉 절충파는 4가지 법과 방을 채택했다는 점은 고증파와 같지만, 그 가치의 차이를 인정하지 않는 고증파와 상반되게 이러한 법과 방에 우열성을 부여했다. 이 파는 《傷寒論》과 고방을 주체로 삼아야 하고 부족한 점이 있으면 《內經》과 신방新方으로

보완해야 한다고 주장했다.[32]

바로 이렇기 때문에 야스니시 안슈安西安周는 또한 고증파를 평등파平等派라 부르고 절충파를 차별파差別派라 불러 양자가 4가지 법과 방을 채택한 점은 마찬가지지만 가치관의 심층을 말하자면 구별이 있음을 보여주었다. 오카니시 타메토岡西爲人는 고증파가 '엄숙한 과학적인 역사의 눈으로 이전의 의적을 비판하고 검토했다.'[33]고 했는데 분명 같은 뜻이다.

그러나 문제의 복잡성은 표면적으로 보면 고증파의 시야에 비친 작업들이 대부분 임상치료와 무관하고 단지 사학적인 고증연구에 불과하지만, 일률적으로 그렇게 논할 수도 없다는 데에 있다. 예를 들면 수많은 고증파 의가 모두 고대 제량劑量에 대해 연구했다.[34]

다키 겐켄은 심지어 다른 사람의 도움을 받아 도량형 고증 전문가인 가리아 에키사이狩谷掖齋가 소장한 화포貨布, 도전刀錢을 참고하여 고제도규古制刀圭(그림 7-1)를 복원했다. 그러나 그 목적은 사

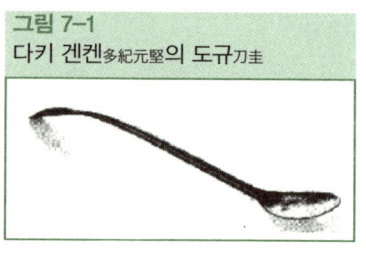

그림 7-1
다키 겐켄多紀元堅의 도규刀圭

학史學적인 가치에 기초한 것이 아니라《傷寒雜病論》의 고방에서 사용한 이른바 일 도규一刀圭[35]라 한 고대 약의 양에 대해 어떻게 정확한 양을 취할 것인지에 착안한 것이다.

고증파의 시야라는 문제를 생각할 때 또 하나 주의해야 할 것은 그들의

---

32) 安西安周 :《日本儒醫硏究》, 29·32쪽.
33)《近世漢方醫學書集成》제74권, 松田邦夫가 쓴 해설 10쪽.
34) 예를 들어 小島學古는《古方權量考》를, 山田正珍은《權量揆亂》을 저작했고 喜多村直寬이 지은《傷寒雜病類方》에는 古今計量論說 등이 있다.
35)《近世漢方醫學書集成》제48권, 矢數道明이 쓴 解說 23~24쪽.

마음속에 의의醫醫 교육의 중요성이 자리 잡고 있다는 점이다.

구로카와 이코黑川維孝는 의학관의 교사이고 또한 고증파의 명가인 기타무라 쵸칸喜多村直寬이 저작한 《金匱要略疏義》의 발문跋文에서 다음과 같이 언급했다.

"나는 일찍이 상의上醫는 의사를 다스리고 그 다음은 질병을 치료한다고 했다. ……栲窗 기타무라喜多村선생은 일찍이 양의良醫라는 영예를 안고 의학 교유敎諭로 발탁되었다. ……그가 지도한 유명한 의사와 국수들이 수많이 배출되었다……惟孝같은 분 역시 그 정묘함을 거의 터득하여 여러 치료 기술을 행했다. 이를 보면 선생의 뜻은 모두 천하를 다스려 후세의 의사로 하여금 치료에 잘못이 없게 하는 데에 있었다. 그 공적을 논하자면 역시 상의上醫 위에 우뚝하다."36)

이밖에 기타무라 쵸칸은 새해 벽두마다 의덕醫德교육의 명작으로 불리는 《千金方》의 〈大醫習業〉을 학생들에게 강의했다.37)

의의醫醫는 인재 양성이 자신의 역사적인 책임과 학술연구의 목적이고, 의학관의 교사들은 이를 위해 의학 저작의 고증연구에 힘을 쏟아야 하며, 가치지향의 각도에서 말하자면 일반 문자학가文字學家를 뛰어넘는 구석이 있다고 말해야 할 것이다.

요컨대 저작 시대가 비교적 이른 대부분의 의학사 저작에서는 고증파를 절충파에 병합시켜 함께 논했다. 이는 당시 연구자의 대부분이 의학을 하나

---

36) 《近世漢方醫學書集成》 제91권, 603쪽. "愚嘗謂上醫醫醫, 其次醫疾, ……栲窗喜多村先生夙負良醫之譽, 擢爲醫學敎諭.……其所指導名工國手林林輩出……若惟孝亦幾得明其精妙, 施諸治術矣. 由此觀之, 先生之意蓋在醫天下後世之醫使不謬於治術邪. 以論其功, 亦迴然在上醫之上矣."
37) 《近世漢方醫學書集成》 제88권, 長谷川彌人이 쓴 해설 18쪽.

의 학과로 보고 그 학술사상과 치료기술 및 질병에 대한 인식 등의 문제에 관하여 관심을 가진 것과 관계가 있다. 따라서 고증파 의가는 학술적으로 독창적인 견해가 모자라고 학學과 술術이 분리되었다는 등의 비판을 받았다.

사회가 발전함에 따라 전문적으로 분화된 학과가 날로 독립하여 존재하게 되었을 때에 문헌연구를 전공하는 학자들은 자연 선배들을 사학적인 각도에서 새로이 재평가하게 되었다. 예를 들어 앞에서 '높은 학문적 업적'을 이루었다고 극찬하고 '전 세계에서 영예로운 문화유산으로 이끌 수 있었던' 고소도 히로시小曾戶洋와 같은 이는 고대의학문헌의 판본연구에 전문으로 종사한 저명한 학자다.

# 고증파의 주요 의가

## 1. 의학고증파의 시조 메구로 도타쿠 目黑道琢[38]

메구로 도타쿠(目黑道琢 1739~1798)의 이름은 尙忠이고 字는 怨公, 道琢이며 號는 飯溪이다. 3살 때에 글을 익히고 삼씨로 구장산술九章算術을 연습하면서 놀았기 때문에 사람들은 신동이라 불렀다. 조금 자라서는 '내가 어찌 촌의 농부처럼 호미를 들고 밭을 가는 농사일에 힘을 쓰면서 궁한 벽지에서 늙어 죽을 수 있단 말인가!'라 말하고 마침내 짚신을 신고 책을 짊어지고 에도로 갔다. 典藥頭인 오오지 니시오카 공大路西岡公을 사사하고 또 각지로 유학했으며 다시 에도로 돌아온 후에 의학을 업으로 삼았다.

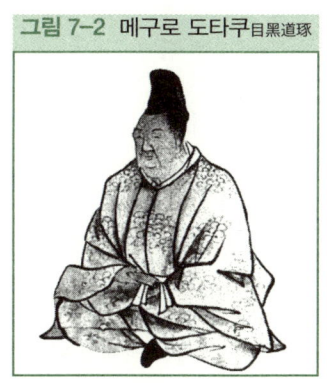

그림 7-2 메구로 도타쿠 目黑道琢

---

38) 이하 目黑道琢에 관한 소개는 주로 淺田宗伯의《皇國名醫傳·目黑道琢》《近世漢方醫學書集成》제99권, 534-535쪽)과《近世漢方醫學書集成》제107권 앞에 실린 小曾戶洋이 쓴 해설을 주로 참고했다. 이 속에 多紀元簡이 쓴《墓誌銘》이 붙어 있어 그의 생애를 이해하는데 가장 주요한 자료가 된다.

1765년에 다키 겐코多紀元孝가 의학관을 세워 방방곡곡 학생을 모집하며 박학하고 의학에 능통한 사람을 영입하여 교수로 임용했다. 도타쿠道琢는 학문이 풍부하고 의술이 정밀하여 역시 초청에 참여하게 되었다.

1791년에 바쿠후는 다키 겐토쿠多紀元悳에게 관의官醫의 자제를 가르치라고 명했다. 이 이후 의학관의 교수는 원칙적으로 관의官醫 가운데 학식이 우수한 자를 선발하게 되었다. 그러나 메구로目黑 한 사람만이 시정의 의사 신분으로 교수직에 올랐고, 또 연말에 상으로 은을 하사받았는데 이 모두 파격적인 것이다. 1798년에는 쇼군 이에세이家齊의 명을 받들어 매월 초하룻날 고관들과 함께 궁중에 들어가 임금을 알현했다. 그 해 병으로 떠났다.

杏雨書屋에 소장된《驪家醫言抄書》의 뒤에는 후일 그의 셋째 아들인 요시다 마사코토吉田昌言가 편찬한〈驪先生著述目錄小引〉[39]이 있는데 모두 16종으로《靈樞義》·《傷寒論集解》·《金匱標注》·《難經筆記》·《神農本經釋》·《傷寒論會纂》·《挨穴編》·《雪庵隨筆》·《驪家醫言》·《驪家醫言續編》·《雪庵文章》·《雪庵詩章》·《醫事百問》·《雪庵試效方》·《藥議》·《醫語錄》이다. 이밖에 京大富士川文庫, 杏雨書屋 및 오오츠카 야스오大塚恭男 등의 수중에 소장된 것에는 상술한 저술목록은 나타나지 않지만 '目黑道琢著'라 표제를 단《餐英館療治雜話》가 있다. 餐英館은 메구로 도타쿠의 醫館 이름으로 《楚辭·離騷》의 유명한 구절인 '朝飮木蘭之墜露兮, 夕餐秋菊之落英'에서 뜻을 취했다.

도타쿠의 스승은 후세파의 시조인 마나세 도산曲直瀨道三의 제8대 계승자 니시오카 겐스케西岡玄佐였는데, 때문에 학술적으로는 '방서에서 거론된 몇

---

39)《近世漢方醫學書集成》제107권, 643-646쪽.

가지 주치만 고집하지 말고 이를 활용하는 것이 매우 중요하다'고 강조했다. 이는 《飡英館療治雜話》[40]의 첫 편에 나오는 말이다. 그 뒤에서는 전형적인 방제를 표제로 달아 그 활용법을 기술하거나 혹은 병명을 목目으로 삼아 변증논치하는 법을 기술했다.

하나의 방제를 예로 들면 小柴胡湯之訣[41]條 아래에 먼저 '이 방은 상한의 반표반리증뿐만 아니라 그 활용이 매우 넓다'고 했는데 장장 9쪽에 달하는 논설에서 頭痛·痢病·月經不調·蛔蟲 등 활용할 수 있는 여러 가지 증과 가감화재법을 열거했다.[42] 그러나 도타쿠는 《傷寒論》방제에 대한 사용이 이 책의 법도를 일찍이 초월했고, 그가 사용한 방제는 고금을 나누지 않았지만 《飡英館療治雜話》에 열거된 방제의 기원과 배열순서를 보면 역시 《傷寒雜病論》에 편중된 경향이 뚜렷하다. 단지 이러한 측면에서 관찰한다면 그를 절충파에 넣는 것이 불가피하다.

그러나 도타쿠가 의학고증의 비조라는 영예를 누리는 까닭은 그가 '전적의 깊은 뜻을 궁구하고 특히 교감학이 탁월'해서이다. 《素問》·《靈樞》·《難經》·《傷寒論》·《金匱要略》은 말할 것도 없고 임상치료에 이용하는 의서까지도 모두 주석으로 가득 차 있어 행간의 위아래에 공백이 없을 정도였다 (《墓誌銘》).

메구로 도타쿠처럼 다년간 실제치료에 종사하고 풍부한 실천경험을 갖춘 의가가 의학영역에서 고증의 명가가 될 수 있었던 것은 그가 오랫동안

---

40) 大塚恭男이 소장한 抄本이 《近世漢方醫學書集成》 제107권에 들어있다. 이 권은 또한 富士川文庫·鵜軒文庫·杏雨書屋에 소장된 《驪家醫言》 3종의 抄本에 수록되어 있다.
41) 小柴胡湯은 고방파가 받드는 《傷寒論雜病論》에 나온다. 주치병은 半表半裏인 少陽에 있기 때문에 한열왕래 등의 증상이 나타난다.
42) 《近世漢方醫學書集成》 제107권, 9-18쪽.

교육에 종사한 것과 밀접한 관계가 있다고 해야 한다. 중일 두 나라에서 의학경전을 강의하는 사람은 자신의 지식수양에 따라 강의할 필요가 있지만, 일하는 과정에서 보면 모두 어문語文교사에 더욱 가깝다. 바꾸어 말하자면 의학경전 교수와 일반 어문語文(혹은 문학, 역사)교사를 비교하면 언어를 해석할 때 어원과 수식을 의학술어로 바꾸고 사상적 사회질서인 예禮를 생명의 이理로 바꾼 것에 지나지 않는다.

이러한 각도에서 고려하면 의학고증파는 어떤 의의에서 말하자면 시대의 운運에 부응하여 탄생한 것이라고 말할 수 있다. 이러한 운運은 전통의학 특유의 학교식 교육이 일어나 경전이 하나의 독립된 교과과정으로 되어야 한다는 요구였다. 토타쿠는 《素問》·《靈樞》를 가업으로 삼아 300여 차례 강의했고 항상 이를 암송했다.[43]

가르치고 의문을 풀어주는 교사로서 '300여 차례 강의'하는 과정을 통하여 명사와 술어에 관한 해석이 점차 전문화되었다. 즉 그 본래의 뜻을 밝히고 아울러 이것으로 가치지향과 추구하는 목적과 학식의 높고 낮음을 재는 표준으로 삼았을 뿐 '유용' 여부는 고려하지 않았다. 예를 들어 《史記·倉公傳》[44]에 약물로 사용한 화제火齊(劑) 혹은 화제죽火齊粥이라는 명칭은 오랜 세월이 지났기 때문에 후인이 그 뜻이 무엇인지를 몰랐다. 도타쿠는 이를 다음과 같이 고증했다.

"화제탕火齊湯은 처방명이 아니고 탕액을 광범하게 가리키는 말이다. '액탕화제液湯火齊·미즙米汁·음양陰陽·수화지제水火之齊·화제죽火齊粥'이라 한 것

---

43) 喜多村直寬:《五月雨草紙》, 安西安周의 《明治先哲醫話》, 219-220쪽에 수록됨.
44) 즉 西漢 의가인 淳于意의 전기.

을 보면 알 수 있다. 화제火齊는 대체로 전자煎煮하는 것을 말한다. 명나라의 劉宗厚는 화제탕火齊湯이 황련해독탕黃連解毒湯이라고 했는데 맞지 않다고 할 수 있다. 전적으로 그의 억단에서 나온 것으로 결코 따를 수 없다."⁴⁵⁾

더욱 재미있는 것은 대세에 아무런 영향을 끼치지 않는 작은 것에 대해 고증가들은 의기양양해서 뽐내었고, 후인들이 이를 자주 인용하여 그들의 학식을 찬양했다는 점이다. 오기노 겐카이荻野元凱가 京師에서 에도의학관에 초빙되어 자신하는 《溫疫論》을 강의할 때에 이 책의 膜原을 보겐募原으로 읽는 바람에 도타쿠 등 의학관의 고증파 인물로부터 심하게 비판받고 '이론적으로 패하여 도망치듯 경사로 돌아갔다.'⁴⁶⁾ 이는 '膜', '募' 두 글자가 고대에 본래 통용되었기 때문인데, 그러나 '바쿠겐幕原'으로 읽어야 그 뜻을 나타낼 수 있다. 즉 '膜'의 형상은 '幕'과 같지만 '募'자와 같은 발음으로 읽게 되면 인체와는 무관하게 된다.

의학고증파의 시조로 칭찬받는 메구로 도타쿠는 다음 몇 가지 측면에 특별히 관심을 기울일 가치가 있다.

첫째 그는 비교적 이른 시대에 살았다. 도타쿠가 학식이 풍부하고 의술에 정통하여 다키 겐코多紀元孝가 세운 躋壽館에 들어가 교수로 임용된 지 10년 후에야 가리아 에키사이狩谷掖齋가 막 세상에 태어났다.

둘째 사승관계로 말하자면 후세파 의가인 마나세曲直瀨를 계승한 사람을 사사했을 뿐 고증파의 유명한 유학자를 사사했다는 기록은 보이지 않는다.

셋째 메구로 도타쿠는 에도의학관에서 34년 동안 경전을 강의했다. 《素

---

45) 目黑道琢：《驪家醫言·火齊湯》,《近世漢方醫學書集成》 제107권, 491~492쪽.
46) 喜多村直寬：《五月雨草紙》, 安西周의 《明治先哲醫話》, 219~220쪽.

間》·《靈樞》를 300여 차례 강의하여 한편으로 그가 '경전 강의에 능했음'을 말해준다. 이는 당시 통상적으로 官醫 가운데에서 의학관 교수를 선발한 상황에서 오직 도타쿠만이 '市井醫'의 신분으로 교수직에 오를 수 있었던 중요한 원인인지도 모른다. 그러나 다른 한편으로는 이렇게 '일할 때 필요해서' 그가 고증학가가 되었다고 말할 수 있다.

넷째 그의 제자인 이사와 란켄伊澤蘭軒의 문하에서 또한 '난문오철蘭門五哲'이라고 불리는 시부에 쵸사이澀江抽齋·모리 릿시森立之·오카니시 겐테이岡西玄亭·기요카와 겐도清川玄道·야마다 교코山田業廣가 나왔다. 이러한 것들이 모두 의학고증파가 탄생하는 과정에서 이른바 내구력內驅力의 작용이 존재함을 보여준다.

## 2. 대대로 막부 의관을 지낸 야마다 세이친山田正珍[47]

야마다 세이친(山田正珍 1749~1787)은 字가 玄同이고 號는 宗俊, 圖南이다. 그의 서재 이름은 杏花園이다. 세이친正珍의 가족은 대대로 막부의 의관을 지냈고 조상이 남긴 만 권의 책이 세이친이 학문을 이루는데 필요한 기초가 되었다. 오오타 킨죠太田錦城는 《墓誌銘》[48]에 야마다 세이친을 이렇게 평했다.

"체구가 훤칠하게 크고 용모가 빼어났으며 영민하고 영특했다. 유년시절

---

47) 이하 山田正珍에 대한 소개는 淺田宗伯의 《皇國名醫傳·山田圖南》(《近世漢方醫學書集成》 제99권, 503-506쪽)과 《近世漢方醫學書集成》제74권에 기재된 松田邦夫이 쓴 해설을 주로 참고했다.
48) 《墓誌銘》에 관한 글은 모두 《近世漢方醫學書集成》 제74권 松田邦夫가 쓴 해설에서 인용했다.

에는 하루에 수백 언의 책을 외워 특출하게 두각을 나타내어 사람들은 菅氏 대대로 신동이 적지 않다고 했다. 점차 성장하면서 시부詩賦를 끊임없이 지어 삽시간에 천여 자를 지었다. 논변할 때면 샘물이 솟듯 막힘이 없어 아무도 그를 당해낼 수 없었다."49)

1764년에 16세의 나이인 야마다 세이친이 鴻臚館에서 조선 통신사의 의사인 이모암李慕庵을 접대하고 그의 수행원과 함께 시문詩文으로 응대했다. 그의 친구 이나가키 나가아키稻垣長章가 당시의 필담을 기록한 《桑韓筆語》의 서문에서 다음과 같이 말했다.

"조선 사람이 도난圖南을 볼 때마다 그의 재능이 특출하고 민첩함을 칭찬하여 신동이라 칭했다. 양의良醫(이모암李慕庵을 가리킴)도 그 소년의 재주와 학문이 빼어남에 놀랐고, 특히 의학에 통달하고 아울러 본초에도 밝아 후세에 경외할 것이라 자주 말했다."50)

세이친은 절충파 유학자인 야모모토 호쿠잔(山本北山 1752~1812)에게 유학을 배웠다. 그의 가르침을 받아 세이친은 경사를 널리 알고 자전을 꿰뚫고 소설잡기를 섭렵하여 두루 넘치게 축적하고 널리 쌓아 심원함이 끝이 없었다(《墓誌銘》). 이밖에 세이친과 동문인 오오타 킨죠太田錦城 역시 중국과 일본의 여러 유학자의 설을 널리 연구하고 절충파를 모아 대성시킨 유명한 유학고증파의 인물이다. 이를 보면 스승과 친구의 영향을 받고 소양을 닦는 유가의 방식이 나중에 세이친의 의학영역 학풍에 직접적인 영향을

---

49) 爲人魁偉淸秀, 聰敏英特, 踰年齒時, 日誦書數百言, 嶄然見頭角, 衆謂菅氏代代不乏神童. 稍長, 賦詩屬文下筆不休, 俄傾千言. 議論泉沸, 踔厲風發, 無人能當此.
50) 《近世漢方醫學書集成》 제74권, 松田邦夫가 쓴 해설 11쪽에서 인용. '韓人每見圖南, 贊其穎脫敏捷, 稱以神童. 良醫亦驚其少年才學優長, 特達軒岐之道, 兼明本草之學, 數數云後世可畏.'

끼쳤음을 알 수 있다.

세이친은 의학을 집안에서도 배웠고 의학관에서도 배웠다.

"처음에는《素問》·《難經》을 가토 슌유加藤俊又에게 배웠고 본초는 다무라 란스이田村藍水에게 배웠으며 음양운기설陰陽運氣說과 연년경신설延年輕身說에 대해 그 심오한 뜻을 궁구하지 않음이 없었다. 나중에 그것이 옳지 않음을 점차 깨닫고 스스로《傷寒》·《金匱》등 여러 의서에 힘을 기울였는데 특히《傷寒》에 매우 정통했다. 역대 주석가를 모두 읽고 눈으로 통달하지 않음이 없었다. 바른 뜻을 모으고 공허한 이론은 삭제하여 본론에 믿음을 두고 오늘날의 병에 효험이 있는지 확인했다. 미진한 곳이 있으면 여러 의서를 참고했고, 백방으로 찾아 기필코 얻었다. 한마디 말이라도 관심을 가지고 자료를 끌어다 증거로 삼았고, 비슷한 구절은 바로 잡았다. 해박하게 인용하고 증거가 정확하며 한 글자라도 상세히 모두 갖추고 깊이 연찬하여 20년에 걸쳐 비로소 심오한 경지에 이르렀다《墓誌銘》)."[51]

막부 의관인 야마다 세이친은 나중에 의학관에서 교학과목을 맡았는데 역시 힘써 연구한 것은《傷寒論》이었다.

아사다 소하쿠淺田宗伯는《皇國名醫傳》에서 야마다 세이친의 학문을 다음과 같이 논평했다.

"《傷寒論》의 학문에 교토에는 나카니시 코레타다中西惟忠가 있고 에도江戶에는 세이친이 있다. 양자의 공적은 마침 서로 걸맞아서 모두 이전에 없던

---

51) 初受《素》·《難》於加藤俊丈, 受本草于田村藍水, 陰陽運氣之說·延年輕身之談, 無不窮研其蘊. 後漸悟其非, 自用力於《傷寒》·《金匱》諸書, 而於《傷寒》殊極其精. 凡讀千歲之注家, 且無不通, 輯湊正義, 削條空理, 稽信於本論, 驗效於今病. 其未盡之處, 參考群籍; 百方搜索, 以得爲期. 一語關涉, 相互引征; 一句近似, 就相匡正. 扳援該博, 證據精確, 不苟一字, 纖悉具備, 沈潛鑽研, 積二十年始至其間奧.

바이다."⁵²⁾

　나카니시 코레타다(中西惟忠 1724~1803)는 號가 深齋이고 고방파인 요시마스 토도吉益東洞의 제자이다. 그는 '토도의 학문은 철저히 이해해야 통달한다. 어렵고 위험하여 다 손질할 수는 없지만 후학자가 바른 길을 찾아 나아갈 수 없기 때문에 제자들이 항상 혼란에 빠진다'고 하여 이에 '두문불출하고 근 30년 동안 독서에 전념'했다. 《傷寒論辨正》을 저작했는데 이 책은 '옳고 그름을 나누고 고증이 자세하고 분명하며, 지엽적인 뜻과 작은 해석은 반드시 자세히 분석하지는 않았다. 큰 뜻을 따져 밝히는데 힘을 기울여 치료의 통칙을 세웠다.'⁵³⁾

　마츠다 쿠니오松田邦夫는 나카니시 코레타다中西惟忠의 《傷寒論辨正》⁵⁴⁾과 야마다 세이친의 《傷寒論集成》을 기초하고 아울러 에도 후기에 가장 저명한 고증의가인 다키 겐칸多紀元簡이 지은 《傷寒論輯義》⁵⁵⁾를 수록하여 함께 비교했는데, '《傷寒論》의 해석에 대해 《集成》·《輯義》·《辨正》 세 책을 따라 관찰한다면 《辨正》(코레타다)은 고방파를 대표하는 저작이고, 《輯義》(겐칸)은 고증파를 대표하는 저작이며, 《集成》(세이친)은 절충파를 대표하는 저작'⁵⁶⁾이라고 했다. 코레타다와 겐칸 사이에 있는 세이친의 학술사상을 구

---

52) 《近世漢方醫學書集成》 제99권, 505쪽. '傷寒之學, 京師有中西惟忠, 江戶有正珍. 二子之功力正相敵, 均前所未有也."
53) 淺田宗伯 : 《皇國名醫傳·中西惟忠》, 《近世漢方醫學書集成》 제99권, 499~500쪽. 이밖에 惟忠 이후에 또 동문인 鶴元逸이 스승의 설을 편집하여 《醫斷》을 만들었는데 이 일을 끝내지 못하고 죽었기 때문에 그 일을 계승하고 최후에 〈攻補〉·〈虛實〉 두 절을 자기의 저술에 보탰다. '東洞之道達則達矣. 雖然, 榛莽未悉除, 後進者不能識正路而進, 所以徒長紛紜也.' '杜門謝客, 一意攻讀, 殆三十年.' '判裁正僞, 考據詳明; 末義小訓, 不必縷晰. 務在推甄大旨, 以立治療之通規焉.'
54) 《近世漢方醫學書集成》 제35권.
55) 《近世漢方醫學書集成》 제41~42권 및 《皇漢醫學叢書》 제6책.
56) 《近世漢方醫學書集成》 제74권, 해설 36쪽. '若從《集成》·《輯義》·《辨正》三書觀察對於《傷寒論》的解釋, 則《辨正》(惟忠)爲代表古方派之作; 《輯義》(元簡)系代表考證派之作; 《集成》(正珍)乃代表折衷派之作.'

체적으로 알아보기로 하자.

16세인 야마다 세이친이 조선의 사절인 이모암李慕庵을 회견할 때에 자신이 지은 《骨度辨誤》를 바치고 의가인 이모암李慕庵에게 서문을 써달라고 청했는데, 이것이 그가 고증에 관해 최초로 저술한 작품인지도 모른다. 나중에 또한 '일찍이 고우 슈기후物茂卿[57]가 밝힌 한나라 때의 도량을 이용하여 《傷寒》의 탕약을 달였는데 약이 엉겨 탕으로 되지 않자' 이에 '계산법을 몇 년 연구하여 비로소 그 잘못을 깨달았다. 역대의 연혁을 조사 확인하여 《權量揆亂》1권을 저작'했다. '책이 완성될 즈음에 객혈을 몇 차례 했지만 쉬지 않고 계속했다. 그가 호학하고 근면했음을 볼 수 있지만 이 때문에 천수를 다 누릴 수 없었다(《墓誌銘》)[58].' 이것도 고증파 학자의 대표적인 사례와 저작을 충분히 보여준다.

야마다 세이친이 고증에 열중한 것은 내심으로 옛것을 존중하는[尊古]하는 심리상태와 밀접한 관계가 있다. 《新論·古醫術論》에서 의자醫者가 왜 반드시 《傷寒論》을 연구해야 하는지의 도리를 설명할 때에 '공자님도 태어나면서 알고 있었던 것이 아니고 옛 것을 좋아해 힘써 추구했다. 의학은 작은 기예이긴 하지만 의술은 생사가 달려있어 그 소임이 가볍지 않다. 옛날 성현의 가르침에서 구하지 않고 함부로 억측에서 취한다면 인명을 해치지 않음이 없을 것'이라고 했다. 그러나 옛 성현의 의학저작은 일찍부터 전해지지 않았고 '오늘날 전해지는 것은 모두 후인의 위탁에서 나온 것'이기 때

---

57) 物茂卿은 유명한 유학자인 荻生徂徠이다. 저서에는 《素問評》·《鑒定傷寒論》《傷寒論摘古》라고도 한다) 등 의학저작이 있다.
58) '曾用物茂卿所考漢量煎《傷寒》之湯藥, 藥凝非湯.' '孔子亦稱 : 我非生而知之者, 好古敏以求之者也, 醫也雖小技, 術系死生, 其任非輕. 若不征之于古昔聖哲之訓, 而妄取諸臆, 則其不戕賊人命者, 幾希矣.' '書成之際, 喀血數度, 猶孜孜不已. 足以見其好學精勤, 然亦以此不能終其天年也.'

문에 《傷寒論》에서만 '옛 의사가 병을 치료한 의술을 엿볼 수 있다'[59]고 했다. 이러한 점은 고방파의 관점과 완전히 일치한다고 말할 수 있다.

아사다 소하쿠淺田宗伯의 《皇國名醫傳》에서 언급한 것에 의하면 야마다 세이친의 저작은 11종[60]이 있다고 했다. 이 가운데 가장 중요한 것은 자연 고증의 공을 나타내고 또한 저자의 이론적인 주장을 명확하게 표명한 《傷寒論集成》과 《傷寒考》[61]이다. 오오타 킨죠太田錦城가 쓴 《傷寒論集成》의 서문에서 다음과 같이 칭찬했다.

"무릇 여기에서 논한 바는 자구字句에 바탕을 두었지만 고상하지 못한 것에 구애되지 않고, 의리를 분별했으나 조예가 깊고 신묘함을 추구하지 않았다. 상한의 주석서가 있은 이래로 이 책처럼 깊고 넓은 것이 없었다."[62]

야마다 세이친이 《傷寒論》을 얼마나 숭상했는지는 저작의 글자 이면과 행간을 보면 알 수 있다. 예를 들면 《傷寒考》의 첫 편에서는 다음과 같이 언급했다.

"내가 항상 중경의 책을 읽고 그 입법한 뜻을 살펴보니 조리가 정연하여 법도가 아닌 것이 없다. 보補를 언급할 때에 보에 치우치지 않고 사瀉를 말할 때에 사에 치우치지 않는다. 극진한 임기응변의 묘로써 그 근원에 다다랐다. 그 문장은 간단하지만 뜻을 꿰뚫었고, 그 법은 간략하지만 모두 적중한다. 진실로 이를 익히면 많은 질병에도 현혹되지 않고 법과 방이 적다

---

59) 阿部煥輯:《圖南新論》, 文化4년(1807) 松井延年의 사본이 狩野文庫에 소장되어 있다.
60) 즉 《骨度辨誤》·《傷寒考》·《傷寒論集成》·《傷寒撥證》·《金匱撥證》·《天明辨》·《新論》·《備用方》·《權量撥亂》·《敗鼓錄》·《桑韓筆語》. 《近世漢方醫學書集成》 제99권, 506쪽.
61) 두 책은 《近世漢方醫學書集成》제74·75권에 수록되어 있고, 또 《皇漢醫學叢書》제6책에 《傷寒論集成》이 들어있다.
62) 陳存仁編 《皇漢醫學叢書》, 제6책. '凡其所論, 本於字句, 而不局卑近; 辨于義理, 而不鶩高妙. 有傷寒注釋之書以來, 未有如此書之精博也.'

고 서운하게 생각할 일이 없을 것이다.'63)

그러나 이에 의하면 《傷寒論》에 대한 고방파의 견해와 다른 점이 있음도 알 수 있다. 약물의 보補·사瀉작용을 인정한 점이다. 아울러 나카니시 코레타다中西惟忠가 그의 스승인 토도東洞의 관점을 계승하여 병에는 허실이 없고 약에는 보사가 없으며 단지 음식물로만 허를 보한다고 말한 것에 대해 다음과 같이 반박했다.

"나카니시 코레타다는 허실에 상常과 변變이 있음을 모르고 함부로 실한 것은 사기가 성하다고 하여 초목충석草木蟲石으로 공격하고 허한 것은 정기精氣를 빼앗긴 것이라 하여 곡육과채穀肉果菜로 다스린다. 《素問》에 나타나는 말을 증거로 삼아 보허補虛의 설은 통렬히 배격했다. 《素問》에서 곡육과채穀肉果菜로 정精을 기른다고 한 것은 상常을 다스리는 것이지 변變에 대처하는 기술이 아님을 전혀 모르고 하는 말이다. ……코레타다는 상常을 다스리는 법으로 변變에 대처하려고 했으니 어찌 어리석지 않은가!"64)

소위 변變은 즉 병태이고, 변에 대처하는 기술은 의가의 치료방법이다. 이어서 세이친은 또 《傷寒論》에서 언급한 '발한한 후 병이 낫지 않고 도리어 오한하게 되는 것은 허하기 때문이고', '맥이 미약하면서 오한하는 것은 음양이 모두 허한 것이니 다시 발한하거나 설사시키거나 토해서는 안 되는' 경우에 직면했을 때에 모두 건강乾薑·부자附子를 사용하여 치료한 것 등의

---

63) 《近世漢方醫學書集成》 제75권, 455쪽. '余嘗讀仲景氏書, 觀其立法之意, 循循然莫不有規矩. 說補不偏乎補, 說瀉不偏乎瀉, 曲盡機變之妙, 以極其源. 其文簡而達, 其法約而中. 苟能熟之, 則不眩於疾病之多, 無憾于法方之少.'
64) 《近世漢方醫學書集成》 제75권, 502-503쪽. '中西惟忠不知虛實之有常變, 妄謂實者邪氣之盛也, 攻之以草木蟲石; 虛者精氣之奪也, 養之以穀肉果菜. 證以《素問》語, 痛斥補虛之說. 殊不知《素問》所謂養精以穀肉果菜者, 則所以養常, 而非處變之術矣.……惟忠乃欲以養常之法, 以應於變, 不亦愚乎!'

조문에 근거하여 공사攻邪·보허補虛 한쪽만 고집하거나 폐지할 수 없는 것이《傷寒論》의 치료방법이라고 진일보한 논증을 했다.

또 그는 마찬가지로 육경六經(삼양三陽·삼음三陰)을 강령으로 삼아 병의 과정이나 병성을 나눈《傷寒論》과《素問·熱論》을 비교한 후 다음과 같이 지적했다.

"仲景이 삼음삼양三陰三陽을 설정하여 표리맥증表裏脈證을 총괄한 것은 대체로《素問·熱論》에 의거한 것이다. 그러나 논한 바는 크게 다르다."[65]

간단하게 말하자면《素問·熱論》에서 언급한 육경六經의 병은 모두 열증熱證이기 때문에 상응하는 치료하려면 병이 삼양三陽(표表)에 있으면 한법汗法을 쓰고 병이 삼음三陰(이裏)에 있으면 하법下法을 쓴다. 그러나《傷寒論》에서는 삼양三陽은 열증熱證이고 삼음三陰은 허한虛寒한 증이기 때문에 치료 원칙도 달라, 병이 삼양三陽에 있으면 한汗하거나 하下하고, 병이 삼음三陰에 있으면 주로 온열溫熱한 약으로 이른바 회양구역回陽救逆한다. 따라서 세이친은《素問·熱論》의 육경六經병에 표表(삼양三陽·한법汗法), 이裏(삼음三陰·하법下法)의 차이가 있지만 그러나 모두 '실열實熱로 발생하기 때문에 仲景은 삼양으로 묶어 통괄했다. 삼음三陰에서는 허한虛寒으로 발생하는 병을 따로 논했다. 단지 음양에 따라 병명을 바로 잡았다. 그렇지 않다면 허한으로 발하는 병이 소속되는 바가 없다.'[66]고 보았다.

위에서 든 두 가지 예에서 야마다 세이친 학술 사상의 특징을 알 수 있다. 첫째 허실·음양개념의 합리성과 필요성을 인정한 것은 고방파와는 다

---

65)《近世漢方醫學書集成》제75권, 459쪽. '發於實熱, 故仲景約而統之三陽. 而于三陰則別論發於虛寒之病, 以從陰陽正名. 若不如斯, 則發於虛寒之病, 無所統屬也.'
66)《近世漢方醫學書集成》제75권, 460쪽.

르다. 둘째 세이친이 이러한 개념의 합리성과 필요성을 논설한 방법은 후세 주가들의 설을 인용하여 근거로 삼은 것이 아니라《傷寒論》내용 자체를 고증한 것에 의거한 것이다. 이러한 점에서 그는 이른바 절충파와도 달리 명실상부한 고증파라 말할 수 있다. 셋째 그의 고증은 신농씨가 온갖 풀을 맛본 일, 승기탕承氣湯의 명칭 등을 포함한 일반 사학적인 고증의 내용이다. 그러나 그가 운용한 고증법은 이론을 상세히 설명한 특징이 있기 때문에 소홀히 볼 수 없다. 이 또한 문자를 정리하고 여러 설을 나열만하여 자신의 견해가 없는 고증가들과는 차별되는 점이다.

그러나 말은 이렇게 했지만 야마다 세이친 또한 후세의 설을 확실히 배척하지 않은 일면이 있다. '나는《千金》,《外臺》, 송宋·원元·요遼·명明의 장황한 의가의 설을 모두 사용한다'고 했다. 예를 들어 그는 '사기邪氣는 하나일 뿐이다. 사람이 이에 감수되어 병이 생기는데 혹은 발열하면서 오한하는 양증陽證이 되고 혹은 열이 없으면서 오한하는 음증陰證이 되는 것은 무엇 때문인가?'라는 문제를 해석할 때 다음과 같이 말했다.

"사람의 장부와 형체는 원래 한열허실의 차이가 있기 때문이다. 사기를 받는 것은 항상 한열허실에 따라 변한다."67)

이는《傷寒論》원문인 '病有發熱惡寒者, 發于陽也; 無熱惡寒者, 發于陰也.'에 대한 해석이다. 여기에는 논리적으로 사변한 내용과 과정이 실제로 내포되어 있다. 첫째 외사外邪가 같은데도 병증이 달라지는지 이유는 자연 사기를 받아들이는 몸이 다르기 때문이다. 여기에서 '사람의 장부와 형

---

67) '夫邪者一而已矣. 人受之而生病, 或爲發熱惡寒之陽證, 或爲無熱惡寒之陰證者何也?' '以人之藏府形體素有寒熱虛實之異. 所受之邪, 每從其寒熱虛實而化爾.'

체는 원래 한열허실의 차이가 있다'는 결론을 도출했다. 그러나 이렇게 인식하게 된 계기는 그가 청대의 의학저작에서 아래와 같은 말을 보았기 때문이다.

"《醫宗金鑒》에 이르기를 육기六氣가 사람을 병들게 하는 것은 같지만 사람이 이를 받아 생기는 병이 각기 다른 것은 어째서인가? 대개 사람의 형形에는 두텁고 엷음이 있고 기氣에는 성쇠가 있으며 장藏에는 한열이 있어, 받은 사기는 항상 그 사람의 장기藏氣에 따라 변화하기 때문에 생기는 병이 각기 다르다. 이는 곧 허화虛化를 따르거나 혹은 실화實化를 따르거나 혹은 한화寒化를 따르거나 혹은 열화熱化를 따른다. ……이치가 본디 그러하다."[68]

인체에 이와 같은 구별이 있다면 치료도 자연 이를 겨냥한 대책이 필요하며 그래서 중국 전통의학인 '변증논치'의 궤적으로 되돌아가게 되었다.

고소도 히로시小曾戶洋의 醫家考證學派系統圖[69]에는 야마다 세이친의 이름이 아예 없지만 숱한 의사학 저작에서는 고증파로 이름이 알려져 있다.[70] 그에 대해 전면적으로 분석한 마츠다 쿠니오松田邦夫는 《傷寒論》연구자가 필독해야 하는 명저인 《傷寒論集成》을 남기고 이른 나이에 세상을 떠난 이와 같은 걸출한 인물을 고증의 명가로 인정했다. 동시에 '고금의 여러 설을 널리 섭렵하여 고증한 기초 위에 치방을 확정한 절충파에 속한다'고 주장했

---

68) 이상의 인용문은 각기 《近世漢方醫學書集成》 제75권, 456-458쪽에 나타난다. '《醫宗金鑒》曰：六氣之感人雖同, 人受之而生病各有異, 何也? 蓋以人之形有厚薄·氣有盛衰·藏有寒熱, 所受之邪每從其人之藏氣而化, 故生病各異也. 是以或從虛化, 或從實化, 或從寒化, 或從熱化……理固然也.'
69) 《近世漢方醫學書集成》 제107권, 小曾戶洋이 쓴 해설 15쪽.
70) 藤井尚久：《明治前本邦內科史》(日本學士院編《明治前日本醫學史》 제3권) 57쪽. 稻田龍吉：《明治前日本醫學史·序論》(日本學士院編《明治前日本醫學史》 제1권) 27쪽. 中泉行正：《明治前日本眼科史》(日本學士院編《明治前日本醫學史》 제4권) 410쪽.

다. 그 원인은 '야마다 세이친이 바른 것 가운데 바르다고 한 고토 곤잔後藤艮山의 사상을 흡수했기 때문에 다키多紀 일파와 함께 취급할 수 없다'[71]는 데에 있다. 따라서 야마다 세이친의 학술사상은 궁극적으로는 절충파에 속하면서 고증파의 색채도 띠고 있어 구별하기가 어렵다고 말할 수 있다.

## 3. 분석적인 고증과 고증적인 분석을 한 야마다 교코山田業廣[72]

야마다 교코(山田業廣 1808~1881)는 字가 士勤이고 통칭 昌榮이라 하며 號는 진테이椿庭이다. 할아버지 아버지 모두 다카사키高崎 영주의 시의를 지냈다. 진테이椿庭는 17세 때에 부친이 병을 얻어 그 직을 이어받았다. 19세 때에 고증파 유학자인 아사카와 젠안朝川善庵에게 유학을 배웠고, 또 이사와 란켄伊澤蘭軒에게 의학을 배웠다. 란켄이 죽은 후에는 다키 겐켄多紀元堅을 따랐고, 또 이케다 케이스이池田京水에게 두과비결痘科秘訣을 전수받았다.[73]

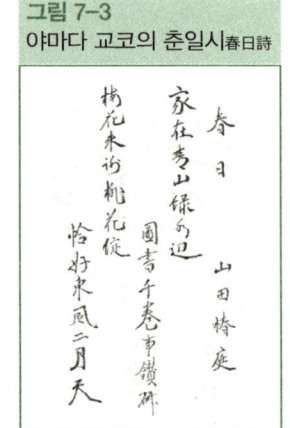

그림 7-3
야마다 교코의 춘일시春日詩

30세 때에 에도에서 개업하여 의업을 행하기 시작했다. 《經方辨》·《傷寒論釋詞》·《皇朝諸家治驗集要》와 장장 3,000여 쪽에 달하는 《傷寒

---

71) 《近世漢方醫學書集成》 제74권, 松田邦夫가 쓴 해설 7쪽.
72) 일본의학사에서 山田業廣에 대한 기재가 적다. 아래에 기술한 것은 그의 저작을 수록한 《近世漢方醫學書集成》제92권에 실린 寺師睦宗이 쓴 해설에 주로 의거했다. 그 속에 森立之가 明治16년에 쓴 《墓誌銘》이 붙어있다.
73) 山田業廣 : 《經方辨·自序》, 《近世漢方醫學書集成》 제94권, 325쪽.

雜病論類纂》을 완성시킨 후 50세 때 이러한 업적과 학식으로 에도의학관의 강사가 되었다. 1865년에 58세가 된 야마다 교코山田業廣는 벼슬길에 오르게 되었다.

1868년 61세 때에 다카사키高崎로 이주했는데 다카사키 영주가 일등시의 겸 정무참모인 周旋局의 총재로 임명했다. 다음해에 또한 다카사키의 의학교 독학督學을 맡게 되었다. 65세 때에 이르러《九折堂讀書記》를 완성했다. 오오츠카 요시노리大塚敬節는 이 책이 진테이椿庭의 학문적인 힘을 살펴볼 수 있는 좋은 자료74)라 했다.

1874년 야마다 교코와 가족은 다시 도쿄로 돌아왔고, 71세(1878) 때에 제자들과 濟衆病院을 창설하여 원장으로 추대되었다. 다음해에 근대의학이 한방漢方을 대신하는 환경에서 동지를 규합하여 한의학 부흥을 주지로 삼은 溫知社를 창립하여 직접 제1대 사주를 맡았다. 한의漢醫 강연이 이로부터 시작되었다. 아울러 월간《溫知醫談》을 창간했다. 1880년에 73세가 된 그는 하루노미야明宮 황태자(타이쇼大正)를 진단하고 한 달 가량 투약하는 영광을 누렸다. 다음해 1월에 '발비發痱'하여 천식이 그치지 않아 죽었다.

란켄蘭軒의 문하에서 의서의 교감에 뛰어난 진테이椿庭 역시 주소註疏가 많다. 모리 릿시森立之가 지은《墓誌銘》에 그의 일생 동안 문하에 들어온 제자가 300명이고 저서가 38부로 모두 163권이라 했다. 그러나 지금은 상세한 것은 알 수 없다. 야스니시 안슈安西安周가 제출한 야마다 교코의 저작목록75)은《素問次注集疏》·《難經本義集疏》·《批註傷寒論義疏》·《金匱要略

---

74)《近世漢方醫學書集成》제92권, 寺師睦宗가 쓴 해설 8쪽에서 인용.
75) 安西安周 :《明治先哲醫話》, 5-6쪽.

集注》·《傷寒雜病論類纂》·《金匱類方》·《經方辨》·《醫經訓話》·《醫經聲類》·《本草序例箋注》·《九折堂讀書記》·《傷寒考異》·《金匱考異》·《左傳和緩醫按解》·《扁鵲傳集解》·《玉函經證治忿例箋注》·《溫疫論劄記》·《藥性古義》·《修治古義》 등 19종이다.

야마다 교코가 저작한 《經方辨·自序》에서 이르기를 이 책을 지은 것은 이케다 케이스이池田京水 문하에서 두과痘科를 배울 때 스승이 제자들을 지도하기 위해 수업이 끝날 때마다 《傷寒論》의 방제를 주제로 삼아 학생들에게 연구 분석하게 한 것에서 비롯되었다고 한다. 본문 시작의 첫 번째 문제가 '辨青龍·白虎·竹葉之石膏'인데, 야마다 교코는 이 세 가지에서 적용되는 병증은 다르지만 모두 방제에 석고가 들어있어 먼저 석고의 효능을 추론해 내고 나아가 그 까닭을 언급했다.

"《傷寒論》에서 적용한 석고石膏에는 세 가지 의의가 있다. 발표發表·청열淸熱·자음滋陰이다. 그 방은 청룡靑龍·백호白虎·죽엽竹葉이다. 대청룡탕大青龍湯의 증상은 사기가 골절까지 깊이 침투한 것으로, 이는 마황탕증麻黃湯證이면서 몇몇 증상 등이 겹친 것이다. 마황麻黃과 계지桂枝의 미味가 석고를 얻으면 발울發鬱시키고 개폐開閉시키는 힘이 더욱 준열해진다. …… 석고의 중량을 줄이고 마황과 계지를 병용하지 않는다면 달울達鬱시키는 효력은 같을지라도 개표開表시키는 힘이 크게 달라진다. 마행감석탕麻杏甘石湯이 이러한 것이다."[76]

---

76) 《近世漢方醫學書集成》제94권, 329쪽. '《傷寒論》中所用石膏有三義, 曰發表, 曰淸熱, 曰滋陰. 其方則靑龍也, 白虎也, 竹葉也. 大靑龍之爲證, 邪深侵骨節, 是麻黃湯證而重數等者. 麻桂之味得石膏而發鬱開閉之力更峻矣……若石膏損其銖兩, 麻桂不並用, 則達鬱之功雖同, 而開表之力大異, 如麻杏甘石湯是也.'

이는 宋儒의 義理식 해석과 완전히 유사한 것으로 분명 요시마스 토도吉益東洞의 눈에 비친 《傷寒論》과는 전혀 다르다. 그러나 다른 것 중에서 같은 점도 있다. 석고石膏에 세 가지 의의가 있다고 한 것은 증證에서 유래한 것이다. 여기에서의 증證은 《傷寒論》에 명확하게 기재된 것이 아니고 임상에서 나타나는 두통·복통과 같은 구체적인 증상도 아니다.

예를 들어 그 뒤를 이어 청룡靑龍·백호白虎 두 방제의 적응증을 비교하여 구별할 때에 '표리의 나뉨에 천양지차가 있다'[77]고 했다. 이 표리表裏는 일종의 증證으로도 볼 수 있으며 종합·추상화를 통한 증證에 불과하다. 이는 증症을 종합하여 추상한 것이기 때문에 내포와 외연을 갖춘 일정한 개념으로 바뀌었다. 이른바 토도와 중국의가의 차이가 여기에 있다. 다시 아래 조문인 '桂枝去芍藥加蜀漆龍骨牡蠣救逆湯(A), 桂枝甘草龍骨牡蠣湯(B), 柴胡加龍骨牡蠣湯(C)辨'을 보면 더욱 명확해지는 것 같다.

이 세 방제의 차이점을 개괄하면 다음과 같다.

①방제A는 '火逆之重者'에 적용한다.

②방제B의 적응증은 A와 같지만 '其輕者'에 속한다.

③방제C는 '煩驚한 증이 앞의 두 탕과 같지만 유래가 다를 뿐만 아니라(誤下의 소치이다) 또한 표리의 구별이 있다.' 앞의 두 탕은 표허表虛에 속하고 후자는 이실裏實에 속한다.[78]

경輕·중重·표表·리裏는 앞에서 언급한 바와 같이 구체적인 여러 증상에 근거하여 귀납, 추상한 증證에 속한다. '유래가 다르다'는 것은 증證의 구분

---

77) 《近世漢方醫學書集成》 제94권, 330쪽.
78) 《近世漢方醫學書集成》 제94권, 330쪽.

에서 새로운 구분의 표준을 끌어들인 것이다. 이러한 '분석적인 고증' 혹은 '고증적인 분석'을 하는 가운데 그 속의 이치를 설명하기 위해 자연 원시문자 가운데에서 찾을 수 있는 모든 정보를 발굴해야 했다. 따라서 주로 병증病證에 따라 분석했지만 약물의 구성·제량·가공방법·복용법 등도 모두 고증과 분석의 시야에 집어넣었다. 예를 들어 오령산·저령탕변조五苓散·豬苓湯辨條에서는 다음과 같이 언급했다.

"두 방은 그 증후가 완전히 같지만 그 약을 살펴보면 오령산은 발표이수發表利水하고 저령탕은 자음이뇨滋陰利尿하며 또한 대(태)양·양명大(太)陽·陽明의 구별이 있다. 어떤 병이 두 방으로 나뉘지 않겠는가?"[79]

또 辨大小陷胸十棗白散證條에서 자법煮法에 근거하여 방제의 입의立意를 말한 것을 볼 수 있다.

"……십조탕十棗湯은 축수蓄水를 배출시키지만 그 자법煮法과 변화로 보면 실로 준맹峻猛한 약이 아니라 보비補脾하는 약제이다. 먼저 대추를 달이는 것은 비위를 깊이 돌보는 뜻이 있음을 알 수 있다."[80]

이와 같이 고증考證을 방법으로 삼아 깊이 들어가 의리義理를 밝히는 것을 목표로 삼는 이중성격을 가진 의가가 논설한 후에 고증파의 특징을 평가하거나 개괄할 때에 어째서 다른 견해들이 있게 되었는지를 어렵지 않게 알 수 있을 것 같다. 동시에 야마다 교코의 일신상에 '고증'의 가치지향이 앞뒤로 변화가 있었음도 보아야 한다. '의리義理'를 밝히는 것이 목표인 작업에

---

79) 《近世漢方醫學書集成》 제94권, 337쪽. '二方雖其證候全同, 而就其藥而考之, 彼則發表利水, 此則滋陰利尿, 更有大(太)陽·陽明之別, 亦何患二方之不辨哉?'
80) 《近世漢方醫學書集成》 제94권, 333쪽. '……十棗湯雖下蓄水, 而以其煮法與消息見之, 實非峻猛之藥, 乃補脾之劑也. 夫先煮大棗, 深顧脾胃之義可知.'

서 고증考證은 단지 수단이고 방법이다.

"의가가 사용하는 수천 수백의 방법에서 먼저 지류를 쫓지 말고 근원을 탐색하고 가지를 버리고 뿌리를 찾아야 한다. 근원을 궁구하면 지류는 애쓰지 않아도 스스로 알 수 있다."[81]

그러나 야마다 교코가 만년에 저작한 《九折堂讀書記》에서는 '고증을 위해 고증하는' 순수한 문사文辭고증의 경향이 나타난다. 예를 들어 이 책 가운데 《傷寒論》에 관한 고증에서 먼저 〈辨太陽病脈證並治上〉의 '上'자를 고증한 결과 고서는 '문구가 많아 간책이 무겁기 때문에 크게 나누어 상하로 만든 것으로 그 밖의 뜻은 없다'고 했고, 그 뒤에 있는 '頭項强痛'의 결론은 '謂頭痛, 項强'[82]에 불과하다고 증명했다.

테라시 보쿠소寺師睦宗가 야마다 교코의 저작을 간행하기 위해 쓴 해설에서 상당히 긴 편을 통하여 《傷寒論》의 '常須識此, 勿令誤也.'에서 '常'자가 '當'자의 오자라고 인용했고, 大陷胸丸條에서 '禁如藥法'의 뜻은 '謹如藥法'이라 고증하여 그의 심후한 고증능력을 말해주고 있다.[83] 그러나 곰곰이 생각해보면 '當'을 '常'으로 바꾸어도 글의 뜻에는 큰 영향을 끼치지 않고, '禁'과 '謹'·'慎'은 상호 통용되지만 뜻 또한 분명치 못함을 말해준다. 관건이 되는 문제는 '藥法'이 무엇인가다. 따라서 의학의 실용적인 가치를 중시하는 입장에 서서 평가하면 이러한 문자고증은 크게 필요한 것이 아니다.

내심으로 자각하든 자각하지 못하든 이미 학學과 술術이 분리되어 이러한

---

81) 山田業廣:《經方辨·辨四逆, 真武, 麻黄之附子》,《近世漢方醫學書集成》제94권, 331쪽. '凡醫家使用 千百方法, 要當先置流而探源, 棄枝而索根. 夫根源既究, 枝流不勞而自得焉.'
82) 《近世漢方醫學書集成》제92권, 5쪽.
83) 《近世漢方醫學書集成》제92권, 寺師睦宗이 쓴 해설 15~20쪽.

문자 고증에 심혈을 기울이게 되었다. 이는 그들이 진리를 구하고 학문을 연구하는 구체적인 과정이기 때문에 흥미와 즐거움이 있는 곳이고 '자아실현'의 장이기도 했다. 더군다나 이러한 고증은 교학에 대해서도 필요하고 가치가 있는 것이다. 예를 들어 '禁如藥法'의 뜻은 통상적으로 복약의 금기禁忌를 언급한 것으로 이해되지만, '謹如藥法'은 전약煎藥과 복약의 방법을 강조한 것으로 이해된다.

《九折堂讀書記》에서 고증하고 해석한 내용은 한나라 때 張仲景의《傷寒論》·《金匱要略》과 당나라 때 孫思邈의《千金方》및 王燾의《外臺秘要》에서 난해한 곳과 의문스런 점으로 장장 1200여 쪽에 달한다. 어떻게 당나라 때의 대저작 두 권을 고증의 대상으로 삼으려 했는지에 대해 야마다 교코는《千金要方讀書記·序》에서 다음과 같이 언급했다.

"오늘날에 있는 고의경古醫經은 별처럼 빛난다. 이에 孫思邈의《千金方》과 王燾의《外臺秘要》를 취하여 고의경古醫經을 보좌하는 날개와 배를 젓는 노로 삼는다."[84]

여기에도 절충파의 그림자가 나타난다. 야마다 교코의 임상치료에서도 마찬가지로 고방과 후세방을 병용한 특징을 볼 수 있다. 그의 문인인 이데마사야스井出正安가 기록한《椿庭先生夜話》에서 기술한 내용 모두가 임상치료의 법과 방약으로 첫 편 첫 방이 곧 명대 의가인 王肯堂의《證治準繩》에 나오는 억간산抑肝散이다.

야마다 교코는 오장과 오행이 배속되는 관계(비위脾胃는 토土에 속하고 간

---

84)《近世漢方醫學書集成》제93권, 9쪽. '古醫經之存於今者, 落落如星辰. 於是乎取孫氏《千金》·王氏《秘要》, 以爲古經之羽翼舟楫.'

肝은 목木에 속하는)와 오행의 생극이론(목木이 토土를 극克하니 토土를 도우면 목木을 저지할 수 있는)을 근거로 그 방의 뜻을 해석하여 '이 방은 비위脾胃를 도와 간肝을 완화시키는 약'이라고 했다. 아울러 구체적인 병례로 그것이 확실히 유용하다는 것을 증명하고, 또 자신이 임상에서 상용하는 방으로 삼았다.

"12, 3세가 되는 한 남자는 바깥으로는 이렇다 할 만한 병후가 없으나 단지 조석으로 심하게 성을 내었다. 부모는 이 아이가 장성한 후에 미친 사람이 될까 염려하여 나에게 치료를 청했다. 내가 진찰해 보니 바깥에는 병후가 전혀 없어 억간산抑肝散을 반 년 정도 쓰자 성내는 것이 모두 멎어 건강하게 되었다. 내가 수 년 동안 이 방을 이용하여 이와 같은 공효를 거둔 일이 드물지 않다."[85]

사회가 변혁하여 그 학學과 술術의 매체인 한방의학의 생존이 위급함에 이르렀을 때 이미 '나이가 들어 나태해지고 원래 시끄러움을 싫어하는'[86] 야마다 교코가 70세가 넘은 후에 또 번잡한 에도(도쿄)로 다시 돌아와 濟衆病院과 溫知社를 창건하고 《溫知醫談》을 만들었다. 이는 야마다 교코의 인생에서 일종의 새로운 가치추구라고 말할 수 있는데, 일명 사회활동가의 자세로 이 학學과 술術에 대한 사회적인 인정을 추구하고 한방의학을 연속시키고 진흥시키려는 목적을 이루기 위해서였다.

---

85) 《近世漢方醫學書集成》 제94권, 243·245쪽. '一男子, 年十二三, 外無些許病候, 只朝夕發怒甚重. 父母恐其長成後爲狂亂之人, 因乞治于余. 余診之, 毫無外在病候, 則用抑肝散, 凡半歲許, 其怒悉止, 成平人. 余積年用此方, 奏如此之功, 不稀也.'
86) 椿庭이 高崎로 이사한 후에 다음과 같은 시를 지었다. '衰年懶質厭喧嘩, 苔徑柴門鎖晚霞. 若有舊友相問詢, 光風霽月是吾家.' 安西安周 : 《明治先哲醫話》, 2쪽에서 인용.

## 4. 유덕儒德에 구애되지 않은 유의儒醫인 모리 릿시森立之[87]

　모리 릿시(森立之 1807~1885)는 字가 立夫이고 처음 號는 伊織이며 나중의 號는 養竹, 枳園이다. 조상은 본래 무사였는데, 7대조 모리 소쥰(森宗純, 혹 宗順 ?~1634)의 부친이 그의 주군과 함께 피살되었기 때문에 그의 어머니는 유복자인 소쥰宗純이 다시 부친의 업을 계승하는 것을 원치 않아 마침내 그를 의사가 되게 했는데, 7대가 지나 릿시에 이르게 되었다. 1817년에 11세가 된 모리 릿시는 두 살 연장인 시부에 쵸사이澁江抽齋를 스승으로 모셨다. 6년 후에 쵸사이의 동의를 얻어 모리 릿시는 시부에의 스승인 이사와 란켄伊澤蘭軒을 직접 사사하기 시작했다. 나중에 란켄이 허락하여 비로소 의학을 배우기 시작했고, 이 이후 고증학가인 가리아 에키사이狩谷掖齋를 스승으로 모시기도 했다.

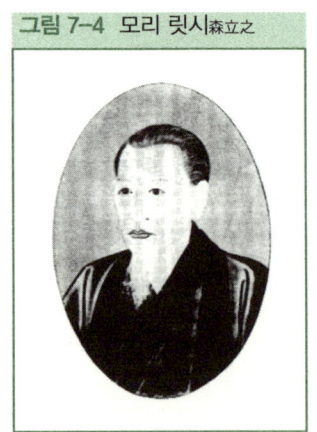

그림 7-4 모리 릿시森立之

　1837년 31세 때에 모리 릿시는 '어떤 까닭으로 인하여 녹봉을 잃게 되었다.' 모리 오가이森鷗外의 말에 의하면 릿시가 녹봉을 잃게 된 원인은 연극을 아주 좋아한 그가 바깥에서 광대와 같은 무대에서 연극하는 것을 들켰기 때문이라고 한다. 그러나 가와세 이치바川瀨 一馬가 그의 손녀에게 들은 해석은 이와 달라 모리 릿시가 어떤 기녀와 손을 잡고 담을 넘

---

87) 이하 森立之에 관한 소개는 《近世漢方醫學書集成》 제53권에 실린 大塚恭男이 쓴 해설을 주로 참고했다.

어 야간도주를 할 때에 갑자기 그녀가 지붕에서 떨어져 잡히고 또한 신분이 폭로되었기 때문이라 했다. 유감스럽게도 그녀에게는 일찍이 마음에 둔 사람이 있었고 모리 릿시를 이용하여 자신의 도피를 돕게 한 것에 불과하다는 것이 사후에 알려졌다.

녹봉을 잃은 후에 모리 릿시는 의식을 해결하지 못했고, 빚을 피해 집안 사람들을 이끌고 사가미相模(지금 가나가와현神奈川縣)로 도피했다. 그가 찬한《枳園立之壽藏之碑》에서는 장장 12년 동안 생활이 곤궁하여 매우 어려웠지만 그 와중에도 낙은 있었다고 했다.

반유반의半儒半醫인 그는 집에 있을 때에는 아이들을 가르쳐 생계를 해결하며 기이한 책을 보고 신기한 소문을 들었다. 밖에 나서면 손에 도규刀圭를 들고 산천을 돌아다녔다. 내과, 외과뿐만 아니라 아이를 받거나 정골整骨을 하고 소, 말, 닭, 개의 병도 치료했다. 또 산에 들어가 약을 캐고 시내로 나가 낚시질도 했다.

《桂川詩集》·《遊相醫話》를 지었는데, 이러한 과정에서 正名의 학에 도움이 되는 것을 일일이 기록하여 나중에 밝힌 것이 마침내 100여 권에 이르렀다. 이밖에《神農本草經》·《素問》·《靈樞》·《傷寒論》·《金匱》·《扁鵲傳》·《四時經》·《奇疾方》등도 모두 주를 달아 밝혔다.

1848년에 모리 릿시는 친구의 도움으로 막부 의학관의 승인을 얻어 다키 겐켄多紀元堅이《宋版千金方》을 교감하는데 협조하게 되어 다시 에도로 돌아가게 되었다. 1854년에 의학관의 본초학 강사가 되었고 아울러《醫心方》의 교감에 참여하도록 명을 받았다. 동시에 또한 시부에 쵸사이澁江抽齋와 함께《經籍訪古志》를 편찬하게 되었고, 1885년에 이 책에 쓴 발문跋文에서 당시의 정황을 추억했다.

"시부에 가네요시澁江全善, 모리 릿시森立之, 가이호 겐비海保元備, 이사와 츠우도伊澤通道, 호리가와 세이堀川濟 등이 매월 한두 차례 미리 밤을 정해 綠汀에서 만났다. 綠汀은 본래 綠町에 있는 多紀樂春院(元堅)의 별장이다. 여러 사람이 둘러 앉아 고본古本을 펼쳐 읽고 논의하기 위한 모임이었다. 모임 후에는 연회를 열어 각자 취하여 돌아갔다. 二州橋 위에서 달빛을 밟으며 시를 읊었다. 이것이 30년 전의 일이다. 당시에는 나졸의 위협이나 마차 소리가 없어 오늘날의 광경과는 크게 달랐다."

1858년에 쇼군 이에모치家茂를 알현해도 된다는 허락을 얻어 '禦目見醫師' 대열에 들어가게 되었다. 1862년에 불손한 말로 인하여 그 책임으로 폐문閉門당하고 다음해 봄에 면직되었다. 1868년에 의학관은 수업이 정지되고 폐관되었다. 4년 후에 그의 처와 아들이 연이어 세상을 떠났다.

이 이후에 모리 릿시는 의학교 編書科, 朝野新聞, 工學寮 등으로 전전했다. 1873년에 재혼하고 사숙私塾인 正名學舍를 개설했으며 가르치는 데에 여러 사정이 있어 매월 학비 50錢을 받았다. 동시에 각종 '대필'업무를 받아 발구發句[88] 한 구절에 5錢, 절구絶句 한 수에 20錢, 율律 한 수에 50錢을 받고 문장文章, 서발序跋 등도 각기 규정이 있었다. 이밖에 동식물의 감정이나 알 수 없는 글자의 판독은 종류와 글자마다 적어도 3錢을 받았다.

1879년에 모리 릿시는 溫知社와《溫知醫談》을 창립하는데 참여하고, 1일 6일 이틀에 걸쳐 강좌를 개설했다. 그 해 다시 상처했고 그 후 3명의 여자 고용인과 함께 한동안 공동생활을 했다.

1881년에 중국학자 楊守敬이 모리 릿시를 방문하여 장장 18개월 동안

---

88) 즉 漢詩 혹은 和歌의 첫 번째 구절.

필담으로 교류했다. 학문 토론이 위주였지만 귀중한 서적을 흥정하여 양도하고 교역한 경우도 있었다. 1884년에 楊守敬은 일본에서 가지고 온 대량의 진귀한 일본 한적漢籍인《日本訪書志》등을 잇달아 간행하여 당시 중일 문화교류의 풍운아가 되었다.[89)]

1885년 여름에 후두암喉頭癌을 앓아 12월에 세상을 떠났다. 향년 79세. 세상을 떠나기 한 달 전 건강이 약간 회복되는 기미가 보였기 때문에 日本橋 三文樓에서 수연을 베풀고 추첨하는 형식으로 자기의 장서를 할애割愛하여 내빈에게 나누어 주었다. 도다 쵸안遠田澄庵은 賀枳園先生病起開筵詩의 마지막 구절에서 이러한 정경을 '선생의 호방함은 없어졌지만 만권의 장서를 하루 저녁에 쾌척했다'[90)]고 묘사했다.

모리 릿시의 저작은 매우 많아 기록에 의하면 수십 종에 달한다. 그 가운데에 간행된 책은 輯複本《神農本草經》·《遊相醫話》·《鶴虱考》·《伊呂波字原考》·《自作壽藏之紙碑》·《經籍訪古志》《箋注和名抄訓纂》등 7종이다. 이밖에 간행되지 못한 필사본은《枳園漫錄》·《枳園隨筆》·《教訓指南》·《本草和名訓纂》·《爾雅正名錄》·《說文溫知錄補遺》·《左傳考注》·《十二青略記》·《三陽三陰辨》·《本草經藥和名考》·《藏府和名考》·《蘇唐徐三家腳氣方論》·《病間漫錄節抄附案》·《諸病奇方錄附諸物神秘傳》·《食品要方捷見》·《洋漢病名一覽》·《中央泳魚目》·《沈魚目》·《藏書印譜》및 근 30종의 견문록, 독서필기, 시문집, 일기 등이다.

반유반의半儒半醫인 모리 릿시의 학문은 세 가지 측면에서 관찰할 수 있을

---

89) 郭秀梅의〈江戶考證醫學初考——森立之的生平和著作〉,《新史學》14(4) : 129-131, 2003.
90) 安西安周:《明治先哲醫話》, 9-11쪽.

것 같다. 첫째 유학자로 보는 것이다. 그의 학습경력이 주로 고거학가考據學家를 전승하여《爾雅正名錄》·《說文溫知錄補遺》·《左傳考注》등과 같은 유학방면의 순수한 고증에 속하는 작품이 있기 때문이다. 또 유학자로 보는 것은 실제로 그가 사회문제에 대해서도 관심을 많이 기울였기 때문이다. 예를 들면 1860년에 이이타이로井伊大老의 암살사건이 발생했을 때[91] 모리 릿시는 이에 대해 깊은 관심을 나타내어 관련된 기록과 시정의 소문 등을 널리 수집하여《桃雪錄》을 저술했다.

둘째 의사로 보는 것이다. 12년간의 궁핍한 생활에서 모리 릿시는 내외와 사람 가축을 가리지 않고 치료했다. 실제 문제를 처리하는 데 부끄러움이 없는 임상의였고, 또한 만능 의사라 말할 수 있다. 이 두 가지 역할이 동시에 모리 릿시 한 사람에 나타나지만 양자 사이에는 결코 내재적, 직접적인 연계가 없다. 단지 여기에서 그친다면 그는 반유반의半儒半醫, 혹유혹의或儒或醫일 뿐이라고 말할 수 있다. 그러나 사실상 모리 릿시와 그의 학문에는 유의儒醫 즉 유학자이자 의사인 일면이 또한 존재한다.

### 《神農本草經》의 輯複

모리 릿시는 원래 실용적인 약물지식을 매우 중시하여 각종 동식물을 감정해주고 대가를 받을 수 있었다. 그와 함께 약을 채취한 젊은 학생은 '기엔枳園선생의 본초는 종이 위에 있는 학문이 아니다. 우리들이 초목의 실물에 대해 어려운 것을 물으면 매번 거침없이 응답하셨다'고 평가했다. 그러

---

91) 井伊直弼(1815~1860)은 1858년에 大老에 임명되었고 다음해 전제정치에 반대한 100여 명을 처치했다. 역사적으로는 安政大獄이라 한다. 다음해 櫻田 문밖에서 암살되었다.

나 모리 릿시가 집교한 《神農本草經》의 〈自序〉를 보면 그가 왜 복고 풍조에 영향을 받아 실용을 중시하는 약물지식에서 고증의 법을 운용하여 고본초古本草 저작을 회복시키기 위해 한 걸음 한 걸음 전향했는지를 어렵지 않게 알 수 있다.

"의학에 《神農本草經》이 있는 것은 학자에게 《說文解字》가 있는 것과 같다. …… 나는 어려서부터 본초학에 관심을 가져 밤낮으로 연구한 지 거의 30년이 되었다. 근세에 본초로 가업을 삼는 자들이 대체로 李時珍의 《本草綱目》을 법도로 삼아 고본초古本草가 무엇인지 모르는 것을 보고 언제나 한탄했다. 그 폐단은 말할 수 없을 정도다. 내가 고본초의 옛 모습을 회복시키려고 살피다가 《證類本草》를 구하여 읽어보니 《本草綱目》이 잘못되고 함부로 고쳐 근거로 삼을 수 없음을 비로소 알게 되었다. 다시 《新修本草》를 교정하면서 《證類本草》가 이미 송나라 사람이 삭제하고 고쳐 믿을 수 없음도 알게 되었다. 또 眞本《千金方》과 皇國의 《醫心方》·《太平御覽》에 인용된 것을 교감해 보니 蘇敬 때에 교정한 것이 적이 않음을 알게 되었다. 이에 반복 교감한 후 흑백으로 쓴 두 글씨에서 도홍경의 옛 모습을 비로소 회복시킬 수 있었다. 흑백으로 쓴 두 글씨로 도씨의 옛 모습을 회복시킨 후에 《神農本草經》의 전모를 엿볼 수 있었다."[92]

---

92) 《近世漢方醫學書集成》제53권, 11~12쪽. '夫醫之有本草, 猶學者之有《說文》也. …… 余從幼注意於本草學, 日夜研究, 殆卅年矣. 每歎近世以本草爲家者, 大抵奉李氏《綱目》以爲圭臬, 不知古本草之爲何物. 則其弊有不可勝道者焉. 余嘗竊欲復古本草之舊, 乃取《證類本草》讀之, 而始知《綱目》之杜撰妄改不足據矣. 再校以《新修本草》, 而又知《證類》之已經宋人刪改不足信也. 更以眞本《千金方》及皇國《醫心方》·《太平禦覽》所引校之, 而知蘇敬時校改亦複不少也. 於是反復校讎, 而後白黑二文始得複陶氏之舊. 白黑二文得複陶氏之舊, 而後神農之經可因以窺其全貌焉.'

### 《經籍訪古志》의 편찬

모리 릿시의 수많은 저작에서 가장 가치 있고 영향을 끼친 것은 《神農本草經》의 원본을 복원시킨 것과 시부에 쵸사이澁江抽齋 등과 공동으로 편찬한 《經籍訪古志》이다. 이 책은 모리 릿시 한 사람이 만든 것이 아니고 고거考據하고 기술한 고적古籍이 의서에 한정되지도 않아 고서의 서지학에 관한 저작이라 말할 수 있다. 그러나 이 책의 편찬에 참여한 사람들이 대부분 의사였기 때문에 의서에 대해 특별히 관심을 기울여 종래 의서에 저록된 의가는 많이 줄였지만 이 편은 다른 의가에 비해 매우 상세한 것으로 일본에서 전해지는 의적 가운데 가장 풍부하다고 말할 수 있다.[93]

이밖에 《本草和名訓纂》·《三陽三陰辨》·《本草經藥和名考》·《藏府和名考》·《洋漢病名一覽》·《中央泳魚目》·《沈魚目》 등과 같은 서명에서 보더라도 유학의 고거考據 솜씨를 의학지식 방면에 운용한 작자의 정신을 모두 드러낸 것 같다.

### 溫知社 창건에 참여

메이지유신 이후에 새로운 의정醫政이 추진되어 한방의학이 쇠망하는 운명에 직면하게 되자 모리 릿시와 야마다 교코山田業廣 등은 溫知社를 결성하고 《溫知醫談》을 간행하여 한방의학의 존속을 도모했다.

하라다 다네시게原田種成는 溫知社에서 다시 강사로 초빙된 후에 '날마다 의서를 강의하는 것으로 업을 삼아 의사만 고치고 환자를 치료하지 못하니

---

93) 森立之·澁江抽齋:《經籍訪古志·附言》,《近世漢方醫學書集成》제53권, 272쪽. "從來著錄家於醫書多略, 而是編比他家殊詳者, 我邦所傳醫籍最稱繁富."

국법을 범하지 않으려고 하는 것이 이와 같으니 실로 한탄스럽다'[94]고 했다. 또한 가와세 이치바川瀨一馬의《日本書志學之硏究》에 의하면 모리 릿시는 또한 맹인회盲人會를 조직하여 항상 2~30명의 맹인이 침술 강의를 들었다.[95] 교육과 사회문제에 관심을 기울인 것이 이른바 유의儒醫의 큰 특징이라 할 수 있다.

그림 7-5
溫知社 창립 3주년 축사

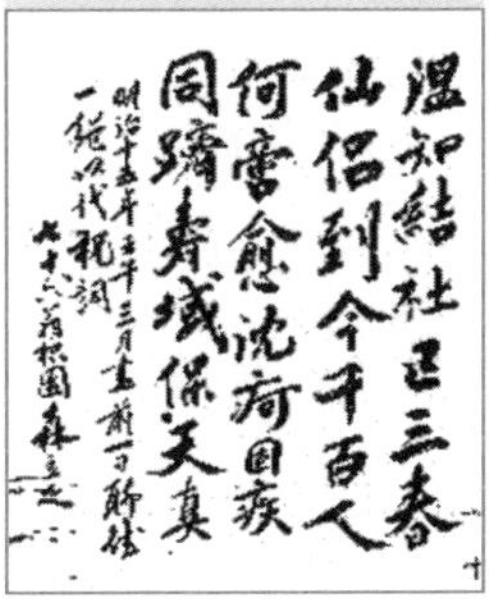

그러나 모리 릿시와 유학儒學을 하면서 생활을 영위하는 의가나 학자들과의 큰 차이점은 '유덕儒德에 구애되지 않음'에 있다. 생애에 대한 서술에서 모리 릿시는 생활하는 가운데 하고 싶은 대로 했고 작은 절개에 구애되지 않았음을 알 수 있다. 그리하여 그는 어떤 이유로 녹봉을 잃었고, 벌을 받아 폐문閉門되기도 했으며, 누차 면직되는 등 곡절이 끊이지 않았다.

12년의 곤궁한 시기에 바람과 같이 떠돈 그는 에도로 돌아올 때마다 늘 시부에澁江의 집안에 기숙했다. 그 집안의 여종은 모리 릿시에 쫓겨 사방으로 도망치기도 했다. 어쩌면 바로 이러한 풍류적인 이야기가 유전되어 오오츠카 야스오大塚恭男가 해설解說을 쓸 때 모리 릿시의 사람됨에 대해 '좋게 말해서 천의무봉하고 나쁘게 말하자면 일반 도덕규범을 벗어난 약간의 분열형'이라 평론하게 되었을 것이다. 결론적으로 모리 릿시의 유가 학문을 말하자면 다른 사람처럼 어떤 정신적인 구속이 없었던 것 같고, 그의 학문은 단지 유학과 의학의 유기적인 연계를 맺는데 영향을 끼친 정도였다.

---

94) 日日以講醫書爲業, 只療醫者而不療病人, 不肯犯國法如此, 實可歎也.
95) 原田種成과 川瀨一馬의 설로 모두 郭秀梅의〈江戶考證醫學初考——森立之的生平和著作〉에서 인용했다.《新史學》. (4) : 129, 2003.

## 5. 송유宋儒의 고증가를 본뜬 기타무라 쵸칸喜多村直寬[96]

　　기타무라 쵸칸(喜多村直寬 1804~1876)은 字가 士栗이고 통칭 안사이 安齋라 하며 나중에 의관인 그의 부친 카이엔槐園[97]을 본떠서 安正이라 했다. 栲窗은 그의 號이고 만년의 號는 香城이다. 쵸칸은 어려서부터 주자학파의 유학자인 아사카 곤사이安積艮齋에게 경의經義, 고문古文을 배웠다. 곤사이艮齋는 그가 '나이는 어리지만 침착 과묵하며 독서를 좋아해 종일 글 읽는 소리가 그치지 않았다[98]'고 했다. 그는 '책을 읽고 손으로 베끼지 않으면 읽지 않은 것과 같다'고 한 아버지의 가르침을 받들어 책을 읽고 반드시 손으로 베꼈다.

　　16살 때에 자신이 지은 문장 30편을 모아 《栲窗文稿》를 만들었고 시에도 뛰어났다. 곤사이는 그가 지은 '온 산에 서리 내려 귤 향내가 퍼지고 외로운 기러기 울음 그치니 깊은 시름 가득하다. 인간 세상 기쁜 일 구름같이 흩어지고 거울 속에 눈이 머리에 가득히 쌓여 있구나'라는 시에 대해 시는 좋지만 어린이답지 않다고 평했다.[99] 의학은 부친인 카이엔槐園에게 배웠다.

　　《墓誌銘》에서 1821년에 의학관에 들어가 고시를 거친 후 授讀(읽기만 하고 강의는 하지 않음)에 발탁되었고 진급을 거쳐 1841년 가을 38살 때에 비로소 의학관 교유敎諭로 선발되었다고 했다. 이후 국내의 의생(의학을

---

96) 《近世漢方醫學書集成》제88권에 실린 長谷川彌人이 쓴 해설에서 淺田宗伯인 쓴 《墓誌銘》전문을 기본적으로 훈독했고 이것이 그의 생애를 이해하는 유일한 자료라고 하여 이하 인용은 모두 이에 의거했다. 그리고 이 해설에서 소개한 생애를 참고했다.
97) 喜多村直(?~1838)은 호가 槐園이다. 森潤三郎의 《多紀氏の事迹》(215쪽)에 의학관에서 교감한 사람 가운데 '外班直房醫官喜多村直'이라는 기재가 있다.
98) 원래는 원문 그대로 융통성이 없이 읽는 것을 말하며 나중에는 독서나 암송하는 것을 광범하게 말한 것이다.
99) 《近世漢方醫學書集成》제88권, 長谷川彌人이 쓴 해설 8쪽.

배우는 자)이 선생의 명성을 흠모해서 찾아오는 사람들이 날로 많아져 공연히 갔다가 되돌아오기도 했다. 그 명성이 일시에 떠들썩했다. 內班에 들어가서는 시의侍醫가 되었고 호인法印에 서품되었다. 가르치는 것이 이전과 같아 사무가 바쁘더라도 강의와 연구를 게을리 하지 않았고 계속 열 것을 자임했다.

또 국가의 은혜에 고맙게 여겨 무영전취진판식武英殿聚珍版式으로《醫方類聚》266권,《太平禦覽》천 권을 활자로 인쇄하여 나라에 바치고, 또 여러 학교에 비치하여 이를 널리 전했다. 쵸칸이 이 두 대작을 선택한 원인은 '《類聚》는 의가의 총서叢書 가운데 최고이며《禦覽》은 고증의 원천으로 의가에게도 빼놓을 수 없는 전적'(《墓誌銘》)이기 때문이었다.

기타무라 쵸칸喜多村直寬은 다키 겐켄多紀元堅, 야마다 교코山田業廣, 시부에 쵸사이澁江抽齋, 모리 릿시森立之 등 동시대의 의학고증파와 함께 명가였다. 아사다 소하쿠淺田宗伯는《墓誌銘》에서 그를 칭찬하여 '분세이文政, 덴포(天保 1818~1843) 연간에 의학에 통달하여 세상에 큰 명망을 떨친 사람이 셋인데 茝庭 다키多紀 선생, 學古 고지마小島 선생, 栲窗 기타무라喜多村 선생'이라고 했다. 모리 릿시도 또한 '天保學舍로 말하자면[100] 유명한 스승과 뛰어난 의사가 적지 않았는데 茝庭(다키 겐켄多紀元堅), 栲窗(기타무라 쵸칸喜多村直寬), 冬嶺(츠지모토 쇼안辻元崧庵)[101] 등이 가장 출중했다.'고 했다.

---

100) 이것이 무슨 일인지는 알 수 없다. 그러나 의학관에 관한 기재에서 天保14년(1843) 10월에 의학관에 講師를 배치하여 陪臣, 町醫가 마음대로 와서 청강하도록 허락했다는 것이 나타난다.
101) 辻元崧庵(츠지모토 슈우안 1777~1857)은 名이 昌道이고 字는 山松이며 號는 冬嶺이다. 어려서 山本北山에게 유학을 배웠고 가난한 시절에는 분뇨를 팔아서 자급했다. 장성하여 多紀元簡에게 의학을 배우고 학업을 이룬 뒤에는 建部侯의 醫員이 되었다. 弘化4년에 奧醫師가 되었다. 安政元年에 法印으로 승급하고 爲春院이라 칭했다.

《墓誌銘》에서 또한 쵸칸이 '그의 포부를 펼칠 수 없어', '중도에 세상을 피해 숨어 살았고', 이 이후 '언제나 배우, 가인歌人과 풍월을 읊고 스님들과는 심성을 논하면서 기쁘게 스스로 즐겼다'고 했다.

사가들은 그가 퇴직한 시간과 원인이 1858년에 쇼군 이에사다家定가 병을 앓을 때(7월 5일 사망)에 이토 겐보쿠伊東玄樸, 도츠카 쥬안戶塚壽庵, 도다 쵸안遠田澄庵, 아오키 슌타이靑木春岱 등 서양의가를 쇼군가 주치의로 임용하고 바쿠후 의관의 한의漢醫인 유카와 안도湯川安道 또한 7월에 사직하여 한의가 총애를 잃어버린 환경과 유관다고 추측한다.[102] 그러나 쵸칸은 은퇴한 후에도 글쓰기를 멈추지 않아《金匱要略疏義》·《老醫卮言》·《醫學典刊》·《醫學啓蒙》·《續編》등을 연이어 저작하고 간행했다. 1874년에 중풍에 걸려 반신불수가 되었지만 왼손으로 시부詩賦를 지었고 1876년 세상을 떠났다. 향년 73세.

하세가와 미츠토長谷川彌人는 각 도서관 소장된 목록에 의거하여 세상에 남아있는 기타무라 쵸칸喜多村直寬의 저작(간행본과 필사본을 포함) 37종을 찾아내었다. 그러나 狩野文庫의 장서 속에서도 쵸칸의 기타 저작을 여럿 발견할 수 있다. 이러한 저작 가운데 상당 부분이《傷寒雜病論》의 고증연구에 관한 것이다.

그는《傷寒論疏義·自序》에서 그가 이 책을 학습한 역사를 서술할 때에 '내가 이 경전을 받아 푹 빠져 거의 20년이나 읽었다'[103] 또한 1854년에 저작한《傷寒論彙考·小引》에서 '나는 어릴 때부터 仲景의 책을 읽기 좋아했

---

102)《近世漢方醫學書集成》제88권, 長谷川彌人이 쓴 해설 12쪽.
103)《近世漢方醫學書集成》제88권, 9쪽.

고 항상 제가의 방론과 명청시기의 주석서를 볼 때에 얻는 바가 있으면 즉시 종이에 메모를 해둔 것이 책에 가득하여 《傷寒論彙考》라 제목을 붙였다'[104]고 했다.

그가 仲景을 각별히 중시한 원인은 '그 책은 실로 3대(복희·신농·황제)로부터 전해진 것으로 문장이 간단하면서 엄격하고 심오한 뜻이 깃들어 있으며 의리를 자세히 분별하고, 의학을 업으로 삼는 자가 仲景의 문을 거치지 않는다는 것은 마치 유가가 공자를 받들지 않고 제자백가를 숭상하는 것과 같은 것'[105]이기 때문이었다. 그 연구방법은 자연 의리義理를 논술하여 밝히는 것에 중점을 두었다. 한마디로 말하자면 '송나라의 유학자를 본받는 것'이었다.

의도醫道와 유도儒道는 통한다.

의학에서 《素問》·《難經》은 유학의 육경六經이고, 의학에서 仲景은 유학의 사서[106]다. 육경六經에서 훈고를 연구하지 않으면 이를 해석할 수 없고, 사서에서 의리를 연구하지 않으면 그 뜻을 알 수 없다. 그러나 의리와 훈고는 함부로 나누고 다투는 다른 길이 아니다. 오직 각기 주관하는 바가 있어 이것으로 저것을 바꾸지 못한다.

세상에 한학漢學을 연구하는 자는 의리가 지리멸렬한 학문이라 하여 배척하고, 송나라의 유학자는 훈고가 보잘 것 없는 것이라 헐뜯는데, 모두 잘못된 것이다. 이는 내가 평소에 주장하는 바이다. 따라서 나는 《素問》·《靈樞》·《難經》을 살펴 훈고하고, 중경의 서를 주석했으며 특히 송나라 유학

---

104) 嘉永7년(1854) 寫本, 狩野文庫 소장, No : 9-22028-5.
105) 喜多村直寬 : 《傷寒論疏義·卷首·傷寒論總評》, 《近世漢方醫學書集成》 제88권, 25·42쪽.
106) 《四書》를 가리킴.

자의 방법을 본받았다.[107]

그러나 말을 이렇게 했지만 실제로 仲景에 대한 그의 연구 또한 훈고와 고증을 벗어나지 않았다. 다키 겐켄多紀元堅은 쿄칸이 저작한 《傷寒論疏義》의 서문에서 다음과 같이 서술했다.

"장章마다 먼저 음훈音訓을 열거하고, 다음으로 전체 장의 뜻을 해석했으며, 다음으로 제가의 이론을 실어 참고할 수 있게 했다. 그 의도는 사람들로 하여금 각 조문에 따른 요지의 소재를 빨리 알게 하는 것이었다. 때문에 서로 다른 설은 중복하여 나열하지 않았다. 이 편은 제가의 설을 뽑아 혼란한 국면을 일소시켰고, 게다가 풍부한 오랜 경험으로 융회시키고 참작하여 잘 녹여낸 것으로 간략하지만 빠짐이 없고 상세하지만 번잡하지 않아 주석서의 격식을 깊이 만족시켰다."

그러나 그가 논한 것에는 혹 자신의 견해와 다른 것이 있는데 각기 그 들은 바를 중하게 여기고 그 아는 바를 행했다.[108]

의리義理의 논술 해석을 이야기하자면 《傷寒論》의 육경六經과 경맥학설이 관계가 있는지 여부를 예로 들 수 있다. 기타무라 쿄칸은 '본경本經에는 육경六經이 없고 글자의 표면에 나타나는 이른바 삼음삼양三陰三陽은 다만 표리·한열·허실의 뜻을 차용한 것에 불과하지 장부경락을 상배시켜 말한 것

---

107) 喜多村直寬:《金匱玉函要略方論疏義·自序》,《近世漢方醫學書集成》 제90권, 9-10쪽. '醫道與儒道通. 醫之《素》·《難》, 則儒之六經; 醫之仲景, 則儒之四子也. 六經不研訓詁, 無由以得其解; 四子不究義理, 乃不能求其旨. 然義理之與訓詁非敢分鑣異途者, 唯各有所主而遂不以此易彼也. 而世之攻漢學者, 斥義理爲支離學; 宋儒者訾訓詁爲芻狗胥, 均失之. 此余平日所持論也. 故愚於《素》·《靈》·《難經》端治訓詁, 而注仲景書, 所以特效顰宋儒矣.'
108) 《近世漢方醫學書集成》 제88권, 5-7쪽. '每章先舉音訓, 次解全章之義, 次載諸言可以備考者, 其意在使人蚤(早)知各條要趣之所在, 故于異同之說不復臚列. 此編抽繹諸家, 一掃轇轕, 加以歷年質驗, 融會參酌, 鎔鑄出之, 約不失疏, 詳不失繁, 深得注書之體.' '然君之所論, 或有與鄙見不同, 各尊其所聞, 行其所知耳.'

은 아니고', '이른바 삼음삼양은 병의 위치를 나타낸 것'[109]으로 보았다.

이를 위해 그는 또 《傷寒六經析義》[110]를 특별히 편찬했다. 이 책의 서문에서 그는 이 책을 쓴 목적을 밝혔는데 '그 의도는 사람들로 하여금 중경의 서에 말한 것이 모두 법이고 글자마다 모두 이치가 있어 마치 쟁반에 구슬이 구르는 듯하고 구슬이 쟁반에 구르는 듯하게 알리는 것'이었다. 그 다음 정문의 첫머리에서 다음과 같이 요지를 밝혔다.

"《傷寒》 육경의 조목은 살펴보면 원래 《素問·熱論》에서 나왔다. 무릇 〈熱論〉은 경락에 따른 병의 일반적인 규율을 논했으나, 仲景은 원래 모든 경문에 경락을 언급하지 않았고 단지 음양이 대대하고 허실을 나란히 세우는 뜻으로 그 병위를 나타내었다. 따라서 종래의 제가들은 함부로 단정하지 못했는데 지금은 심사숙고해야 한다."

그리고 그 뒤 〈陰陽統說〉에서 다음과 같은 결론을 내렸다.

"《經》에서 병에 발열과 오한이 있는 것은 양에서 발생한 것이고, 열이 없고 오한하는 것은 음에서 발생한 것이라 했다. 이는 모든 경문의 강령이다 …… 양이 성한한 사람은 사기가 양을 따라 화하는데 이는 태양으로부터 병이 든 것이다. 양허한 사람은 사기가 음을 따라 화하는데 이는 소음으로부터 병이 든 것이다. 그 대략을 살펴보면 다음과 같다.

太陽病, 表裏熱證也;

少陽病, 半表半裏熱證也;

---

109) 喜多村直寬 : 《傷寒論疏義·卷首·傷寒論總評》, 《近世漢方醫學書集成》 제88권, 35쪽.
110) 嘉永4년(1851), 學訓堂刻本. '按《傷寒》六經之目, 原出於《素問·熱論》. 蓋〈熱論〉依經絡以論病之常理, 而張子乃全經不言經絡, 惟是就陰陽對待·虛實並峙之義, 以標其病位. 而從來諸家從無斷定, 今熟思愼考.' 《經》曰 : 病有發熱惡寒者, 發于陽也; 無熱惡寒者, 發于陰也. 是爲全經之綱領 …… 其人陽盛, 邪從陽化, 此自太陽而受病也; 其人陽虛, 邪從陰化, 此自少陰而受病也. 竊嘗論其略曰.'

陽明病, 胃熱證也;

少陰病, 表裏寒證也;

厥陰病, 半表半裏寒證也;

太陰病, 胃寒證也.

대개 삼양은 실하고 삼음은 허하다. 삼음삼양 가운데에도 각기 한열이 있다."

대체로 말하자면 쿄칸은 질병의 음양·한열·표리·허실의 각도에서 《傷寒論》의 육경六經 개념을 상세히 해석했고 그 명칭이 경맥학설의 육경六經과 같은지 여부는 신경 쓰지 않았다. 이것이 이른바 '송유宋儒의 법'으로, 즉 이 책의 서문에서 말한 '여기에서 저술한 바는 경문으로 경을 설명하여 서로 뒤얽히지 않도록'했다는 뜻이다. 따라서 오늘날 사람은 그 학술적인 특징이 '고의서의 훈고와 의리를 천명하는데 전력을 다하고 유용한 학문을 중시했다. 따라서 주석한 책은 고증과 주해의 번잡함과 간단함이 적절하며 널리 인용하여 방증하는 연학적衍學的인 내용이 없고, 문구에 구애되지 않고 천착의 폐단에 흐르지 않았다'[111]고 평가한다.

다른 측면으로는 기타무라 쿄칸이 스스로 《素問》·《靈樞》·《難經》에 대해 '오로지 훈고에 전념'했다고 말했지만 실제로 그가 이러한 경전의 이론적인 내용방면을 수용하고 운용한 면이 같은 한방의가에 비해 확연히 드러난다. 그의 저작에 《黃帝內經素問講義》12권[112]이 있는데 1854년에 쓴 발문에서는 '오랫동안 연찬하여 경전에서 논한 바를 많이 알게 되어 의식衣食

---

111) 《近世漢方醫學書集成》 제88권. 長谷川彌人이 쓴 解說 17쪽.
112) 狩野文庫에 소장된 자필 사본. No : 9-21940-12.

과 같이 하루라도 떨어질 수 없었다'고 말했고, 《黃帝內經》의 말을 인용하여 《傷寒論》의 의리義理를 논술하여 증명하는 근거로 삼았다.[113]

《傷寒藥議》에서 '약성의 공효는 왜 기미氣味가 위주'인지 해석할 때에도 《黃帝內經》에서 기미의 설을 인용하여 논거로 삼았다.[114] 동시에 그는 張仲景의 《傷寒雜病論》도 《黃帝內經》을 지켜 만든 것으로 보았다. 즉, 그는 삼양삼음 사이에서 질병이 전변하는 순서는 마땅히 양에서는 태양太陽·소양少陽·양명陽明, 음에서는 소음少陰·궐음厥陰·태음太陰이지만 실용적인 의학저작으로 공인된 《傷寒論》에서는 《素問·熱論》의 태양太陽·양명陽明·소양少陽, 태음太陰·소음少陰·궐음厥陰의 순서를 답습하여 고치려고 하지 않았는데, 그 원인이 '대체로 뜻이 부득불 그러하고', '다만 병의 전변을 논함에 이르면 본래 편차의 선후에 구애될 수 없다는'[115] 데에 있었다고 보았다.

기타무라 쵸칸은 《傷寒雜病類方》[116]·《廣傷寒論類方》을 저작했고 아울러 '경經이란 무엇인가? 상常이다. 고인의 처방에는 반드시 변하지 않는 일정한 규율이 있고, 피차가 서로 바뀔 수 없는 것을 경방經方이라 한다'[117]고 했지만, 실제로는 이른바 고방과 후세방 그리고 민간의 치료경험을 모두 긍정하는 태도를 취했다.

"李朱의 방方에서 갈라진 것을 고방古方이라 하는데 송원宋元 이후에 시작

---

113) 예를 들어 《傷寒論疏義》권1 〈辨太陽病脈證並治上〉에서 '〈平人氣象論〉云脈浮而盛者曰病在外, 云云'이라 하여 즉 《內經》의 말을 인용하여 脈浮한 증이 있는 太陽病의 속성을 증명했다. 《近世漢方醫學書集成》제88권, 76쪽.
114) 喜多村直寬:《傷寒藥議》嘉永5년 자서, 狩野文庫에 소장된 사본, No : 9-22013-1.
115) 喜多村直寬:《傷寒論疏義·卷首·傷寒論總評》,《近世漢方醫學書集成》제88권, 37~38쪽. '蓋義不得不然.' '惟至論病之傳變, 則固不得拘編次之先後也.'
116) 嘉永5년(1852), 學訓堂刻本.
117) 喜多村直寬:《廣傷寒論類方·自序》, 弘化4년(1847) 자필사본, 狩野文庫 소장, No : 9-22068-17. '經者何? 曰常也. 古人處方, 必有一定不易之常規, 而不得彼此相更, 是謂之經方.'

하여 오늘날까지 이를 따른다. 방에 어찌 고금의 구분이 있을 수 있겠는가? …… 단지 독서하고 의술을 궁구하는 의사만이 고경古經을 원류로 삼고 방법을 배의 노로 삼는다. …… 손으로 체득하고 마음에 응한 후에 방을 빌려 질병을 치료한다. 따라서 劉·張·李·朱의 설과 세속 민간의 법을 모두 자세히 이해하여 꿰뚫어야 한다. 그 방은 일상적인 법칙을 벗어나지 않고 그 이론은 옛 성인의 취지를 위배하지 않으며, 방이 지금 쓰이지만 여전히 옛 것이다. 방의 예스러움은 고인이 만든 방을 답습하는 예스러움이 아니라 고인의 의술에 대한 뜻들을 깨닫지 못하는 예스러움이다. 仲景의 방을 취하는 것만이 고방이 아니니, 곧 손사막이나 화타의 방을 취하는 것도 고방이 아니다. 따라서 바둑의 국수는 옛 기보를 버리지 않지만 옛 기보를 고집하지도 않으며, 국의國醫는 고방에 얽매이지 않지만 고방을 벗어나지도 않는다."[118]

그러나 이理·법法·방方·약藥 등 여러 방면에서 고금을 나누지 않고 모두 받아들인 기타무라 쵸칸은 그의 동생이 외국봉행外國奉行하여 프랑스에 사신으로 가고 그의 스승인 아사카 곤사이安積艮齋도 해외의 정황을 소개한 《洋外紀略》을 지었지만 그는 당시 이미 일본에 널리 유전된 서방의학에 대해서는 단연코 부정적인 태도를 견지했다. 앞에서 언급한 바와 같이 그가 사직하여 은퇴한 것은 대체로 서양의가가 총애를 받은 것과 유관하다고 추측

---

118) 淺田宗伯:《傷寒辨術》喜多村直寬天保9년(1838) 序. 弘化2년(1845) 江戶須原屋刻本. '別于李朱之方, 而謂之古方, 蓋昉于宋元以還, 而今世因之. 夫方豈有古今之殊哉? …… 唯讀書究術之士, 以古經爲源流, 以方法爲舟楫 …… 得于手, 應於心, 而後假方以療疾. 故劉張李朱之說, 與夫裏巷俗間之法, 皆融會而貫通之. 其方不越日用之恒, 其理不違古聖之旨, 方雖今猶古也. 方之古, 不古于襲古人之成方, 而古于得古人之術術意意之不能得; 不獨取之仲景者非古方, 即取之孫華亦非古方也. 故曰國奕不廢舊譜而不執舊譜; 國醫不泥古方而不離古方.'

한 것 말고도 1851년 《傷寒六經析義》의 자서에서 기타무라 쵸칸이 분명 양학洋學을 배척했음을 볼 수 있다.

"……따라서 이단의 무리들은 그 도리가 실제에 맞지 않는 것을 꺼리고, 게가 옆으로 걷는 것처럼 쓴 글을 외우고 격설鴃舌[119]과 괴이한 말을 하면서 강한 기세로 황제黃帝나 기백岐伯보다 빼어나다 여기고 신농神農이나 동군桐君의 가르침으로 향하던 수레를 돌려놓았다. 천하의 사람들이 재빠르게 이를 쫓고 추세를 따라가 되돌아오지 않는다. 이 어찌 통탄스럽지 아니한가? 비록 이러하더라도 그들이 이른바 이치를 궁구한 것은 모두 사물의 끝가지이고, 새롭고 기이한 것은 대개 한방에서 진부하다고 여기는 것들이다. 그들이 조예가 깊고 정묘하여 더할 나위 없이 뛰어나다고 하는 것은 실은 정묘하고 뛰어난 것만은 아니다. 옛날에 불교가 중국으로 들어가자…濂溪의 周敦頤와 洛陽의 程顥·程頤 제자들이 들고 일어나 이를 걱정하여 탁월한 식견을 가지고 성리학을 제창하자 천하가 일치하여 나아갈 방향을 알게 되었다. 세상을 구한 이러한 공적 역시 성인의 아래가 아니다. 오늘날 이단의 가르침이 일본에 들어온 것은 불교가 중국에 들어간 것과 무엇이 다른가? 이들이 의학에 끼치는 폐해는 더욱 심하다. 그러나 사람들이 도타운 믿음이 끊이지 않는 것은 무엇 때문일까? 왜냐하면 한의학이 날로 쇠잔해져 醫聖의 가르침이 들어갈 수 있는 문이 없기 때문이다."[120]

---

119) 鴃은 때까치를 가리키고, 鴃舌은 말을 알아듣기 어려움을 비유한 말.
120) ……是以異端之徒, 嫌其道之迂遠, 誦蟹脚橫行之文, 述鴃舌支離之言, 悍然以爲高出乎軒岐之上, 迴駕走向于農桐之教. 天下斐然趣之, 沿波不返. 此可以不痛乎? 雖然, 彼所謂究理者, 皆事物之末歧; 新奇者, 槪漢家之陳腐. 彼稱爲高妙精絕, 而實則未必高妙精絕也. 昔者佛之入中國 … 濂洛之徒起而患之, 具絕人之識, 唱性理之學, 天下翕然, 知所趣向. 此其救世之功亦不在聖人下也. 今異端之教, 與佛之入中國何異? 而其爲醫道之蠹賊更甚焉. 而人之篤信不已者何也? 蓋以漢家之學日就榛蕪, 醫聖之教無門可入.

한학에 대한 바로 이러한 감정과 집착 때문에 이와 같은 유의식儒醫式 고증파 인물이 나오게 되었는지도 모른다.

## 6. 에도 의학관을 창건한 다키 겐칸多紀元簡 부자父子[121]

다키多紀 일족의 선조는 한나라 영제靈帝의 5대 손인 아지왕阿智王인데 피난하여 오진천황應神天皇[122] 때에 7개 성姓을 가진 백성을 이끌고 일본에 귀화했다. 2대인 志拏直이 단바국丹波國에 거주하기 시작했고 6대인 야스요리(康賴 912~955)에 이르기까지 단바丹波를 성으로 삼았다. 야스요리는 의술을 닦아 의박사醫博士에 올랐고 《醫心方》을 편찬하여 이름이 역사에 남게 되었다.

이 이후 그의 장남인 단바 시케토모丹波重明가 施藥院의 이름을 계승했고, 삼남인 마사타다雅忠가 典藥頭의 직위를 계승했다. 세대가 이어져 마침내 양대 의학유파의 계보를 이루었고, 일본 의학계에 명문으로 자리 잡게 되었다. 삼남인 마사타다의 혈통이 25대까지 전해진 후 성을 가네야스金保로 고쳤고, 다시 5대가 이어져 겐코元孝 때에 이르러 또 성을 다키多紀로 고쳤다. 저명한 고증학가인 다키 겐칸多紀元簡은 성을 다키로 고친 이후 제3대 계승자다.

---

121) 多紀一門에 관한 소개는 《近世漢方醫學書集成》 제41권과 제48권에 실린 矢數道明이 쓴 解說, 森潤三郎의 《多紀氏の事迹》, 淺田宗伯의 《皇國名醫傳》에서 多紀元惠·元簡의 전기(《近世漢方醫學書集成》 제99권, 535~541쪽)을 주로 참고했다.
122) 名譽田의 별명으로 일본 史書에서는 그를 제15대 天皇이라 하며 5세기~6세기초 五倭王의 하나다.

이 사이 30여 대, 1000여 년을 면면히 이어온 동안 단바(다키)일족은 일본의 관의官醫 계통에서 줄곧 요직을 차지하고 있었다. 다키로 성을 고친 후 초대 겐코元孝는 쇼군 요시무네吉宗의 侍醫禦匙가 되어 호겐法眼의 대열에 올랐다. 이 이후 여러 대에 걸쳐 禦匙의 직을 맡아 직접 쇼군의 곁에서 진단과 치료를 책임진 사람이 많았다. 그 가운데 네 사람, 즉 2대 다키 겐토쿠(多紀元悳-永壽院)·4대 겐켄(元堅-樂眞院)·5대 겐엔(元琰-養春院)·6대 겐키츠(元佶-永春院)는 관의官醫로서 승계僧階의 최고위인 호인法印에 올랐고 원호院號를 하사받았다.

다키 겐칸(多紀元簡 1755~1810)은 字가 廉夫이고 어릴 때 이름은 金松이며 장성하여 安淸이라 했고 통칭 安長이라 한다. 號는 桂山, 櫟窓이다. 어려서부터 영민하여 눈에 스친 것은 잊지 않았다. 부친을 따라 의학을 공부하고 이노우에 킨가井上金峨에게 경서를 배웠다.

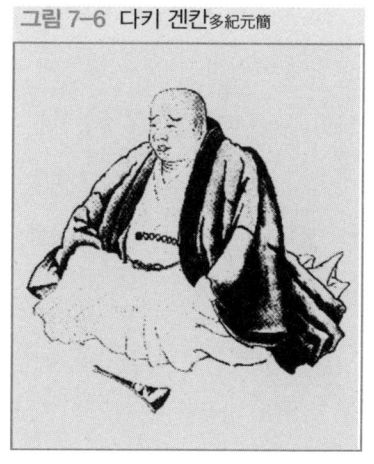

그림 7-6 다키 겐칸多紀元簡

1790년에 엣초노쿠니越中國를 관할한 마츠다이라 사다노부松平定信가 겐칸을 불러 의학에 관해 물었다. 겐칸이 의학에 관한 문제 30여 가지를 요점적으로 분석하여 아뢰자 사다노부는 그의 해박함을 크게 칭찬하고 즉시 쇼군가 주치의로 임명하여 시의로 발탁하고 호겐法眼 서열에 올렸다. 이때 겐칸의 나이가 36세였다. 이 이후 또한 그의 부친인 겐토쿠元悳가 주관하는 의학관에 의학교유醫學教諭를 맡았고 1794년에 禦匙를 위한 견습을 했다. 그의 부친이 연로하여 1799년에 은퇴할 때 45세의 겐칸은 쇼군 이에세이家齊의

侍醫禦匙가 되었다.

겐칸은 의학관 강좌에서 고증이 해박하고 상세했으며 제자들을 가르치기에 열중했다. 명성이 날로 높아져 당시의 대가들이 다투어 제자의 예를 지켰다. 치료기술도 매우 우수하여 세인들이 '名人安長'이라 불렀다. 미토水戶 영주가 병이 들었다가 건강이 회복될 정도에 이르렀지만 겐칸이 진찰하고 '3일을 넘기지 못하고 급변이 있을 것'이라고 했다. 나중에 과연 그의 말처럼 되었다.

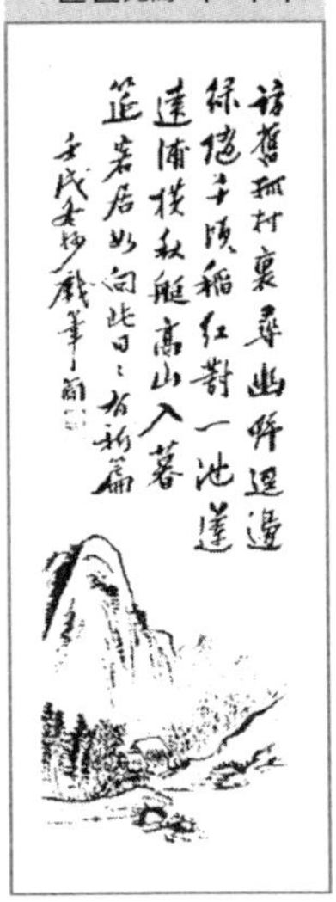

겐칸은 사람됨이 고매하고 풍류를 즐겼으며 서화 수집을 좋아했고 산수를 잘 그렸으며 기품이 고고高古했다. 권세에 아첨하지 않고 재물에 담백했다. 마츠우라 세이잔코松浦靜山侯의 《甲子夜話》에 의하면 어떤 날 大學頭인 하야시 마모루林衡[123]가 약값을 묻자 '모른다'고 대답했단다. '만약 약값을 알게 되면 치료하는 사람을 생각하지 않게 된다'는 가훈을 지키기 위한 것이기 때문이었던 것 같다. 동시에 겐칸은 이러한 원칙을 자신의 제자들에게도 주입하여 '마음속에 약값이 있으면 약물을 배합할 때에 그 분량을 감하려는 생각이 싹트는 것'[124]을 막도록 했다.

그림 7-7
겐칸元簡의 서화

겐켄은 1810년 12월에 급질이 발생하여 세상을 떠났다. 그의 묘비에는 '督醫學事法眼前侍醫尙藥桂山劉先生墓'라고 새겨져

---

123) 1690년 湯島聖堂(孔子廟)인 大成殿이 세워진 후에 5대 쇼군인 綱吉이 주자학자인 林羅山의 손자 林信篤(鳳岡, 1644~1732)을 막부 학문의 모든 사무를 총괄하는 大學頭에 임명했다. 이 이후 이 직무는 林家에서 세습했다.
124) 森潤三郎:《多紀氏の事迹》, 35쪽.

있다. 이는 겐칸이 학식과 업적이 출중했지만 성격이 강하고 직선적이어서 1801년에 의관을 선발할 때 임금의 뜻을 거역했기 때문에 그 죄로 쇼군가 주치의 직에서 파면당하여 요리아이寄合의사로 강등되고 100일 근신에 처해졌기 때문이다.

세상을 떠난 그 해에 다시 奧醫師에 임용되었으나 禦匙는 되지 못했다. 따라서 묘비에 '前侍醫尚藥'으로만 새길 수 있었다. 劉先生이라 한 것은 그의 조상이 본래 후한後漢 영제靈帝인 劉宏이기 때문이다. 바로 이러했기 때문에 그의 만년 자호가 櫟窗이다. 櫟은 높이가 수 장數丈에 이르는 낙엽교목이지만 그 나무는 단지 땔감으로만 이용된다. 이는 문재가 뛰어나고 학식이 풍부하지만 털어놓고 이야기를 하지 못하고 처세에 서투른 것에 스스로 비유한 것이다.

겐칸의 저작에는《素問識》·《靈樞識》·《傷寒論輯義》·《金匱要略輯義》·《觀聚方要補》·《脈學輯要》·《扁倉傳彙考》·《醫賸》·《櫟窗類抄》·《素問解題》·《救急選方》·《聿修堂讀書記》·《麻疹三書》·《本朝經驗方》·《疑脚氣辨惑論》·《病名沿革考》·《奇方彙編》·《病名纂》·《梔中鏡》·《挨穴輯要》·《醫方挈領》및《廣惠済急方》(元悳著·元簡校訂) 등이 있다.

이 가운데《傷寒論輯義》(7권 10冊)와《金匱要略輯義》(6권 10冊)가 대표적인 저작이라 할 수 있는데 20년에 걸쳐 수십 가의 설을 모으고 이를 기초로 다시 토론을 전개시킨 책이다. 따라서 고증에 치우치고 자신의 견해가 적다. 후인이 이 책은 '주체성'이 없다고 하지만 다른 측면에서 말하자면 치우치거나 독단적인 것이 적고 온건한 점이 뛰어나다고 할 수 있다. 일본의《傷寒論》주석본 가운데 대표적인 저작의 하나다.

《醫賸》은 중국 학자에게도 잘 알려진 저작이다. '賸'은 剩, 餘이다. 수필의 형식으로 고증하여 집성한 책이다. 그 첫 편에서 '신농씨가 약을 맛본 일'을 논하여 '세상 사람들은 대부분《淮南子》를 인용하여 이를 증명한다'고 했지만 그 뜻을 자세히 유추하면 온갖 풀을 맛본 목적은 어떤 식물이 식용할 수 있는지를 판별하는 것이지 '의약에 한정된 것은 아니며 이것이 바로 신농神農을 농농農이라 칭하는 까닭'이라고 했다. 그러나 동한東漢 이후에 이르러 이 설은 약물지식의 기원설로 변했다. 다키 겐칸이 200년 전에 이러한 문제를 명백히 설명했지만 오늘에 이르기까지 중국 의사학자는 아직도 '신농씨가 온갖 풀을 맛본 일'이 약성을 알게 된 경로라고 주장하고 있다.

《觀聚方要補》에서 수집한 책의 목록은《傷寒論》에서 시작하여 청나라 董西園의《醫級》으로 끝나며 모두 212종이다. 이러한 모든 것은 겐칸이 학술방면에서 독서를 좋아하고 주석이 상세하고 오류를 바로잡으며 독단을 경계하고 완벽을 기한 특징을 반영한다.

다키 겐칸의 직위는 삼남인 겐인(元胤 1789~1827)이 계승했다. 겐인의 號는 柳沜, 擅畫이고 저서에는《難經疏證》·《體雅》·《藥雅》·《疾雅》·《名醫公案》·《柳沜贅筆》·《醫籍考》 등이 있다. 서명에서 대체로 모두 고증적인 저작임을 알 수 있고 중국에 널리 유전된 것이《醫籍考》다. 이 책은 80권에 달하고 청나라 道光 연간 이전의 중국 의서 3000여 종을 수록했다. 서명 아래마다 모두 출처, 권수, 存佚의 정황을 밝히고 가능한 한 序言, 跋語, 작자의 전기를 수집하여 고증을 가했다.

1936년에 중화민국정부가 中醫條例를 반포할 즈음에 국학에 열중한 사람이나 한의학을 연구한 사람들이 손을 이마에 대고 경의를 표하며 중의가 부흥하는 시운이 도래했다고 입을 모아 칭송했다. 이때에 일본 한방의가의 저작을 널리 수집하여 만든《皇漢醫學叢書》가 출판되었다. 다키 겐인의《醫

籍考》가 《皇漢醫學叢書》에 수록되었고, 이 이후 人民衛生出版社에서 또한 《中國醫籍考》라는 이름으로 두 차례에 걸쳐 이 책을 단독으로 간행하여 중의 연구자가 반드시 갖추어야 하는 참고서가 되었다.

형이 가업을 계승했기 때문에 따로 문호를 세운 겐켄은 유년시절에 투견을 매우 좋아하고 학업에 태만하여 사람들은 그에게 아버지와 형의 그림자를 터럭만큼도 볼 수 없다고 했다. 겐켄은 이를 듣고 발분하여 이로부터 학업에 노력을 기울여 마침내 '에도의학관의 거봉'이 되었다.

겐켄(元堅 1795~1857)은 字가 亦柔이고 號는 茝庭이며 別號가 三松이다. 어릴 때 이름은 綱之進이고 커서는 安叔이라 했다. 1831년 37세 때에 비로소 의학관 강서講書의 명을 받았고, 4년 후에 奧詰醫師가 되어 명을 받들어 매월 한 차례 쇼군 이에세이家齊를 배알하여 진찰했고, 다음 해 11월에 쇼군가 주치의로 발탁되었다. 나중에 호겐法眼의 지위를 받았고 호인法印에 올라 樂眞院이라 칭했다.

1843년에 의학관에 100부의 의서를 헌납했다. 1845년 51세 때에 쇼군 이에요시家慶의 禦匙의사가 되었다. 1853년에 원호院號를 樂春院으로 고쳤다. 1857년에 63세의 나이로 세상을 떠났다.

겐켄의 저작에는 《傷寒廣要》·《名醫彙論》·《藥治通義》·《診病奇侅》·《傷寒論述義》·《素問紹識》·《千金要方》(校刊)·《金匱要略述義》·《醫心方》(校刊)·《女科廣要》·《雜病廣要》·《時還讀我書》·《時還讀我書續錄》·《傷寒綜槪》·《診腹要訣》·《櫟窗先生遺說》·《證治通義》 등이 있다.

겐켄은 늘 '의술은 인술'이라고 말했다. 따라서 가난한 사람들의 병을 즐겨 고쳐줬으며 약을 지어주었을 뿐만 아니라 여름에는 모기장, 겨울에는 침구를 보냈으며 그리고 3냥에서 5냥의 금전을 주었다. 한번은 그는 관례에 따라 쇼군 이에요시家慶를 진료하러 갔을 때에 쇼군이 무심코 '樂眞院은 오늘 어디로 진찰하러 가는가?'라고 묻자 겐켄은 '오늘은 마침 배우인 八代目 團十郎을 진찰하러 갑니다'라고 대답했다. 쇼군은 일부러 '걸인의 병을 보러가는 것이 아닌가?'라고 물었다. 겐켄은 조용히 '의술은 사람의 생명을 맡은 직분을 가진 인술이니 어찌 존비尊卑를 논하겠습니까?'라고 대답했다. 쇼군은 크게 감동했다.

다키 일족은 자신들이 한나라 황실의 후예라는 정서가 깊었고 중국 의학에 대한 존경을 나타내었기 때문에 그들이 일본, 중국, 화란 세 학문의 체계 가운데 모두 한학漢學만을 받들었는지는 알 수 없다. 그들은 저작의 대부분을 한문으로 저술했고, 연구와 고증의 물건 모두 중국의 의학저작이다. 《醫籍考》라 명명했지만 언급한 것은 중국 의학저작에만 한정되었다.

에도 의학관 督事의 신분인 겐켄은 또한 자신의 권세를 이용하여 난학蘭學을 억압했다. 그가 강경한 요구를 제시했기 때문에 에도 막부는 1849년 3월 15일에 아베 이세노가미阿部伊勢守의 명의로 '안과眼科, 외과外科 이외의 난방蘭方의학 금지령'을 발포하고, 그해 9월 26일에 또 '蘭書翻譯禁止令'를 발포했다. 모든 의서의 출판은 모두 의학관의 허가를 받도록 했다. 또 재미있는 이야기가 전해지기도 한다.

마침 앞에 말한 '蘭醫禁止令'이 발포되기 전에 외동딸을 기르는 막부의 한방의관 마츠모토 료다이松本良戴가 蘭方醫學塾을 주재하는 順天堂의 사토 타이젠佐藤泰然의 아들 료쥰良順을 데릴사위로 데려다 양자를 삼기로 했다. 그러나 겐켄이 마구 간섭하여 명예가 이러하니 원칙에 어긋난다고 했다. 나중에 어떤 사람이 나서서 료쥰이 두 달 뒤에 의학관으로 와서 한방의학 시험 접수하고 만일 합격하면 료다이良戴의 집안에 데릴사위로 들어갈 수 있게 하자고 조정했다. '예비 장인' 료다이는 어찌할 도리가 없었고, 한방 의학 지식이 전혀 없는 '예비 사위'는 두 달 동안 전력을 다해 수업을 받고 시험에 통과했다.

고거학考據學으로 유명한 다키 일족은 의학경전을 고증하고 진본의적珍本 醫籍을 교간하고, 또 사재를 털어 의학교를 세웠다. 따라서 야카즈 도메이 矢數道明는 '에도시대에 일본 한방의학의 맹주'라 했고, '고증학파의 업적'·'**躋 壽館의 건립과 의학교육**'·'**출판교간사업**'·'**자신의 의학저작**' 네 분야로 그 일족의 공동 업적을 평가했다.

躋壽館은 에도 막부시대에 유일한 사립학교였다. 초대 다키 겐코多紀元孝가 1765년 5월 9일 막부로부터 차용한 토지에 가산을 털어 건립했다. 1772년 화재를 당한 후에 겐토쿠元悳가 다시 사재를 털어 중건했다. 躋壽館을 중건하기 위해 겐토쿠는 '비록 시의侍醫인 호인法印이었지만 집안은 매우 궁하여 방에 빗물이 새어 우산을 받치고 식사를 하는 것이 다반사였고 연말에 가마꾼에게 줄 돈이 없어 가마꾼이 가마 창을 뜯어 돌아갈'[125] 정도로 궁핍해졌다. 이 이후 에도江戶의 의사들이 매년 은 1돈[126]을 기부하여 유지했다.

간세이寬政3년에 躋壽館이 관영으로 승격되어 비로소 경비를 보장받게 되었고 의학관으로 개명했다. 겐토쿠가 주관하고 겐칸은 관리하는 데에 참여하여, 이후 다키 가문은 대대로 의학관의 督事에 임명되어 당시 의학교육에 진력했다. 그래서 야카즈 도메이矢數道明는 다키 일족과 의학관이 완

---

125) 安西安周:《明治先哲醫話》, 211쪽.
126) 일본의 도량형 이름.

전히 '다르지만 같은 몸'이라 했다. 교간사업은 경비의 출처가 다른데, 두 가지로 나눌 수 있다. 하나는 다키씨 집안 및 의관들이 돈을 모아 간행한 것이고, 다른 하나는 막부가 출자하여 관판官版한 것이다. 야카즈 도메이는 학풍이 온건하고 소박하며 화려하지 않아 고증학파의 특징을 체현했기 때문에 중일 양국의가들이 중시했고', '이 의서들은 중국에서 다시 간행되어 역전파逆傳播하는 상태로 중국이 일본에서 한방의학을 도입하게 되었다'고 특별히 강조했다.

# 학술단체의 밀접한 관계

고증파 의가들은 에도 의학관을 활동의 중심으로 삼아 학술경향이 같거나 비슷한 단체를 구성했다. 같은 학교에서 수업을 받고 함께 校書 등의 작업을 한 동료 관계 이외에, 학술전승에서 친하거나 친구인 사적 관계가 이러한 단체의 성원이 되었다.

그리고 의기투합한 유학자 사이에도 그물 같은 연계가 있다. 몇 가지 예를 들어 그 대강을 보자.

①  **동료와 친한 친구** : 다키 겐켄多紀元堅은 7세 때 기타무라 카이엔喜多村槐園에게 배웠고 나중에 의학관의 동료가 되었다.[127] 카이엔槐園의 장자인 기타무라 쵸칸喜多村直寬이 38세에 대를 이어 의학관의 교유敎諭에 임용되었을 때에도 46세의 겐켄과 동료가 되었다. 기타무라 쵸칸이 1873년에 야마다 교코山田業廣가 찬한 《九折堂讀書記·千金方劄記》에 쓴 〈서문〉에서 이러한 동료 사이의 친밀한 관계를 대략 엿볼 수 있다.

나는 일찍이 단바 사이테이丹波茞庭·고지마 가쿠코小島學古와 친한 친구였고,

---

127) 《近世漢方醫學書集成》第88卷, 長谷川彌人이 쓴 解說 24쪽.

당시 이사와 보쿠호伊澤樸甫[128]·시부에 시리야우澁江子良(쵸사이抽齋)·호리가와 비세이堀川未濟 등은 모두 일세의 빼어난 영재로 왕래하면서 서로 만나 토론을 했으나 지금은 이미 고인이 되어 한 사람도 남아있지 않아 정말 안타깝다.[129]

그리고 겐켄 또한 쵸사이와 매우 친하여 왕래가 빈번했고 1858년에 쵸사이가 곽란을 앓자 다키 가문의 겐엔元琰·겐키츠元佶와 란켄蘭軒의 차남 하쿠켄柏軒 등이 모두 극진히 시중을 들면서 치료 수단을 강구했다.[130]

기타무라 카이엔喜多村槐園·시부에 쵸사이澁江抽齋와 주자학파의 유학자인 아사카 곤사이(安積艮齋 1791~1860) 모두 친한 친구였고, 카이엔槐園의 아들인 기타무라 쵸칸喜多村直寬과 구리모토 죠운(栗本鋤雲 1822~1897) 또한 모두 곤사이艮齋를 스승으로 모셨고, 시부에 쵸사이澁江抽齋가 만년에 매월 說文會를 주관하여 기타무라 쵸칸喜多村直寬·모리 릿시森立之 등이 참가했다.[131]

**2 혼인, 양자**: 막부의 의관인 유카와 아사다케湯川寬房는 아들이 없어 다키 겐토쿠多紀元悳의 차남을 후사로 삼아 5대 유카와 타다후사湯川忠房가 되었고, 타다후사 또한 아들이 없어 다시 겐토쿠元悳의 삼남 겐엔元俀을 후사로 삼아 유카와 안도湯川安道라 했다.[132]

기타무라 나오히라喜多村直寬의 아들인 나오다카直敬는 유카와 안도湯川安道

---

128) 伊澤蘭軒의 장자로 호는 榛軒이며 부친의 직을 이어 阿部家의 의관이 되었고, 天保14년(1843)에 의학관 講師를 맡았다.
129) 《近世漢方醫學書集成》 제94권, 6쪽.
130) 森潤三郎: 《多紀氏의 事跡》, 146쪽.
131) 《近世漢方醫學書集成》 제88권, 長谷川彌人이 쓴 해설 24~29쪽.
132) 森潤三郎: 《多紀氏의 事跡》, 122쪽. 그러나 《近世漢方醫學書集成》 제88권, 長谷川彌人이 쓴 해설 (29쪽)에서 말한 것과는 달라 湯川安道는 多紀元俀의 아들이라 했다.

의 장녀에게 장가를 들어 처로 삼았고, 나오다카가 죽은 후에 또한 유카와 안도의 아들인 테츠조哲三의 아이 나오마사直正를 거두어들여 直敬家를 잇게 했다.133)

다키多紀・유카와湯川・기타무라喜多村 세 집안 사이에 뒤섞이고 복잡한 혼인과 후사 관계가 있음을 알 수 있다.

또한 이사와 란켄伊澤蘭軒의 차남인 하쿠켄柏軒은 가리아 에키사이狩谷棭齋의 딸에게 장가를 들어 처로 삼았고, 그 딸은 나중에 에키사이의 손자인 소에몽三右衛門에게 시집을 갔다.134)

③ 서로 서문과 묘지명을 지었다 : 예를 들어 메구로 도타쿠目黑道琢의《墓誌銘》작자는 다키 겐칸多紀元簡이고, 야마다 세이친山田正珍의《墓誌銘》작자는 그와 동문인 유학자 오오타 킨죠太田錦城이며, 야마다 교코山田業廣의《墓誌銘》작자는 모리 릿시森立之이고 기타무라 쵸칸喜多村直寬의《墓誌銘》작자는 마찬가지로 고증파의 대가인 아사다 소하쿠淺田宗伯다.

서로 서문을 지은 것은 더욱 자주 나타나는데 다키 겐켄多紀元堅은 기타무라 쵸칸喜多村直寬의《傷寒論疏義》에 서문을 썼고, 기타무라 쵸칸喜多村直寬는 야마다 교코山田業廣의《九折堂讀書記》에 서문을 썼으며, 모리 릿시森立之는 야마다 교코山田業廣의《經方考》에 서문을 지었다.

아사다 소하쿠淺田宗伯와 기타무라 쵸칸喜多村直寬은 또한 서로 상대방의 여러 저작을 위해 서문을 썼다.

요컨대 에도의학관을 핵심 무대로 한 고증파는 한방의가가 다키 일족, 막

---

133)《近世漢方醫學書集成》제88권, 長谷川彌人이 쓴 解說 25쪽.
134) 森潤三郎 :《多紀氏の事迹》, 145쪽.

부의 관학, 학술 풍조, 이익과 관록의 길, 개인의 학식, 사회적 요구 등 여러 요인의 상호 작용 하에 18~19세기 상반기에 걸쳐 형성한, 소홀히 볼 수 없는 중요 학술단체다.

## 08

# 만병개울 萬病皆鬱

# 儒者의《傷寒論》異解

'유의儒醫'와 '《傷寒論》연구'는 분명히 한방漢方의학을 연구할 때 관심을 기울여야 하는 중요한 문제이다.

관심을 가져야 하는 까닭은 이것에 상당한 보편성이 있기 때문이다.

예를 들어 어떤 의의에서 말하자면 본서에서 열거한 여러 의가는 거의 모두 유의儒醫의 범주에 넣을 수 있고, 고방古方 · 절충折衷 · 고증考證 등 여러 파의 학문 연구 또한《傷寒論》과 연관되지 않는 것이 없다.

바로 이렇기 때문에 다시 전문 편장을 두어 논술하면 자연히 부질없는 중복이란 폐단이 생긴다.

그러나 다른 측면에서 말하자면 '유의儒醫'와 '《傷寒論》연구'라는 이 두 주제는 밀접하게 연계되어 있기도 하다. 긴밀하게 서로 이어진 주체와 객체의 연계를 파악하는 관건은 유의儒醫가 '하나이면서 양면성을 가진[一體兩面]' 속성을 이해하는 데에 있다.

즉 주체적인 사람인 유의儒醫가 한편으로 '유儒'의 속성에서 출발하여 객체적인 책인《傷寒論》에 대해〈自序〉와 첫머리의〈平脈法〉·〈傷寒例〉등이 張仲景의 손에서 나왔는지 여부 등과 같은 문자 분야의 고증을 진행하여 사학가도 수긍하는 하는 '고증의 업적'을 세웠다. 다른 측면으로는 '의醫'의 속성에서 출발하여 이 책의 실용적인 가치에 대해 연구하여 《傷寒論》연구가 한방의학의 특징 가운데 하나가 되었다.

예를 들어 마츠다 쿠니오松田邦夫는 저명한 《傷寒論》연구자 야마다 세이친山田正珍이 저작한 《近世漢方醫學書集成》제74권에 수록하기 위해 쓴 해설에서 '고금을 막론하고 일본 한방 의학의 특색은 모두 이론에만 치우치고 치료에 서투른 것을 경멸했다'고 했다.

그렇지만 이는 일반적인 것이고 유의儒醫의 《傷寒論》연구에도 역시 다른 부류가 있었다. 아래에 소개하는 《萬病皆鬱論》이 그 일례이다.

## 1. 작자와 文本

겨우 십 수 쪽 분량인 《萬病皆鬱論》(그림 8-1)은 일본한방의학 저작 가운데에서 작은 책이다.

이 책은 중국에 들어왔을 뿐만 아니라 1931년에 출판된 《國醫小叢書》에도 수록되었다. 그러나 임상의가와 의사학 연구자의 관심을 끌지 못했다.

임상의가가 그 존재를 홀시한 원인은 매우 간단하다. 즉 그 주요 내용을 보면 장중경의 《傷寒論》에

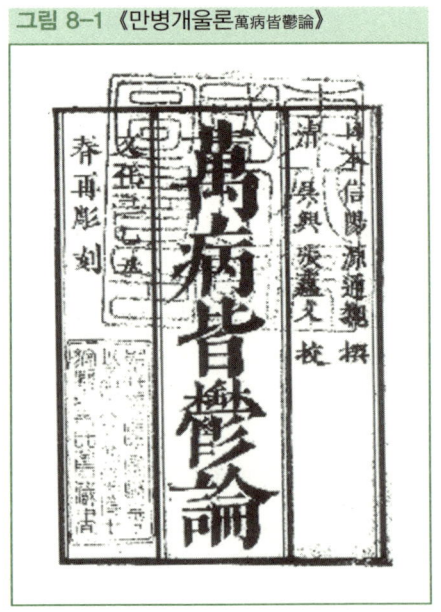

그림 8-1 《만병개울론萬病皆鬱論》

서 약방과 사용법을 베낀 것에 불과하고, 작자 자신의 사상과 문자는 '萬病皆鬱'과 같은 이론적인 병인해석을 통하지 않은 것이 없고, 《傷寒論》에 있는 방약이 모두 '解某某之鬱'하는 것에 사용되는 것이라 하여 《傷寒論》으로 만병을 치료할 수 있다고 했기 때문이다.

그러나 의사학 연구자는 분량이 많지 않은 이 저작을 통하여 한방의학이 독립적으로 발전한 절정기(즉 일본 사학에서 말하는 근세)에 통상적으로 홀대받은 학술경향을 엿볼 수 있다.

《萬病皆鬱論》에는 '日本信陽源通魏撰, 淸吳興張蘊文校'라는 표제가 붙어있다.

입수할 수 있는 중국과 일본의 의사학 저작과 문사文史 참고서를 모두 조사해 보아도 이 저작에 대한 것은 물론이고 저자와 교주 모두 기술되어 있지 않다. 따라서 이 책의 서문, 발문 및 복각본復刻本의 미비眉批에 근거하여 어렴풋한 실마리를 대략 찾아볼 수 있을 뿐이다.

여기에서 근거로 삼은 것은 1805년 '江戶前川彌兵衛, 大和田安兵衛'의 복각본復刻本이다.[1] 본문 끝에 '寶曆十三年癸未十月既望'이라 서명되어 있고, 복각본復刻本의 미비眉批는 여기에 '原本明和六年己丑正月上梓'라 기재되어 있다.

이 책이 1763년에 완성되고 1769년에 초판되었음을 알 수 있다. 校閱한 張蘊文이 서문에서 서명한 때가 丙戌(1766)로 책이 완성된 때와 출판된 때 사이에 해당한다.

일본의 지명을 조사해 보면 '信陽'이라는 지명은 없고 단지 오늘날 도쿄

---

1) 狩野文庫藏, No : 9-22207-1.

東京 북방인 나가노長野에 시나노信濃라는 옛 나라가 있었다. 의학목록에서 '《龍骨辨》, 信濃源通魏著'[2]라고 나타나기 때문에 그 본관이 여기임을 알 수 있다.

대다수 고대 저작과 다르게 '信陽' 앞에 '日本'[3]이 붙어 있는데, 이는 분명 그 저자와 교열校閱한 사람이 각각 중일 두 나라 사람이기 때문이다.

책 뒤에 기재된 도토東都(에도) 도토쿠藤篤가 쓴 발문跋文에서 1805년에 이 책을 복각復刻한 이유를 언급할 때 '하루는 외숙부인 사이카와犀河가 이 책을 내놓고 나에게 이는 나의 선인인 긴료金龍선생이 지은 것이라고 말씀하셨다"라 했는데 긴료金龍는 미나모도 노미치기源通魏의 호가 아닌가 싶다.

또한 張蘊文의 서문에서 '지금 선생의《道》,《治》두 편과《皆鬱論》을 읽고 운운'이라 한 것과《萬病皆鬱論·例言》에서 '내가 일찍이《傷寒方論》,《傷寒方類》를 지어 초학자에게 편리하게 했다'고 기술한 것에 의하면 미나모도 노미치기源通魏의 저작이 적어도 6종이 있음을 알 수 있다.

미나모도 노미치기에 관하여 알려진 것은 단지 이것이다. 吳興의 淸人 張蘊文에 대해서는 오직 서문 끝에서 '右序奉源通魏先生教正'이라 한 것만으로 추측할 수 있는데, 미나모도 노미치기를 따라 의학을 배워 귀화했거나 일본에 머문 한인漢人에 속하고, 또한 그의 스승을 매우 존경했다.

그러나 재미있는 것은 본문의 끝에 있는 복각본復刻本의 미비眉批에 또한 '原本有門人石業道田知常同校十字'라 기재되어 있다는 점이다.

동창이라면 한 사람이 아니기 때문에 그 성명은 마땅히 石業道, 田知常

---

2) 小川鼎三編《醫學古書目錄》.
3) 眉批에서 '原本無日本淸三字, 今補之'라 했다.

으로 끊어야 한다. 성姓, 자字(혹은 호號), 이름을 이어서 한 사람의 이름을 쓴 것이 아니다. 이 두 사람의 성명을 보면 더욱 한인漢人인 것 같다.

정말 이와 같다면 오히려 재미있는 그림이 되는데 여러 한인漢人이 한 사람의 일본 선생을 따라 중의를 배운 것이 된다. 물론 이는 일종의 추측에 불과하다.

그러나 확실히 알 수 있는 것은 미나모도 노미치기의《萬病皆鬱論》과《龍骨辨》이 모두 중국에 유입됐다는 점이다.[4]

## 2. 주요 내용

《萬病皆鬱論》앞에는〈例五則〉이 있어 작자의 주요관점을 간단명료하게 나타내었다. 다음과 같다.

一.《傷寒論》은 양기를 돕는 것을 논한 책이기도 하고, 혹은 한汗·토吐·하下에 관한 책이기도 하고, 혹은 모든 병이 하나의 한기寒氣라 하기도 하고, 만병이 하나의 독毒이라 하기도 하여 각기 파벌을 만들어 편견에 따라 모색한 것으로 지금은 이를 취하지 않는다.[5]

一. 만병이 모두 울鬱이라 한 것은《內經》에 五鬱論이 있고, 만병이 모두 상한이라 한 것은《難經》에 그 단서가 나타나 슬며시 견주어 설명한 것이

---

4)《中醫圖書聯合目錄》의 기재에 의하면 중국에는 오직 浙江中醫藥硏究所에 소장된 寶歷10년(1760)의《龍骨辨》刻本이 있다.
5) 傷寒論, 或爲一部扶陽之書, 或爲汗吐下之書, 或謂萬病一寒氣, 或謂萬病一毒, 各立門戶, 偏見摸索耳, 今不取焉.

지 지어낸 것은 아니다.⁶⁾

一. 나는 일찍이 《傷寒方論》, 《傷寒方類》를 찬하여 초학자들에게 편리하게 했다. 그러나 여전히 번잡함에 빠질 수 있기 때문에 상한방의 조문 아래에 꼭 필요한 주치와 시험하여 효과가 있는 것을 기록하여 함부로 사사로운 소견으로 원문을 재단하지 않았다. 오직 표준이 되는 한계를 나타내어 사기가 침입하는 길을 막아 달아나지 않게 하려고 했을 뿐이다.⁷⁾

一. 상한이 울병鬱病이면 113방은 해울解鬱시키는 방임이 분명하고, 113방이 해울시키는 방이면 모든 병은 울鬱임이 또한 분명하다. 지금 해울 두 글자로 원문의 뜻을 해석했지만 원문과 섞일까 염려되어 흰 글자로 구별했다.⁸⁾

一. 鬱은 欝과 같다. 울적하구나, 나의(眉批에서 원본에 予가 于로 잘못 씌어져 있어 지금 바로 잡는다고 했다) 마음이 답답하다(五子를 쓴 노래), 또한 종을 덮어씌운 듯 답답하고 답답하다(《周禮》)고 한 것처럼 몸속에 답답하고 울적함이 뭉쳐서 막혀 있으면 반드시 병이 된다. 《老子》에서 풀무와 같이 비어 있으면서 굴하지 않고 움직일수록 더욱 나온다고 한 것처럼 사람의 몸도 역시 풀무나 물시계와 같아 음성이 나오고 숨결이 들락거려 때에 따라 응하는 것이 그 속이 비어 있기 때문이다. 만일 먼지나 티끌이 뒤덮어 찌꺼기가 쌓이면 소리가 막히고 시각이 멈춘다. 울鬱이 위에 있으면

---

6) 謂萬病皆鬱者, 《內經》有五鬱論; 謂萬病皆傷寒者, 《難經》見其端, 竊比述而不作也.
7) 余嘗撰《傷寒方論》·《傷寒方類》, 以便童蒙. 然尚繁簡可厭, 故於傷寒方條下, 舉緊要之主治與有試効者, 非妄以臆見斷裁原文, 獨欲標出銅柱金埒(埒 : 음은 烈과 같고 한계라는 뜻이다), 塞邪路, 莫逸走而已.
8) 傷寒爲鬱病, 則一百一十三方爲解鬱方明也; 一百一十三方爲解欝方, 則百病為鬱又明也. 今以解鬱二字釋原文之義, 然恐混原文, 故以白字別焉.

목이 잠기는 소리가 나고, 아래에 있으면 대소변이 불통하는 것이 곧 그 뜻이다. 막힌 것을 푸는 것은 백정이 소를 가르듯이 해야 하는데, 약이 내려가서 정확하게 들어맞으면 막히고 뭉친 것이 풀어져 열리게 된다. 비유컨대 잿물로 때를 씻고 끓는 물을 얼음에 뿌리면 물에 씻겨 옷감이 깨끗하게 되는 것과 같다. 따라서 해울解鬱 두 글자를 각 조문에 집어넣어 만병이 하나의 울임을 밝혔다.[9]

## 다음은 본문

張仲景의 113방은 만병을 치료하기 위해 갖춘 것으로 그 방이 변화에 따라 신묘하게 작용하여 본래 논설이 없다. 그러나 바탕이 되는 바를 모르면 밤낮으로 익히고 닦아 증상을 논하여 밝힐지라도 지식이 이리저리 뒤섞어 창졸지간에 일어나는 병에 쓸 수가 없다.

대체로 사물에 그 바탕을 추구하면 하나다. 몸에 백병이 봉기하여 일일이 병명을 구하고 일일이 약방을 처방하려고 한다면 만권의 의서를 기억하고 있을지라도 어찌 감당할 수 있을 것인가? 하물며 방휘方彙, 방류方類에서랴. 방方이 어찌할 방법이 없을 때에는 함부로 사사로이 가감하여 의醫는 의意라 한다. 의毉가 어찌 이와 같단 말인가?

공자께서는 나의 도道는 하나의 원리로 꿰뚫어져 있다고 했다. 또한 이

---

9) 鬱如欎, 陶乎予(眉批曰: 原本予誤作于, 今正之)心之鬱(書五子之歌), 又如鍾弇則鬱之鬱(《周禮》), 體中有鬱屈結滯則必疾.《老子》所謂猶橐籥乎, 虛而不屈, 動而愈出, 夫形骸亦猶一橐籥·一漏壺, 音聲動作, 氣息吐下, 隨時而應者, 以其內虛也. 若蒙塵垢, 生澱滓, 則宮商爵塞, 時刻結滯. 鬱在上則聲嘎, 在下則便不通, 此其義也. 解如庖丁解牛之解, 藥下而中肯綮, 則欎塞結滯散解開緩. 譬猶以灰汁浣垢, 以沸湯洒冰, 則水流布新, 故以解鬱二字嵌入各條, 明萬病爲一欎也.

르기를 《詩》 300편을 한마디 말로 아우른다고 하셨다. 도道의 광대함과 《詩》의 많은 생각은 다 논할 수 없지만, 그 바탕을 추구하면 하나로 꿰뚫어져 있는 것에 불과하고 생각에 사특함이 없는 것이다.

仲景이 '만병론萬病論'이라 제목을 붙이지는 않고 《傷寒論》이라 명명한 것은 397법과 113방이 하나로 전체를 개괄했다는 말이다. 그러나 상한만이 만병을 총괄한다는 것을 알지만 만병을 총괄한 방법을 모른다는 것은 하나로 꿰뚫고 한마디로 개괄하는 것은 알지만 하나로 꿰뚫는 것이 즉 충서忠恕이고 한마디로 개괄하는 것이 곧 생각에 사특함이 없음[思無邪]을 모르는 것과 같다.

仲景이 단지 《傷寒論》이라 제목을 붙이고 상한이라 명명한 까닭을 말하지 않은 것은 공자가 하나로 꿰뚫는다고 말씀했지만 꿰뚫는 방법을 말하지 않은 것과 같다. 증자曾子가 제자들에게 이르길 공자의 도는 충서忠恕일 따름이라고 했다. 곧 후진들이 하나로 꿰뚫는 것이 충서忠恕임을 비로소 알게 되었다.

仲景은 이른바 의학계의 증자曾子다. 내 개인적으로 백병이 생기는 것은 모두 울색비체鬱塞痞滯와 응결불통凝結不通으로 인한 것이라고 본다. 대략 말하면 만병이 하나의 울이라는 것이다.

울이 심한 것에는 상한보다 큰 것이 없다. 큰 사기가 몸속에 불울怫鬱하면 곧 정신이 혼란해져 섬언譫言하고 광주狂走하게 된다.

울이 심하면 풀기가 또한 어렵다. 상한에 풀기 어려운 것을 치료하면 모든 울이 쉽게 풀린다는 것도 저절로 알 수 있다. 이른바 앞이 어렵고 뒤가 쉽다는 것이다. 그렇다면 《傷寒論》을 가리켜 '울병론鬱病論'이라 할 수 있고, 113방을 가리켜 해울방解鬱方이라고도 할 수 있다.

만병을 일울—鬱로 삼는 것은 시詩이고 도道이고, 한마디로 개괄하고 하나로 꿰뚫고, 공자이고 중경인 것과 같아 길은 다르지만 서로 도리에 어긋나지 않는 같은 길임을 알 수 있다. 이는 그 바탕을 추구하는 것이라고 말할 수 있다. 청컨대 113방을 들어 끝까지 궁구하여 증명하기 바란다.[10]

그림 8-2 《만병개울론萬病皆鬱論》 본문

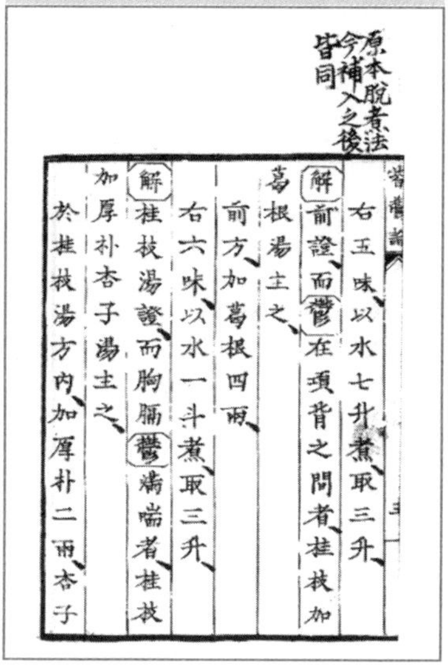

아래는 《傷寒論》 방약의 조문에 따른 인용과 논설이다. 두 조를 적록하여 어떻게 해울解鬱 두 글자를 각 조문에 새겨 넣어 만병이 울鬱임을 밝혔는지(그림 6-2)를 나타내기로 한다.

[解] [鬱] 在表, 而裏氣不和, 上衝者, 桂枝湯主之.

桂枝 芍藥 生薑 各三兩 甘草 二兩 大棗 十二枚

右五味, 以水七升煮, 取三升.

---

10) 張仲景一百十三方, 爲治萬病而設焉, 其方之變化妙用, 固無論, 然不知所本, 則雖日夜講習砥礪, 論辨證狀, 混淆雜糅, 不能用備倉卒矣. 大凡物求其本, 則一也. 人身百病蜂起, 欲一一求病名, 一一處藥方, 則雖記臆萬卷之書, 何以得足? 況於方彙·方類乎. 方其無如之何之時, 妄以私意加減曰: 醫者意也. 毉豈如此乎? 仲尼曰: 吾道一以貫之. 又曰: 《詩》三百, 一言以蔽之. 夫道之廣大, 《詩》之多思, 不可勝論, 然求其本, 則不過一貫, 思無邪. 仲景不題萬病論, 而名《傷寒論》者, 三百九十七法·一百十三方, 一以蔽之謂也. 然唯知傷寒總萬病, 而不知所以總萬病, 則猶知一貫·一蔽, 而不識爲一貫者即忠恕; 一蔽者即思無邪. 仲景直題《傷寒論》, 不言所以名傷寒者, 猶夫子言一以貫之, 而不言所以貫. 至曾子對門人則曰: 夫子之道忠恕而已矣. 而後進者始識一貫即爲忠恕. 仲景者, 所謂俟醫門之曾子者也. 余竊謂: 夫百病之生, 皆因鬱塞痞滯·凝結不通. 槪言之, 則萬病一鬱也. 鬱之甚, 無大於傷寒. 大邪怫鬱體中, 便令神志惑亂, 譫言狂走. 鬱甚則解亦難矣. 治傷寒之難解, 則萬鬱之易解, 亦自可知. 所謂先難後易者也. 然則指《傷寒論》爲鬱病論可也; 指一百十三方爲解鬱方, 亦可也. 以萬病爲一鬱者, 猶詩也, 道也, 一蔽, 一貫, 仲尼, 仲景, 道不同而不相悖, 同軌可見. 此可謂求其本歟. 請擧一百十三方, 悉證之.

[解] 前證 [鬱] 在項背之間者, 桂枝加葛根湯主之.

前方, 加葛根四兩.

右六味, 以水一斗煮, 取三升.

조문마다 문자가 이와 같이 간단하지만 복각본復刻本의 제1조의 미비眉批에 '원본에는 자법煮法이 빠져 지금 보충하여 넣었고 이후 모두 같다'고 한 것을 근거로 '자법煮法' 또한 원본의 내용이 아님을 알 수 있다. 바꾸어 말하자면 원본은 단지 '解'某某'鬱'로 《傷寒論》 某方의 공효와 원방의 약물조성 두 항목의 내용을 정의한 것일 따름이다.

## 3. 토론

작자인 미나모도 노미치기源通魏의 '《道》, 《治》 二編'은 도대체 정론政論에 관한 저작인지 아니면 의학이론에 관한 저작인지 알 수 없다.

유학의 입장에 기초한 정론政論의 저작이라면 儒, 醫 두 분야의 저작으로 구성되어 근세 일본의 수많은 한방의가의 공통적인 가치이념과 인생에서 추구하는 유의儒醫의 성격인 유지의업儒志醫業이 그의 신상에 충만함을 대략 엿볼 수 있다.

그러나 《萬病皆鬱論》의 서문에서 張蘊文이 '종래 의리義理를 밝힌 것을 도道라 했고, 법칙을 강구한 것을 치治라 했다. 그 근원을 궁구하지 않으면 도를 어떻게 밝힐 것이며 치는 어떻게 감당할 것인가? 근원은 궁구하지 않으면 안 되는 것이다. 지금 선생의 《道》, 《治》 두 편과 《皆鬱論》을 읽어보니 음양의 변화를 조화시키고, 조화의 마땅한 도리를 체화시키고, 오행의 작용을 살피고, 육기의 관장함을 밝힌 바가 있다. 본원마다 전거와 법칙이 있어 하나의 본원에서 만 가지 다름을 궁구하고 만 가지 다름을 하나의 본원으로 합쳤다'[11]고 한 것을 참고하면 단지 의학의 도를 논했을 가능성도 있다.

만일 그렇다면 우리들의 면전에 전개되는 것은 음양의 변화, 체용體用의 도리, 오행의 작용, 육기의 관장 등 철리哲理와 《傷寒論》을 융합하여 일체화시킨 의가의 형상이다.

작자인 미나모도 노미치기는 틀림없이 《傷寒論》에 대해 각별한 애정을 가졌지만 기타 여러 의가들의 연구방법이나 해설과는 그 가치 소재의 기점이 달랐다.

이 책에서 가장 관심을 기울일만한 것은 작자가 만병개울萬病皆鬱이 하나의 궁극적인 진리라는 이론을 통하여 《傷寒論》에 있는 치료방약의 작용 메커니즘을 모두 해울解鬱로 해석한 것이다. 일본민족의 특징적인 '근세한방의학'의 계통 속에 충분히 녹아들어 일본 의학사가가 반복 강조한 '몸소 실험을 시도하는 것을 중시'한 일면이 있을 뿐만 아니라 동시에 추상사유하고 이론을 구축한 일면도 있음을 말해주고 있다.

후세後世(송명宋明의학을 계승)와 고방古方(《傷寒論》을 받듦) 두 파가 연달아 출현한 후에 방약에 양자를 겸용한 이른바 절충파折衷派가 있었을 뿐만 아니라 또한 유학에서 한당훈고漢唐訓詁와 송유의리宋儒義理를 함께 채택한 유사 현상도 있었다.

---

11) 從來闡揚乎義理者, 謂道; 講求乎法則者, 謂治. 不窮其原, 則道何以明? 治何以當? 甚矣, 原之不可不窮也. 今讀先生《道》·《治》二編, 及《皆鬱論》, 有以變陰陽之變, 體造化之宜, 察五行之用, 辨六氣之司. 本本源源, 有典有則, 推一本於萬殊, 歸萬殊於一本.

이 책은 문헌학적 가치가 있었기 때문이 아니라 학술적인 견해가 달랐기 때문에 중국에 들어왔다. 한방의학이 그 발원지인 중국으로 역전逆傳되었다고 자랑하기 좋아하는 일본 의사학자가 오히려 뜻밖에 이러한 점을 소홀히 하고 있다.

바로 이렇기 때문에 본문을 빌어 이 책을 소개하고 일본의 유의儒醫를 설명하는 하나의 예로 삼았다.

# 한방의학 최후의 거장

# 아사다 소하쿠 淺田宗伯

영웅과 석학은 대부분 산자수명한 자연환경에서 태어난다고 한다. 준령으로 둘러싸이고 맑은 물이 흐르는 시나노코쿠니信濃古國(현재의 마츠모토松本시)에서는 성격이 굳세고 백절불굴의 의지를 가진 인물들이 많이 배출되었다. 한방漢方의학계로 말하자면 나이토 키테츠內藤希哲, 오다이 아사다케 尾台淺嶽 등 명의 이외에 메이지 후기 한방이 극도로 쇠퇴해질 때에《醫界之鐵錐》를 저작하여 쇼와昭和시기 한방 부흥의 도화선에 불을 붙인 와다 케이쥬로和田啓十郎와 메이지시기 한방의 거장으로 칭할 수 있는 아사다 소하쿠 淺田宗伯 두 저명한 인물도 이 지역에서 나고 자랐다.

## 1. 아사다 소하쿠의 생애[1]

아사다 소하쿠(淺田宗伯 1815~1894)는 어릴 때 이름이 直民이고 나

---

1) 淺田宗伯이 저작한《橘窓書影》(《近世漢方醫學書集成》제100권에 수록) 뒤에 작자가 71세 때 쓴〈栗園自序〉가 실려 있는데 '聊追述其生平. 以示之於兒孫, 以當年譜云'이라 했다. 또《皇國名醫傳前編》뒤에 그의 제자 今邨亮이 쓴〈淺田宗伯小傳〉(《近世漢方醫學書集成》제99권에 수록)이 붙어있다. 또한 矢數道明이 쓴 '明治漢方最後의 巨頭—栗園淺田宗伯其人與業績'이라는 장문은 淺田宗伯에 대한 해설로《近世漢方醫學書集成》제95권에 실려 있다. 모두 淺田宗伯의 생애를 이해하는데 주요한 참고문헌이다.

중에 이죠惟常로 개명했다. '소하쿠宗伯'라는 이름은 우연히 은혜를 입은 막부의 의관 모토야스 소엔本康宗圓에서 비롯되었다. 소하쿠는 1815년에 신슈信州 지쿠마군築摩郡 리츠린무라栗林村에서 태어났기 때문에 호가 리츠엔栗園이다. 그의 字인 '識此'는《傷寒論》계지탕桂枝湯의 조문에서 '常須識此, 勿令誤也'라 한 것에서 뜻을 취한 것이고, 그는 이것을 좌우명으로 삼아 자신의 임상치료에 한시라도 잘못을 저지르지 않도록 경계했다. 그의 약실藥室 이름을 물오약실勿誤藥室이라 한 것도 여기에서 기원했고, 이로 말미암아《勿誤藥室方函》·《勿誤藥室方函口訣》이라는 서명이 탄생하게 되었다.

소하쿠의 할아버지와 아버지 모두 의학에 능통했고 글과 글씨에도 뛰어났다. 그러나 이죠惟常는 유년시절에 몸은 건장했지만 우둔하여 경사經史와 성현의 책을 배웠어도 이해하지 못하여 그의 스승은 그를 몹시 싫어했다. 그가 관심을 가진 것도 일반 아이들과는 달리 소설이나 야사를 즐겨 읽고 옛 호걸을 동경했기 때문에 항상 그의 조모에게 꾸지람을 들었다.

그림 9-1
아사다 소하쿠淺田宗伯

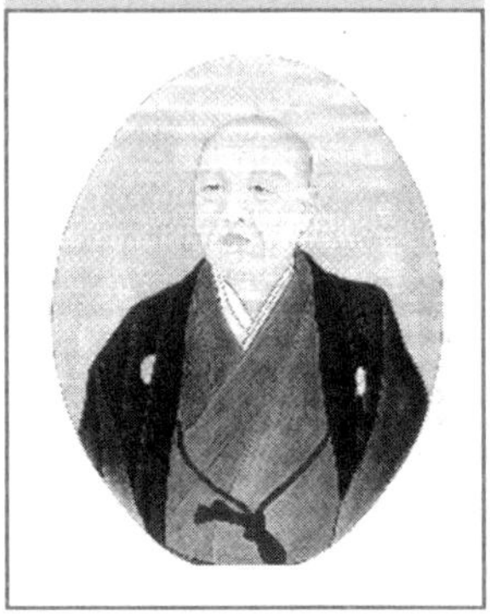

나중에 집을 떠나 먼저 다카토번高遠藩의 번의藩醫인 나카무라 쵸소中村中倧의 문하에 들어가서 의학을 배웠고, 1832년 18세 때에 명의와 석학들이 운집한 교토로 갔다. 요시마스 토도吉益東洞 문인의 서당으로 들어가 고방古方을 배우고 가와고에川越, 후쿠이福井 등 노련한 의사의 집에 출입하면서 견문을 넓혔다. 동시에 또한 이카이 케이쇼猪飼敬所에게 경서를, 라이 산요賴山陽에게 사학을 배웠고 오사카의 오오시오 쥬사이大塩中齋에게 양명학陽明學을 배웠다. 그 동안 소하쿠는 수입이 없었고 고향에서의 도움도 모자랐기 때문에 생활이 극도로 궁핍했다. 종이를 살 돈이 없어 길가에 붙어있는 불상佛像을 뜯어 사용하고 길거리에서 바리때를 들고 불도佛道를 강설하여 시주를 받았다.

사학을 가르친 라이 산요賴山陽는 소하쿠에게 큰 영향을 끼쳤다. 소하쿠는 《皇國名醫傳》 등 해외에 명성을 떨친 의사학 저작을 썼고, 또 타이쇼大正천황의 주치의를 맡고 있을 때에 천황에게 《本朝近古史》를 가르쳤다. 그가 교토를 떠날 때 산요山陽가 '대장부가 천하에 없어서 안 될 사람이 될 수 없다면 천하에 없어서 안 될 책을 저작해야 한다'고 타일렀다. 소하쿠의 일생을 살펴보면 그가 '없어서는 안 될' 사람인지 여부를 평가하기는 어렵다. 그러나 그는 확실히 엄청나게 많은 저작을 남겼다.

4년 후에 소하쿠는 에도로 가서 사야마狹山 영주의 시의인 숙부에게 신세를 졌다. 숙부의 음덕으로 다음해에 소하쿠도 사야마 영주의 의원醫員이 되었고 아울러 의업을 행했으나 환자가 매우 적어 '어렵고 위태하여 3년 동안 자기를 아는 사람이 없었다.' 소하쿠에게 운명의 전기를 가져온 것은 막부 의관인 모토야스 소엔本康宗圓과의 만남이었다.

1838년에 부친상을 당하여 일단 고향으로 돌아가서 다시 에도로 와보니 집은 화재로 재가 되어 있었다. 그래서 심기일전하여 머리를 깎았다. 이 때 소엔宗圓이 그를 당시 에도 의학계의 3대 거장인 다키 겐켄多紀元堅, 고지마 가쿠코小島學古, 기타무라 코소喜多村栲窐에게 추천했다. 스승과 친구들이 끌어주고 도와주어 소하쿠는 명성을 떨치게 되는 단계로 한 걸음 한 걸음 올라가게 되었다. 동시에 그는 유儒·불佛 두 분야의 명사들과도 널리 교류를 하여 시야가 크게 열렸다.

1855년 41세가 된 소하쿠는 다키 겐켄의 도움으로 바쿠후의 메미에目見

得(알현謁見)의사가 되었고 아울러 의학관에서 《醫心方》의 교감 작업에 종사한다.

1858년 환자가 1년에 3000여 명에 달했다.

1861년에 47세 때 쇼군 이에모치家茂를 알현하고 징사徵士의 반열에 올랐다.

1865년에 바쿠후의 명령으로 프랑스 공사의 병을 치료하여 큰 성공을 거두었다.

다음해에 전의典醫의 반열에 들었다. 쇼군 이에모치의 병이 각기충심脚氣衝心이라는 위험한 징후임을 진단함으로써 인증을 받아 명성이 더욱 높아졌다. 그리하여 오오쿠大奧의 깊은 신뢰를 얻어 호겐法眼의 지위를 받았다.

1868년 왕정복고와 정치유신에 즈음하여 에도는 막부 토벌령의 반포로 혼란에 빠졌다. 이때 소하쿠는 가즈노미야和宮[2]와 덴쇼인天璋院[3]의 명을 받아 가즈노미야의 밀서를 휴대하고 가와사키川崎로 가서 徵東總督官 다루히토 신노熾仁親王와 사이고 타카모리西鄕隆盛[4]를 만나 에도를 평정해줄 것을 요청하여 성공을 거두었다.

에도성을 나오게 한 것을 대개 사이고 다카모리와 가츠 카이슈[5]勝海舟의

---

2) 和宮(1846~1877)은 孝明天皇의 누이이다. 어려서 熾仁親王과 혼약이 있었는데 幕府가 주청하여 1862년에 家茂와 결혼했다. 戊辰전쟁(1868) 때에 조정과 막부 사이를 중재하는데 온 힘을 기울였다. 家茂가 죽은 후에 출가했다.
3) 淺田宗伯의 《橘窻書影·栗園自序》에서 大阪에서 쇼군 家茂의 병을 보고 돌아온 후에 '命爲天璋, 晴光, 本壽三夫人執匕'라 했다. 이는 幕府 夫人의 한명에 해당한다.
4) 西鄕隆盛(1827~1877)은 薩摩藩의 하급무사 신분으로 尊攘 운동에 활약.
5) 勝海舟(1823~1899)은 幕府의 신하. 1857년에 화란에서 구입한 威臨丸의 함장으로 1860년에 목재로 만든 이 함선으로 태평양을 건너 미국을 방문하는데 성공했다. 戊辰전쟁 때에 西鄕隆盛을 만나 江戶의 無血開城에 전력했다.

공적으로 보지만 실제로는 가즈노미야와 덴쇼인의 노력과 소하쿠의 작용이 숨어있었다. 밀사가 된 소하쿠는 가즈노미야의 밀서를 가지고 다루히토 신노에게 전달했을 뿐만 아니라 또한 스스로 사이고 다카모리에게 주는 글을 쓰기도 했다. 따라서 병을 고칠 뿐만 아니라 나라의 근심거리를 고친 '국의國醫'로 칭송받았다.

1871년에 소하쿠는 사직을 하고 우시고메牛込에 은거했다. 그러나 중中·한韓 두 나라의 공사를 포함하여 진료를 받으러 오는 사람이 끊이지 않았다.

1879년 소하쿠가 65세 때 역사에 이름을 남긴 일이 발생했다. 즉 하루노미야明宮 요시히토 신노嘉仁親王(후에 타이쇼 천황大正天皇이 됨)가 탄생할 때에 소하쿠는 尙藥 시의로 중임을 맡았다. 하루노미야가 태어나서 얼마 되지 않아 전신에 끊임없이 경련이 일어나 위독한 상태에 빠졌다. 온 나라가 근심에 빠져 회복을 기원하고 있을 때에 소하쿠는 노련한 의술을 발휘하여 주마탕走馬湯을 내복시키고 겉으로는 파적고破敵膏를 정수리에 붙여 위급에서 구했다. 소하쿠는 '국체國體를 건진 대공신'이 되었다. 1887년 소하쿠가 73세 때에 천황은 일등 보물로 칭해지는 중국 송나라의 목각 신농상神農像을 그에게 하사하여 하루노미야를 구한 공적을 표창했다.

'근세 한방의학의 최후의 거장'으로 추앙받는 아사다 소하쿠淺田宗伯의 치료에 따른 성패와 진퇴에 따른 영욕은 단지 개인의 영예에 관계되는 일이 아니었다. 예를 들면 전술한 바와 같이 하루노미야가 탄생하고 병을 앓을 때에 아사다 소하쿠를 임용한 것은 한방의학계의 '복음福音'으로 볼 수 있고, 쇼군 이에모치家茂의 병을 정확히 진단한 것은 한방의학계에서 서방의학보다 자신들이 우수하다는 것을 논설하는 중요한 증거가 되었다.

궁중의 시의로서 소하쿠는 정계의 인물과 비교적 밀접한 관계가 있었다.

이는 그에게 플러스와 마이너스 두 측면으로 영향을 끼쳤다. 좋은 측면에서 말하자면 1874년 의정제도를 개혁할 때 아사다 소하쿠가 溫知社 제2대 사주로 한방 존속운동에 적극적으로 투신하는 과정에서 그의 명성과 궁중의 신임을 깊이 받은 배경은 중요한 작용을 했다. 나쁜 측면에서 말하자면 그를 질투하고 반대하는 사람들의 압력과 박해는 그에게 커다란 위험과 정신적인 부담으로 작용했다. 기록에 의하면 누군가 그의 술에 독약을 넣었는데 그가 사전에 토하는 약을 준비했기 때문에 다행히 죽음을 면했다. 집회에서 돌아오던 길에 반대파 자객의 습격을 받기도 했다.

'한방존속운동'을 말하려면 반드시 수많은 기타 인물, 예를 들어 아사다 소하쿠와 함께 한방계의 육현인六賢人으로 불리는 오카다 소카이岡田滄海·기요카와 겐도淸川玄道·다카시마 유케이髙島祐啓·기리부치 도사이桐淵道齋·가와치 젠세츠河內全節를 언급해야 하고, 溫知社의 기타 영도적인 인물과 기타 사단社團조직 그리고 구체적인 항쟁활동과 상관되는 배경 등을 반드시 언급해야 하기 때문에 따로 항목을 두어 소개하기로 한다.

1894년 81세가 된 소하쿠는 어느 날 왕진에서 돌아오자 불편함을 느껴 다음날 병상에 눕게 되었다. 소하쿠는 후사인 세이엔棲園을 머리맡에 불러 '나의 여명이 아마 한 달을 넘기지 못할 것이다. 눈을 감는 날은 아버지가 운명하신 16일이거나 혹은 스승이 운명하신 23일이 될 것'이라고 했고 제자들에게는 '내가 죽고 나서 50년 후에 황한의학皇漢醫學이 반드시 부흥할 것!'이라고 했다. 3월 13일 죽을 날짜가 왔음을 안 소하쿠는 스스로 옷깃을 열어 문인들에게 가슴에 '적연부동寂然不動' 네 글자를 쓰도록 했다. 3일 후 부친의 기일인 16일에 소하쿠는 세상을 떠났다.

소하쿠는 인술을 의업의 본으로 삼아 환자에 대해 빈부를 가리지 않아 한

결같이 대했고, 반수의 환자는 돈을 받지 않았기 때문에 백성들의 사랑을 깊이 받았다. 그의 상여가 나가는 날에 인근의 점포는 모두 문을 닫고 휴업했고, 연도의 민가에서는 단을 설치하여 분향하여 고개 숙여 송별했으며, 원근에서 장례에 참가한 사람이 7000명이 넘었다. 의학과 유학 등의 명사들은 '리츠엔栗園 이전에 리츠엔이 없었고, 리츠엔 이후에 리츠엔이 없을 것'이라고 공인했다.

## 2. 임상치료의 질과 양

아사다 소하쿠淺田宗伯의 생애를 소개하며 그가 처음 에도에서 개업했을 때에 어렵고 적막한 모습을 언급했다. 의업을 행하는 개인으로 말하자면 환자의 숫자와 수입은 종종 그 기술의 고하를 직접 반영할 수 있는 지표로 볼 수 있기 때문에 시기에 따라 소하쿠가 진료한 환자 숫자의 기록을 먼저 보아도 상관이 없을 것이다.

1836년(22세) 환자가 적어 연간 수입이 15냥1푼과 은銀1돈 200문匁이었다.[6]

1848년(44세)에 연간 환자 숫자가 2993명이었다.

1862년(48세)에 연간 환자의 숫자가 4591명이었고, 1년 수입은 2300여 냥이었다. 당시 에도 의사는 통상 천냥의千兩醫로 일 년 수입이 1000냥

---

6) 矢數道明의 〈明治시기 한방 최후의 거두-栗園 淺田宗伯과 업적〉에서 淺田宗伯이 쓴 《年譜》(1868)를 인용. 그러나 일 년 수입 15兩1분과 銀1匁200文의 앞뒤 관계와 뜻 정확하게 파악하기 어렵다.

이 되는 것을 목표로 삼았다. 소문에 의하면 의료계에서 제일인이라고 칭송되는 다키 겐켄多紀元堅도 연간 수입이 2000냥에 불과했다.

1885년(71세)에 최전성기에 이르러 환자가 하루에 300명 이상 달했고 과로를 염려하여 300명으로 한정하여 당시 '淺田號止三百'이라 칭했다. 이 사이 별도로 200여 명은 약만 가지고 갔기 때문에 매일 접수한 숫자는 500여 명이었다. 매년 진료일은 평균 350일이었고 초진환자는 문하생 20명이 책임을 지고 접수하고 별도로 4명이 배약配藥했다. 오후 3시에 진료하러 나와서 밤늦게 귀가했다. 동시에 궁중에 배알하러 가기도 하고 문하생을 원조하거나 각지의 한방의원에 출장을 나가기도 하며 溫知社 활동에 분주했고 저서와 강의 등을 했다. 실로 초인적인 정력을 지니고 있었다.

만년에 소하쿠가 1년에 진료하는 환자 숫자는 14,000명에 이르렀다. 그 중 반은 무료 환자였다.

'진료를 받으러 오는 사람 숫자'의 다소를 연구과제로 삼는다면 연구의 대상이 의원醫院이건 개인이건, 전통의학을 사용하는 의사건 근대 서양의학을 배운 의사건 간에 천시, 지리, 인화 등 여러 가지 요인을 다루어 분석할 것이다. 그러나 주동적인 '선전'이나 '기회를 만드는' 것과 객관적인 '환경' 등의 작용이 크겠지만, 치료효과는 결국 무시할 수 없는 중요한 요인이다.

비교하여 말하자면 전통의학으로 치료하는 의사는 개인적으로 개업하건 어떤 집단에서 일을 하건 진단에서 치료에 이르는 전 과정을 기본적으로 한 개인이 수행한다. 그러므로 이러한 의학지식체계로 말미암아 결정된 기본적인 특징—객관적인 공통 인식이 비교적 적고 통상적으로 '醫者意也'라 칭하는 주관성이 비교적 많은 것—을 바꿀 수 없다. 따라서 이론적으로 말하자면 명의가 되려면 당연히 하나의 온전한 치료과정을 구성하고 있는 각 분야 모두 수준이 높아야 한다.

　이와 같이 성공적인 치료 케이스가 특히 사회적으로 영향을 끼치는 환자에게 발생하면 당사자인 의사에게는 커다란 영예가 반드시 따라오게 된다. 이는 기술 및 실력과 좋은 기회가 상호 작용한 종합적 결과이기도 하다. 아사다 소하쿠는 운 좋게 이런 기회를 여러 차례 만났고 아울러 자신의 기술과 실력으로 국내외에 명성을 날리고 환자가 문전성시를 이루는 효과를 거두게 되었다.

### 케이스 1. 프랑스 공사公使의 병을 치료.

　1865년 8월 가을 요코하마에 있는 프랑스 공사[7]가 요배통腰背痛을 앓았다. 양의가 류머티즘으로 진단했으나 치료 효과가 없었다. 아타미熱海에서 온천욕도 해봤으나 증상은 날로 심해져 요배腰背에 얼음 같은 한기를 느끼고 통증으로 잠을 이룰 수 없었다. 그리하여 막부에 좋은 의사를 천거하여 치료해달라고 요청했다. 소하쿠가 명을 받고 가서 자세히 진찰하여 좌측 부양맥趺陽脈(발등의 동맥)이 삽체澁滯함을 보고 척주 좌측 손상 때문에 병이 생겼다고 판단했다.

　공사에게 물어보니 18년 전에 전장에서 낙마하여 부상당한 일이 있다고 했다. 요추를 만져보아 제2, 3번 요추 부위가 함몰되어 있음을 발견했다. 공사는 명확한 진단에 놀라 기뻐하여 치료를 원했다. 소하쿠는 침의針醫인 와다和田와 함께 침약을 병용했다. 일주일 후에 병이 나았다. 소하쿠가 처

---

[7] 《皇國名醫傳》田中內의 明治4년 서문(《近世漢方醫學書集成》제99권, 5~21쪽)에서 '佛蘭西陸軍戰將 列翁魯'라 했다.

방한 약은 계지가복령백출부자탕桂枝加茯苓白朮附子湯이었다.

공사는 사용한 약물과 소하쿠의 해설을 프랑스어로 번역하여 본국에 보고했다. 프랑스 신문에 '일본에 이와 같은 명의가 있다'고 칭찬하는 보도가 실렸다. 프랑스 황제인 나폴레옹 3세는 특별히 시계 2개와 양탄자 3장을 보내 고마움을 표시했다. 막부도 이에 따라 은 20덩이를 하사했다. 소하쿠는 명성을 크게 떨쳤고, 치료받으러 오는 사람이 벌떼같이 모여 이들을 맞아들이는데 여념이 없었다.

## 케이스 2. 쇼군 이에모치家茂의 각기충심脚氣衝心을 진단하여 예후와 사실이 서로 부합했다.

1866년 4월 14대 쇼군 이에모치가 군대를 이끌고 반란군을 토벌할 때에 오사카성에서 병으로 눕게 되었다. 양의洋醫가 여러 방법으로 치료했으나 효과가 없어 7월에 병이 위독함을 보고하자 막부에서는 소하쿠를 파견하여 치료하게 했다. 그때 큰 비로 인한 홍수 때문에 육로로는 갈 수 없어서 요코하마에서 영국 배를 빌려 타고 도착할 수 있게 되었다.

진찰한 후에 소하쿠는 상세한 보고서를 제출했는데, '이는 각기脚氣가 충심衝心하는 증상을 모두 갖추고 있어 아마 가까운 시기에 예측할 수 없는 일이 일어날 것'이라는 말로 결론을 내렸다. 나흘 후에 쇼군이 세상을 떠났고, 소하쿠는 예후를 정확하게 예측했기 때문에 명성이 더욱 높아지게 되었다. 오사카에 체류하는 수일 사이에 치료를 받고자 찾아오는 고관이 끊이지 않았다. 나중이 이로 인하여 호겐法眼의 지위를 하사받았고 아울러 가즈노미야和宮와 덴쇼인天璋院 부인夫人의 주치의에 임명되었다.

**케이스 3.** 전술한 바와 같이 후일 다이쇼大正천황이 된 요시히토嘉仁
가 갓 태어났을 때의 위중한 질병에 대한 케이스.

이 치료과정은 실제로 2년 가까이 걸렸고 모두 12개의 방제를 사용했다. 그 대요는 다음과 같다.

1879년 8월 31일에 요시히토가 출생한 후 전신에 발진이 생겨 형태는 천연두와 같고 체질은 극히 허약했다. 감련탕甘連湯에 홍화대황紅花大黃을 가하여 치료하자 발진이 소실되고 변이 통했다.

그러나 9월 24일에 마치 파상풍과 같이 입을 악다물고 경련하는 증상이 돌발했다. 웅담熊膽, 강즙薑汁 등 하기개폐下氣開閉시키는 약으로 치료했으나 여전히 목에 담이 끓고 호흡이 곤란해져 숨이 곧 끊어질 듯했다. 이때 소하쿠는 과감하게 굽은 관을 식도에 삽입하여 주마탕走馬湯을 주입했다. 곧 담연痰涎을 자주 토하여 호흡곤란이 차츰 완화되었다. 또 천금오향탕千金五香湯, 작약감초탕芍藥甘草湯에 영양각羚羊角 등을 가하여 조리시켰다.

10월 4일에 젖을 토하고 대변이 청색이고 발열하고 또 때때로 경련을 일으켜 계속 치료하여 11월 하순에 비로소 평온을 되찾았다.

그러나 다음해 8월에 또 발병했는데 젖과 담을 토할 뿐만 아니라 또한 흉골胸骨과 신문囟門이 융기되고 두부頭部의 반쪽에 붉은 종기가 생기고 얼굴색이 자줏빛으로 변하고 숨이 막혔다. 곧 내복약을 투여하고 동시에 정수리에 발포고發泡膏를 붙여 2, 3일 후에 헐어서 농이 나오자 비로소 위급을 면하고 편안해지게 되었다. 이 이후 어지語遲가 나타나 가미귀비탕加味歸脾湯으로 완만하게 조리했다.

두 번째 케이스는 치료를 하지 않은 것이다. 당시 쇼군 이에모치家茂의 주요 문제는 수개월 동안 소변불리小便不利, 수종水腫이 있었고 점차 심장증상이 나타나게 되었다는 점이다. 실제로 단지 이러한 증상의 기재에 의거한다면 그 병인이 무엇인지를 단정하기 매우 어렵다. 심장병, 신염, 간경화, 각기(비타민B1 결핍증) 등 모두 이러한 증상을 나타낼 수 있다.

이지 케이켄今邨亮의 《淺田宗伯小傳》에 의하면 '소하쿠는 그 병을 진단하여 각기라 했다. 양의는 불복하여 이는 심장흔충지증心臟欣衝之證이라 했다.' 그 차이는 각기脚氣로 일으키는 심장병이거나 바로 심장병이라고 말한 것에 불과함을 알 수 있다. 따라서 이 케이스가 보여주는 것은 단지 '예후가 정확'하다는 것이고, 대상이 온 나라가 주시하는 막부의 쇼군이기 때문에 유명해지게 되었다는 점일 뿐이다. 그러나 첫 번째와 세 번째 케이스는 그의 뛰어난 치료기술을 확실히 보여준다. 특히 상술한 요시히토嘉仁의 병증 묘사에서 잘 알 수 있다시피 2년 사이에 발병할 때마다 병증이 모두 매우 험악했고, 더군다나 환자는 막 태어난 영아였다. 귀한 황실의 후예, 게다가 병세가 위험한 영아에 대해 수차례 과단성 있게 용약한다는 것은 분명 쉬운 일은 아니다.

## 3. 절충파의 입장

《橘窗書影》[8] 4책은 아사다 소하쿠의 의안집이다. 권의 첫머리에 '栗園醫則五十七則'이 실려 있는데, 원칙적인 요점이면서 임상기술을 언급한 구체적인 내용이다. '절충파의 입장'을 나타낸 조문 몇 개를 아래에 적록한다.

---

8) 《近世漢方醫學書集成》 제100冊.

**제1조.** 평생 동안 큰 뜻을 펼치지 못했으나 '늘 이를 알아 잘못을 범하지 말아야 한다'는 말에 진지하게 관심을 가졌다(이 뜻은 〈學規〉에서 자세히 해석했기 때문에 덧붙이지 않는다).

그림 9-2 《橘窗書影》과 아사다 소하쿠淺田宗伯가 손수 쓴 글씨

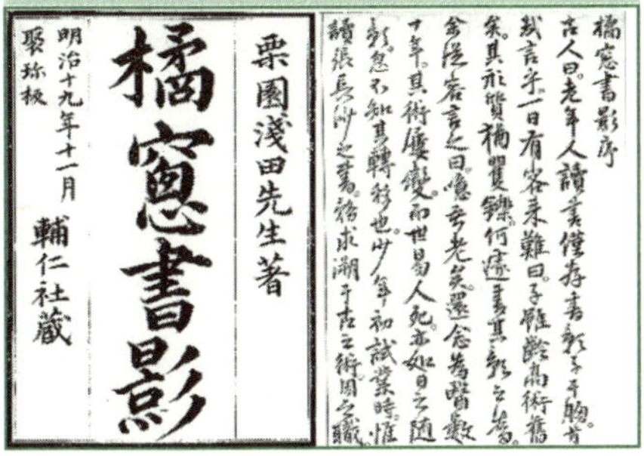
栗園淺田先生著

橘窗書影

明治十九年十一月

聚珍板

輔仁社藏

**제2조.** 치료에 먼저 맥증脈證을 연구하고 분명히 살피는 것은 치법을 정하는 일이다('隨證治之'와 '以法治之'하는 것은 경전의 말을 숙독해야 한다).

**제3조.** 병인과 병원과 병증을 살펴야 한다(인因은 외인外因 · 내인內因 · 불내외인不內外因과 같은 것이고, 아울러 수水 · 기氣 · 어혈瘀血 · 사기邪氣와 같은 류類이다. 원源은 풍風 · 한寒 · 서暑 · 습濕 · 조燥 · 열熱이고 또한 표리表裏 · 내외內外 · 허실虛實 · 한열寒熱 · 음양陰陽과 같은 류類이다. 증症은 두통頭痛 · 발열發熱 · 토리吐利 · 번조煩躁와 같은 류類이다).

**제6조.** 고법古法을 위주로 하고 후세방을 운용해야 한다.

**제8조.** 상한, 잡병 모두 삼음삼양으로 병위病位를 정할 수 있다.

**제41조.** 의술은 살아있는 것을 마주하는 것이다. 죽은 것을 표준으로 삼아 대응하는 것은 잘못이다. 하나오카 세이슈華岡青洲의 살아있는 것에 대한 궁리가 가장 전형적이다. 《醫範提綱》과 《全體新論》을 읽고 의학을 이야기하는 것은 황당한 소리라 말할 수 있다.

《傷寒論》에서 취한 '常須識此勿令誤'는 의칙醫則의 제1조가 되었을 뿐만 아니라 자字와 약실藥室과 저작명이 되었다는 것은 앞에서 이미 언급했다. 그

러나 절충파의 입장을 진정으로 나타낸 것은 제6조로, 그는 고법古法을 위주로 했지만 의학발전과 경험누적의 산물인 후세방을 배척하지도 않았다. 그러나 그 가치와 지위는 물론 다른 바가 있다.

고법古法을 위주로 한 까닭은 '법으로 삼을' 수 있기 때문인데, 이는 질병 모두를 삼음삼양三陰三陽의 이론적인 틀에 근거하여 그 성질을 확정할 수 있기 때문이다. 이것이 바로 제8조 '상한, 잡병 모두 삼음삼양으로 병위病位를 정할 수 있다'는 취지이다.

이러한 입장에서 출발하여 아사다 소하쿠는 자연《傷寒論》과《金匱要略》의 연구와 운용에 힘을 쏟았다. 야카즈 도메이矢數道明는 이러한 특징에 대해 '고증에 따랐을 뿐만 아니라 임상의가로서의 입장을 성실히 지켰다'고 했다. 예를 들어 그가 저작한《傷寒論識》[9]·《雜病論識》[10]에서 첫 권의〈總評〉가운데 먼저〈原序〉·〈平脈〉·〈辨脈〉·〈傷寒例〉및〈臟腑經絡先後病一篇〉과 같이 중경의 원문이 아닌 문제에 대해 기본적으로 모두 사리를 분별하여 설명한 다음 이 책의 이론과 실용적인 가치를 크게 장려하고 강조했다.

"〈太陽〉에서〈差後勞復〉까지 9편은 구구절절이 모두 이치가 있고 글자 하나하나가 모두 법이니 배우는 자는 세심하게 체험하여 이해해야 한다. 그 중 의리義理와 규칙은 신룡神龍이 출몰하는 것과 같이 수미가 서로 상통되어 있다. 한 글자 한 구절마다 명확하게 나뉘어 있고 질서가 정연하여 자연 그 심오한 이치를 알 수 있다."[11]

---

[9]《近世漢方醫學書集成》제97冊.
[10]《近世漢方醫學書集成》第98冊.
[11]《傷寒論識·總評》,《近世漢方醫學書集成》제97권, 12쪽. '太陽至差後勞復凡九篇, 句句皆理, 字字皆法, 學者細心體會. 其中義理章法, 如神龍出沒, 首尾相顧; 一字一句, 條分縷析, 鱗甲森然, 自得其蘊奧.'

그의 제자 이지 케이켄今邨亮의 〈淺田宗伯小傳〉에서 '평생 지향한 바를 요약하여 꼿꼿하게 제자들에게 《論語》는 자신을 닦는 것이고 《傷寒論》은 사람을 구하는 것이다. 이것 말고 우주 간에 읽을 만한 책은 없다고 말했다'고 했다. 즉, 그가 장중경의 저작이 대표하는 이른바 고법古法을 얼마나 추앙했는지 족히 알 수 있다. 그러나 다른 측면에서 말하자면 그는 처음 에도에 갔을 때에 요시마스 토도吉益東洞 문인의 서당에 들어가 고방古方을 익히고, 《傷寒論》을 더할 나위 없이 추앙했지만 토도류東洞流의 학술주장과는 완전히 다른 주장을 폈다. 그의 아들 이코惟馩가 《勿誤藥室方函口訣》에서 쓴 서문에서는 다음과 같이 언급했다.

"후세 의사가 방제를 논할 때에는 하나의 증마다 반드시 하나의 약을 밝히고 구구하게 성미와 독성을 배열하여 고인이 방을 만든 뜻을 자세히 밝혔다고 말한다. 그것에 이치가 없지 않지만 필경 오미의 맛과 오색의 변화를 다 볼 수는 없을 뿐더러 지금 그 일단을 잡고 추구하고자 한다면 어찌 신묘하게 변화하는 이치를 다할 수 있을 것이며 무궁한 조화에 응할 수 있단 말인가? 아버지 리츠엔栗園은 일찍이 이러한 것을 보시고 평소 제자에게 방을 내릴 때 배합하고 활용하는 묘를 지시하고 일일이 그 성미를 말씀하시지 않아 사용하는 자가 교감하여 신묘하게 작용하는 지극한 도리를 깨닫게 하셨다."[12]

이는 요시마스 토도吉益東洞가 《藥徵》 등에서 천발한 병인·맥진·약물의

---

12) 《近世漢方醫學書集成》 제96권, 9-10쪽. '後世醫人論方劑, 則每就一證, 必辨一藥, 區區配列性味能毒, 曰曲盡古人制方之意. 雖不無其理, 究竟五味之美·五色之變, 旣不可極視, 今欲執其一端而求之, 安足能盡神妙變化之理, 以應無窮之機焉哉? 家君栗園翁嘗有見於此, 平日授方於門人, 指示其配合活用之妙而不一一說其性味, 使用者以悟其交感妙用之至理也.'

성미를 강구할 필요가 없이 하나의 약이 하나의 증을 주치한다는 학술관점을 비판한 것임이 분명하다. 아사다 소하쿠의 기본적인 관점은 〈醫則〉 제2, 3조에서 말한 바와 같은데, 의사는 먼저 맥증脈證 판별을 연구하여 치법을 확정하고 병인, 병원과 병증을 알아야 한다는 것이다. 일괄하면 맥脈·병病·증證·치治 네 측면이다.

"리츠엔栗園선생은 생도에게 4가지 법을 강의했는데 규정과 시험은 과거를 치르는 예와 같았다. 첫째는 맥脈으로 먼저 부浮·침沈·지遲·삭數·활滑·삽澁·세細·대大의 상태를 상세히 말하고 생사와 안위를 관찰하게 했다. 둘째는 병病으로 풍風·노勞·기氣·냉冷·외감外感·내상內傷의 차이를 밝히고 수많은 병이 그렇게 되는 이치를 궁구하게 했다. 셋째는 증證으로 음양陰陽·표리表裡·한열寒熱·허실虛實의 차이를 살펴 병세와 병기를 궁구하게 했다. 넷째는 치治로 한汗·토吐·하下·화和·온溫의 구분을 밝혀 공攻·보補의 합당한 바를 맞추게 했다. 맥에 근거하여 병을 판별하고 병에 근거하여 변증하고 증에 따라 시치하여 그물의 벼리처럼 어지럽지 않고 조리가 있다. 그런 다음 일심으로 이를 운용하여 무궁하게 응변했다. 이것이 선생께서 학생을 유도한 개략이다."[13]

"의경醫經과 경방經方의 뜻을 연구함에 좋은 스승과 명석한 의가의 자취를 쫓아 연마하여 임상과 처방에 도움으로 삼았는데, 이것이 우리 집안에서 학문을 하는 방법이다. 널리 섭렵하여 병을 알고 많이 진단하여 맥을 알아 변

---

13) 《勿誤藥室方函》今村亮序,《近世漢方醫學書集成》제95권, 5-6쪽. '栗園先生課生徒以四道, 其章程考試如場屋之例. 一曰脈, 先詳浮沈遲數滑澁細大之狀, 而察其死生安危; 二曰病, 辨風勞氣冷外感內傷之異, 而窮眾病所然之理; 三曰證, 審陰陽表裡寒熱虛實之別, 而悉病情病機; 四曰治, 明汗吐下和溫之分, 而適攻補之所宜. 因脈以識病, 因病以辨症, 隨證以施治, 若網在綱有條不紊, 然後運之於一心, 以應變於無窮矣. 是乃先生所以誘導生徒之概略也.'

증을 절실히 추구하고 자주 사용하여 약에 통달함으로써 위급함을 치료하여 안전한 효과를 거두는 것이 우리 집안에서 의학을 하는 비결이다. 아버지께서 평소 제자를 가르치고 여러 사람을 치료한 까닭은 오직 이러한 두 가지 사유이다."[14]

제41조에서는 근대 서방의학 특히 《全體新論》으로 대표되는 해부학에 대해 못마땅한 태도를 나타내었다. '살아있는 것[活物]'의 장부형태를 밝히는 각도에서 환자를 치료하려고 하는 것은 황당한 소리와 다를 바 없다고 했다. 그의 제자인 간바야시 칸바츠神林寬跋의 《勿誤藥室方函口訣》에서 아사다 소하쿠가 치료하는 환자를 보면 여러 의사가 속수무책인 어려운 병증이나 혹은 '양의의 약을 복용하여 마침내 병명을 알 수 없는 괴병壞病이 된 것을 모두 선생에게 의탁했다'고 했다. 기괴한 수많은 질병에 대해 한방·양방 두 의학체계와 치료방법에는 각기 장단점이 있어 본래 다툴 만한 일이 아니다. 한방의가로서 소하쿠의 사도가 한방을 칭찬하고 양방을 폄하한 것은 이해할 수 있고 매우 자연스런 것이기도 하다. 그러나 또한 재미있는 것은 전술한 프랑스 공사를 치료한 의안에서 또한 근대의학에 은연중 감화된 영향을 다소 엿볼 수 있다는 점이다.

아사다 소하쿠가 프랑스 공사를 진찰할 때 분명 고법古法을 존중하는 입장에서 출발하여 《黃帝內經》과 《傷寒論》의 취지를 계승하여 발등의 동맥[趺陽脈]을 진찰했는데, 이는 서진西晉 이후 관례가 된 것처럼 양쪽 손목의 동맥[寸口脈]을 진맥한 것이 아니었다. 그러나 그가 내린 해석은 의학경전의

---

14) 《勿誤藥室方函》淺田惟教序. 《近世漢方醫學書集成》제95권, 9쪽. '研究醫經經方之旨, 追琢良師哲匠之蹟, 以為臨症處方之資, 是吾家為學之方; 博涉知病, 多診識脈, 切求辨症, 屢用達藥, 以立治危得安之效, 是吾家為醫之訣. 家君平日所以教誨弟子, 救治眾人者, 唯此二端焉.'

'부양맥趺陽脈으로 위기胃氣의 성쇠를 진단한다'는 본뜻에 부합하지 않으며, 이것으로 좌측 허리에 손상이 있다는 정보를 얻었다. 그 다음 허리를 촉진했는데 근골동통이 나타나면 비증痺症으로 보는 중의中醫와는 크게 다르다. 비교하여 말하자면 오히려 앞서 허리에 동통이 있다는 말을 듣고 류머티즘으로 진단한 양의가 '전통적인' 중의中醫와 더욱 비슷하다. 그 다음 치료에서는 절충파의 특징도 나타났는데, 고방을 위주로 했기 때문에 《傷寒論》의 방제를 사용했지만 용법에 융통성을 발휘하여 《傷寒論》에서 규정한 용도에 구애되지 않았다.

현대 일본의 가장 저명한 한방의학가인 야카즈 도메이矢數道明는 《橘窓書影》에 기재된 아사다 소하쿠의 의안에 대해 '처방을 종횡무진하게 선택하여 증에 따라 가감법을 행하고, 또한 방제를 자유롭고 거침없이 전환하여 어려운 증과 고질을 치료했다'고 평가했다. 요컨대 이러한 치료기록에서 하나의 틀에 얽매이지 않고 용약의 융통성을 발휘한 것을 보면 바로 이른바 절충파 학술주장의 구체적인 표현을 알 수 있다. 고금의 방을 병용하고 또 융통성 있게 가감 변화시켰으니, 이러한 점은 갓 태어난 타이쇼 천황大正天皇을 치료한 케이스에서 남김없이 드러난다.

## 4. 아사다 소하쿠의 저작

아사다 소하쿠淺田宗伯는 일생 동안 끊임없이 저작했고 마지막 저작인 《後芻言》을 탈고할 때에는 80세 황혼기가 되어있었다. 후인이 만든 논저목록論著目錄에 나열된 서명이 80종이다. 이러한 저작은 대체로 3가지 종류로 나눌 수 있다.

①의안인《橘窓書影》, 방서인《勿誤藥室方函》·《傷寒辨術》·《精氣神論》 등 이론적인 저작으로 대표되는 의학저작 59종.

②《皇國名醫傳》·《先哲醫話》으로 대표되는 의학사 저작 7종.

③《栗園存稿》·《曠日雜記》 등 문학과 관련된 저작 14종.

이 밖에도 탈고하지 않은 수십 권이 있고 상술한 목록에 들어가지 않고 개인적으로 소장한 본이 10여 종이 된다. 소하쿠는 이와 같이 키 높이만큼의 저작이 있지만 여전히 미진한 것이 있어 '내 나이가 70을 넘어 부질없이 잡다한 것으로 명예를 탐하고 경전에 대한 해석을 연구하지 못한 것이 부끄러워 한 편의 책을 남긴다'[15]고 했는데, 이른바 '경훈經訓'은《素問》·《靈樞》등의 경전을 가리키며 그의 저작목록에《黃帝內經》에 관한 것이 한 권도 없기 때문이다.

의학저작을 말하자면 아사다 소하쿠는 시대적인 폐단이 '학學'과 '술術'이 분리되어 병을 치료하여 사람을 구할 수 없는 것에 있다고 보았다. 때문에 《脈法私言》,《傷寒辨要》 등을 저작하여 이론과 치료기술의 통일을 추구했다. 또 의도醫道를 망치는 자가 양의洋醫와 같은 것이 없다고 하여《原醫》, 《警醫記事》 등을 저작하여 양의의 설을 논박했다. 그리고 실제 치료에 임하는 임상의가를 중시했고, 방제가 매우 중요하다는 사실에 의심을 품지 않았다.

바로 그의 제자인 미우라 무네하루三浦宗春는《勿誤藥室方函》의 발어跋語에서 '대체로 방에 집착하면 좋은 의사가 될 수 없고, 방을 버리고 좋은 의

---

15)《近世漢方醫學書集成》제95권, 矢數道明이 쓴 解說 58~60쪽.

사가 될 수 없으니 방을 어찌 폐할 수 있겠는가? 이것이 우리 문중에서 《方函》을 지은 까닭'16)이라고 했다. 이 책의 상권에는 탕제처방 616개가 수록되었고 하권에는 환丸·산散·고膏·주酒 등의 처방 231개가 수록되어 있다. '아사다류 처방전집淺田流處方全集'이라 할 수 있으며 그 중 고방 71개, 일본 경험용방 276개를 포함하고 있고 기타는 후세방의 범주에 속하는 것이다. 이 책이 메이지10년 출판된 다음해에 실용을 목표로 삼아 3종류의 방제 579개를 선택하고 비전하는 구결口訣 및 자가 경험과 고인의 설을 붙여 출판한 것이 《勿誤藥室方函口訣》이다. 그의 아들 이코惟馼가 서문에서 약물과 방제를 융통성 있게 사용하는 것에 대해 아래와 같이 근사하게 비유했다.

"의사가 용약하는 것은 그림에 채색하는 것과 같다. 청·황·적·흑색은 색의 통례이지만 담홍淡紅·미취微翠·눈녹嫩綠·교황嬌黃은 화가가 교묘하게 섞은 것이다. 한寒·열熱·온溫·량凉은 약의 성性이지만 대大·소小·강剛·유柔·기奇·우偶·경輕·중重은 의사가 교묘하게 배합하는 것이다."17)

이 밖에 그의 제자 야스이 켄슈쿠安井玄叔, 미우라 무네하루三浦宗春가 편찬한 《勿誤藥室方函》〈序例〉에서도 '선생은 평소에 고방을 좋아하고 신방新方을 좋아하지 않았고, 단방單方을 좋아하고 복방을 좋아하지 않았지만 때로는 신방이나 복방을 각기 적당하게 이용하셨다'고 했다. 이는 절충파의 학술적인 입장을 충분히 나타낸 것이다.

특히 언급할 만한 것에는 또한 그의 의학사 저작이 있다. 아사다 소하쿠

---

16) 《近世漢方醫學書集成》 제95권, 307쪽. '蓋有執方而不能為醫者, 未有捨方而善醫者, 則方豈可廢乎? 是吾門所以有《方函》之撰也.'
17) 《近世漢方醫學書集成》 제96권, 9쪽. '醫之用藥, 猶畫之於采也. 青黃赤黑者, 采之常也; 而淡紅微翠嫩綠嬌黃者, 畫家合和之巧也. 寒熱溫涼者, 藥之性也; 而大小剛柔奇偶輕重者, 醫師配合之妙也.'

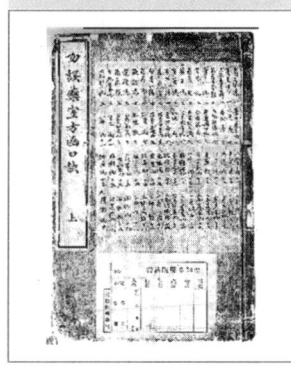

그림 9-3
《勿誤藥室方函口訣》의 표지

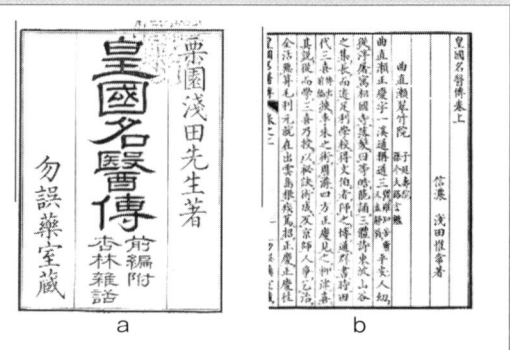

그림 9-4 《皇國名醫傳》
a : 전편前編의 표지  b : 본편本編 첫 페이지

는 16살 때부터 일기를 썼고 55세에 이르기까지 하루도 거르지 않았다. 천부적인 성격의 특징과 기호에 사학을 가르친 라이 산요賴山陽의 교육과 훈도가 더해져 지식을 겸비한 보통 의사처럼 단지 의료계의 이야기를 기술하는 데 그치지 않고 진정한 의사학 저작인 《皇國名醫傳》[18] 전편前編, 본편本編 각 3권을 완성한 것이다. 〈自序〉를 통해 소하쿠가 '상대上代에서 근시近時에 이르기까지'의 의가를 기술한 《名醫傳》을 완성한 후 '고대古代에 소홀했기 때문에 또 옛 원고를 증정增訂하여 《前編》이라 했음'을 알 수 있다. 이 책은 막힘없는 문장으로 역대 의가의 생애와 의설醫說을 상세히 설명하여 일본 명의열전名醫列傳의 대표작이 되었다.

이밖에 다나카 우치田中內가 '明治四年大賞會' 후에 이 책을 위해 쓴 서문에 의하면 '올해(1871년) 미국 대학교에서 만국의 의서를 모아 수장하려고 하여 곧 일본의 의서를 구하게 되었다. 그리하여 大學東校에서 두세 부를 골라 기증하려고 했다. 識此가 저작한 《皇國名醫傳》과 前編 두 부가 첫 번

---

18) 陳存仁 編 《皇漢醫學叢書》 제2책, 《近世漢方醫學書集成》 제99권에 수록.

째가 되었다. 무릇 일본에 일찍이 없었던 쾌거이다'[19]라 했다.

그림 9-5 청나라 황준헌黃遵憲이 《先哲醫話》에 쓴 발문

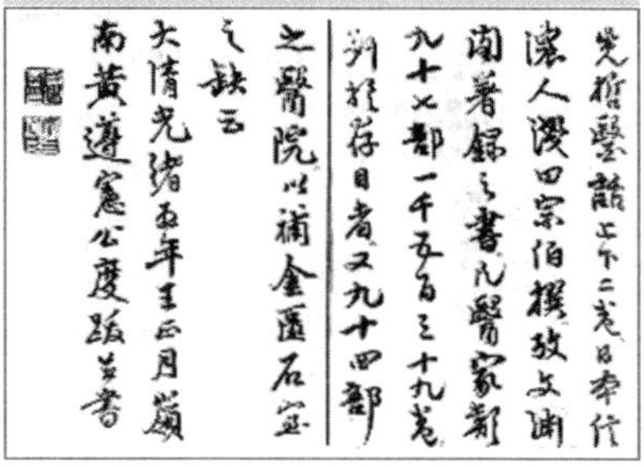

先哲醫話上下二卷日本仙臺人淺田宗伯撰攷文淵閣著錄之書凡醫家類九十七部一千五百三十九卷列於存目者又九十四部之醫院以補金匱石室之缺云 大清光緒五年五月嶺南黃遵憲公度跋並書

그가 저작한 《先哲醫話》[20]도 마찬가지로 명성을 날렸다. 소하쿠의 친구이면서 그의 치료를 받은 청나라의 黃遵憲이 이 책에 쓴 발어跋語에 文淵閣 의적에서 보면 비록 '약의 성미와 방의 좌사佐使가 갖추어지지 않은 것이 없지만 의론을 모아 이야기를 만든 것은 없다. 의학에 이야기가 있는 것은 실로 소하쿠에서 비롯되었다', '이 권에 명언을 모아 나열했고 그 사이에 평론을 붙여 절충한 것이 모두 정확하고 이치에 합당하다', '선철先哲의 법을 들어 사람들에게 제시했을 뿐만 아니라 또한 모방할 수 있는 방을 사람들에게 보였다. 아사다는 여기에 그의 힘을 쏟고 애를 많이 썼다', '지금은 은거하여 활동하지 않지만 의학적인 명성은 오대주에 떨치고 있다'고 했다.

---

19) 今茲明治四年, 米利堅學校將纂藏萬國醫籍, 因需皇國醫籍. 於是大學東校, 擇兩三部將贈之. 識此所著之《皇國名醫傳》及前編二部為第一矣. 蓋皇國未曾有之盛擧也.

20) 《中國醫學大成》, 《近世漢方醫學書集成》 제99권에 수록. '藥之性味, 方之佐使, 無不備也, 然未有輯醫論以成話者. 醫之有話, 實自宗伯始.' '是卷蒐羅名言, 間附評論, 皆折衷精當.' '非唯擧先哲之法以示人, 且示人以效法之方. 淺田氏於此得其力勤而用心苦也.' '今隱居不仕, 以醫名五大洲.'

# 끽다양생 喫茶養生

# 에이사이榮西의 종교의학세계

일본 고대의학사[1]를 뒤져보거나 혹은 중일의학교류[2] 심지어 일반적인 문화교류사[3]의 저작을 다루다 보면 대부분 에이사이榮西와 그가 저작한 《喫茶養生記》에 관한 논설을 볼 수 있다. 그러나 그 주요 내용은 일본 승려인 에이사이가 중국에 두 번 유학하여 차의 종자를 가져왔고 《喫茶養生記》를 지었으며 차의 치료와 보건에 대한 작용 등을 크게 선양시킨, 가마쿠라시대

---

1) 일본의학사의 기초를 세웠다고 칭송되는 富士川遊의 《日本醫學史》 僧侶와 의학 항목에 榮西를 언급했고(119쪽) 의학목록에도 《喫茶養生記》를 두었다.
   또 일본 學士院에서 여러 저작을 수집하여 편성한 5권본 《明治前日本醫學史》 제1권에 수록된 稻田龍吉이 저작한 《明治前日本醫學史》에서 榮西가 鎌倉시대의 저명한 僧醫(14쪽)라 했고, 藤井尚久가 저작한 《明治前本邦疾病史》에서도 脚氣와 飮水病에 관한 榮西의 기재를 인용했다(374·389쪽). 제2권에 수록된 石原明의 《日本生理學前史》에서 榮西의 《喫茶養生記》가 宋代 민간의학과 불교의학이 결합된 산물에 속한다고 하여 '불교학설로 의학학설을 언급한 점이 특색이 있다'(60쪽)고 했고, 마찬가지로 石原明이 쓴 《日本病理學前史》에서 다시 이러한 관점을 언급했다(354쪽). 제3권에 수록된 藤井尚久의 《明治前本邦內科史》에서 榮西가 저명한 僧醫(31~34쪽)이라고 여러 차례 언급했고, 西川義方이 지은 《明治前日本治療學史》에서는 榮西의 치료방법을 평가하여 '오늘날 보면 우스운 감이 들지 않을 수 없다'(347쪽)고 하고, 鎌倉시대의 약물요법을 서술할 때 榮西의 말(577쪽)을 인용했다. 제4권에 수록된 田中助一의 《明治前日本耳鼻咽喉科學史》에서도 榮西가 鎌倉시대 저명한 僧醫(574쪽)이라고 언급했다. 제5권에 수록된 藤井尚久의 《本邦(明治 이전)著名醫略傳》에서 이 책을 의서로 보았다(334쪽).
2) 예를 들면 史世勤가 主編한 《中醫傳日史略》 69~72쪽, 馬伯英 등 《中外醫學文化交流史―中外醫學跨文化傳通》 54~56쪽, 李經緯 主編 《中外醫學交流史》, 106~109쪽.
3) 예를 들면 木宮泰彦著·胡錫年譯 《日中文化交流史》, 306·361~362쪽. 道端良秀著·徐明等譯 《日中佛教友好二千年史》, 75쪽. 鄭彭年著 《日本中國文化攝取史》, 293~294쪽.

의 저명한 승의僧醫라는 것을 벗어나지 않는다.

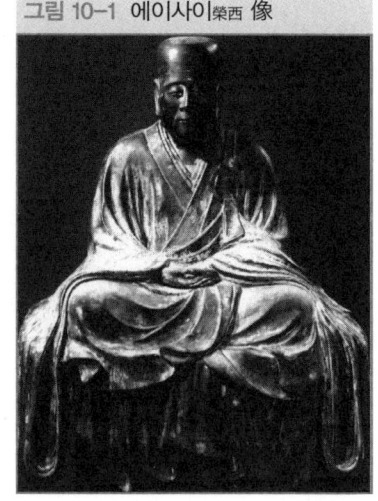

그림 10-1 에이사이榮西 像

다른 측면으로는 이른바 차문화茶文化와 관련된 저작에서도 마찬가지로 에이사이와 《喫茶養生記》의 중요한 역사적인 지위와 작용에 대해 언급했다. 즉, 에이사이를 중국 차문화를 전파한 사람일 뿐만 아니라 일본 다도茶道의 선구자로 본 것이다.[4]

그러나 차의 의료보건작용, 즉 의학의 시각에 따른 것은 물론이거니와 이를 세계 3대 비알콜성 음료[5]의 하나인 차와 그 전파로 보는 시각 혹은 양자를 함께 취급하여 에이사이와 《喫茶養生記》를 자리매김하는 것 모두 신발을 신고 가려운 곳을 긁는 것과 같은 불만을 벗어나기 어렵다. 이러한 문제를 설명하려면 이 책의 주체적인 내용과 中日 양국의 차를 마신 역사에서 몇 가지 기본적인 문제를 이해한 후에 《喫茶養生記》의 구체적인 내용을 깊이 분석할 수 있고 에이사이의 종교의학적인 이념과 《喫茶養生記》의 본질을 파악할 수 있다.

---

4) 예를 들어 William H. Ukers著 《茶葉全書》(All About Tea), 中國茶葉研究社가 번역하고 출판, 上海 : 開明書店經售, 1949년, 상권, 5쪽. 林乾良·奚毓妹著 《養生壽老茶話》, 農業出版社, 1988년, 25쪽. 姚國坤等著 《中國茶文化》, 上海文化出版社, 1991년, 43쪽. 王玲著 《中國茶文化》, 中國書店, 1992년, 315쪽. 滕軍著 《日本茶道文化槪論》, 北京 : 東方出版社, 1992년, 16쪽. 王從仁著 《中國茶文化》, 上海古籍出版社, 2001년, 121쪽.
5) 즉 차·커피·코코아 3가지는 모두 腦·心臟·腎臟을 흥분시키는 작용이 있다. 커피는 두뇌를 흥분시키고 코코아는 신장을 자극하며 차는 양자 사이에 처해 있다.

## 1.《喫茶養生記》의 주요 내용

《喫茶養生記》의 작자는 일본 가마쿠라시대의 승려인 에이사이(1141~1215)다. 그는 1168년 27세 때에 송나라로 건너가 四明·丹丘에서 공부했고, 天台山을 참배했다. 그 해에 일본으로 돌아온 후 또한 1187년에 다시 송나라로 건너갔다. 당시에는 인도에 가려고 했으나 소원을 이루지 못했다. 이에 天台山으로 올라가 萬年寺의 虛庵懷敞를 스승으로 모시고 임제종臨濟宗의 정법을 직접 전수받았다. 4년 후(1191) 일본으로 돌아와 일본 선종禪宗의 창시자가 되었으며 가지고 온 차의 종자를 背振山 앞에 세워진 절에 심었다. 우연한 기회에 에이사이와 그가 저작한《喫茶養生記》가 세상에 알려지기 시작했다.

《吾妻鏡》[6]의 기재에 의하면 1214년 제3대 쇼군인 미나모토노 사네토모源實朝가 주취酒醉로 고생할 때 기도를 하기 위해 가마쿠라의 쇼군의 집에 참석한 승려 에이사이가 차 한 잔을 올리며 좋은 약이라 설명하고 동시에 차의 공덕을 찬양한 책

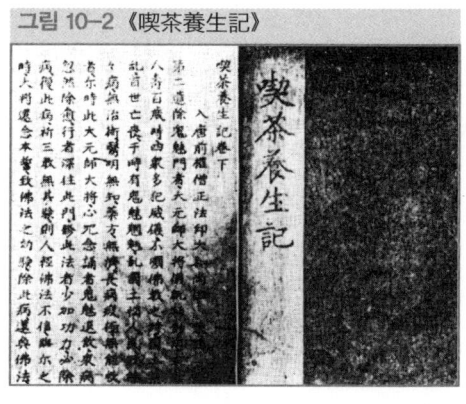

그림 10-2《喫茶養生記》

을 헌상했다. 쇼군은 차를 마신 후 매우 흡족해했다.[7]

---

6)《吾妻鏡》은 鎌倉시대의 史書로 52권이며 일본 최초의 武家기록이다.
7) 滕軍著 :《日本茶道文化槪論》, 19쪽. 千宗室著·蕭豔華譯 :《《茶經》與日本茶道的歷史意義》, 天津 : 南開大學出版社, 1992년, 69~70쪽.

에이사이榮西의 저작을 언급하자면, 그의 생애에 대한 기술이 모두 일치하기 때문에 여기에서는 덧붙이지 않는다. 그러나 유감스런 것은 중국 의학사와 차문화를 연구하는 사람들이 《喫茶養生記》를 쉽게 볼 수 없다는 점이다. 이는 이 책의 분량이 매우 짧아 4,700여 자에 불과하여 한 편의 문장으로 볼 수 있고, 독립된 저작으로 볼 수 없었기 때문이 아닌가 한다. 중일中日 의학총서에 이렇게 중요한 문장文章을 수록하려고 생각하지 못한 것 같다. 따라서 먼저 그 주요 내용을 아래에 초록할 필요가 있고, 그러고 나서 다시 분석하기로 한다.

전해지는 《喫茶養生記》에는 두 가지 본이 있는데, 하나는 첫머리 자서에 '承元五年辛未(1211)'로 되어 있고, 다른 본은 첫머리 자서를 쓸 때 '建保二年(1214)'으로 되어 있다. 따라서 통상적으로 전자를 초본初本이라 하고 후자를 수정본修訂本[8]이라 한다. 두 종의 본문에는 약간 다른 점이 있으며 여기서 근거로 삼은 것은 《群書類從》에 수록된 修訂本이다.

《喫茶養生記》의 두 가지 본은 모두 상하 두 권으로 구성되어 있다. 상권은 〈五藏和合門〉이라 하고 하권은 〈遣除鬼魅門〉이라 한다. 상권 첫머리에 짧은 서문이 있고 핵심적인 내용은 차의 양생작용을 찬양한 것인데, 방향을 바꾸어 옛것을 중시하고 현재의 것을 경시하는 태도로 끽다양생喫茶養生의 중요성을 설명했다.

전문은 다음과 같다.

"차는 양생의 선약仙藥이고 장수의 묘술이다. 신령스러운 산골짜기에서

---

8) 그러나 어떤 학자는 양자의 구분은 쓴 목적이 다른 데에 있다고 보았다. 전자는 집정자가 열람하도록 헌정을 위한 것이고, 후자는 一般利生(보급)하기 위한 것이다. 服部敏良이 저작한 《鎌倉時代醫學史の硏究》, 354쪽에 상세히 나타난다.

난다. 사람들이 이를 따서 마시면 장수한다. 인도와 당나라에서 모두 이를 귀중하게 여겼다. 우리 일본에서도 일찍이 즐겼다. 고금을 통하여 기특한 선약이니 차를 따지 않을 수 없지 않겠는가? 아주 먼 옛날 사람들은 천인天人과 같았는데, 오늘날 사람들은 점차 약해져 몸의 4대인 지수화풍地水火風과 오장이 썩은 듯하다.

그런데 침과 뜸 모두 몸을 상하게 하고 탕약으로 치료하여도 또한 반응이 없다.

이와 같은 방으로 치료한다면 점차 약해지고 마르게 되어 염려하지 않을 수 없다. 옛 의방을 첨삭하지 않고 오늘날 사람들의 병을 고칠 수 있다고 생각하는 사람이 적다. 하늘이 만물을 만들었는데 가장 귀한 것이 사람이다. 사람이 한평생을 보전하려면 천명을 지키는 것이 현명하다. 한평생의 근원을 보전하는 것은 양생에 있다. 양생의 술을 알면 오장이 편해질 수 있다. 오장 가운데 심장이 주인이 된다. 심장의 방을 제정함에 차를 마시는 것이 묘술이다. 심장이 약하면 오장 모두에 병이 생긴다.

인도의 기파耆婆가 가신 지 2천여 년이 지났으니 말세 사람들의 혈맥을 누가 진찰하겠는가? 중국의 신농이 사라진 지 3천여 년이 흘렀으니 근대의 약미를 어찌 이해하겠는가? 그러나 이를 탓하는 사람이 없고 부질없이 환자들만 위태롭다. 처방을 구함에 잘못이 있어 공연히 뜸을 놓아 손해만 끼친다. 오늘날의 의술을 잠시 살펴보면 약을 복용하여 심지心地를 손상시키는 것은 병과 약이 어그러지기 때문이고, 뜸을 놓아 생명을 요절케 하는 것은 맥과 뜸이 다투기 때문이다. 큰 나라의 가르침을 찾고 근대의 치방을 알리는 것이 낫다. 그리하여 두 문을 세워 말세의 병을 가르쳐 후손에게 남겨주어 중생을 모두 이롭게 한다. 겐보建保2년 갑술甲戌년 봄 정월. 삼가 서문

을 쓰다."⁹⁾

그 다음은 〈五藏和合門〉의 내용이다.

먼저 《尊聖陀羅尼破地獄法祕抄》를 인용했다.

"一肝藏好酸味, 二肺藏好辛味, 三心藏好苦味, 四脾藏好甘味, 五腎藏好鹹味."

그 다음 '오장으로 오행(金木水火土)을 갖추고 또 오방(東西南北中)을 갖춘다'고 했다. 그리고 오장五藏과 오방五方·오시五時·오행五行·오색五色·오지五志·오관五官의 배속관계를 상세히 나열했다. 그러나 이러한 문자를 불교경전에서 인용했는지 여부에 관계없이 그 내용은 중국전통문화에서 기원했음이 틀림없다.

그리고 나서 오장五藏과 오방지불五方之佛과 오미五味와의 관계에 따라 오부가지五部加持와 오미식약五味食藥을 어떻게 사용하여 각 장의 질병을 치료하는지 그 개요를 각기 논설했다. 이른바 '오부가지五部加持'는 경전의 어떤 어구를 암송하여 상응하는 장기의 질병을 치료하는 방법으로 '內之治方也'라 한다. '오미로 양생하여 바깥의 병을 치료한다'고 했고, 양자를 병용하면 '내외가 서로 도와 신명을 지킨다'고 했다. 그 가운데 심心에 관한 논설

---

9) 茶也, 養生之仙藥也; 延齡之妙術也. 山谷生之, 其地神靈也. 人倫採之, 其人長命也. 天竺·唐土同貴重之. 我朝日本曾嗜愛矣. 古今奇特仙藥也. 不可不摘乎? 謂却初人與天人同, 今人漸下漸弱, 四大·五藏如朽. 然者針灸竝傷, 湯治又不應乎. 若如此治方者漸弱漸竭, 不可不怕者歟. 昔醫方不添削而治今人, 斟酌寡者歟. 伏惟天造萬像, 造人以爲貴也. 人保一期, 守命以爲賢也. 其保一期之源, 在於養生. 其示養生之術, 可安五藏. 五藏中, 心藏爲主乎. 建立心藏之方, 喫茶是妙術也. 厥心藏弱, 則五藏皆生病. 宴印土耆婆徃而二千餘年, 末世之血脈誰診乎? 漢家神農隱而三千餘歲, 近代之藥味詎理乎? 然則無人於詢病相, 徒患徒危也. 有愇于請治方, 空灸空損也. 偸聞今世之醫術, 則含藥而損心地. 病與藥乖故也. 帶灸而夭身命, 脈與灸戰故也. 不如訪大國之風, 示近代治方乎. 仍立二門, 示末世病相. 留賜後昆, 共利群生矣. 于時建保二甲戌春正月日. 謹敘.

은 다음과 같으며 이러한 예를 통하여 전모를 살펴볼 수 있고 끽다양생喫茶養生을 왜 강조했는지 알 수 있다.

"오장이 미를 받아들이는 것은 다르다. 좋아하는 미가 많이 들어가면 그 장이 강해져 다른 장을 극하여 서로 병이 생긴다. 신산감함辛酸甘鹹 네 가지 맛은 늘 있어 먹지만 고미苦味는 항상 까닭이 없으면 먹지 않는다. 그리하여 네 장은 항상 강하고 심장은 늘 약하기 때문에 병이 생긴다. 심장에 병이 들었을 때에는 일체 미를 피해야 한다. 먹으면 토하고 먹지 말아야 한다. 차를 마시면 심장이 강해져 병이 없다. 심장에 병이 있을 때에는 사람의 피육皮肉 색깔이 나빠짐을 알 수 있고 수명도 줄어든다. 일본에서는 고미苦味를 먹지 않지만 중국인들은 차를 마시기 때문에 심장에 병이 없고 장수한다. 일본에서 병으로 여윈 사람들은 차를 마시지 않아 그렇게 된 것이다. 심신이 상쾌하지 못할 때에는 차를 마셔 심장을 고르게 하면 반드시 모든 병을 낫게 할 수 있다. 심장이 상쾌할 때에는 다른 장들에 병이 있을지라도 크게 아프지 않다. 또한 《五藏曼茶羅儀軌抄》에서 '비밀스런 진언眞言으로 치료한다'고 했다."10)

그 다음에 이렇게 말했다.

"심장은 오장의 군자이다. 차는 고미苦味의 우두머리이고 고미는 모든 미味에서 상등의 미이기 때문에 심장이 이 미味를 받아들인다. 심장이 흥하면 여러 장들이 편안해진다. …… 몸이 약하고 의기가 소침한 사람일수록 심

---

10) 五藏受味不同. 好味多入, 則其藏強尅傍藏互生病. 其辛酸甘鹹之四味恒有而食之, 苦味恒無故不食之. 是故四藏恒強, 心藏恒弱, 故生病. 若心藏病時, 一切味皆違. 食則吐之, 動不食. 今喫茶則心藏強無病也. 可知心藏有病時, 人皮肉之色惡, 運命依此減也. 日本國不食苦味乎. 但大國獨喫茶, 故心藏無病亦長命也. 我國與有病瘦人, 是不喫茶之所致也. 若人心神不快, 爾時必可喫茶調心藏除愈萬病矣. 心藏快之時, 諸藏雖有病, 不強痛也. 又《五藏曼茶羅儀軌抄》云：以秘密真言治之.

장이 좋지 않음을 알 수 있다. 차를 자주 마시면 기력이 강성해진다."[11]

그 아래에는 중국고적中國古籍에서 차에 관한 기재를 인용하여 차의 명칭 및 나무의 형태와 꽃과 잎·효능·채취시기·가공과 보존법 등을 기술했다. 따라서 일반인은 대부분 이러한 문자에 따라 이 책을 연구했는데, 이를 차의 전문서인 陸羽의《茶經》과 같은 것으로 보았다.[12] 그 끝에서 이렇게 말했다.

"위에서 말세의 양생법은 이상과 같다. 그러나 일본 사람들은 차를 채취하는 법을 모르기 때문에 이용하지 않는다. 도리어 약이 아니라고 비꼰다. 이는 차의 덕을 모르는 까닭이다. 에이사이가 중국에 있었던 옛날에는 차를 눈과 같이 귀중하게 여겼음을 보았고, 갖가지 말이 있었으나 주석을 달아 밝히지는 못했다. 충신에게 내리고 고승에게 베푼 것은 고금의 뜻이 같다. 당나라 의사가 말하길 '차를 마시지 않는 사람은 모든 약효를 잃어 고질병을 고칠 수 없는데 이는 심장이 약하기 때문이다'고 했다. 말세의 의사들은 이를 끝까지 궁구하기 바란다."[13]

하권下卷의 제목은 〈遣除鬼魅門〉이다. '근세 이래의 병상病相'에 5가지가 있지만 이 5가지 질병의 공통적인 특징은 '그 모양이 한寒도 아니고 열熱도 아니고 지수地水도 아니고 화풍火風도 아니어서 요즈음 의사들은 대부분 잘못 알고 있다'는 것이 주요 내용이다. 따라서 구제귀매驅除鬼魅하는 방법으

---

11) 心藏, 是五藏之君子也. 茶是苦味之上首也. 苦味是諸味之上味也, 因茲心藏受此味, 心藏興則安諸藏也. …… 若身弱意消者, 可知又心藏之損也. 頻喫茶則氣力強盛也.
12) 예를 들어 滕軍이 저작한《日本茶道文化槪論》(21쪽)에서 '《喫茶養生記》에서 주목할 점은 상권 마지막 調茶 항목과 下卷의 飮茶法 항목'이라고 보았다.
13) 已上末世養生之法如斯. 抑我國人不知採茶法, 故不用之. 還譏曰 : 非藥云云. 是則不知茶德之所致也. 榮西在唐之昔, 見貴重茶如眼, 有種種語, 不能具註. 給忠臣, 施高僧, 古今義同. 唐醫云 : 若不喫茶人, 失諸藥效, 不得治痼, 心藏弱故也. 庶幾末代良醫悉之矣.

로 치료하는 것이 필요하다. 그러면 이 5가지 질병은 무엇인가? 그 병명, 병인, 요법의 요점을 아래에 적록한다.

①음수병飮水病 : 이 병은 냉기冷氣로 생기고 상죽桑粥을 복용하면 3~5일에 반드시 효과를 본다. …… 귀병鬼病이 서로 가해졌기 때문에 다른 방은 효험이 없다.

②중풍으로 수족을 쓰지 못하는 심병心病 : 이 병은 근래 이래로 많아졌다. 또한 냉기冷氣 등으로 발병한다. 침구로 출혈시키고 탕약으로 치료하여 땀을 흘리게 하면 위해를 초래한다. …… 상죽桑粥, 상탕桑湯을 천천히 복용시키면 점차 회복되고 전혀 위험이 없다. 목욕을 하고자 할 때에는 뽕을 달인 욕탕에서 목욕을 시켜도 좋다.

③불식병不食病 : 이 병 또한 냉기冷氣로 발생한다. 목욕을 좋아해 땀을 흘리고 불을 쪼여서 액을 당하는 것이다. 여름에나 겨울에나 몸을 시원하게 하는 것이 묘법이다. 또한 상죽탕桑粥湯을 복용하면 점차 회복된다. 급히 차도를 보려고 뜸이나 탕약으로 치료하면 몸이 약해져 회복되지 못한다.

이상 3가지 병은 모두 냉기冷氣에서 발생하고 뽕으로 치료한다. 이 시대에는 대부분 귀매鬼魅로 나타난다고 했기 때문에 뽕으로 치료한다. 뽕나무 아래에는 귀신이 오지 않으니 또한 최고의 선약仙藥이다. 틀림이 없다.

④창병瘡病 : 후세에 이르러 이 병은 수기水氣 등 잡열雜熱로 발생한다. 정疔도 옹癰도 아니지만 사람들은 이를 알지 못해 잘못을 많이 범한다. …… 뜸으로 치료하면 붓고 한寒으로 치료하면 잘 번진다. …… 상죽桑粥·상탕桑湯·오향전五香煎을 복용한다.

⑤각기병 : 이 병은 저녁에 포식하여 발생하고 한밤에 술을 많이 마셔 몸을 해치는 것이다. …… 상죽桑粥·상탕桑湯·고량강차高良薑茶를 복용하는 것

이 양생의 기특하고 신묘한 치료법이다.

"이상 5가지 병은 모두 후세 귀매鬼魅가 일으킨 것이다. 모두 뽕[桑]으로 치료하는 것은 중국 의사에게 구전되어 내려온 것을 약간 받은 것이다. 또한 뽕나무는 여러 부처의 보리수菩提樹로 이 나무를 지니고 있으면 천마天魔도 침범하지 못하거늘 하물며 여러 귀매鬼魅들이 가까이 올 수 있겠는가? 지금 중국 의사에게 구전되어 내려온 제병 치료법을 얻어 효험을 보지 않음이 없다."

다음 장에 뽕나무로 치료하는 각종 약물의 구체적인 용법을 언급했는데, 상죽법桑粥法·복상목법服桑木法·상전법桑煎法·함상목법含桑木法·상목침법桑木枕法·복상엽법服桑葉法·복상심법服桑椹法 및 복고량강服高良薑·오향전五香煎과 끽다법喫茶法을 포함하고 있다.

《喫茶養生記》의 주요 내용을 알고 나면 이 책이 왜 '종교의학적인 전형적 안례案例'인지 이해할 수 있다. 다음 장에 3가지 방면에 따라 분석하기로 한다.

## 2. 茶―苦―心

학자들이 불교와 차의 관계를 언급하는 것은 두 가지 측면을 벗어나지 않는다. 하나는 절에서 차를 심고 마시는 것과 같은 우아한 분위기에 착안한 것이고, 하나는 차를 마셔 인체에 나타나는 영향에 착안한 것이다. 이른바 '차茶에는 세 가지 덕이 있으니 첫째 좌선坐禪하고 경을 외우는데 적합하고, 둘째 포식한 후 소화를 돕고, 셋째 발산시키지 않는 약으로 성욕을 억제하는 데 유익하다.'14) 이 세 가지 작용에서 분명 '좌선坐禪에 적합한' 것이 가장 중요하다. 일본 신화에서는 달마 조사達摩祖師가 좌선할 때 수마睡魔로 눈을 뜨지 못하자 눈꺼풀을 잘라 땅에 버렸다고 전한다. 그 후 땅에서 차나무가 자라났고, 15) 나중에 스님들이 차를 마시기 시작하게 되고 졸음의 고통에서 벗어나게 될지는 아무도 몰랐다.

차를 마시는 것과 불교수행과의 관계를 비교적 높은 차원에서 해석하자면 그 본질은 차를 마셔서 대뇌를 흥분시키는 것에 불과하다. '불교의 수행 내용은 계戒·정定·혜慧 세 가지를 벗어나지 않는다. 계율戒律은 수행의 첫 번째 규율로 승려는 술이나 고기나 성욕 등을 금하여 청정하고 깨끗한 본성에 이르러야 한다. 정률定律은 수행의 구체적인 방법으로 승려는 마음을 가라앉히고 정좌靜坐하여 생각과 근심을 떨쳐 마치 수면 상태인 것 같지만 진정한 수면이 아닌 좌선입정坐禪入定에 들어가 도리어 생각을 고도로 집중하여 정화靜化하고 일제의 잡념을 없애고 생각을 모아 도를 깨쳐야 한다. 술을 마시지 않고 욕심을 억제하고 오랫동안 좌선하면 피곤해지게 되고, 또 생각은 밝게 가져야 하기 때문에 차는 불자에게 둘도 없이 좋은 약이 되었고 사원에서 깊이 뿌리를 내리게 되었다.'16)

그러나 '고상하고 우아한 분위기'나 '정신을 맑게 하고 잠을 쫓는' 것을 막론하고 차가 가진 이 두 가지 용도를 세상의 여러 사람들이 이해하고 이용했다. 실제로 불교만의 전유물이 아니었다. 더욱 중요한 것은 에이사이가 왜 '차는 양생의 선약仙藥'이고 '장수의 묘술妙術'인지를 이 두 측면으로 해석

---

14) 袁和平:《中國飮茶文化》, 廈門大學出版社, 1992년, 26쪽.
15) 威廉·烏克斯著:《茶葉全書》, 상권, 5쪽.
16) 袁和平:《中國飮茶文化》, 25쪽.

하지는 않았다는 점이다.

먼저 에이사이는 당시에 사용된 의료기술을 철저히 부정하여 '침과 뜸이 모두 해롭고 탕약으로 치료하는 것 또한 효험이 없으며', '헛되이 뜸을 떠서 공연히 해치고 약을 먹어 심지心地를 해친다'고 했다. 그렇다면 수많은 중생들은 '사대四大·오장五藏이 썩는 것과 같은' 여러 질병의 고통에 직면하여 어떻게 해야 할 것인가? 에이사이는 다음과 같이 지적했다.

①오장에서 심장이 주가 된다. 만병은 심에서 생긴다.

②오미五味는 오장으로 들어가는데 심장은 고미苦味를 좋아한다. 그러나 음식에는 항상 맵고, 시고, 달고, 짠 4가지 맛이 있지만 유독 쓴맛만이 모자란다.

③따라서 심장이 약하면 오장 모두에 병이 생긴다.

④심장의 병을 치료하려면 쓴맛이 필요하고 차는 쓴맛의 최고이므로 차를 마셔야 한다.

⑤항상 차를 마셔 쓴맛을 얻어 심장이 흥하면 모든 장이 편안해지고 기력이 강성해진다.

이것이 에이사이가 말한 끽다양생喫茶養生의 논리다. 에이사이의 사상과 논설에서 불교 교의와 세속적인 의학이론을 융합하여 일체화시키고 종교적인 '심心'과 육체적인 '심장心藏'도 융합하여 일체화시켰음을 어렵지 않게 알 수 있다. '만병이 심心에서 생긴다'고 할 때의 심心은 분명 육체적인 심장은 아니지만 쓴맛을 가하여 치료하는 심心도 분명 만병의 근원인 종교적인 심인 심령心靈은 아니다.

일반적으로 사회사연구자가 '불교의학'의 문제를 말할 때 의료를 행하는 자의 신분이 승려이고, 의료행위를 하는 장소가 사원이며, 방약의 기원과 명칭이 이러이러한 '불의방佛醫方'이라는 각도에서 바라볼 수도 있다. 그러나 이러한 요소가 한곳에 집중되어 있더라도 그 본질은 여전히 세속적인 것, 즉 통상적으로 말하는 '불교의학'과 본질적으로 전혀 다르지 않다. 따라서 '종교의학'의 경계를 확정하는 관건은 그것에 의거한 이론과 요법이 그 종교 교의와 본질적으로 연계되어 있는지 여부를 보는 것이다. '심心'을 핵심으로 삼아 세상이 고난의 근원이라 말하면 이는 불교 교의를 차용한 것임이 틀림없지만, 정신적인 고난을 육체적인 질병으로 바꾼 것이다.

일반적인 전통의학(중국이나 인도를 막론하고)에서는 질병의 원인을 해석할 때 정신적인 '심心'과 육체적인 '심장心臟'을 만병의 근원이라는 위치에 두지 않았다.[17] 그 다음 미味의 약성에 관한 논설에서 중국과 인도의 전통의학에서도 5미나 6미를 병론했는데, 각기 장단점이 있다.

인도인은 오미苦味가 '오대五大' 가운데 '풍風'과 '공空'에 기원하여 식욕을 촉진시킬 수 있지만 많이 먹으면 지체에 감각을 상실하거나 경련이 일어나거나 안면이 마비되고 극렬한 두통, 어지럼증, 끊어지는 듯한 통증을 일으키거나 입맛을 잃게 된다고 보았다.[18]

다른 측면으로 중국의 오행학설에서는 심心과 고苦가 서로 배합되지만, 이러한 학설을 광범하게 운용한 전통의학의 경전인 현존본 《黃帝內經》을 보면 심心과 미味의 관계와 고미苦味에 관한 논설은 이렇게 간단하지 않아 고

---

17) 중국과 인도 전통의학에서는 모두 정신적인 요인이 질병을 일으킨다고 보았지만, 인도의학에서는 이러한 질병을 초자연적인 요소에 편중하여 언급했고, 중국에서는 七情六欲의 차이에 따른 영향을 위주로 언급했다. 육체적인 질병 측면에서는 인도에서는 風·膽·痰 3요소로 이론을 설명했고, 중국에서는 外因·內因·不內外因으로 구성된 三因說을 가장 중요하게 여겼으며 장부의 병을 언급할 때에는 오장을 함께 논했다.
18) 인도 고대 의학경전인 《妙聞集》(Susruta-samhita) 총론편 가운데 제42장 〈味의 종류〉에 상세히 나타남. 번역은 廖育群의 《阿輪吠陀――印度的傳統醫學》, 遼寧教育出版社, 2002년, 206~208쪽 참조.

미苦味와 신腎과의 관계가 보다 밀접함을 볼 수 있다.[19]

실제 치료에서 잘 알고 있다시피 고미로 유명한 황련黃連의 가장 주요한 치료작용은 '설사를 멎게 하는 것'이다. 이는 세속적인 전통의학이다. 그러나 에이사이의 '종교의학'은 앞에서 기술한 바와 같이 '심心'과 유관한 불교이론을 차용한 기초 위에 오행학설을 근거로 '심心'과 '고苦'를 서로 배합하고 '차茶'를 매개시켜 '심心—고苦—차茶'라는 틀을 구축하여 차가 '양생養生의 선약仙藥이고 장수[延齡]의 묘술妙術'인 이유와 '차를 마심으로써 심장을 다스리고 만병을 낫게 하는' 도리를 설명했다.

마찬가지로 에이사이는 '오향전五香煎'의 효능을 해석할 때 다시 만병이 심에서 생긴다는 관점을 서술하고, 아울러 그가 중국 明州에 있었을 때 몸소 체험한 바를 예로 들어 증명했다.

"오향전五香煎을 만드는 것은 심장心臟을 치료하기 위해서이다. 만병은 심장에서 생기기 때문이다. 다섯 가지 약물 모두가 그 성미性味가 고신苦辛하기 때문에 심장의 묘약이 된다. 내가 예전 중국에 있을 때 天台山에서 明州로 갈 때가 6월 10일로 날씨가 매우 더워 사람들이 모두 졸도할 지경이었다. 그때 여관 주인이 정향丁香 한 되에 물 한 되 반을 넣고 두 홉이 되게 끓이더니 내게 마시라고 주었다. 그리고 말하기를 법사께서는 먼 길을 걸어오셔서 땀을 많이 흘려 병이 난 것 같아 곧 이를 마시게 하는 것이라고 했다. 약을 복용한 후 몸이 서늘해져 개운했고 마음도 상쾌해졌다. 그리하여

---

[19] 예를 들어 현존본인 《黃帝內經》을 구성하고 있는 《素問·藏氣法時論篇》에서 각종 味에 대한 오장의 所苦와 所欲을 논할 때에 '心苦緩, 急食酸以收之', '心欲軟, 急食鹹以軟之, 用鹹補之, 甘瀉之'라 했다. 그러나 苦味의 補强작용은 오히려 腎臟에 대한 것으로 腎欲堅, 急食苦以堅之'라 했다. 현존본인 《黃帝內經》을 구성하는 다른 저작인 《靈樞》에서도 苦走腎이라 했고 아울러 '多食之, 令人變嘔'〈《五味論 第六十三》〉라 했다.

매우 더울 때에는 서늘하게 하고 매우 추울 때에는 따뜻하게 할 수 있음을 알게 되었다. 이 다섯 가지는 하나를 따라 이런 덕이 있음을 알지 않으면 안 된다."[20]

이 경험의 키워드는 미가 고신苦辛한 오향전五香煎이 일체의 심병을 통치할 수 있고 세속적인 의학체계처럼 한열을 구분(열약熱藥은 한병寒病을 치료하고, 한약寒藥은 열병熱病을 치료)할 필요가 없다고 설명하는 것이다. 또 '다섯 가지는 하나를 따라 이러한 덕이 있다'고 하여 미가 고신苦辛한 식물을 임의로 골라 복용하면 '치심治心'할 수 있고 '양생養生'할 수 있다고 했다.

## 3. 신령한 세계에서의 桑

앞에서 소개한 바와 같이 짧은 《喫茶養生記》는 상하上下 두 권으로 되어 있다. 상권은 차를 논하고 하권은 뽕[桑]을 언급했다. 상권에는 차를 마시면 심장을 튼튼하게 하고 만병을 통치할 수 있다고 했다.

하권에서는 중풍 등 5종의 질환을 뽕[桑]으로 치료해야 한다고 했다. 차 문화를 연구하는 학자들은 정서에 부합하는 상권에만 관심을 가진다. 의학사를 연구하는 학자가 이 책에서 차와 함께 동등하게 중요한 지위에 있는 뽕[桑] 혹은 전체의 반을 차지하고 있는 하권을 왜 보지 못했을까? 그

---

20) 五香和合之志爲令治心藏也. 萬病起於心故也. 五種皆其性苦辛, 是故心藏妙藥也. 榮西昔在唐時, 從天臺山到明州, 時六月十日也, 天極熱, 人皆氣厥. 于時店主丁子一升, 水一升半許, 久煎二合許, 與榮西令服之. 而言:法師遠涉路來, 汗多流, 恐發病歟, 仍令服之也云云. 其後身涼清潔, 心地彌快矣. 以知大熱之時涼, 大寒之時能溫也. 此五種隨一有此德, 不可不知矣.

원인은 다음 몇 가지 점이라 볼 수 있다.

①하권下卷에서 거론한 5종 질병인 음수飮水, 중풍中風, 불식不食, 창瘡, 각기脚氣중 오늘날 기준으로 정신질환이라 볼 수 있는 불식不食을 제외한 기타 4종은 모두 신체질환의 범주에 속하기 때문에 언급할 만한 특수성이 없다.

②중약학中藥學(고대의《本草》와 현대의《藥典》모두 해당)의 기재에 의하면 뽕은 이러한 질병을 치료하는 효능이 없다.

③하권은 제목이 〈遣除鬼魅門〉으로 오늘날 사람이 보면 순전히 무술巫術 따위에 속하지 '의학'이 아니기 때문에 생략하고 논하지 않았다.

그러나 앞에서 언급한 '심心—고苦—차茶'라는 틀이 가지고 있는 종교의학적 의의 외에 이 상하 두 권은 바로 내외의 구조를 하고 있고, 질병에 따른 속성과 치료방법을 언급한 것이 마찬가지로 종교의학의 중요한 특징이라는 점을 소홀히 보면 안 된다.《喫茶養生記》작자인 에이사이는 상권의 내용이 순수한 세속의 법-오미로 양생하면 병이 치료된다는-에 속하는 것이기 때문에 말세末世21)를 살아가는 불행한 사람이 '한도 열도 아니고 지수도 화풍도 아닌 병'을 앓는 것은 귀신의 짓이니 반드시 '귀신을 몰아내는'는 방법으로 치료해야 하고, 양자를 병용해야 '내외가 서로 도와' 신명身命을 보전할 수 있다고 보았다.

에이사이의 눈에는 당시 사회의 괴병怪病은 귀신의 짓이었기 때문에 세속적인 의학의 방법으로《本草》에서 뽕으로 치료하는 어떤 해답을 찾으려는 시도는 연목구어緣木求魚로 보일 수밖에 없었다.

분명 불교에서는 뽕에 일종의 특수한 종교적 성질을 부여했다. 앞에서 인용한 문장에 나타나는 바와 같이 에이사이는 '뽕나무는 모든 부처의 보리수로 이를 지니고 다니면 천마天魔도 침범하지 못하거늘 하물며 귀매鬼魅가

가까이 붙을 수 있겠는가?[22]라 했다. 그러나 잘 알고 있다시피 불교의 성수聖樹는 보리수菩提樹이지 뽕은 아니다. 이러한 의문을 푸는 데에는 陳明 선생의 가르침이 상당한 도움이 된다. 다음 경문들을 보기로 하자.

①《佛說大孔雀咒王經》卷下(唐三藏法師義淨譯)

다시 금·은·구리·주석·철을 두들겨 산조인 크기로 다섯 알을 만들고 일곱 겹으로 된 보리수 잎 위에 놓는다(보리수 잎이 없으면 뽕나무 잎으로

---

21) 千宗室의 소개에 따르면 正法·像法·末法의 연한에 관한 일본의 견해는 두 가지다. 하나는 正法 500년, 像法 1000년, 末法 10000년이다. 다른 하나는 正法 1000년, 像法 1000년, 末法 10000년이다. 正法은 석가가 입적한 후 바른 법이 행해진 시대이다. 像法시대는 그 다음이고, 末法시대에 이르면 석가의 가르침만 있고 行과 證이 이지러져 싸움이 그치지 않고 천재지변이 일어난다. 일본이 末法시기에 들어선 것은 永承7년(1052)이다. 榮西가 생존한 12세기 말에서 13세기 초는 바로 末法의 시대로 승려와 중생 사이에 싸움이 그치지 않았다. 예를 들면 長寬元年(1163)에 延歷寺의 衆徒들이 園城寺를 공격하여 불당과 탑과 집들을 태워버렸다. 7월에 興福寺에서 別當인 惠信을 쫓아내자 惠信은 병사를 모집하여 이들과 전쟁을 벌였다. 다음해 10월 延歷寺 衆徒가 座主 快修를 몰아내고 그의 坊舍를 훼손했다. 永萬원년(1165)에 延歷寺와 興福寺의 衆徒가 항쟁했다. 仁安2년(1167) 2월에 西塔의 싸움이 발생했다. 天台의 總座主인 快修가 도피했다. 3월에는 興福寺 전 別當인 惠信이 다른 別當의 尋範을 습격하여 大乘院 등을 불살랐다. 5월에 興福寺 衆徒가 또한 傳法院의 승려와 항쟁했다. 다음해 高野山과 根來寺의 衆徒가 전쟁을 일으켰다. 嘉應원년(1169)에 延歷寺의 중도인 擔神轎가 임금의 처소로 쳐들어갔다. 다음해에 延歷寺의 衆徒가 京都로 쳐들어온다는 풍문이 있자 조정에서 무사를 시켜 방어하게 했다. 承安2년(1171)에 興福寺 衆徒가 京都로 침입하려고 하자 조정에서 병사를 풀어 방비했다. 다음해 6월 興福寺 衆徒가 대거 多武峰을 공격하여 堂舍를 불태웠다. 11월 南都의 僧徒인 擔神轎가 木津으로 침입했다. 그 달에 吉野의 대중들이 興福寺·延歷寺와 전쟁을 일으키려 했다. 安元원년(1175)에 高野山 本寺의 衆徒가 싸움을 일으켜 坊舍를 태웠다. 治承원년(1177) 4월에 延歷寺의 衆徒인 擔神轎가 경도로 침입했다. 5월에 伊豆의 前座主 明雲을 도중에 위협하여 쫓아내었다. 10월에 東大寺 別當인 敏覺이 本寺에 몰래 들어가 坊舍를 훼손했다. 다음해 1월에 延歷寺의 衆徒가 園城寺를 불태울 것을 획책했다. 2월에 淸水寺의 僧徒가 싸움을 일으켰다. 4월에 延歷寺·鞍馬寺의 衆徒가 風身禪師를 쫓아내고 坊舍를 훼손했다. 9월에 延歷寺의 衆徒가 堂衆과 전쟁을 시작하여 10월에 平淸盛奉後白河法皇의 명으로 堂衆을 토벌했다. 다음해 5월 祇園社와 淸水寺의 승려가 전쟁을 일으켜 八阪塔을 불태웠다. 7월에 官兵이 延歷寺의 堂衆을 토벌했다. 11월에 延歷寺 학생과 堂兵이 전쟁을 일으켰고, 같은 달에 興福寺의 衆徒가 의거를 일으켰다……이 이후 僧兵이 싸우는 사건이 해를 거듭할수록 많아졌고, 잔학한 일이 더욱 많이 나타났다. 千宗室著·蕭豔華譯：《〈茶經〉與日本茶道的歷史意義》, 72-74쪽에 자세히 나타남.

22) 桑樹是諸佛菩薩樹, 攜此木, 天魔猶不兢, 況諸餘鬼魅附近乎?

대체한다). …… 다음으로 우담발라烏曇跋羅나무와 발라사缽羅奢나무(이 방에 없는 것은 뽕나무와 산조인 나무로 대체할 수도 있다)와 우슬초 가지를 취한다. 세 나무를 모두 다섯 치 길이로 자르고 손가락 굵기로 쪼개어 800번 주문을 외워야 한다. 주문을 한 번 다 외우고 나면 불속에 던진다.[23]

②《不空罥索神變眞言經》卷第七(大唐天竺三藏菩提流志譯)

여러 묘약을 구하면 모두 뜻대로 될 수 있다. …… 보리수나무, 잣나무, 뽕나무. …… 손가락 열여섯 개 길이로 잘라 법식대로 태운다.[24]

③《西方陀羅尼藏中金剛族阿蜜哩多軍吒利法》

안온해지려면 뽕나무를 구해서 손가락 열두 개 길이로 자른다. 주문을 한 번 외우고 꿀풀의 꿀을 취하여 서로 섞고 나무 양쪽 끝에 불을 붙여 주문을 외우고 던진다. 그 사람의 이름을 부르면서 불속에 던져 태운다. 천팔백 번을 채우면 곧 편안해진다. 또 부귀를 얻고자 하면 뽕나무와 일체의 씨앗을 서로 섞어 주문을 외우고 태운다. 천팔백 번을 채우면 부귀해진다.[25]

④《三萬佛同根本神秘之印竝法龍》

온갖 신과 금강 등의 것을 부리려면 뽕나무 껍질 한 근을 흐물거릴 때까지 달여 좋지 않은 껍질을 버린다. 도장을 찍고 마시는데 차례로 되풀이한다. 온갖 귀신이 함께 와서 항복한다.[26]

---

23) 復以金銀銅錫及鐵. 打作五丸如酸棗核. 安在七重菩提葉上(若無以桑葉替之). …… 次以烏曇跋羅木缽羅奢木(此方所無宜以桑棗木替之亦得)及牛膝草莖. 三中隨一截長五寸, 破之麤如指許, 須八百片每誦咒, 咒之一遍投於火中.
24) 求諸妙藥皆得如意. …… 菩提木, 柏木, 桑木. …… 截治長十六指量, 如法然火.
25) 欲得安穩者, 取桑構木, 幷得長十二指. 咒一遍, 取蘇蜜相和. 點木兩頭, 一咒一擲. 稱彼人名. 擲火中燒. 滿一千八遍, 即得安穩. 又法, 若欲得富貴者. 取桑及一切種子相和, 一咒一燒. 滿一千八遍, 即得富貴.
26) 若欲求役使百千萬種神金剛等類, 取桑根皮一斤煮令爛去惡皮, 以印印之, 食次復之. 萬鬼並幷來降伏.

이러한 경문에서 뽕잎은 보리수 잎의 대용품이며 보리수菩提樹에 버금가는 신령한 나무라는 사실을 볼 수 있다. 뽕은 보리수와 같이 쓰거나 단독으로 사용된다. 종교에서 이것이 중요한 위치를 차지함을 알 수 있다. 상엽桑葉, 상목桑木, 상근피桑根皮 모두 신령한 성질을 가지고 있다. 이는《喫茶養生記》에서 소개한 상죽桑粥, 복상목服桑木, 상전桑煎, 함상목含桑木, 상목침桑木枕, 복상엽服桑葉, 복상심服桑椹 등 여러 가지 용법과 바로 일치한다.

이 밖에《喫茶養生記》의 초본初本이 수정본에 비해 뽕의 영성靈性에 대해 더욱 상세하게 설명하고 있다.

"뽕나무桑樹는 과거에는 여러 부처가 도를 깨친의 신령스런 나무였다. 이 나무로 유목乳木을 만들어 지니고 다니거나 문지르면 귀신이 모두 물러나고 도망가며 또 재앙이 모두 물러난다. 뽕나무 밑에는 귀신이 오지 않기 때문에 이 나무는 여러 병을 고치는 약이 되었다. 이 나무로 염주를 만들거나 이쑤시개[27]로 만들거나 베개를 만들면 하늘의 마귀도 침범하지 못하거늘 하물며 나머지 소소한 귀신인들 가까이 하겠는가? 따라서 나는 이 나무로 여러 병을 치료하여 효험을 보지 않음이 없었다. 관심 있는 사람은 잘 살펴보아야 할 것이다."[28]

동시에 초본初本에서 에이사이는 도교선경道教仙經에서도 마찬가지로 뽕을 중시한 것을 근거로 뽕의 신기함을 설명했다.

---

[27] 즉 楊枝는 齒木이라고도 한다. 인도의학의 고전에 일찍이 나뭇가지 끝은 씹어 칫솔모양으로 만들어 이를 닦아 치아를 관리했다는 기재가 있다. 현대 일어에서도 칫솔을 요지(楊枝)라 칭하는 것이 여기에서 기원했다.

[28] 桑樹是過去諸佛成道之靈木也. 以此樹爲乳木護摩時, 鬼魅悉退散馳走, 又悉災法相應木也. 桑樹下鬼魅不來, 是故此樹爲數病之藥也. 若人攜此木爲念珠, 爲枝, 爲枕, 天魔尚以不得侵, 況諸餘下劣鬼魅附近乎? 是以榮西以此木治諸病, 無不得效驗矣. 有情人察之.

"선인에는 두 가지 부류가 있는데, 첫째는 고행을 통해 선인이 된 부류이고, 둘째는 약을 복용하여 선인이 된 부류이다. 약을 복용하여 선인이 된 자는 여러 약을 복용하여 오랜 수명을 누린다. 그 중에 뽕나무를 복용하는 선인도 오랜 수명을 누린다. 위의 뽕나무 처방은 여러 방을 능가하며 이는 선약을 만드는 근거이다."

"《仙經》에 이르기를 모든 선약仙藥은 뽕나무로 달이지 않고는 복용할 수 없다고 했다. 뽕나무가 선약의 우두머리임을 알 수 있다. 차와 뽕을 함께 복용하면 더할 수 없이 귀중하다. 이 두 가지 모두 선약의 우두머리이다."29)

중국에 유학했고 또 중국문화를 추앙한 에이사이는 유가문화도 흡수했다. 그는 책에서 《勸孝文》 '孝子唯供親'의 뜻이 '부모를 무병장수하게 하는' 것이라고 해석했다.

차와 뽕을 복용하는 법으로 '위로는 임금과 부모의 병을 치료하고 아래로는 가난하고 천한 사람들의 액을 구하고 가운데로는 몸을 지켜 오래 온전하게'30)하는 목적을 실현해야 한다고 주장하여 유가儒家와 도가道家의 영향을 받은 점을 어렵지 않게 볼 수 있다.

그러나 총체적으로 말하자면 에이사이의 정신세계는 불교사상을 주체로 하고 도교에서 뽕을 사용하는 것과 유가에서 효를 권장하는 말을 인용한 것으로 '불교를 위해 도교를 이용하고', '불교를 위해 유가를 이용한' 것일 따름이다.

---

29) '仙人有二種仙人, 一苦行仙, 二服藥仙也. 服藥仙者服種種藥, 以久保命. 其中服桑木仙, 能久保也. 上件桑治方勝諸方, 是依爲仙藥也.' '《仙經》云 : 一切仙藥不得桑煎則不服云云. 以知桑是又仙藥之上首乎. 茶與桑並服, 貴重無高下, 二俱仙藥之上首也.'

30) 이 말은 漢代 張仲景의 《傷寒雜病論·自序》에 나온다. '上以療君親之疾, 下以救貧賤之厄, 中以保身長全.'

하권에 나열된 5종의 질병이 현대의학에서 도대체 어떤 질병인지에 대하여 이 책에서는 어떠한 증상도 묘사하지 않았기 때문에 이름으로만 대략 추측할 수밖에 없다.

①음수병飮水病 : 음수飮水 두 글자로만 보면 고대에서 말하는 '소갈消渴'이고 현대에서 말하는 당뇨병일 가능성이 높다. 이 병의 주요 증상의 하나로 '음일수일飮一溲一'(다음다뇨多飮多尿)이다. 요붕증尿崩症은 분명 다음多飮이란 측면을 나타낸 것이지만, 이 병은 극히 드물다.

②중풍中風 : 현대의학에서 말하는 뇌혈관腦血管 질환으로 출혈과 색전 두 가지를 포함한다.

③불식병不食病 : 이 병은《喫茶養生記》에 기재된 것이 빠르고 에도시대에 많이 발생했다. 또한 신선로神仙勞라 하여 '에도시기 기병奇病의 하나'로 보았는데, 일반적으로 현대에서 말하는 신경성 거식증에 속한다.[31]

④창병瘡病 : 에이사이가 여기에서 말한 창병瘡病은 정疔도 아이고 옹癰도 아니라 했다. 일반 외과적인 창옹瘡癰이 아니다. 따라서 마풍麻風이나 매독梅毒과 같은 질병일 가능성이 높다. 이밖에 에이사이는 책에서 일본 의사가 차전초車前草를 창瘡에 붙이는 큰 잘못을 저지르고 있다고 비판하고 우슬초牛膝草를 적극 추천했다. 세속적인 의학의 각도에서 보아도 별로 중요한 의의가 없지만 앞에서 인용한《佛說大孔雀咒王經》에서 법술法術을 행하는 것에도 우슬초경牛膝草莖을 사용하는 것을 언급했다. 그리하여 에이사이가 우슬초牛膝草로 창을 치료하자고 제창한 원인은 이 약초가 초자연적인 모종의 역량을 있다고 본 것에 바탕을 두었기 때문이다.

---

31) 大塚敬節의〈江戶時代の不食病について〉를 참조,《大塚敬節著作集》제5권, 東京 : 春陽堂, 1980년, 251~262쪽에 실려 있음.

⑤각기脚氣 : 바로 에이사이가 '요즈음 사람들의 온갖 병은 각기라 칭하는데 매우 어리석다'고 말한 바와 같다. 고대에는 주로 임상적인 증상에 의거하여 진단했기 때문에 종종 다리가 붓거나 기능에 장애를 일으키는 각종 질환을 각기라 통칭했다. 또한 '각기충심脚氣衝心'설이 있었기 때문에 갑자기 사망하는 심장질환도 각기의 범주에 넣었다. 주의할 점은 병인 측면에서 에이사이는 '이 병은 저녁밥을 배불리 먹는 것에서 발병하며 잠자리에 들 때에 술과 음식을 포식하여 생긴 재앙'이고, '오래 재계하는 사람은 각기가 없다'고 본 것 등은 인도문화에서 저녁밥을 폐지하자고 주장한(오후에 먹지 않고 더군다나 야식夜食은 하지 말아야 한다)관념을 계승한 것이 분명하다는 점이다.

## 4. 《喫茶養生記》와 다도茶道의 경계

위에서 언급했듯이 차문화 연구자는 상권上卷에만 관심을 가져 이것이 정서와 이치에 부합한다고 보았다.

그러나 보편적으로 연구자들이 《喫茶養生記》를 일본 다도의 효시로 기리고, 이 책이 널리 퍼져 차를 마시기에 대해 일본인의 보편적인 흥미를 유발시킨 것에 대해 언급하지 않을 수 없다. 먼저 중일 양국에서 차를 마신 역사의 가장 기본적 요점을 이해해야 한다.

자연식물인 차나무와 찻잎을 인류가 언제부터 이용하기 시작했는지에 대해서는 설이 분분하다. 《神農本草經》, 《詩經》 등에서 차茶에 관한 기재를 볼 수 있지만 여기에 기술된 것이 차인지 아니면 기타 어떤 식물인지는 줄곧 정론이 없다.[32] 비교적 확실한 최초의 기록은 기원 3세기 때 吳王인 孫皓(242~283)가 그의 신하 韋曜가 술을 2잔밖에 마시지 못했기 때문에 늦게 딴 차를 몰래 내려 술을 대신했다는 기술이다.[33] 동시에 《神農本草經》에 이미 차가 기재되었다는 사실을 근거로 통상 차가 초기에는 약물로만 사용되다가 대략 6세기 말에 이르러 약물에서 음료로 변했다고 보았는데, 이는 실로 추측성이 매우 강한 인식이다. 사실 음식물과 약물 사이에는 명확한 한계가 없다. 또한 차에는 정신과 뇌를 맑게 하는 등의 효능이 있기 때문에 약물의 속성과 의료 가치가 있다.

陸羽는 어려서 승려의 손에서 자랐고 장성한 후에는 성현들의 책을 두루 읽었다. 당시 차 상인들은 찻잎에 대한 전문서를 편찬할 필요가 있었는데, 780년 육우가 그 요구에 부응하여 차나무의 성질, 차를 채취하는 도구, 처리하는 방법, 차를 마시는 기구, 차를 끓이고 차를 마시는 기법 등을 논설한 《茶經》 3권 10절을 저작했다. 이것이 중국 역사 최초의 찻잎에 관한 체계적 저작이다. 이 이후 문인묵객文人墨客과 불가의 승려가 극구 찬양하고 제창하여 차는 민중에게 확대되고 널리 애용되었다.

차 즐기기[品茶]과 차 마시기[飮茶]는 아雅와 속俗 두 분야로 발전하여 오늘날에 이르렀고 아울러 해외로 널리 전해졌다. 그 가운데의 재미있는 이야기, 무역과 경제, 문화교류 및 품종개발, 재배와 가공기술 등은 여기에서는 언급하지 않겠다.

---

32) 林乾良·奚毓妹이 저작한 《養生壽老茶話》(77~78쪽)에서 차를 최초로 수재한 본초문헌은 唐代 《新修本草》라 했다. 《本草經》이라 오인한 까닭은 주로 菜部의 苦菜를 차로 오인했기 때문이다(고대 茶자는 苦菜를 포괄하기도 했다).
33) 《三國誌》 권65 〈韋曜傳〉, 中華書局, 1959年點校本, 1462쪽.

차는 설에 의하면 쇼토쿠聖德 태자시대(593년 전후)에 일본에 최초로 수입되었다고 한다. 9세기 초에 사이쵸最澄와 구카이空海 유명한 두 승려가 중국에서 차 씨앗을 가지고 귀국했다. 전해지는 말에 의하면 당시 사원에서는 대부분 차나무를 심어 차 마시기가 점차 종교문화와 귀족의 고상한 취미가 되었다고 한다. 그 뒤 내전이 터져 약 200년 동안 차에 대한 관심이 없어져 차는 점차 잊혀졌다. 그 뒤 12세기 말에 이르러 비로소 에이사이가 제창하여 다시 융성하게 되었다. 그는 차를 양생의 성약聖藥으로 보았고, 그가 저작한《喫茶養生記》는 일본 최초의 茶書로 칭찬받는다. 몇 세기 후 일본민족의 성격과 문화의 특징을 대표하는 다도茶道가 출현했다. 오늘날까지 면면히 이어져 일본사회에서 특수한 문화가 담긴 '다도'와 전 국민에게 퍼진 차 마시기 습관이 형성되었다.

중일中日 양국의 차를 마시는 방법은 세세한 부분이 다르기는 하지만 총체적으로 말하자면 본질적인 차이는 없다. 그러나 일본의 다도茶道가 중국의 차 즐기기[品茶]와 같다고는 볼 수 없다. 그렇다면 '다도'라는 특수한 문화에 담겨있는 것은 도대체 무엇일까? 다도를 비교적 전면적으로 소개한 책을 한두 권 잘 읽어보기만 하면 다도의 형성과 내함을 어렵지 않게 이해할 수 있다. 그리고 '차'가 '에이사이의 세계'와 '다도의 세계' 속에 병존하지만 양자 사이에는 내재적인 연계가 없음을 자연 알 수 있다. 여기에서 이른바 '일체 모든 것이 규정된' 다도의 예의와 규칙을 간단하게 소개할 수는 없지만 다도의 몇몇 기본적인 속성만은 파악할 필요가 있다.[34]

---

34) 이하 茶道와 藝術 및 이것과 禪과의 관계에 관한 소개는 주로 滕軍이 저작한《日本茶道文化槪論》에서 취재했다.

①다도는 일종의 예술이지만 기타 예술과는 분명히 다른 점이 있다. 다도의 예술은 만상을 포괄하려고 시도했다. 다실茶室의 건축에서 각종 예술품의 이용에 이르기까지, 주위의 산천풍월에서 참여자의 언동과 몸가짐에 이르기까지, 자연의 소리에서 차를 끓이고 차를 따를 때에 나는 물의 소리와 움직이는 소리까지, 화조충초花鳥蟲草에서 역사문학에 이르기까지, 계절의 변화에서 숯불을 다루는 것까지 등등 모두가 매번 4시간이 걸리는 다도 속에 포함되어 있기 때문에 오관으로 동시에 느껴야 하고, 주인과 손님이 함께 참여하고 함께 완성시켜야 하는 것이다.

②다도는 일종의 사교이고 예의로 차의 행사마다 모두 주제(결혼, 이사, 기념 등)가 있다.

③다도는 일종의 종교개혁으로 선禪을 사원에서 노지초암露地草庵(다정다실茶庭茶室의 별칭)으로 옮겼다. 따라서 일상생활에서도 근신 자제하고 욕망을 억제하는 수행이 요구되었다. 바꾸어 말하자면 일상생활이 바로 다도의 연속이다.

바로 이렇기 때문에 당대 일본 다도의 전문가로 우라센케裏千家 15대 세가인 센 소시츠千宗室는 다도를 다음과 같이 정의했다.

"다도는 차와 차를 마시는 것을 계기로 일본의 종교·예술·도덕·철학·수신·사교 등을 망라한 문화적 총체다. 따라서 이는 일생동안 닦아야 하는 도이다."[35]

그러나 다도를 진정으로 이해하면 이러한 견해가 자주적으로 탄생하지 않았음을 알 수 있다. 차는 다도에서 결코 중요한 것이 아니다. 차의 과정

---

35) 滕軍著:《日本茶道文化槪論·千宗室序》.

을 구성하고 있는 기물·행위·시간·공간 등이 모두 차와 마찬가지로 중요하고 같은 작용을 발휘하기 때문이다. 이렇게 된 원인은 다도의 기원이 차가 아니라 선禪에 있고, 예법(예의와 규칙)의 기원이 선종禪宗의 '청규淸規'이며, 사상의 뿌리는 선종禪宗의 '향심구불向心求佛'이기 때문이다. 에이사이가 죽고 나서 300년 후 잇큐 소준(一休宗純 1394~1481) 선사禪師는 선禪을 민간 전파하고자 노력했는데, 그의 제자 무라타 쥬코(村田珠光 1422~1502)가 그 정신을 계승했다. 다도는 그렇게 탄생했다. 따라서 다도의 본질은 사원을 이탈한 '재가선在家禪'에 있는 것이다('초암식草庵式' 다실茶室은 재가선在家禪의 소박한 정신을 십분 체현했다).

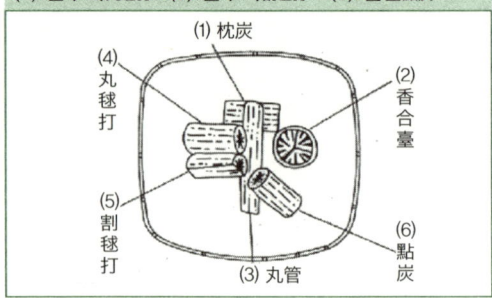

그림 10-3 다실茶室. 우은又隱한 외관과 내부

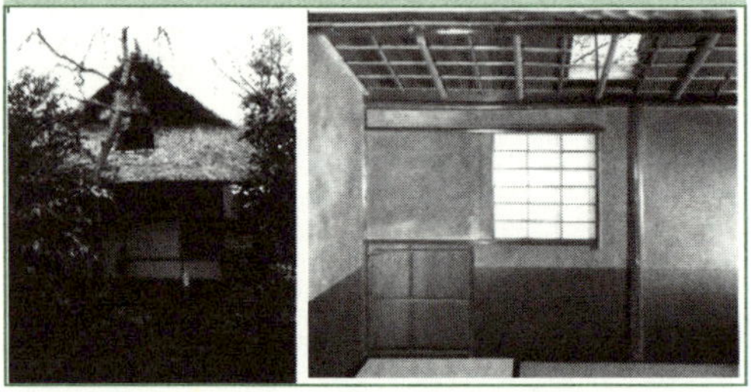

그림 10-4 숯을 배열하는 위치. 숯의 위치는 다도의 '일체가 모두 엄격한 규정을 따르는' 정신을 구현한다.
(1) 침탄枕炭  (2) 향합대香合臺  (3) 환관丸管
(4) 환구타丸毬打  (5) 할구타割毬打  (6) 점탄點炭

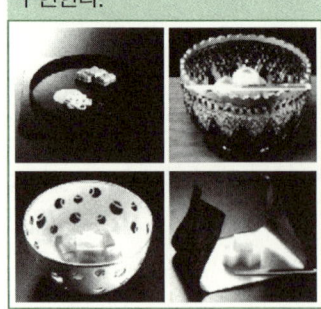

그림 10-5 다도茶道에 쓰는 음식. 계절의 특성에 부합하는 아름다운 다식茶食은 다도의 예술적 추구를 구현한다.

중국의 차문화를 연구하는 사람들은 보편적으로 陸羽의 《茶經》과 에이사이의 《喫茶養生記》를 나란히 두어, 문화적 품격이 있는 차 마시기의 고아한 흥취와 본질을 재가선의 다도와 동일시한다. 센 소시츠千宗室는 또 '《茶經》에서 논술한 차의 세계는 일본차의 정신세계와 크게 다르다.'고 지적했다. 아울러 '에이사이가 말한 차는 음료로서의 차다. 에이사이는 차의 약학적, 본초학적 효능 이외의 면에는 어떤 흥미도 없었다. 때때로 육우와 중국 문헌을 인용한 것도 분명 차의 이러한 효용 때문이었다. 이는 육우 식의 세계관과 다른 점'이라고[36]고 했다

이밖에 일본 의사학계에서 사실상 일찍이 예리하고 명확하게 이러한 점을 지적한 사람이 있었다. '역대로 이 책을 다도의 고전이나 음식문헌으로 본 것은 완전히 잘못된 것이다. 이는 순수한 전문 의서이다!', '에이사이의 의학체계를 구성하고 있는 근본은 '오장만다라五藏曼茶羅'의 교의敎義로 이는 전형적인 불교의학의 한 예'라고[37]고 했다. 유감스럽게도 왜 중일 양국의 대다수 의사학자와 차문화 연구가는 이와 같이 《喫茶養生記》의 본질을 정확하게 파악한 논설을 보편적으로 받아들이지 않았을까? 그들은 간단하게 시간의 선후에 따른 순서를 좋아하고 원본에도 없는 내재적으로 연계된 사정을 함께 배열하여 일맥상통하는 '역사'를 만들어내었다. 요컨대 본문의 논설을 보면 더 명확히 알 수 있다.

첫째, 에이사이의 《喫茶養生記》에서 말하는 차茶는 陸羽 《茶經》의 차 및 다도에서의 차와 다를 뿐만 아니라, 여기에서 말하는 차와 뽕도 일반 본초

---

36) 千宗實著, 蕭艷華譯 : 《〈茶經〉與日本茶道的歷史意義》, 4·83쪽.
37) 石原明 : 《日本の醫學――その流れと發展》, 45쪽.

학(세속의학)에서의 차나 뽕과 다르다.

둘째, 사학을 연구하는 입장에서는 《喫茶養生記》를 정확히 해독하여 불교의학의 구체적인 내용을 이해하는 것과 불교의학을 이해하여 《喫茶養生記》를 정확히 해독하는 것, 양자 사이에서 무엇이 '인因'이고 무엇이 '과果'인지 간단하게 판정할 수 없는 것 같다. 실제로 양자는 서로 보충하고 협력하는 관계다. 이는 사학연구에 필요한 이른바 '실력'과 '수완'일지도 모른다.

# 복진 腹診

# 일본에서 발명하고 체계화한 진단법

"환자는 증상을 말할 필요가 없다. 병이 어디에 있는지를 곧 알 수 있다. 진단이 맞다면 내 약을 먹으라. 내 말이 틀리면 한 푼도 받지 않겠다!"

이는 무대 위에서 의사가 막간을 이용할 때 상용하는 개막 멘트로 떠돌이 약장수가 의술을 과시하여 환자의 신임을 얻는 수완이라 말할 수 있다. '환자가 입을 열 필요 없이 병이 어디에 있는지를 곧 알 수 있게 되는' 가장 주된 수단은 망색관형望色觀形과 문성진맥聞聲診脈을 벗어나지 않는다. 즉 망문문절望聞問切 4진에서 문진問診을 생략하고 단지 기타 3가지 법에 의거하여 정보를 얻어 진단을 내리는 것이다. 그러나 이 세 가지 방법으로는 의사의 의술이 출중하다고 말할 수 없고 망색望色, 관형觀形, 문성聞聲을 통하지 않고 단순히 진맥에 의거하여 진단을 내려야 비로소 고명하다고 여긴다.

그래서 한나라의 和帝가 郭玉에게 명하여 장막을 가리고 진맥하게 한 이야기가 있고[1], 심지어 실을 매달아 진맥한 이야기가 있어[2] 맥진의 신기함을 말했다. 맥진이 과연 이와 같이 신기한지 신기하지 않은지는 여기에서

---

1) 《後漢書·郭玉傳》: 임금이 郭玉의 진맥이 神技한 것에 이상하게 생각하여 손이 고운 신하와 여자를 장막에 함께 들이고 곽옥에게 각 손을 진맥케 하여 아픈 곳을 묻게 했다. 곽옥이 '左는 陽이고 右는 陰이며 脈에는 남녀의 차이가 있는데 맥의 형상이 異人과 같다. 신이 그 까닭이 의문스럽다'고 아뢰자 임금은 훌륭하다고 찬탄했다.

언급하려는 문제가 아니다. 오직 '맥을 관찰하는 것은 심오하여 이를 감별하기가 몹시 어려워 머리로는 이해되지만 입으로 말할 수가 없다'[3], '맥을 짚는 방법은 말로 전할 수 없고 그림으로 묘사할 수도 없다'[4], '만 권의 책을 읽었을지라도 손가락 끝에 감촉되는 촌관척을 어떻게 알 수 있으며, 삼가 정해진 규율을 지킬지라도 어찌 심령의 한 점을 넘어설 수 있겠는가?'[5] 등과 같은 역대 의가의 탄식에서 알 수 있듯이 맥진은 고도의 오성悟性이 있어야 비로소 알 수 있는 기술이다.

그러나 단지 맥박의 '율率'과 '율律'을 진찰하는 근대 서양의학에서는 '마음속으로만 깨달을 수 있고 말로 전할 수 없는' 중국 맥진학을 이해하기 어렵다고 할 뿐만 아니라 전통의학을 기초로 한방漢方 의학체계를 세운 일본 의가조차도 맥진이 너무 허황하고 알기 어려운 것으로 여겼다. 따라서 에도 이래로 일본 근세의가는 복진腹診이라는 진찰방법을 이용하여 맥진을 대체하자고 주장했다. 이른바 복진腹診은 간단하게 말하면 환자의 복부를 만지고 피부와 내부의 변화를 관찰하여 전신의 질병정보를 얻는 진단방법이다.

---

2) 남녀가 가까이 할 수 없고 의가가 진맥하는 것도 기피하는 예에 속하기 때문에 부인을 진맥할 때 환자의 손목에 실을 매달아 이를 방밖으로 끌어내어 의사가 그 실을 통하여 진찰하게 했다. 고사에 이르기를 한 의사가 실을 매달아 진맥한 후에 임신이라 단정했다. 주인이 크게 화를 내면서 '우리 집안 딸의 정절을 훼손시켰으니 어떤 죄에 해당하는지 알겠는가?'라 하자 의사가 '원컨대 목숨만 보전해 주십시오!'라 했다. 주인이 그를 끌고 방으로 들어가자 실이 탁자의 다리에 묶여 있음을 발견했다. '다시 무슨 말을 하겠는가?'라고 하자 의사는 칼을 찾아 탁자의 다리를 쪼갰다. 그 속에 벌레가 꿈틀거리면서 움직이고 있었다.

3) 隋唐 사이의 사람인 許胤宗의 말.《舊唐書》권191, 中華書局點校本, 1975년, 5091쪽. '脈候幽微, 苦其難別, 意之所解, 口莫能宣.'

4) 南宋·劉開의《劉三點脈訣》自序. 崗西爲人《宋以前醫籍考》, 人民衛生出版社, 1958년. 198쪽에서 인용. '持脈之道, 非言可傳, 非圖可狀.'

5) 淸·王九峰의 말.《武進陽湖縣誌》에 나타나고《中華醫史雜誌》, 1984, (2) : 65에서 인용. '讀書萬卷, 何如指下三分; 豈守成規, 豈過心靈一點.'

## 1. 진맥診脈에서 진복診腹으로

 일본의 한방의가와 의사학자들은 중국 전통의학에서 체계적인 복진 내용을 발견할 수 없기 때문에 동양 전통의학 가운데 복진법腹診法은 동영(東瀛 : 일본)에서 태어나(발명되어) 부상(扶桑 : 일본)에서 자란(체계화된) 것으로 전 세계에 뽐낼 만한 일본 고유의 진단방법의 정수라고 자랑스럽게 주장한다.[6] 나아가 중국인은 '궁리窮理에 뛰어나지만 격물格物이 부족하고' 일본인은 '기술과 실용을 중시한다'는 보편적인 관념에서 출발하여 복진 기술은 '에도시대 초기에 침구사와 안마사들이 개창한 것으로 그들은 각 장부와 복부를 적절하게 대응시킴으로써 사기의 위치를 진단할 수 있다고 주장'[7]했다고 보았다. 일본 의사학 저작에서는 복진의 탄생을 논할 때 대체로 침의鍼醫와 안마사의 손에서 기원했다고 주장한다.[8]

 몇몇 중의학계 인사는 시종 이것이 마음에 걸리는지 복진 기술의 '발명권'은 역시 중국에 있으며 일본에서 보다 충분하게 발휘하고 운용한 것에 불과하다고 강변한다. 그러나 복진에 관한 중일中日 양쪽의 논설을 보면 아직까지 문헌의 구체적인 내용에서부터 사상적 분야에 이르는 깊은 분석과 연구가 진행되지 못한 것 같다. 아래에서 일본 초기 복진 저작을 자세히 살펴보면 복진 기술은 일본 의사학자가 생각하는 것처럼 '이론적인 수준은 높지 않으나 수기手技에 숙련된' 침구안마사가 아니라 중국 고대철학사상을 깊

---

6) 《日本漢方腹診叢書》 제1권, 卷首에 기재된 松本一男의 解說, 1쪽.
7) 大塚敬節 : 腹診考 (1), (2), (3), 《日本東洋醫學會誌》, 제11권, 제1~3號, 1960년; 大塚敬節 : 〈腹診書의 분류〉, 《日本東洋醫學會誌》, 제12권, 제1호, 1961년.
8) 예를 들면 長濱善夫의 《東洋醫學槪說》, 128쪽.

이 이해한 사람에 의해 만들어졌음을 알 수 있다. 중국 고대철학사상은 종종 간접적이지만 또한 내재적으로 깊은 영향을 끼쳐 이러한 진단기술의 형성에 중요한 의의가 있다. 인문과 역사연구의 각도에서 말하자면 이는 복진 '발명권'의 논쟁에 비해 보다 유익하고 재미가 있을 것이다.

## 2. 초기 복진 저작과 의가

현재 알려진 몇 종의 초기 복진 저작은 대체로 모두 17세기에 형성되었다. 이후 200년 동안, 즉 에도시대 중후기에 이것을 기초로 하여 적지 않은 복진 저작이 계속 나왔다.[9] 일본의 의사학자는 이러한 저작에서 중국고전 의적인《難經》의 '신간동기腎間動氣'설[10]을 중시하고 또《傷寒論》에 복증腹症과 유사한 묘사가 있는[11] 것에 따라 습관적으로 이를 '《難經》계', '《傷寒論》계' 및 '절충계' 등 3가지 계통으로 나누었다. 이러한 분류방법은 일본 근세의학이 발전한 총체적인 구조에 대한 인식에 영향을 받은 것이 틀림없다. 즉 이 책의 앞에서 소개한 것처럼 근세 이래로 먼저 다시로 산키田代三喜, 마나세 도산曲直瀨道三으로 대표되는 후세파[12]가 출현했고 이어서 송명宋明의학과《內經》,《難經》의 설을 배척하고 고성古聖인 장중경의《傷寒論》만

---

9)《日本漢方腹診叢書》에만 수록되어 있고 40여 종에 이른다.
10)《難經》에서 兩腎 사이에 動氣가 있어 元氣之本이 된다고 했다. 또한 오행설에 부회시켜 만든 動氣가 上, 下, 左, 右, 中에 있다는 논술이 있다.
11) 張仲景《傷寒論》에서 각종 질병의 증상을 묘사한 것 가운데 腹滿, 心下痞 등 복부증상을 언급한 것이 자주 나타난다.
12) 後世派는 이론과 치료분야에서《黃帝內經》,《難經》등 중국고전의적과 宋明 의가가 말한 胃氣即元氣 혹은 胃爲後天之本, 腎爲先天之本의 논설을 모두 긍정하고 수용하는 태도를 가졌다.

을 받든 고방파古方派가 성립되었으며 점차 절충파折衷派가 탄생했다.

그러나 독특한 진단방법인 복진은 18세기 초에 이미 발전하여 상당히 성숙되었기 때문에 이러한 기술이 탄생한 경위를 고찰할 때에 시야를 17세기에 형성된 초기 복진 저작에 한정시켜도 무방하며 이는 인위적으로 학파를 나누는 것보다 타당할지도 모른다. 반드시 주의해야 하는 다른 측면은 당시 사회에서의 전파경로와 유파의 동향에 따른 제약인데, 당시에는 새로운 이론적인 학설이나 실용적인 기술이 오늘날 사회처럼 신속하게 전파되고 널리 수용되기가 불가능했다.

특히 복진 기술은 그 시대에 전문인들만 익히고 타인에게 공개되지 않은 비기秘技였기 때문에[13] 연구자는 먼저 각 책이 성립된 선후에 따라 순서를 매긴 후에 간단하게 어떤 책이 기원이 되는 것이라고 판정해야지 주관적으로 상호간에 계승관계를 덧붙여서는 절대로 안 된다. 시대적인 배경을 결합해야 하고 각 책의 '다름'에 따라 상대적으로 독립되어 탄생한 역사적인 실정을 소급하고, 또 그 '같음'에 따라 시대사조의 보편적인 영향을 탐색해야 한다. 이러한 생각을 기초로 먼저 17세기에 어떠한 복진 저작과 의가가 출현했는지를 분석하기로 한다.

### 1) 《百腹圖說》

교토대학 도서관에 두 종의 《百腹圖說》이 소장되어 있다. 하나는 겉 제목이 '百腹圖說'이고 속 제목이 '衆方規矩秘錄百個條'로 그림이 없다. 하나는 건乾, 곤坤 두 권으로 나뉘어 있고 주로 그림으로 되어 있다.

---

[13] 앞에서 인용한 《日本漢方腹診叢書》에 실린 松本一男의 解說, 大塚敬節의 腹診考, 腹診書的分類를 참조.

내용이 다른 두 종의《百腹圖說》을 구별 하기 위해, 또 전자는 명실이 부합하지 않 게 그림이 없기 때문에 교토대학의《和漢圖 書分類目錄》과《日本漢方腹診叢書》에서는 '衆方規矩秘錄百個條'를 전자의 서명으로 삼았다. 그러나 속 제목의 이름이 실제로 서 문 뒤 본문이 시작되는 곳에 나타나는데, 이 것으로 보면 그 뜻은 백단百段(즉 100개의 조문)의 문자를 가리키는 부분에 국한된다. 또한 백단百段의 문자와 후자의 건권乾卷을

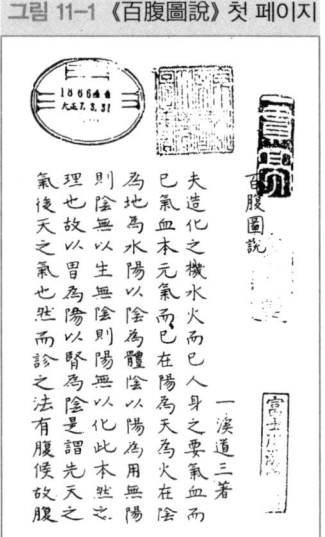

그림 11-1 《百腹圖說》 첫 페이지

서로 대조해보면 글과 그림이 부합한다. 따라서 후자의 건권乾卷은 원래 전 자에 붙은 그림에 불과하며 전자와 함께 온전한 저작(그림 11-1)을 구성 한 것으로 추측해도 무방할 것이다. 또 후자의 곤권坤卷 속 제목에 '金瘡産 婦痘瘡五十腹圖'라 적혀있기 때문에 이 권은 원래 이 이름으로 된 독립된 저작으로 볼 수 있다. 그렇다면《百腹圖說》은 실제 한 종만 있을 뿐이다.

이 책의 서문은 1602년에 쓴 것으로 현재 알려진 최초의 복진 저작이라 말할 수 있다. 이 책에서 인용한 본문은《日本漢方腹診叢書》영인본에 의 거했다.[14]

### 2)《五雲子腹診法》

일본에는 복진이 고운시五雲子에서 비롯되었다는 설이 전해진다.《五雲

---

14)《日本漢方腹診叢書》제6권, 2~208쪽.

子腹診法》라는 유명한 저작이 세상에 전해졌기 때문이다. 고운시의 성은 王이고 이름은 甯으로, 게이안慶安시기(1648~1651)에 일본으로 귀화하여 1660년에 세상을 떠났다.[15] 모리 릿시森立之, 다키 겐켄多紀元堅 등 저명한 의사학자는 고운시 본인이 복진기술을 사용했는지 여부에 대해 회의를 나타내어 그 책과 기술은 고운시의 문도인 모리운센森雲仙 등의 손에서 만들어진 것으로 보았다. 그러나 어쨌든 이 책이 초기 복진 저작에 속한다는 사실은 분명하다. 《五雲子腹診法》이 다키 겐켄의 《診病奇侅》 뒤에 붙어 있어[16] 이에 의거하여 인용했다.

### 3) 《腹心傳》

다치바나 이오리橘隆庵가 저작했고 속에 '寛文七年'(1667)이라 적혀 있고 서문이나 발문은 없다. 문자가 단지 7쪽에 불과하지만 바로 고시야마 요시우지越山義氏가 지적한 바와 같이 복진 저작으로 볼 수 있고 비교적 초

그림 11-2 《腹心傳》 첫 페이지

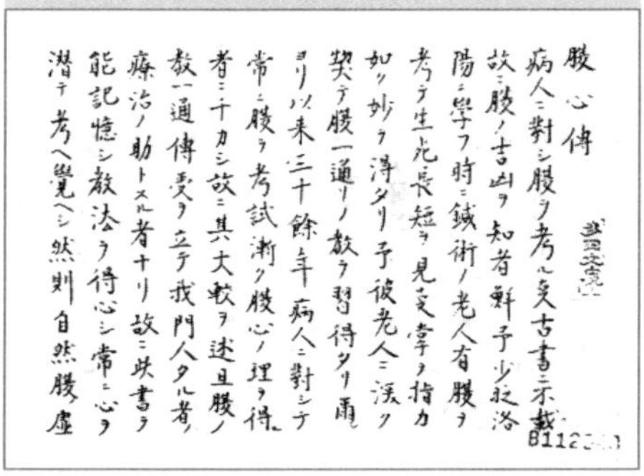
腹心傳
病人ニ對シ腹ヲ考ル事古書ニ不載
故ニ腹ノ吉凶ヲ知者鮮矣予少ヨリ洛
陽ニ學フ時ニ鍼術ノ老人有腹ヲ
考テ生死長短ヲ見事ヲ指カ
如ク妙ヲ得タリ予彼老人ニ深ク
契テ腹一通リノ教ヲ習得タリ爾
ヨリ以来三十餘年病人ニ對シテ
常ニ腹ヲ考試漸ク腹心ノ理ヲ得ル
者ニ十カシ故ニ其大較ヲ述且腹ノ
教一通傳受ヲ立テ我門人タル者
療治ノ助トスル者ナリ故ニ此書ヲ
能記憶シ教法ヲ得心シ常ニ心ヲ
潜テ考ヘ覺ヘシ然則自然腹ノ虚

15) 鄭彭年 《日本中國文化攝取史》(杭州大學出版社, 1999년, 230쪽)에 五雲子에 관한 기술이 일본문헌과 다르다. '王寧宇(호는 五雲子)는 慶安 연간에 일본에 도달했고, 기사회생시키는 묘술이 있었기 때문에 나가사키(長崎)사람이 그를 만류하여 끝내 일본에 적을 두게 되었으며 나가사키에서 의업을 행했다. 후에 江戶로 가서 白金町에서 기거했고 치료한 사람이 특히 많았다. 그 후에 문인 여러 사람이 대부분 의관의 반열에 올라 일대 의학유파를 형성했다. 일본에서 약의 包法을 五雲子 혹은 道三包라 하는데 이는 王寧宇가 전수한 것이다'고 했다. 이에 대해 일본 의사학자인 真柳誠先生에게 물어보니 '名이 王寧宇인 것은 사실이나 藥包法을 五雲子라 칭한 설은 듣지 못했다고 했다.'

16) 《日本漢方腹診叢書》 제1권, 177~188쪽.

기의 문본文本에 속한다. 복진의 형성을 이해하는 데에 중요한 의의가 있다.[17]《臨床漢方診斷學叢書》[18]에 수록되어 있고 이에 의거하여 인용했다.

### 4) 松岡意齋 · 森中虛

일설에는 마츠오카 이사이松岡意齋가 가장 먼저 복진법을 발명했다고 한다. 이사이意齋는 1616년에 세상을 떠났다. 전해지는 말에 의하면 모리 츄쿄森中虛가 1696년에 조부 仲和(意齋에게 친히 가르침을 받고 전수했음)의 문인인 오오츠키 야스안大槻泰庵이 쓴 초고를 기초로 편차를 나누고 교정하여 《意仲玄奧》를 만들었다. 이 책은 모리 릿시가 옛날에 소장한 것으로 일찍이 볼 수 없었다. 다키 겐켄의 《診病奇俠》[19]는 제가의 설을 채집한 것으로 모리 츄쿄의 항목 아래에 '이 책은 제명題名이 없고 문인이 필기한 것으로 권말에 1732년으로 되어 있으며 츄쿄의 조부 仲和가 마츠오카 이사이에게 그 비결을 받았다'고 기술된 것을 볼 수 있다. 따라서 이 책에서 인용한 츄쿄의 논설은 마츠오카 이사이, 모리 츄쿄 유파의 복진 방법임을 대략 엿볼 수 있다.

### 5) 白竹子

《診病奇俠》에서 시라 다케코白竹子의 논설을 대량으로 인용했다. 오오츠카大塚의 고증에 의하면 시라 다케코는 사실 다카오多賀 호인法印으로 무분사이夢分齋의 스승이다. '무분 사이는 마침내 호인 유파의 침술을 이사이意齋에

---
17) 越山義:〈近世日本診斷學書解說·二〉《臨床漢方診斷學叢書》제7책, 41~42쪽).
18) 《臨床漢方診斷學叢書》제11책, 559~565쪽.
19) 《日本漢方腹診叢書》제1권, 31~175쪽.

게 받았다', '의조醫祖인 무분夢分은 선禪의 뜻으로 복진의 기술을 처음 열었고 또한 침술의 시조다'[20]라는 기록이 있기 때문에 시라 다케코의 논설 역시 초기 복진 기술로 보아야 한다.

### 6) 《針灸遡洄集》(복진 부분)

고우즈 요시노리高津敬節의 저작으로 1694년에 만들어졌고 다음해에 간행되었다. 초본抄本에서 오직 복진총론診腹總論 부분만 보인다. 《日本漢方腹診叢書》[21]에 수록되었고 이에 의거하여 인용했다.

### 7) 《腹診傳法》

이 책에 '엔포(延寶 1673~1680) 초년에 구사카리 산에츠草刈三悅라는 사람이 아지제오카 산파쿠阿是岡三伯가 전한 것이라 하여 백은白銀 2냥을 대가로 받고 가르쳐주었다'고 기재되어 있다. 그리하여 아지제오카 산파쿠(즉 아지오카 산파쿠味岡三伯), 구사카리 산에츠草刈三悅의 복진술腹診術 역시 비교적 초기에 형성되었음을 알 수 있다. 《日本漢方腹診叢書》[22]에 수록되어 있고 이에 의거하여 인용했다.

### 8) 《診腹精要》

이 책은 아사다 소하쿠淺田宗伯, 미나가와 키엔皆川淇園이 다케시타 사타마스(竹田定加 1573~1614)의 저작으로 잘못 확정했기 때문에 다케시타 사

---

20) 이 세 사람의 정황에 관해서는 앞에서 인용한 大塚敬節의 腹診考에 자세히 실려 있다.
21) 《日本漢方腹診叢書》 제2권, 269~278쪽.
22) 《日本漢方腹診叢書》 제2권, 579~620쪽.

타마스가 일본의 복진을 창시한 제일인자라는 견해가 퍼졌다. 실제로 이 책은 다케시타 테이카이(竹田定快 사다마스의 몇 대 후손)가 우연히 어떤 은둔자가 거처한 곳에서 복진에 관한 〈斯篇〉을 얻게 되어 이를 기초로 편성하여 만든 것이다. 이는 1706년 테이카이定快의 서문에서 분명히 기술했기 때문에 이 책은 17세기 말기의 복진 저작으로 보아야 한다. 《日本漢方腹診叢書》에 수록된 것은 1793년의 간본으로[23] 이에 의거하여 인용했다.

그림 11-3 《腹診精要》 첫 페이지

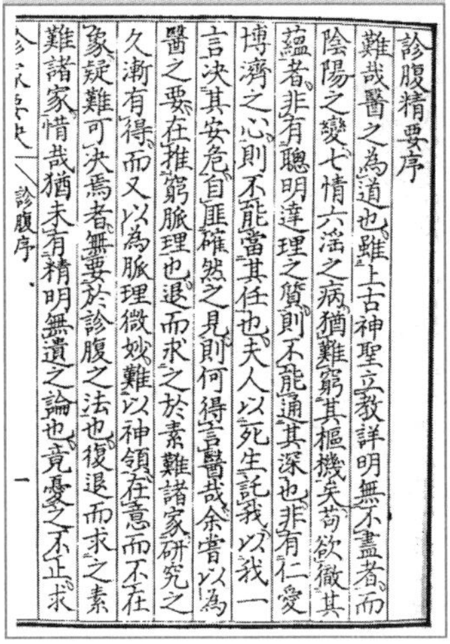
診腹精要序
難哉醫之為道也雖上古神聖立教詳明無不盡者而
陰陽之變七情六淫之病猶難窮其樞機矣苟欲徹其
蘊者非有聰明達理之質則不能通其深也非有仁愛
博濟之心則不能當其任也夫人以死生託我以我一
言決其安危自匪確然之見則何得言醫哉余嘗以為
醫之要在推窮脈理也退而求之於素難諸家研究之
久漸有得而又以為脈理微妙難以神領在意而不在
象疑難可決焉者無要於診腹之法也復退而求之素
難諸家惜哉猶未有精明無遺之論也竟憂之不止求
診腹序

## 3. 각 책의 구조와 특징

초기 복진 저작의 내재적인 구조를 알려면 반드시 그 내용을 하나하나 검토해야 한다. 오늘날까지의 연구는 모두 이에 대해 세밀한 고찰과 분석을 하지 않았기 때문에 그럴 듯한 것에 미혹되어 진실을 잃어버린 몇몇 결론이 형성되었다고 말할 수 있다.

23) 《日本漢方腹診叢書》 제2권, 207~258쪽.

1) 《百腹圖說》

서명과 서문 사이에 '一溪道三注'라 명확히 기재되어 있다. 본문에서도 또 '先生三喜'와 같은 것을 볼 수 있어 이 책 내용의 근원이 도산道三으로부터 나오지 않았음을 알 수 있고, 서문의 끝에 서명할 때가 '慶長七年'(1602)으로 마나세 도산曲直瀬道三이 세상을 떠난 후 8년이 지난 때이고 서명署名이 없다. 따라서 이 책이 도산의 손으로 만들어졌는지 그렇지 않으면 그의 아들 켄사쿠玄朔 내지 기타 문인에 의해 만들어졌는지를 확정하기는 매우 어렵다. 그러나 이러한 의문점은 결코 중요하지 않다. 주목해야 하는 것은 17세기 초기 복진술이 처음 나타나는 시간적인 좌표점 위에 다시로 산키田代三喜, 마나세 도산曲直瀬道三으로 대표되는 후세파의 대본영에서 이미 복진의 전문 저작이 출현했다는 사실이다. 이는 송명의학의 종지를 계승한 후세파 의가의 손에서 나온 복진 저작으로 시간상으로 최초로 출현했지만 편폭은 본문에서 언급한 기타 복진 저작을 훨씬 초과하면서 내용 또한 극히 풍부하다. 여기에서는 그 구체적인 내용을 전면적으로 소개할 수는 없고 단지 요점을 골라 대략 설명하기로 한다.

① 理論學說 : 본서 서언序言의 전문은 아래와 같다

조화의 관건은 화火일 뿐이다. 인신人身에서 중요한 것은 기혈일 따름이다. 기혈의 근원은 원기다. 양陽에 있으면 천天이되고 화火가 되며, 음陰에 있으면 지地가 되고 수水가 된다. 양은 음을 체體로 삼고 음은 양을 용用으로 삼는다. 양이 없으면 음은 만물을 낳을 수 없고 음이 없으면 양은 만물을 변화시킬 수 없다. 이것이 본연의 이치이다. 따라서 위胃는 양이 되고 신腎은 음이 되며 이를 선천의 기와 후천의 기라 한다. 그러나 진단의 법에는 복진이 있으며 특히 복부는 생명활동의 바탕이 있고 온갖 병이 여기에서 뿌

리를 두고 있기 때문에 도설圖說을 저작했다. 배우는 자들은 이를 생각해야 할 것이다.[24]

중국 고대의학이 발전한 맥락에 대해 이해하고 있는 사람은 여기에서 기술한 '천天·양陽·화火·용用·화化·위胃·선천지기先天之氣'와 '지地·음陰·수水·체體·생生·신腎·후천지기後天之氣'의 대응개념을 자연 발견할 수 있을 것이다. 혹자는 이를 기초로 수립된 이론적인 틀은 바로 송명宋明 이래로 중국 전통의학 이론방면의 새로운 생장점이고 심지어 송명 이학이 형성된 후 중국문화층에서 부각된 주도적인 사조라고 말한다. 따라서 좁게 말하자면 이 편의 서언序言은 복진의 원리에 대한 해설이라기보다는 생명현상의 원리에 대한 개괄적인 설명과 인식을 쓴 것으로 볼 수 있다. 실제 응용을 보면 이러한 궁극적인 철학이론이 이 책에서 '양복을 입고 갓을 쓴' 것처럼 어색하고 이론과 기술이 아직 제대로 융합되지 않은 상태다.

예를 들어 이론적으로 말하자면 '허리虛里'[25]의 박동(좌측 유하乳下의 박동)은 '위기胃氣와 후천지기後天之氣'의 표징에 속한다. 그러나 실제 진찰에서는 상초上焦의 병변을 이해하는 정보의 근원으로 보아 〈桂枝湯之腹候第五〉에서 '풍에 상하여 사기가 표에 있고 상초에 특히 강하기 때문에 이러한 사기가 허리에서 다툰다'고 했고, 또 〈小陷胸湯小青龍湯腹候第十九〉에서는 '객기가 허리를 따라 동하고 흉격에 숨이 가쁜 것은 수기가 있기 때문이다'고 했다. 허리虛里의 박동, 변화가 위기胃氣와 어떻게 관련되어 있는지는 언급

---

24) 夫造化之機, 火而已. 人身之要, 氣血而已. 氣血本元氣而已. 在陽爲天, 爲火; 在陰爲地, 爲水. 陽以陰爲體, 陰以陽爲用. 無陽則陰無以生, 無陰則陽無以化. 此本然之理也. 故以胃爲陽, 以腎爲陰, 是謂先天之氣·後天之氣也. 然而診之法有腹候, 故腹者有生之本, 百病根於此, 因著圖說也. 學者思諸.
25) 虛里는 《黃帝內經》에 처음 나타나며 좌측 乳下의 박동을 虛裏라 하고 이는 胃之大絡이고 宗氣이다.

하지 않고 단지 상초上焦(흉부胸部)에 침입한 사기의 징조로 보았다. 마찬가지로 〈平素之人腹候第二〉에서 '허리虛里, 위기胃氣'와 유관한 《黃帝內經》과 신간동기腎間動氣와 관련된 《難經》의 논설을 인용했지만 이는 복진의 구체적인 문제를 해결하기 위한 것이 아니라 단지 후천지기後天之氣든 선천지기先天之氣든 모두 '一元氣也, 太極也'라는 명제를 설명하기 위한 것이었다.

아무튼 '태극太極―원기元氣―음양陰陽'은 시대적인 특징을 나타낸 철학사상으로 이 책에서만 나타나는 것이 아니라 마찬가지로 나중에 언급하는 여러 복진 저작의 이론적인 기초이기도 하다. 또 실제 응용분야에서 이 책에서보다 더욱 철저히 관철했다.

**2** 각종 진찰수단을 광범하게 채택

100조條의 문자를 살펴보면 각종 질병의 진단 과정에서 실제로 복진·맥진·설진 등 이용할 수 있는 모든 진찰기술을 광범하게 채택했음을 알 수 있다. 예를 들어 〈眞寒腹候第五十四〉에서 복증·맥증·설태·체온·눈과 눈물의 상태·얼굴 색깔과 온도·입술 색깔과 온도 등을 통하여 질병의 성질이 한寒에 속하는지 열熱에 속하는지를 어떻게 판별하는지에 대해 상세히 설명했다. 맥진으로 말하자면 촌구寸口(손목의 요측동맥橈側動脈)를 진찰했을 뿐만 아니라 신문神門(손목 척측동맥尺側動脈), 부양跗陽(발등의 동맥)도 진찰했다.

개략적으로 말해 복진 측면에서 이 책의 주장은 다음과 같다. 첫째 질병의 과정에서 복부에도 나타나는 증상이 있기 때문에 동시에 복부를 진찰할 필요가 있다. 둘째, 맥진에서 촌寸·관關·척尺과 신체의 상上·중中·하下가 서로 대응하듯 복진도 상上·중中·하下의 부위로 구분하여 상초上焦·중초中焦·하초下焦의 질병에 대응시켜 진단을 내릴 수 있다. 이 책에서 관심을 기울인 것은 복진을 이용하여 사기와 질병이 존재하는 구체적인 부위에 대해 판단을 내린 것이지 추상적인 기의 허실을 판별하는 것이 아니었기 때문에 나중에 흥기한 고방파도 그 그림과 이론을 수용하고 인용했다.

**3** 치료방법

이 책에 나타나는 치료방법은 전부 약물요법이다. 바꾸어 말하자면 이 책의 주요 사상은 복진을 포함한 일체의 진단수단을 어떻게 사용하고 어떻게 적당한 약방을 선택하는지를 사람들에게 전수하는 것이다. 이는 바로 속제목인 '衆方規矩'의 기본 함의라고 말할 수 있다. 따라서 '복진은 최초에 침구사, 안마사 등 수기手技에 능숙한 유파가 만들고 이용했다'는 주장은 여기에서 뛰어넘을 수 없는 장애를 만나기 시작한다.

### 2) 《五雲子腹診法》

이 책은 단지 14단의 문자와 12장의 그림으로 되어 있는 매우 얇은 책이지만 자세히 살펴보면 몇 가지 요점을 발견할 수 있다.

**1** 작자의 문제

이 책이 첫머리 서명 아래에 '男雲統筆記 森養春院法印傳家秘本'이라는 글자가 있고, 본문 첫 문단이 시작하는 곳은 '五雲子曰'(그림 11-4)로 되어 있고, 제13단의 말미에 '이상 12칙則은 원래 '家君曰'이라 글자가 붙어 있고 家君은 고운시五雲子

그림 11-4
《五雲子腹診法》 첫 페이지

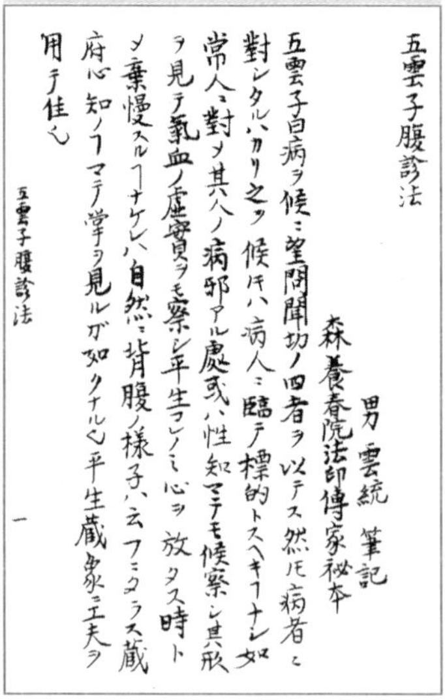
五雲子腹診法
男雲統 筆記
森養春院法印傳家秘本
五雲子曰病ヲ候ニ望問聞切ノ四者ヲ以テス然𪜈病者ニ
對シタルハカリ之ヲ候トハ病人ニ臨テ標的トスヘキヿナシ如
常人ニ對メ其人ノ病邪アル處或ハ性知マテモ候察シ其形
ヲ見テ氣血ノ虚實ヲモ察シ平生ヨリノミ心ヲ放タス時ト
メ棄慢スルヿナケレハ自然ニ背腹ノ樣子ハ云フニタラス藏
府心知ノヿマテ掌ヲ見ルガ如クナル也平生藏象ニ工夫ヲ
用テ佳也
五雲子腹診法
一

이다'라 한 두 줄의 소자주小字注를 볼 수 있다. 따라서 이 책을 완전히 고운시의 저작으로 보거나 '중국[唐土]에는 이러한 설이 없기'[26] 때문에 전적으로 제자인 모리 운센森雲仙, 운토雲統의 저작으로 보는 것 모두 합당하지 않다. 지금 두 줄의 소자주小字注를 경계로 앞뒤의 문장을 비교하면 그 사이에 분명히 다른 점이 있음을 어렵지 않게 발견할 수 있다. 편폭이 아주 짧은 초기 복진 저작이지만 그 내용에는 마찬가지로 시대와 사람에 따른 학설에 기원했을 가능성이 존재한다.

② 이론적인 구조

처음부터 제13단이 끝날 때까지 이른바 고운시가 기술한 부분에서는 비위脾胃와 간기肝氣를 가장 중요한 병인과 질병으로 보았다.[27] 복진과 치료도 아래에 기술하는 것처럼 비위와 간기가 중심이다. 따라서 고운시의 복진은 이를 이론적인 기초와 틀로 삼아 세운 것이라고 말할 수 있다. 이와 서로 대응되는 제14단, 즉 쌍행雙行 소자주小字注 뒤의 문자에서 '邪在表', '邪在裏' 특히 '腎虛', '天之一元之氣', '按之, 以察有力無力, 知生死也' 등을 볼 수 있다. 이론 측면의 구조로 말하자면 앞뒤가 크게 다르다고 말할 수 있다.

---

26) 《診病奇俠》에 실린 《五雲子腹診法》의 말미에 多紀元堅은 다음과 같이 언급했다. '診腹之法, 唐土久無其說. 五雲子之於此術, 豈宿有獨得, 抑歸化之後觀我醫之伎就有發明乎? 茲編余獲之于養春後人雲悅, 又獲之于兒醫人見元德. 二本稍有異同, 仍互參繕訂, 以附於《奇俠》之後.'

27) 예를 들면 제2단에서 '應知食鬱之症, 脾胃之食氣升聚, 必發癰毒, 右之京門(穴位名稱)隆脹, 是思慮多, 心肝鬱故也'라 했다.
   제3단: '飽酒·飽食之際, 便成病者也.'
   제4단: '飮食濁氣升, 爲痰, 粘著筋骨, 骨高也(中略), 應節飮食.'
   제5단: '殫心力於軍法等書籍, 或平生謀慮, 勞心力等, 應知心肝鬱滯之人如此.'
   제6단: '有好酒食厚味, 夜食蕎麥面·刺身(生魚片)等之人.'
   제8단: '號二重腹之患者(中略)脾胃虛, 大包(穴位名稱)緩也.'
   제9단: '大食而成如此也, 爲傷食也, 成半身不遂也, 一旦治之, 若又傷食, 成中風也, 或成膈症, 不治也.'
   제10단: '脾胃之瘍(傷), 應知液燥.'

### ③ 배부 진단과 복부 진단

'총론' 성질이 있는 제1단에서는 '기혈의 허실'을 살피려면 '배복背腹의 상황'에서 '방법을 찾는 것이 좋다'고 논술했다. 즉 고운시의 진단방법에는 실제로 '진배診背(그림 11-5)'와 '진복診腹(그림 11-6) 두 측면이 포함되어 있다.

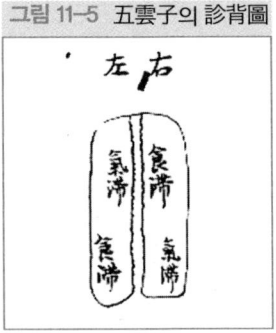

그림 11-5  五雲子의 診背圖

제2단에서 구체적인 진찰방법을 소개했는데, 다음과 같다.

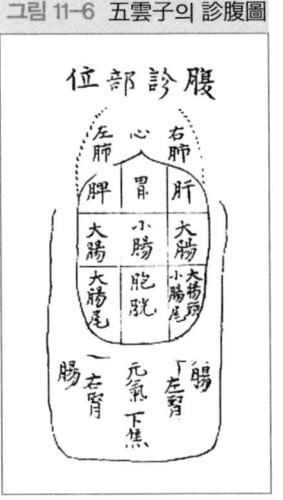

그림 11-6  五雲子의 診腹圖

"먼저 등의 모양을 살펴야 한다. 어깨 주위는 뼈가 만나는 곳이기 때문에 기혈이 막히기 쉽고 기육도 두터워진다 ……, 오른쪽을 밀어보면 …… 식울食鬱증을 알 수 있고, 왼쪽을 밀어보아 …… 이는 사려가 많아 심간心肝이 울체되었기 때문이다. …… 등의 대체적인 것을 보면 허실을 알 수 있다."

"고인이 이르기를 어깨를 만져 생사를 결정한다고 했다. 배부진단과 복부진단 및 사진四診이 들어맞으면 마음 놓고 방법을 찾을 수 있다."[28]

이 밖에 제4단에서도 복부 진단에서 배부 진단을 언급했다.

뒤에 사진四診(망문문절望聞問切), 진복診腹과 진배診背를 합하여 육진六診이

---

[28] '先, 應視人背之模樣. 因肩之周圍爲骨之交會之所, 故氣血易滯, 故肉亦厚也 ……, 推右方 …… 可知食鬱之症, 推左方 …… 是思慮多, 心肝鬱故也. …… 視背之大抵, 可知虛實.' '古人云 : 撫肩決生死也. 二六時中可放心用功夫.'

라 했다.²⁹⁾ 그러나 이는 단지 진단학이 후세에 발전한 것이지 초기 복진 저작에서는 진배診背와 진복診腹이 아직 나누어지지 않은 단계에 있었다고 말할 수 있다. 이와 달리 제14단에서는 진찰의 요점과 일반적인 방법을 다시 서술했지만 진배診背는 전혀 언급하지 않았다.

이밖에 제14단에서 또 매우 재미있는 글을 볼 수 있는데 '손을 펴서 유방 아래를 누르면 …… 환자가 심약心弱하면 허虛하다'고 했다. 유방 아래의 박동을 심心과 연계시키는 것은 오늘날 사람에게는 상식이지만 옛 사람들에게는 서양의학을 접한 후에 비로소 알게 된 중요한 지식이었다. 고대 중국의학이나 일본한방을 막론하고 모두 유방 아래의 박동을 허리虛里라 칭하고 위기胃氣가 바깥으로 드러나는 것으로 보았다.³⁰⁾ 이로써 이 제14단의 글은 매우 늦게 쓰였음을 알 수 있다. 또한 서양의학 지식이 이미 들어왔을 때일지라도 여전히 기존 의가가 모두 허리虛里와 심장박동과의 관계를 알고 있었던 것은 아니었다. 따라서 심약자心弱者 아래에 '按：此義不明'이라는 소자小字 주석을 볼 수 있다.

**4** 치료방법

복진은 먼저 침구의 사이에서 전해진 진찰방법으로 알려졌지만 이 책에서는 자침요법의 내용은 전혀 찾아볼 수 없다. 또한 뜸[灸]법도 단지 진배診背와 관련된 내용에만 나타난다. 즉 제2단에서 '視背之模樣'할 때 어깨 주위에 기혈이 쉽게 막히기 때문에 '宜灸'하고, 식울食鬱이 있으면 '우측 독수

---

29) 香川修庵《一本堂行餘醫言》권1 '診候・視背'(《近世漢方醫學書集成》제65권, 40~42쪽).
30) 本間棗軒의《內科秘錄》권1〈脈法〉(《近世漢方醫學書集成》제21권, 63쪽)에서 '近來西洋醫學大闡, 人身究理亦明於世, 然仍無心得於內景者亦不尠', '心藏兩肺之間, 僅其尖尾露之, 悸動築築應左胸者卽尖尾, 所謂虛裏也'라 했다. 이 밖에 拙稿인〈中國古代醫學對呼吸〉・〈迴圈機理認識之誤〉를 참조.《自然辯證法通訊》, 1994년, 제1기, 42쪽.

督兪와 격수膈兪, 좌측 경문京門에 뜸을 뜰 수 있다'고 했고, 심간心肝이 울결되면 '좌측 독수督兪, 격수膈兪와 우측 경문京門에 뜸을 떠야 한다'고 했다. 그 뒤 복진을 논할 때에는 단지 약물요법만 언급했다.[31]

앞에서 언급했듯이 이 책에서는 진배診背과 진복診腹을 병용했고 두 법이 아직 분리되지 않았다. 그러나 치료방법을 결합하여 본다면 그 관계 또한 복잡하게 변한다. 한편으로는 배背는 단지 구灸와 서로 연계되어 있고 복腹은 오직 약藥과 관련이 있다. 다른 측면으로는 양자의 이론적인 틀은 모두 '비위脾胃(우右)·심간기울心肝氣鬱(좌左)'이라는 간단한 기초 위에 세워진 것이다.

### 3) 《腹心傳》

저자 다치바나 이오리橘隆庵가 책 속에서 그의 학문 원류를 자술할 때에 '어려서 洛陽[32]에서 공부할 때에 침술에 능한 노인이 있어 배를 살펴 생사와 수명의 장단을 알았는데, 손바닥을 보듯 정묘했기' 때문에 그 노인을 따라가 배워 '그 이후 30여 년간 환자를 볼 때 항상 배를 시험하여 점차 복심腹心의 이치를 터득했다'고 했다. 이 책의 특징은 다음과 같다.

① 腹心之理

이른바 '복심腹心의 이치'는 '배에 태극, 음양, 오행의 법칙이 있음'을 가리킨다. 그러나 이러한 깊은 도리는 '구전되고 이치가 간략'하며 또한 '동기動氣는 인류의 고유한 것으로 사람마다 있으며 따라서 이것이 없으면 신형

---

31) 예를 들어 제6단에서 '若痞向右, 難治也, 未堅之時, 健脾丸可治'라 했다.
    제10단: '動氣自右而動 …… 不可用下痞之藥, 宜增減八珍湯, 專事滋潤.'
    제11단: '痞向左, 宜參酌諸症, 用厚朴·靑皮·莪朮·香附(酒制)·黃連·三稜之類.'
    제12단: '中道痞者, 宜視虛實, 以香附·縮砂·山楂·神曲·麥芽(酒制)·芍藥·當歸(酒制)·靑皮等藥療治之.'
32) 京都의 옛 이름이 洛陽이며 중국의 洛陽과는 무관하다.

身形이 모두 망한다. …… 이른바 동기動氣, 원기元氣는 즉 음양의 근본이고 태극의 본체'라고 했다. 다치바나 이오리는 태극·음양·동정·체용 등의 개념을 통하여 생명의 근본인 '태극太極—원기元氣'가 인체의 복부에 자리 잡고 있기 때문에 '복腹이 사람에게 제일 중요하다'는 도리를 설명하려고 했다.

이 책에는 '동기動氣의 자세한 뜻은 《難經》에 있다'는 말이 있기 때문에 일본학자는 이 책의 이론적인 구조가 《脾胃論》[33]을 참조하고, 《難經》계통의 복진 방법을 진술한'[34] 것이라고 간주했다. 그러나 실제로 본서의 작자는 《難經》의 설에 대해 비판적인 태도를 취했다.

예를 들어 동기動氣를 언급할 때에 '동기動氣는 강하게 누르면 더욱 강해지는 사람이 있는데 이러한 사람이 도리어 장수할 수 있음을 알 수 있다', '동動한다는 것은 동하면 만물이 생하는, 즉 양의 동이고 이는 태극의 작용이 행해지는 바'라고 하여 동기는 생명의 원동력이지 사기나 질병이라고 보지 않았다. 심지어 《難經》의 핵심이론을 단도직입적으로 비판한 것을 볼 수 있는데, '《難經·三十六難》에서 좌측에 있는 것이 신腎, 우측에 있는 것이 명문命門이라 한 것은 큰 잘못'이라 했다. 그 이유는 타치바나 이오리의 견해에 따르면 양신兩腎은 모두 수水에 속하고 '양신兩腎 사이가 명문命門이고, 《易》에서 이르기를 일양一陽이 이음二陰 가운데 빠져있는 것이 이것'이기 때문이다. 따라서 양신兩腎은 단지 '음陰 — 정靜'의 성질만 있고 '태극太極의 체體가 된다'고 했다.

이른바 元氣·陽之象·動之用 및 생生의 기능은 모두 위기胃氣다. 따라서

---

33) 작자는 金元四大醫家의 한 사람인 李杲이고 비위를 보양하는 것을 중시하여 補土派의 대표로 불린다.
34) 《日本漢方腹診叢書》제1권, 松本一男의 해설 11쪽.

모든 질병은 모두 위기가 허하거나 막혀서 발생하는 것으로 '어떠한 병이든 뱃속이 막히지 않는 것을 볼 수 없다', '비위脾胃의 원기元氣가 쇠하여 음식을 운행시킬 수 있는 힘이 약해지면 자연 사기가 머물게 된다', '세간에 오랜 병으로 고생하는 사람은 모두 복부가 좋지 못하기 때문이다'고 했다.

음양설도 이理의 일부분이다. 복부를 좌우[左爲陽·右爲陰]로 나누고 질병의 성질 역시 이로 인하여 달라진다는 것이 이 책에 나타나는 음양설의 요점이다. 즉 '복腹의 비痞가 좌측에 있으면 길吉하고 우측에 있으면 흉凶하다. 곧 좌左는 양분陽分이고 우右는 음분陰分이다. 따라서 양분陽分인 좌측은 쉽게 치료되니 양은 여는 것을 주관하기 때문이고, 음분陰分인 우측은 치료가 어려우니 음은 닫힘을 주관하기 때문이다.'

이와 같이 타치바나 이오리는 태극太極·원기元氣·음양陰陽을 운용하여 '복심지리腹心之理'를 해석했다.

**2** 사생을 판단하는 기술

《腹心傳》에는 이치를 논한 것이 기술을 언급한 것보다 훨씬 많다. 각종 질병을 언급할 때 종종 병명, 병인과 증상을 상세히 서술했다. 그렇다면 이러한 상황에서 복진은 도대체 무슨 작용을 할까? 작자의 말에 따르면 복진의 용도는 '사생을 판단할 수 있게 하는' 것이다. 즉 '사증死症'에 속하는지 또는 '위기胃氣나 원기元氣가 끊어지지 않았기 때문에 죽지 않는' 것에 속하는지를 판정하는 것이다.

《難經》에서는 복부에 '동기動氣'가 소재하는 위치(상上·하下·좌左·우右·중中의 오방五方)에 근거하여 오장의 질병을 말했지만 본서에서는 이와 달리 동기가 원기元氣·위기胃氣의 표현이라고 보았다. 때문에 그는 '동기를 살펴 사생과 길흉을 판단'할 것을 주장하게 되었다. 마찬가지로 '비痞'가 복부의 좌측에 있는지 또는 우측에 있는지를 관찰한 것은 어떤 질병을 진단하는 구체적인 증거로 여긴 것이 아니라 길흉을 판단하는 근거로 삼은 것이다. 본서에서 제창한 복진의 방법과 그 작용은 각종 질병의 구체적인 진단과는 직접적인 관계가 없고 허실과 사생을 판단하는 데에 있다는 것을 알 수 있다. 그리고 작자의 주장에 따르면 이러한 복진 기술로 질병의 진행도 예측할 수 있어 '병이 없는 사람일지라도 배를 살펴보면 병이 장차 발생할 것인지를 곧 알 수 있고', '병이 없는 사람의 배를 살펴보면 병이 발생할 것과 그 사람의 수요壽夭를 자연 알 수 있다'고 했다. 질병의 예후를 예측할 때에 '비록 병이 물러났어도 그 사람의 복부가 나쁘면 곧 큰 병이 재발하고 중증이 된다'고 했다.

요컨대 작자의 근본적인 진단사상은 복腹·맥脈·증症 세 가지를 합하여 살피면 병이 숨고 드러남과 사생길흉을 손바닥 보듯이 잘 알 수 있으나 '병에는 비슷한 증이 많고 맥 또한 신묘하여 헤아릴 수 없으며', '일본의 의사들은 맥을 소홀히 하여 오늘날 진단에 능한 사람을 볼 수 없기' 때문에 이 책을 저술하여 이 기술이 맥진을 대신하여 허실과 사생의 판단을 용이하게 하고자 하는 것이었다.

3 치료방법

치료에서 볼 수 있는 것은 산기疝氣에 '공격하는 약을 투여하여 비위를 손상시키면 괴증壞症이 되어 치료할 수 없다', 종창腫脹에 '햇수가 오래된 적積은 약으로 급히 공격해서는 안 되며 급히 공하攻下시키면 중기中氣가 손상되어 끝내 사증死證에 이른다', 구토는 '그 때에 침을 놓거나 환丸·산제散劑를 쓴다'는 등 얼마 되지 않은 몇 마디에 불과하고 어떠한 병증에 대한 구체적인 치료를 언급한 것은 거의 없다. 그러나 이것으로 본서의 작자가 약물치료를 위주로 하는 의가이고, 또 비위의 보양과 치료를 특히 중시했음을 알 수 있다. 이는 복부의 동기를 위기胃氣·원기元氣의 징상으로 본 '복심지리腹心之理'와 서로 호응한다.

《腹心傳》과《百腹圖說》을 대충 대비해보면 둘 다 태극·음양·동기·원기로 입론하여 복진의 원리를 설명했지만《腹心傳》만이 수미가 일관되게 이론에서 진찰에 이르기까지, 진찰에서 치료에 이르기까지 그 학설체계가 철저하게 관통하고 있음을 잘 알 수 있다.

### 4) 松岡意齋·森中虛

마츠이 소칸松井操漢이 번역한《診病奇佹》[35]에 다키 겐켄多紀元堅의 사본寫本에서 발견되지 않은 13단의 모리 츄쿄森中虛의 설이 실려 있다. 지금 두 종의《診病奇佹》에 보이는 모리 츄쿄森中虛의 이론을 함께 귀납시켜 토론하기로 한다.

① 動氣가 중심이다

중복되는 것을 제외하면 두 종의《診病奇佹》에서 모리 츄쿄가 말한 것은 모두 31단이다.

그 가운데 18단은 동기動氣를 언급한 것이다. 그렇다 하더라도 여전히 복진법이《難經》을 계승하여 만들어졌다거나 혹은《難經》의 동기설動氣說을 찬동했다고 볼 수 없다.

모리 츄쿄가 채택한 동기 진찰법은 실제로 맥진과 매우 비슷하고 주로 복부 동기動氣의 '강强·약弱·속速·지遲'에 의거하여 원기元氣·비위脾胃의 허실

---

35)《日本漢方腹診叢書》제1권, 205~404쪽.

을 진찰하는 것이다.[36]

　대체로 말해서 작자는 복진으로 맥진을 대신하여 '병을 진찰할 때에 동기를 첫째로 꼽는다'고 했지만 그 요점은 '동기의 태과·불급·화평을 살펴 병의 어렵고 쉬움을 판정하는' 것에 불과하다. 특히 '수만 명의 배를 진단했지만 동기가 오른쪽에 있는 사람은 없다. 천만 명 가운데 선천적으로 동기가 오른쪽에 타고난 사람이 있으나 반관맥反關脈[37]과 같다고는 볼 수 없다'고 한 해석을 보면 그의 복진방법은 《難經》과 무관할 뿐만 아니라 '실증實證'을 통하여 《難經》의 공중누각식의 동기학설을 분명히 반박한 것이라고 말할 수 있다.

　그렇다면 모리 츄쿄의 동기진찰은 복부동맥의 진찰로 촌구맥寸口脈을 대체한 것에 불과하다고 말할 수 있을까? 양자 사이에는 분명 어떤 차별이 존재한다. 예를 들어 '동기動氣가 상완上脘에 있다', '동기動氣는 구미鳩尾, 중완中脘에 있다', '중완中脘, 임맥任脈이 지나는 곳에 동기가 방아 찧는 듯하다'는 증상은 복진 이외의 경우에는 볼 수 없는 것이다. 임상경험에 근거하면 이러한 증상들은 대부분 심장병, 간경화 혹은 극도로 쇠해진 위중한 환자에게 나타난다. 모리 츄쿄가 '창만脹滿' 등의 복부증상을 종합 참고하여 '난치難治', '필사必死'라 단언한 것은 사리에 부합한다.

---

36) 예를 들어 動氣 또한 平人의 脈候와 같아 한번 숨을 쉴 사이에 4~5動하면 吉하고, 한 번 숨을 쉴 때에 2動 혹은 2動반하면 늦는 것으로 이는 元陽이 허한 것이다. 허한 사람에게 動氣가 나타나지 않으면 그 命이 오래되지 못하고 細數한 것도 위험하다. 有力하면 치료할 수 있다. 한 번 숨을 쉴 사이에 動氣가 5~6動하면 風邪이다. 7動하면 위험하다. 8動하면 난치이다. 맥진의 방법을 조금 아는 사람은 이는 중의에서 말한 '한 번 숨을 쉴 때 맥동이 5번이면 정상이고, 이보다 적으면[遲脈] 虛하거나 寒하고, 이보다 많으면[數脈] 熱하다'는 등의 말과 완전히 일치함을 한눈에 알 수 있다.
37) 맥진에서 선천적으로 손목 안쪽에 맥이 없고 손등에 나타나는 것을 反關脈이라 한다. '診幾萬人之腹, 無動氣在右者也; 千萬人中, 有天性所生動氣在右之人, 莫若是與反關脈相同者也.'

그러나 홀시할 수 없는 것은 '필사必死' 이외에 기타 정황에서 진찰한 이상異常 동기를 전부 '양허陽虛', '원기허탈元氣虛脫', '비위허脾胃虛', '상화산란相火散亂'과 같이 '허虛'의 병인으로 해석했다는 점이다. 특히 '동기가 빠르고 맥이 가라앉으면 허한 것이므로 지황환地黃丸을 투여해야 한다. 동기가 가라앉고 맥이 빠르면 실한 것으로 병이 혈분血分에 있어 영분營分에 자침해야 한다'고 하여 복진과 맥진에 따른 대비에서 작자의 마음속에 구축한 이론적인 틀을 알 수 있는데, '복腹'을 기가 존재하는 장소로 보았고 '맥脈'을 혈이 있는 장소로 보았다. 이때에 전술한《腹心傳》에서 '식체와 어혈 또한 다르다. 어혈은 혈분의 병이기 때문에 위기胃氣를 방해하지 않는다'고 한 것을 돌아보면, '복腹과 맥脈'을 '기氣와 혈血'의 운동장소로 각각 상정한 사상이 이 책에도 존재함을 알 수 있다. 이러한 논설을 대충 훑어보고 나면 이 시대의 복진에서 복腹, 원기元氣, 위기胃氣, 동기動氣가 어떻게 긴밀하게 하나로 연계되었고 인식되었는지를 자연스럽게 이해할 수 있다.

**2** 치료방법

'원기元氣가 허탈하면 동기動氣가 출현하는 것(이는 상복부의 박동을 가리킨다)', '허虛한 사람은 동기動氣가 나타나지 않는 것(이는 배꼽 좌측의 박동을 가리킨다)'은 주로 '허虛'의 각도에서 질병의 성질을 고려한 것이기 때문에 치료방법은 자연 '보補'가 위주가 된다. 따라서 배꼽 좌측의 박동이 느리고 완만한 것의 진단과 치료에 대하여 '이는 원양元陽이 허한 것으로 부자附子・육계肉桂를 써야 하는 곳'이고, 동기가 '방아를 찧는 듯하여 비위가 허해졌을' 때에는 '이러한 증상에 자침을 하면 큰 해를 당한다'고 하여 침자요법 시술을 매우 경계했다. 또 '배꼽 아래 주위가 딱딱한 것은 신허腎虛이고, 이는 신기가 고갈된 것이다. 팔미환八味丸을 써야 한다', '동기動氣가 삭數하고 맥이 정靜하면 허한 것이다. 지황환地黃丸을 써야 한다', 이병痢病에 '복피腹皮가 무력'한 것은 '허증虛證'으로 '육군자탕六君子湯 등으로 보해야 한다' 등의 말을 했다. 비위와 신을 보양할 것을 주창한 것이 모리 츄쿄 치료방법의 특징이라 말할 수 있다. 반대로 '침'을 사법瀉法의 도구로 보아 '동기가 정靜하고 맥이 삭數한 것은 실實이고 병이 혈血에 있는' 경우에만 적용했다.

### 5) 白竹子

《診病奇佼》에 기재된 시라 다케코白竹子의 논설은 21단段이다. 그 가운데에는 모리 츄쿄森中虛와 상통하는 곳이 적지 않다. 예를 들면 동기動氣가 좌천추左天樞[38]에 있으면 정상이고 동기가 부족한 것이 가장 위험하며 구미鳩尾가 동하는 것이 좋지 않은 징후 등이라 했다. 그러나 '좌우左右'의 음양 속성에 대한 견해가 다른데 이는 각기 기원이 다름을 말해준다. 즉 다치바나 이오리橘隆庵나 모리 츄쿄는 모두 복의 좌측이 양이고 우측이 음이며 병이 좌측에 있으면 쉽게 치료되고 병이 우측에 있으면 치료하기 어렵다고 했다. 그러나 시라 다케코는 '좌신우명문左腎右命門'의 설에 따라 '동기가 오른쪽 천추天樞로 돌아서 가는 것은 오른쪽 명문의 화火가 성한 것으로 수기水氣가 다하여 화火로 돌아가는 징조이다', '좌측 복부에 비증痞證이 있으면 첫째 신허腎虛임을 알아야 하고, 산기疝氣는 오른쪽 복부에 단지 기가 울체된 것임이 틀림없다'고 주장했다. 여기에서 《難經》의 영향을 다소 받았음을 알 수 있다.

이밖에 시라 다케코는 '외병外病은 맥으로 알고 내병內病은 복腹으로 안다'는 주장에 찬동하여 복부의 후박厚薄·허실虛實과 상上·중中·하下, 부浮·중

---

38) 혈위의 명칭으로 臍旁에 자리하고 있다.

中·침沈을 조합하여 '구후九候'를 만들어 차례대로 상세히 검사할 것을 주장했는데, 중의中醫 맥진인 삼부구후三部九候법을 복진에 이식하여 개조한 흔적이 있다.

### 6) 《針灸遡洄集》(복진 부분)

#### 1 장부의 진찰

이 책의 가장 뚜렷한 특징은 장부에 관한 진찰이 있다는 점이다. 상술한 5종의 저작에서 장부진찰은 《百腹圖說》에만 나타난다. 복진법을 수집하여 만든 《診病奇侅》은 진폐診肺·진심診心·진비위診脾胃·진신診腎·진간診肝, 즉 이른바 장부를 진찰하는 각 항목 아래에 모두 《針灸遡洄集》을 인용한 것으로 시작했다. 따라서 복진법에서 장부를 진찰하는 지식의 형성을 검토할 때에는 본서의 중요성에 주의를 기울여야 한다.

그 내용의 기원은 기본적으로 《黃帝內經》·《難經》에 나타나는 장부의 위치와 병증에 관한 이론이다. 물론 이러한 '장부'가 실제 해부와 서로 부합하는 것도 있고 다른 것도 있다.

#### 2 虛里의 진찰

허리虛里의 박동은 좌측 유방 아래의 심첨박동으로 복진에서 관심의 대상이다. 그렇기는 하지만 장부의 진찰과 마찬가지로 상술한 5종의 저작 중 허리의 진찰을 언급한 것은 오직 《百腹圖說》뿐이다. 바꾸어 말하자면 '허리虛里'의 문제를 언급하지 않은 복진 저작의 진찰부위는 거의 복부에 국한되어 있는데, 허리의 진찰은 의사의 손이 복부에서 흉부로 확산되어 허다한 '도덕적' 문제를 일으키기 때문이다. 그러나 이는 여기에서 관심을 가질 문제는 아니다.

장부와 허리의 진찰은 최초의 복진 저작인 《百腹圖說》에 이미 나타나지만 이후 형성된 복진 저작에는 나타나지 않는다. 또한 《百腹圖說》과 《針灸遡洄集》을 비교해 보면 후자는 결코 전자의 연속이 아님을 발견할 수 있다. 《百腹圖說》에서 오장의 복후腹候를 질병의 증상표현으로 본 것은 100조條의 '병病, 약藥' 가운데 단지 5조에 불과하다. 그러나 《針灸遡洄集》에서 복진 부분의 세목을 보기만 해도 장부와 허리가 중요한 지위를 차지하고 있음을 알 수 있다.

그 세목은 다음과 같다.

腹診總論

診肺・診心・診脾胃・診肝・診腎

虛里之動

動氣三候

《百腹圖說》에서 《針灸遡洄集》에 이르기까지 대략 100년이 경과했다. 복진의 내용은 이미 현저한 변화가 발생했다. 이에 대한 분석은 다음 글을 기다리기로 한다.

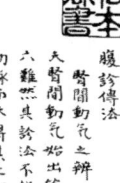

그림 11-7 《腹診傳法》 첫 페이지

### 7) 《腹診傳法》

제목이 《意仲玄奧》인 이사이류意齋流 침술 비전서秘傳書에서 아지오카 산파쿠味岡三伯, 구사카리 산에츠草刈三悅의 복진법에 대한 비평을 볼 수 있는데, '그 후에 의서를 강독하는 선생인 아지오카 산파쿠가 전했으며 복진의 피모皮毛에 불과하고 이사이류意齋流의 진전眞傳이 전혀 아니다[39]고 했다. 그러나 유파의 견해를 고수하는 고인의 울타리를 뛰쳐나오려고 한다면 거리낄 것이 없고, 이러한 비평을 통하여 '비진전非眞傳'의 배후에 숨어 있는 것은 바로 개인의 새로운 창조적인 견해나 새로운 종합과 개조이다.

1 先脈後腹의 원칙

'선사先師인 스하라 호인數原法印이 전하기를 무릇 환자를 대할 때에는 먼저 진맥을 한 연후에 반드시 복진을 해야 한다'고 했다. 이러한 선맥후복先脈後腹의 주장은 전술한 복진을 첫 번째에 둔 다치바나 이오리橘隆庵나 복진에 전심한 이사이意齋·츄쿄中虛의 진단방법과는 확실히 다르다. 이 책 내용의 절반은 '문인제자門人弟子일지라도 맹혈盟血의 서약을 거치지 않으면 함부로 전할 수 없는' '임신진법妊娠診法'이다. 그러나 이 부분은 반드시 엄격한 형식을 거쳐야 전수할 수 있는 내용으로 복진과는 전혀 관계가 없는 주로 맥진방법이다. 맥진 이외에 점법占法도 있어 '비전秘傳'에 속하는 내용이기도 하다.

2 복진의 작용

복진을 행할 때에 가장 중요한 것은 '통痛·양癢'에 근거하여 질병의 허虛·실實을 판별하는 것이다. '대체로 실통實痛·허양虛癢을 곧 알 수 있다'고 하여 즉 '통처痛處가 있으면 병사가 실한 것에 속하는 증임을 알 수 있다. 누르는 손아래가 부드러우면서 가렵고, 나뭇가지나 끈과 같은 어떤 것도 만져지지 않으며, 누르면 말랑말랑하면서 가벼운 신음소리를 내면 허증으로 원기가 부족한 것임을 곧 알 수 있다'고 했다. 또한 엄지손가락으로 배꼽 위

---

39) 大塚敬節의 〈腹診考〉에서 인용.

를 눌러 동기의 유무에 의거하여 사생을 판단하는 것이 복진의 또 다른 기능이다.

한마디로 요약하면 복진의 작용은 여전히 허실, 사생의 판별에 불과하다. 그러나 통양痛癢으로 허실을 구별하고 엄지로 배꼽을 눌러 동기를 진단한 구체적인 방법은 기타 복진의 책과는 확실히 다르다. 이밖에 '허리虛里'를 논술한 부분에서 오장육부의 창만脹滿을 '복腹'의 중요한 질병으로 보고 상세히 서술했지만 실제 내용은 복진과는 무관하다. 이는 《靈樞》창편脹篇을 기술'한 것으로 단지 망望·문聞·문問 3법과 유관한 증상의 표현을 기술한 것일 뿐이다. 어째서 '허리' 항목 아래에 오장육부의 '창만脹滿'을 기술하고 또한 단지 이러한 내용만을 언급했는지에 대해 말한다면 당시 사람들의 안중에는 분명 '허리'는 곧 위기胃氣이고 이는 장부운동을 추동하는 원동력으로 비춰졌기 때문이다.

③ '고코도 이치겐呼考堂一源'의 動氣診法

일반적으로 《腹診傳法》은 구사카리 산에츠草刈三悅가 그의 스승인 아지오카 산파쿠味岡三伯의 설을 귀납 정리하여 만들었다고 보고 있지만 현존하는 본문의 근 절반에 이르는 편폭이 오히려 아지오카味岡·구사카리草刈의 설을 비판한 '고코도 이치겐呼考堂一源'의 내용이다. 비판의 핵심은 '신간동기지변腎間動氣之辨'에 있다. 바꾸어 말하자면 '이치겐一源'(본문에 '僞按'으로 되어 있는 것도 보인다)이라 칭한 뜻이 곧 여기에 있다. 이치겐은 명나라의 의가인 滑壽·虞搏 등의 학설을 인용하여 배꼽 위의 동기를 진단하는 것에 찬성하지 않고 제하臍下를 진단해야 한다고 주장했다.

이치겐의 견해에 따르면 《難經》에서 기술한 동기이건 또한 명대 의가의 해석이건 간에 모두 맥의 박동을 동기로 보아 진찰하지 않았다는 것이다. 동기의 뜻은 제하臍下의 운동이다. 마찬가지로 허리도 흉부맥의 박동이 아니라 흉부 운동이라 했다. 이는 맥동의 운동이 아니라 호흡에 따라 나타나는 피부·기육의 운동을 가리킨다. 이 설이 고전의 원래 뜻에 부합하는지 여부는 중요하지 않다고 말할 수 있다. 중요한 것은 그의 논설을 통하여 당시 의가가 각자의 이해에 따라 복진의 원리를 어떻게 사고했으며, 각기 다른 방법으로 복진의 기술을 어떻게 실천했는지를 더욱 깊이 이해할 수 있다는 점이다.

### 8) 《診腹精要》

가케시타 테이카이竹田定快가 어떤 은사隱士에게 복진에 관한 책을 얻어 산정刪正을 가하고 또 방기가方技家의 설에 근거하여 빠진 것을 보충하고 다시 제가의 이론을 절충하는 방법을 이용하여 최종적으로 이 책이 유명해지게 되었다. 따라서 《診腹精要》는 그 시대의 것을 모아 만든 복진 저작이다. 상술한 여러 책과 비교하여 말하자면 이 책의 특징은 복진기술을 체계화시키려고 한 점에 있다.

#### 1 陰腹과 陽腹

이 책은 총론에서 시작하는데 그 요점은 곧 '음복陰腹과 양복陽腹'설이다. '진단의 어려움은 음양을 자세히 밝히는 것이다. 음양이란 무엇인가? 사람의 배의 상태에는 두 가지 상象이 있다.' 즉 배의 상태에는 비수肥瘦·윤조潤燥·강약强弱 등 여러 가지 다른 표현이 있지만 요약하면 음양 두 가지 상에 불과하다.

가케시타 테이카이竹田定快는 일찍이 의학의 요점은 맥의 이치에 있다고 주장했지만, '맥리脈理는 미묘하여 신통하게 깨닫기가 어렵고 의意에 있고 상象에 있지 않기' 때문에 바꾸어 직접 '상象'의 진찰을 채용하여 복진으로 맥진을 대체할 것을 제창했다. 그는 《黃帝內經》이 대표가 되는 중국 고전의적에 대해 일찍이 모두 숙지했기 때문에 진찰의 수단에 변화가 발생했지만 이론적인 틀은 개변시키지 않아 법은 다르지만 이치는 같다고 말할 수 있다.

### ② 診法의 要訣

복진의 대요 및 기초지식과 구체적인 방법을 설명한 총론 뒤에 이어지는 것이 진결거요診訣擧要다. 이 부분에서는 먼저 제臍·동기動氣·허리虛里·복지상하腹之上下·안지경중按之輕重 등을 진찰하여 얻은 복증의 의의를 차례로 해석한 다음 상한에서 두창에 이르기까지 모두 15종의 병명을 취하여 각 병의 병증과 진단상의 의의를 자세히 기술했다. 이는 각종 질병을 조리 있게 밝힌 '진결診訣'로 복진을 체계화시키려는 의도를 나타내었지만, 실제 진찰에서는 결국 기타 저작과 마찬가지로 복진에 의거하여 구체적으로 진단한 것이 아니라 여전히 허실·사생의 판별에 초점을 맞추었다.

### ③ 치료방법

이 책에서 치료원칙을 언급한 것이 여섯 군데가 있다.[40] 이에 의하면 치료방법의 대강을 알 수 있다. 먼저 용약이 위주이고, 그 다음은 '뜸'을 일종의 온보시키는 법으로 보아 양기를 돕는 수단으로 널리 이용했다. 침에 대

---

40) 즉 筋이 臍下에 나타날 때 '治方宜專用補陰之藥, 可以取滋補之效'하고, 이와 상응하여 筋이 臍上에 나타날 때에는 '治方宜專用救陰補陽之藥, 可以運化中焦'한다.
脚氣의 病: '其治若非湯藥·艾灸並施, 則殆少收功者.'
痢病의 病: '按之有塊者, 不問病之新久, 宜用消導滲利之劑攻之可也. 按之無塊者, 不問病之新久, 慎不可攻之. (中略) 然如脾胃之瀉證, 務在補中焦, 可一概論之.'
膈噎의 病: '非藥力所能及. 若於得病之始, 若速灸讌譆穴, (中略) 多奏再生之效.'
癆瘵의 病: '於刺法, 針已不可爲. (中略) 氣血未虛, 形肉未脫時, 灸四花·患門, (中略) 壯數不得過五十. (中略) 但上焦火動者與脈已微數者, 俱不可灸. (中略) 藥大抵宜淡薄平和之劑, 慎勿用攻擊·吐·下之藥.'

해서는 단지 조심하라는 말만 있다.


## 4. 토론

이상에서 기술한 각종 초기 복진 저작의 구조와 특징을 이용하면 허다한 방면에 따라 토론을 전개시킬 수 있다. 그러나 이는 자연 수많은 배경지식으로 파급되어 소개해야 하기 때문에 그 총체적인 성격을 체현한 몇 가지 문제에만 국한시키기로 한다.

### 1) 치료방법

이상에서 거론한 각 책에 나타나는 치료의 예를 통하여 초기 복증腹症 저작에서 언급하고 채택한 치료방법은 대체로 모두 약물요법임을 알 수 있다. 따라서 최초로 침구 안마사로부터 복진이 시작되었다는 '정론定論'에 대해서는 반드시 적당한 수정을 가해야 한다. 또 그 속에 나타나는 적은 수의 침구요법도 구별하여 논할 필요가 있다. 현대 과학의 각도에서 본다면 침針과 구灸는 모두 인체에 가하는 일종의 물리적인 자극에 불과하기 때문에 종종 동시에 병용하거나 호환하여 사용할 수 있다. 그러나 당시 의가는 침과 혈血·맥脈이 직접 연관되어 있다고 보았기 때문에 단지 '사혈瀉血'시키는 일종의 수단이지 복腹이나 기氣에 병이 있는 경우에 적용시키지 않는 치료방법으로 간주했다. 이것이 침을 언급할 때에 거의 모두 그 폐해를 경계한 말을 한 근본 원인이다.

다른 측면으로는 극소수 몇 군데에서 구법灸法을 언급했지만 '구灸'를 양기의 운행을 돕는 수단이자 대다수의 경우에 모두 사용할 수 있는 요법으로 본 것이었다. 오직《五雲子腹診法》에서 '진배診背'와 '구배灸背' 사이에 모종의 특정한 연계가 있는 것처럼 보이는데, 이는 침과 뜸이 고대에는 원래 나눌 수 있고 합해질 수 있는 두 가지 독립된 치료방법으로 생각될 뿐만 아니라 송나라의 민간의사가 '구배灸背'하는 것을 묘사한 그림인《艾灸圖》(그림 11-8)[41]를 상기시키기도 한다. 그러나 '진배診背'와 '구배灸背'에 관하여 보다 깊이 연구할 수 있는 자료가 부족하고 이는 아마 '민간요법'이 가지고 있는 공통된 특징일지도 모른다.

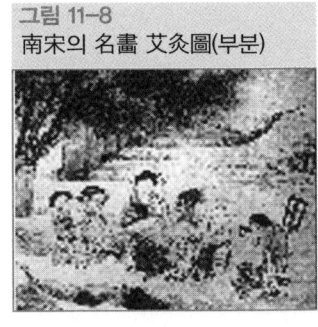
그림 11-8
南宋의 名畫 艾灸圖(부분)

### 2) 이론의 實在化

일본의 한방의학계에서는 요시마스 토도吉益東洞를 대표로 삼은 고방파를 시종 극도로 추앙하여 실증을 중시하고 음양오행 등 허황한 이론을 숭상하지 않는 이 의학유파가 한방의학의 특징을 가장 잘 체현한 것으로 보았다. 따라서 '복진은 최초에는 침구 안마사가 제창했다'고 주장한 배후에는 실제로 이러한 사상과 의식을 충분히 구현할 수 있는 언외言外의 뜻이 숨어있다. 복진이 일본인에 의해 만들어졌다면 이치로 따져서 음양오행학설을 기초로 하는 중국의학과 본질적으로 구별되는 점이 있어야 한다. 복진이 실증을 특징으로 삼은 진단기술이라면 의학이론 방면의 소양은 높지 않지만 수

---

41) 이 그림은 臺灣故宮博物院에 현존하고 작자는 南宋시기의 李唐이다. 《故宮名畫三百種》(大塚巧藝社, 1959)에 '村醫爲病人灸艾之狀'이라 설명한 문자가 나타난다.

기에 능숙한 사람이 만들었을 것이다. 그러나 상술한 관련 분석에서 초기 복진 저작은 실제로 각자 이론의 틀을 갖추고 있음을 어렵지 않게 알 수 있다. 그 사이에는 '태극太極—원기元氣'의 궁극적인 본원에서 '음양陰陽—비신脾腎—선후천先後天'의 체용體用에 이르는 논설이 충만하다.

당시 이론을 중시한 '후세파後世派'의 기타 의학저작과 서로 비교하면 초기의 복진 저작은 이론 측면에서 전혀 손색이 없을뿐더러 훨씬 뛰어나다고 말할 수 있다. 사람들에게 깊은 인상을 남긴 것은 바로 그 속에서 '태극太極—음양陰陽' 등 추상개념을 자유자재로 운용하여 복진의 이론적인 틀과 진찰원칙을 세운 구체적인 과정이다. 바꾸어 말하자면 복진의 형성은 이러한 것을 허황된 궁극적인 진리와 같은 형태가 아니라 '복腹' 위에서 실제화시킨 과정이 아니겠는가?

지식의 전파방식 가운데 '격발激發전파'(stimulus diffusion)현상[42]이 있다. 말하자면 '격발전파'는 어떤 새로운 기술이나 발명에 관한 정보를 들음으로써 독립된 재창조나 재발명을 하려는 욕망과 실천을 불러일으키는 것으로, 들은 소식이 진실인지 거짓인지는 결코 중요하지 않다. 초기에 형성된 각종 복진 저작의 검토를 통하여 그들은 이론과 기술 차원에서 모두 뚜렷한 차이가 있고 직접적이거나 밀접한 내재적인 연계가 분명히 없음을 알 수 있다. 당시 지식이 바깥으로 전해지는 것을 엄격히 금지한 사회적인 환경 아래 이러한 작자들은 다만 '복진'과 같은 진단방법이 있다는 것을 들었을 것이고, 이것이 동기動氣·허리虛里·음양陰陽 등에 대해 각자의 이해에 따

---

42) 이 개념은 A. L. Krueber가 최초로 제시했다. 이는 과학기술 지식의 전파에서 작용한다. 죠셉 니담의 《中國科學技術史》제1권 논설을 참고.

라 자신의 복진 이론과 방법을 독립적으로 창조하도록 촉발시켰을 것이다.

최초의《百腹圖說》에서 17세기 중기에 형성된 약간의 복진 저작에 이르기까지 수십 년의 시간 간격이 있다. 전후 두 방면에 본질적으로 차이가 있는지 여부를 깊게 연구하면 가장 주목할 점은 최초의《百腹圖說》은 그 편폭이 가장 길지만 이는 실질적으로 '복후腹候'의 내용을 포함하는 것에 불과하다는 점이다. 이는 이 이전의 중일中日 의학저작에 전혀 없었던 내용이 아니며, 따라서 어떤 의의에서 말하자면《百腹圖說》 또한 일반적인 종합성 진단저작에 속한다. 이 시대에, 혹은 이 책이 저작될 때에 복진은 독립된 진단방법으로 성장하지 못했거나 그 개념이 아직 분명하지 않았다고 말할 수 있다. 그러나 17세기 중엽 이후에 쓰인 복진 저작에서는 복진을 체계화 시키려는 경향이 강하게 나타나는데, 복진이 이미 독립된 진단방법이 되었다는 증거로 볼 수 있다.

또한 17세기 중엽과 17세기 말에 쓰인 복진 저작을 비교하면 초기에는 대체로 '허리虛里'의 진찰을 언급하지 않았고 후기의 저작에서는 모두 허리의 진단을 각별히 중시하여 진찰범위가 복부에서 흉부로 확대되었음을 발견할 수 있다. 이렇게 변화된 이유는 일본 근세의학이 발전된 역정에서 해답을 찾을 수 있을 것 같다. 무로마치시대 이후부터 일본 의학계에서 먼저 수용한 것은 중국 금원金元(명대에 이르기까지)의 의학지식이었고 그 특징은 비위脾胃나 비신脾腎에 관한 논설이 주도적인 지위를 차지하는 점이었다. 그 이후 유학이나 의학을 막론하고 모두 복고 경향에 영향을 받아 고전이 점차 각별히 중시되었다. 이 때문에《黃帝內經》에 나타나는 '허리'설이 자연 복진에 녹아 들어오게 되었다.

송명宋明의학은 다시로 산키田代三喜가 들여오고 마나세 도산曲直瀨道三이 전파하여 일본에 뿌리를 내렸다. 이후 산키·도산이 핵심인 '후세파'가 형성되었다. 이는 일본의학사에서도 정설이다. 그러나 상술한 초기 복진 저작에 관한 고찰을 통하여 알 수 있는 것은 송명 의학이론에 기초하여 만들어진 각종 복진 저작이 후세파의 대본영에서 탄생한 《百腹圖說》과는 직접적인 관계가 없다는 점이다. 송명의학 및 그 주체가 되는 사상의 전입과 유포가 이와 같이 단일하지 않음을 알 수 있으며 어떤 '학파'를 초월한 시대적 특징으로 볼 수 있다.

### 3) 중국의 '診腹'과 일본의 '腹診'

'진복診腹'과 '복진腹診' 두 가지 표현을 사용한 것은 '진찰에서 복부의 증상을 포함하는 것'과 '복부의 진찰을 일종의 특수한 방법으로 보는 것'을 구별하기 위한 것에 불과하다.

양자의 구별을 설명하기 위해 먼저 간단한 예를 들어보기로 한다. 예를 들어 수手나 각脚에 병변이 나타날 때에 복부를 진단하는 것처럼 망문문절望聞問切 등의 수단을 통하여 질병을 진찰하고 그 성질에 대한 판단을 내리지만 왜 수진手診·각진脚診 등의 술어는 없는 것일까? 마찬가지로 복부에 병변이 나타날 때에 단지 복부를 촉진하는 것이든 사진四診을 병용하여 질병에 대해 진찰하는 것이든 목적이 단지 복부에 있는 질병에 대한 진단을 내리기 위한 것이라면 독립된 일종의 진단방법이라고 할 수는 없다. 이것이 바로 '진복診腹'의 뜻이기도 하다. 중국 전통의학에 나타나는 '진복診腹'과 유관한 기재는 물론이고 《百腹圖說》에서의 '복후腹候'도 모두 이러한 범주에 속하는 지식이다.

이와 반대로 17세기 중엽 이후에 나온 복진의 저작은 '복腹'의 진찰에 대해 복부의 어떤 구체적인 질병을 진찰하기 위한 것이 아닌, 총체적인 상황 즉 허실·사생의 판단을 목표로 삼았다. 따라서 독립된 진단방법이 되었고 혹자는 복진의 고유한 정의도 이로 인하여 성립되었다고 말한다. 중국의 의사학 연구자는 흔히 복진의 '발명권' 논쟁[43]에 열을 올려 심지어 갑골문의 '복腹'에 관한 기재를 들어 최초의 복진으로 간주한다. 감정적인 측면의 요소를 제거한다면 이러한 주장의 가장 큰 문제는 '진복診腹'과 '복진腹診'을 분명하게 구별하지 않은 데에 있다.

복진과 사진四診을 나란히 두는 것은 분류방법의 각도에서 보면 분획의 표준이 다르기 때문에 불합리하기도 하다. 복진은 국부의 어떤 표현을 통하여 정체적인 병변에 대해 진단을 내리는 성질이 있다. 이와 같은 진단방법은 통상 일종의 독립된 진단방법으로 여겨진다. 예를 들어 프랑스 침구의사가 최초로 발견한 이혈耳穴 진단법은 '이진耳診'이라 칭할 수 있다.

일본 복진의 성질을 철저히 이해하기 위해 또한 '안진眼診'을 예로 들어 설명해도 무방할 것이다. 망望·문聞·문問·절切 등의 수단으로 안眼의 질병에 대해 진찰하는 것을 '안진眼診'이라 칭할 수 없지만 중국전통의학에서 오행五行·팔괘八卦에 따라 안부眼部를 '오륜五輪'·'팔곽八廓'으로 구분하는 독특한 이론도 결국 안眼의 질환을 진단하기 위한 것이기 때문에 '안진眼診'이라 칭할 수 없다. 그러나 오스트레일리아 토착의학에서 유전되고 있는 '각막진단법' 즉 각막의 변화를 관찰하여 전신의 기타 부위의 질병을 진단하는 것은 '이진耳診'과 마찬가지로 일종의 독립된 진단방법으로 볼 수 있기 때문에 '안진眼診'이라 칭할 수 있다. 특히 알려진 바에 의하면 티벳[西藏]의학에 장

---

43) 王琦《中國腹診》, 北京 : 學苑出版社, 1994년.

腸과 모든 신체를 서로 대응시켜 이에 의거하여 전신 각 부위의 질병을 진단하는 방법이 있다. 이를 '복진腹診'이라 칭한다면 보다 합당할지도 모른다. 이러한 진단방법이 통칭 '국부진단법'의 기본적인 특징 −어떤 국부 혹은 기관에서 정체적인 '상象'(축소판)을 찾아내어 이것으로 전신의 질환을 진단하는 것−에 완전히 부합한다.

일본의 복진은 복부질병의 진단문제를 해결했을 뿐만 아니라 또 전신의 상황을 진단할 수 있게 해주기 때문에 '국부진단법'과 비슷하거나 상통하는 일면이 있다. 그러나 엄격하게 말하면 국부에서 정체적인 축소판을 나타내는 함의가 없기도 하기 때문에 '국부진단법局部診斷法'의 성질을 갖추고 있지 않다. 이는 바로 일본 복진이 태극太極·원기元氣·음양陰陽 등 궁극적인 이론을 일본민족이 각별히 관심을 기울인 '복부腹部'에 실재화實在化를 가하는 독특한 궤적에 따라 발전시킨 것이지 기타 국부진단법과 같이 실천경험을 기초로 결정된 것이 아니기 때문이다. 따라서 일본의 복진은 중국의 '진복診腹'과 다를 뿐만 아니라 '국부진단법'과도 다른 자체의 독특한 성격이 있다.

12

# 기재記載와
# 전역詮釋

# 일본 각기병사脚氣病史의 재검토

 "흰 쌀을 주식으로 삼는 동북아 국가에서 각기병은 1000여 년의 역사를 가지고 있다. 그러나 19세기 말에 이르러 일본 해군에서 규정된 음식물 가운데 육류·생선·야채 등을 늘리자 선원들 사이에 각기병이 근절되었다고 보고된 후 사람들은 각기병의 발생이 음식과 유관하다고 인식하게 되었다. 이전에는 거의 절반 정도의 선원이 각기병에 걸렸고 적지 않은 사람들이 이것으로 생명을 잃었다. 아시아에서 각기병의 발병률이 나중에 현저하게 떨어졌는데, 그 원인은 생활수준이 높아져서 음식물이 다양하게 변했고, 사람들이 점차 탈곡한 쌀이나 찐쌀이나 강화미强化米를 받아들였기 때문이었다. 서양국가에서 비타민B1결핍증은 단지 만성 알코올중독 환자에서만 볼 수 있다."[1]

 《브리태니커백과사전》의 이러한 묘사는 근대 이래로 각기병에 관한 보편적인 견해를 개괄한 것으로 대표적인 '경전의 설'이라고 말할 수 있다. 그러나 역사적인 본래의 모습은 아마 이보다 더욱 복잡할지도 모른다. 먼저 동양의 역사문헌과 의학저작에 '각기'에 관한 기술이 적지 않지만 정말 모두

---

[1] 《브리태니커百科全書》에서 인용. 北京 : 中國大百科全書出版社, 1985년 中譯本, 第4冊, 346쪽.

현대의학에서 말하는 '각기병'(비타민B1 결핍으로 인하여 발생하는 질병)인지 여부는 검토가 필요할 것이다.

비타민B1은 각종 음식물에 광범위하게 존재하기 때문에 '쌀을 주식으로 삼는' 것만으로 각기병이 발생할 수는 없다. 사실상 의사학자들은 대부분 고대 '각기병' 기술에 '역사'적으로 어떤 기타 질병을 포함되어 있는 것으로 보았다. 그러나 아쉬운 점은 이러한 인식의 깊이가 충분치 못했다는 점이다. 예를 들어 통상적으로 단지 고려한 것은 당시 인식수준의 한계로 풍습성관절염風濕性關節炎 등 몇몇 기타 근육관절 병변을 배제시키지 못한 것 같다. 현대의학의 병인분류에 따라 보면 전혀 관계가 없는 질병에 속하는 것도 '역사적으로' 각기병의 범주에 포함시켰을 가능성이 있다.

이 글에서는 의학사, 특히 질병사 사료 해석에서 현대의학지식에 대한 충분한 이해가 없거나 혹은 이러한 지식을 사료 분석에 정확하게 운용하지 못하여 연구결과가 '옳은 것 같은 것에 현혹되어 도리어 진실을 잃어버리게 되는' 근본 원인을 설명하고자 한다.

인용문에서 말한 '아시아에서 각기병의 발병률이 나중에 현저하게 떨어진' 것은 사실이지만 그 원인을 '부분적인 원인은 생활수준이 높아져 음식이 다양화되었기 때문인' 것으로 귀결시킨 것은 엄밀하지 못하다. 생활수준이 높아졌기 때문에 음식물의 구조가 단일화 혹은 다양화되었다는 것과 양자 사이에는 필연적인 내재적인 연계가 없다. 실제로 동양의 여러 나라는 쌀을 주식으로 삼고 있지만 귀족이나 평민을 막론하고 음식은 시종 다양했다.

마찬가지로 '또 다른 일부 원인은 사람들이 점차 탈곡한 쌀이나 찐쌀이나 강화미強化米를 받아들였기 때문'이라 한 것도 설득력이 부족하다.

잘 알려진 바와 같이 과학교육을 귀에 못이 박히도록 받아왔지만 '부분적으로 탈곡한 쌀'(dehusked rice)· '찐쌀'(parboiled rice)· '강화미強化米'(enriched rice)를 정말 생산하고 식용하는 사람은 없다. 특히 근대에 기계로 정미한 후로는 쌀의 '정미'정도가 고대와 같다고는 말할 수 없다. 그러나 각기병은 오히려 거의 사라지게 되었다. 따라서 각기를 예방하는 분야에서 음식물의 다양화는 단지 선원이나 죄수 등 특수한 사람들에게만 의의가 있다.

일본 해군에 각기가 다발하여 '병사의 식사를 개량'하여 큰 성공을 거둔 사례[2]로 생활 조건이 완전히 다른 일반 민중에서 발생하는 일을 설명하는 것은 적절치 못하다.

'각기脚氣'라는 병명은 최초로 중국에서 나타났고,[3] 또 역대 의학저작에서도 많이 언급되었다. 그러나 실제로 그 유행과 위험 정도는 일본에 미치지 못했다. 1939년 이전에는 일본에 이를 앓는 사람이 매우 많았고, 이것으로 죽는 사람이 많았기 때문에 각기는 일본의 '국민병', '풍토병'으로 불렸다. 이는 본문에서 일본 역사상 각기병과 그 사학적 연구의 문제이고 또한 탐색하려는 원인의 소재다.

요컨대 각기는 우리들에게 역사적인 질병이 되었지만 그 역사는 여전히 생각할 가치가 있는 신비한 구석이 있다.

---

[2] 일본해군은 1884년에 병사 식사의 개량을 실행하여 음식물의 영양을 증가시킴으로써 각기병의 문제를 대개 해결했다. 다음 휴인 麥飯男爵—高木兼寬을 참조.
[3] 脚氣를 병명으로 삼은 것은 晉代 葛洪(281~341, 혹은 283-364)이 저작한 《肘後方》에 처음으로 나타난다. 그러나 이는 단지 한자문화권에서 기재된 것을 말한 것뿐이다. 우리들은 기타 고대문자 기록 가운데 '각기'에 상당하는 병명이 있는지 여부는 알 수 없고 이러한 병명이 나타날 때에 역외문화의 영향을 받았는지 여부도 모르기 때문이다.

## 1. 일본의 각기병 유행사 개요

일본 사서史書에서 '각기脚氣'라는 말이 처음으로 나타나는 것은 《日本後記》[4] 헤이제이平城천황 다이도大同3년(808)의 기사記事다.

"갑자甲子(12월 17일)일에 조정 관원인 후지와라 노츠구藤原緒嗣가 '신은 태어나서 얼마 되지 않아 눈이 차츰 흐려진데다 각기를 앓아 병의 발작이 기약이 없었는데 이 병이 여러 해 되었습니다'라고 말했다. 이 이후 후지와라 노츠구는 평생 동안 각기로 고생했고 70세 때에 비명에 죽었다."

그러나 일본의 각기병사脚氣病史 연구에서는 중국 쪽의 상황과 마찬가지로 연구자의 대부분이 '각기脚氣'라는 병명이 출현하기 이전에 이러한 질병이 일찍이 존재했다고 보았다.[5] 이는 각기라는 병명을 사용하기 시작한 이전에 일본의 고대 문헌에서 중국과 마찬가지로 각기병과 유관한 허다한 기재를 볼 수 있기 때문이다.

예를 들어 《日本書紀》[6]에 인교允恭천황(5세기 초)이 즉위하기 이전의 기록에 '내가 불행하게도 오랫동안 심한 병에 걸려 걸을 수 없었다'는 말이 있고, 644년의 기사에 '왕자가 각기를 앓아 임금을 알현하지 못했다'라는 말이 있고, 《古事記》[7] 게이코景行천황 기사에 '이처럼 지금 나의 다리로 걸을 수 없다'는 말이 있고, 《續日本紀》[8] 쇼무聖武천황 744년 기사에 '아사카신

---

4) 藤原緒嗣 등이 撰, 40권, 仁明天皇 承和7년(840)에 완성.
5) 일반적으로 현존본인 《黃帝內經》(즉 《素問》과 《靈樞》)에서 말하는 '厥'·'痿躄'·'厥氣生足悗'과 같은 질병 및 《史記》·《詩經》·《左傳》등에서 언급한 脚病의 기술이 모두 각기병을 포함할 수 있다고 본다.
6) 舍人親王 등이 撰, 30권, 元正天皇 養老4년(720)에 완성.
7) 太安麻侶 등이 撰, 3권, 元明天皇 和銅5년(712)에 완성.
8) 藤原繼繩 등이 撰, 14권, 桓武天皇 延曆13년(794)에 완성.

노安積親王가 각기병으로 사이라이톤櫻井頓 궁에서 돌아와 정축丁丑일에 죽었는데 그때가 17살이었다'라는 등의 기사가 있다. 사가史家들은 이러한 기사가 각기라는 병명이 출현하기 이전에 이 병이 일찍이 객관적으로 존재하고 있었다는 것을 충분히 말해준다고 보았다.[9]

일본의 언어와 문자는 중국 고대의학의 영향을 받았기 때문에 이러한 병명을 사용하기 시작한 후에 사서·문학저작·일기·의서 등 각종 문헌에서 각기에 관한 기재가 점차 많아지게 되었다.

그러나 단지 역사적인 병명의 기재와 간단한 증상의 묘사에 의거하여 이것이 확실히 비타민B1 결핍증缺乏症에 속한다고 판단할 수 없기 때문에 이러한 기재가 '진각기眞脚氣'에 속하는지 여부에 대해 역대로 두 가지 견해가 있었다.

부정하는 사람은 가마쿠라시기(1192~1333)[10] 이후 심지어 에도시대의 호레키(寶曆 1751~1763) 이후에 이르러 비로소 '진각기'가 존재했다고 했다.[11] 그러나 어쨌든 에도시대(1603~1867)에 진입한 후에 각기가 보편적으로 유행하고 사회적으로 커다란 관심을 유발한 심각한 질병이 되었다. 예를 들어 마츠이 슈호松井衆甫가 저작한 《脚氣方論》(1748)의 '마츠이 야스시松井泰 서문'에 다음과 같은 말이 있다.

"오늘날에 각기가 크게 유행하고 있다. 위로는 제후와 귀족에서 아래로는 평민과 시골까지 이러한 병을 앓는 사람들이 불안에 떨고 있다."[12]

---

9) 이상은 모두 山下政三의 《脚氣の歷史——ビタミン發見以前》, 61-72쪽에 의거했다.
10) 富士川遊 : 《日本醫學史》, 620쪽.
11) 山下政三의 《脚氣の歷史—ビタミン發見以前》, 61쪽.
12) 狩野文庫藏刻本. 明和3년(1766) 序, 編號 : 9-21886-3. '當今時也, 脚氣大行矣. 上之公侯貴主, 下之閭閻鄕黨, 離此患者迂迂有焉.'

또 아키야마 기쇼秋山宜修의 《脚氣辨惑論》에서도 '오늘날 왕후에서 서민에 이르기까지 이러한 병을 앓는 사람들이 매우 많다'¹³⁾고 했다. 각기가 위로는 쇼군에서 아래로는 서민들까지 널리 유행했기 때문에 이로 인해 죽은 기록이 곳곳에 나타나고, 따라서 에도 중기에서 시작하여 각기를 전론한 의학저작도 끊임없이 나타난다(표 12-1).¹⁴⁾ 이는 에도시기에 각기병이 매우 창궐했음을 말해준다.

일본질병사 저작¹⁵⁾에 기재된 것에 따르면 대체적인 정황은 다음과 같다. 각기는 먼저 에도, 오사카 등 대도시에서 먼저 유행했고 때로는 극도로 창궐하여 널리 관심을 불러일으켰다. 겐로쿠(元祿 1688~1703)·교호(享保 1716~1735)·호레키(寶曆 1751~1763) 연간에 각기가 크게 유행하여 '에도한江戶煩'이라 불리었다.

메이와明和·안에이安永·덴메이(天明 1764~1788년 사이에 천재와 기근이 있었다) 연간에는 유행하지 않았으나 국태민안하고 서민의 생활수준이 높아지고 음식이 풍부했던 간세이寬政·교와享和·분카文化·분세이(文政 1789~1829)에 각기가 다시 유행했다. 교호享保 이후부터 교토·오사카에서 역시 이 병이 나타나 제국諸國에 만연했다. 가에이嘉永·안세이(安政 1848~1859) 이후에 이르러 에도·교토·오사카 이외의 대도시에서도 널리 유행했다.

이러한 상황은 메이지明治·다이쇼大正·쇼와昭和초기까지 계속 이어졌다. 일반 백성에 여전히 널리 퍼졌을 뿐만 아니라 특히 군대 사병의 발병률은

---

13) 狩野文庫藏寶歷11년(1761) 刻本, 編號 : 9-21888-1. '當今之世, 王侯至庶人罹此疾者尤多.'
14) 藤井尚久 : 《明治前本邦疾病史》(日本學術振興會編《明治前日本醫學史》제1권에 실림)에 의거하여 작성.
15) 藤井尚久 : 《明治前本邦疾病史》, 373~376쪽. 日本學術振興會編《明治前日本醫學史》제1권에 실림.

표 12-1 에도시대 각기 전문의서

| 書 名 | 著 者 | 刊 行 年 |
|---|---|---|
| 脚氣說 | 後藤艮山 | ? |
| 脚氣辨 | 林一鳥 | 享寶中(1716~1735) |
| 脚氣方論 | 松井衆甫 | 寬延元年(1748) |
| 脚氣辨惑論 | 秋山宜修 | 寶曆11年(1761) |
| 脚氣類方 | 源養德 | 寶曆13年(1763) |
| 疑脚氣辨惑論 | 多紀元簡 | 安永元年(1772) |
| 脚氣說 | 桔宗仙院 | 天明7年(1787) |
| 脚氣說 | 片倉鶴陵 | 天明7年(1787) |
| 脚氣論 | 桔南谿 | ?(1806년에 사망) |
| 脚氣談 | 福井楓亭 | ? |
| 水腫脚氣辨 | 內田土顯 | 寬政4年(1792) |
| 脚氣治驗 | 大島玄洪 | 寬政7年(1795) |
| 脚氣發明 | 飯野退藏 | 文化元年(1804) |
| 脚氣提要 | 西田耕悅 | 文化4年(1807) |
| 導水瑣言 | 和田東郭 | 文化4年(1807) |
| 一貫堂脚氣方論 | 磐瀨玄策 | 文化5年(1808) |
| 脚氣辨正 | 丸山元璋 | 文化8年(1811) |
| 脚氣分類篇 | 岡本昌庵 | 文化14年(1817) |
| 水中脚氣證治辨 | 多紀元堅 | 天寶14年(1843) |
| 脚氣病論 | 宇津木昆台 | ? |
| 脚氣新論 | 三浦道齋 | ? |
| 脚氣擎要 | 三浦道齋 | ? |
| 脚氣象防說 | 黑田樂善 | 嘉永元年(1848) |
| 脚氣考 | 上瀧良山 | ? |
| 脚氣方論 | 乾乾堂主人 | ? |
| 脚氣集要論 | 辻元崧庵 | ? |
| 脚氣提要 | 淺田惟常 | ? |
| 脚氣鈞要 | 今村了庵 | 文久元年(1861) |

매우 놀라울 정도였다.

  기록에 의하면 당시 세계를 일주하고 돌아온 훈련함에 탄 376명의 수병 가운데 각기환자가 169명에 달했고 이미 사망한 자가 25명에 이르렀다. 1878년 일본 해군의 통계에 의하면 1485명이 각기를 앓고 있어 전원의 33%를 차지하고 있었고, 다음해에는 1979명으로 발병률이 39%까지 상승했다.16) 이를 위해 천황은 전문병원을 설립하여 연구할 것을 정부에 독려하고 파격적으로 2만엔의 기금을 하사했다.

1878년에 육군계통의 요원, 동경대학의학부東京大學醫學部 교수 및 한漢·양방洋方의 의학 권위자가 핵심이 되어 각기병원을 만들었다. 각기병원은 경제적으로 정부의 대대적인 지원을 받고 권위 있는 의사들이 최대의 노력을 기울였지만 연구와 치료 분야에 전혀 성과가 없었다. 이와 동시에 해군 군의총감軍醫總監인 다카키 카네히로高木兼寬가 조사·비교를 통하여 각기병은 백미(탄수화물) 속에 함유된 모종의 독소 때문이고 단백질에는 해독(중화)시키는 기능이 있어 단백질이 결핍되었을 때에 이러한 독소를 중화시키지 못한다고 병인에 대한 해석을 제시했다. 아울러 이를 근거하여 '병사 식사개량'을 적극 추진하여 음식물 구성에서 단백질 함량과 음식물의 품종을 증가시켜 해군에서 각기의 발병률을 대대적으로 낮추었다. 그러나 음식물의 구조개선은 각기를 예방하는 분야에서 단지 군인, 죄수와 같은 특정한 음식구조를 갖춘 사람들에게만 현저한 작용이 있다는 것을 반드시 알아야 한다.

야마카와 카츠사부로山極勝三郎의 보고에 의하면 그는 1887년 이후 몇 년 동안 여전히 각기로 죽은 일반 백성의 시체를 계속 대량으로 해부하여 각기 병인에 대한 연구를 진행했다.17) 1939년 이후부터 각기의 발병이 격감하여 현재 일본에서는 거의 볼 수 없게 되었다. 20세기 중엽에 일본 서부에서 각기가 산발했다는 보고가 있었지만 확실한 진단은 없었다.18)

---

16) L.J.Harris: 《維生素的理論與實用》, 上海 : 上海科學技術出版社, 1959년 中譯本, 34쪽.
17) 山極勝三郎: 《脚氣病論》, 11쪽.
18) 山下政三: 《脚氣の歷史――ビタミン發見以前》序.

일본 한방漢方과 중국의학은 혈연관계에 있기 때문에 양자 사이에 다소 차이가 있지만 총체적으로 말하자면 대동소이하다고 말할 수 있다. 그러나 '각기'로 말하자면 중일 양국은 모두 쌀을 주식으로 삼는 나라에 속하여 마찬가지로 각기가 다발할 수 있는 객관적인 조건을 갖추고 있지만 실제로 양자 사이의 차이가 매우 뚜렷하다.

예를 들어 각기에 대한 전문의서는 중국에는 송나라 이래로 오직 董汲의 《脚氣治法總要》만 있다. 또한 이 책에서 '다리가 붓고 피부와 기육이 옅은 자줏빛으로 변하여 갈라져 종기가 생기며 안으로는 고름이 생겨 짓무른다', '10년 사이에 모두 7, 8번 발생했는데 발생할 때마다 병이 극심하고 증후에 차이가 있었다'고 언급한 것은 진정한 각기병과는 부합하지 않는다. 게다가 일본 사람이 '각기'라는 역사적인 질병을 언급할 때는 약간 나이가 든 사람은 '의사가 나무망치로 환자의 무릎을 두드렸다'고 회상할 것이고, 나이가 더 든 사람들은 '다리가 심하게 붓고 걸을 수 없을 정도로 빠르게 변한다'고 말할 것이며, 노인들은 '일단 각기가 공심攻心하면 며칠 안에 죽는' 무서운 질병이라고 보고, 또 어떤 사람은 '러일전쟁 때에 수십만의 병사가 각기를 앓았고 수만 명이 이것으로 죽었다'는 식으로 말할 것이다.[19]

중국 사람들의 말에서 '각기'는 통상적으로 진균감염으로 조성된 '무좀'(속칭 '香港脚')을 가리키는 것으로 이해되며 심지어 약국에서 파는 '脚氣水'에도 'beriberi'라고 잘못 썩어 있다. 중일 양국을 말하자면 일본만이 진정한 각기의 대국임을 알 수 있다. 그러나 역사상의 '각기'가 모두 진짜 각기일까?

---

19) 板倉聖宣:《模仿的時代》, 東京: 假說社, 1988년, 上冊, 7쪽.

## 2. '脚氣'와 '眞脚氣'

각기면 각기이지 왜 또 '진각기眞脚氣'라는 말이 있을까? 그 원인은 각기라는 병명에 이중성이 있기 때문이다. 이는 역사적인 병명, 즉 중국과 한자문화권에서 이미 천 년 이상의 역사를 가지고 지금까지 줄곧 사용되었으면서 또한 현대의학에서 특정한 함의를 가진 병명, 즉 비타민B1 결핍으로 발생하는 질병을 가리킨다. 양자의 차이를 나타내기 위해 토론하는 과정에서 종종 후자를 '진각기'라 칭하지 않을 수 없다.

어떤 의의에서 말하자면 '병명'이 곧 '진단'이라 말할 수 있다. 하나의 새로운 병명이 성립되는 것은 질병에 대한 인식의 심화를 나타내고, 이로 인하여 의학이론과 치료방법의 발전을 가져올 수 있다. 일반적으로 동서고금을 막론하고 질병의 진단과정은 의사가 자신의 지식과 경험에 근거한 바를 벗어나지 않는다. 눈앞의 환자가 보이는 비정상적인 여러 표현과 기타 각 방면의 요소를 종합 고려하여 이를 기초로 질병의 성질에 대한 판단을 내린다. 그러나 시대가 다르고 의학체계가 달라 실제로 주관하고 이용한 기술수단이 다르기 때문에 얻을 수 있는 '증상의 정보'도 다르다.

대부분의 상황에서 물리·화학의 선진 기술수단은 감각기관의 인지기능을 확대한 것에 불과하여 진단에 의거한 바가 곧 가장 직관적인 임상증상임이 틀림없다. 그러나 선진수단을 통하여 얻은 '증상의 정보'는 양적인 증가뿐만 아니라 때로는 질적인 구별도 있어 고금의 병명이 본질적으로 다르다. 이러한 점에서 말하자면 고대의 '각기' 병명은 단지 '외표 증후를 기초로 진단한 역사적인 병명'으로 볼 수 있다.

역사문헌에 기재된 '각기' 등을 모두 근대의학에서 말하는 '각기'와 같이 해석하는 것은 신중하지 못한 것이다. 게다가 근대의학에서 주관하고 이용한 기술수단은 '증상의 정보'를 얻는데 이용될 뿐만 아니라 임상진단의 검증에서도 중요하게 작용한다.

예를 들어 장티푸스의 임상진단은 일반적으로 전형적인 발열 사이클·피진皮疹 등을 근거로 실시하지만 최종 확인은 반드시 2주 후 혈액세균배양의 결과를 기다려야 한다. 이밖에 검시를 통하여 질병의 성질을 확인하는 것도 중요한 작용을 한다. 그러나 고대의학에서는 자연 이러한 실증의학의 요소가 없기 때문에 실증적이고 병인적인 진단이 나타날 수 없다. 일반적으로 말하자면 고대의학의 병명 혹은 진단의 기원은 주로 외재적인 직관증상이나 추리적인 병인학설이다.

엄밀하게 말해서 진각기眞脚氣의 확실한 진단은 병인이 음식에 모종의 물질이 결핍된 것이라는 인식을 기초로 이 물질을 보충하여 치료효과를 얻을 수 있다는 사실을 검증수단으로 실현하는 것이다. 따라서 현대 의학교과서에서 각기병의 진단을 언급할 때에 치료와 진단 두 분야에 작용하는 비타민B1을 공급하여 뚜렷하게 증상의 개선이 있어야 최종 진단을 내릴 수 있다. 그 원인은 각기의 여러 임상표현이 특이성이 없고 허다한 기타 질병 가운데에서도 출현할 수 있기 때문에 정확하고 오류가 없는 판단을 내리기가 매우 어려운 데에 있다. 따라서 고대 각기 진단의 신뢰도에 대해 크게 평가절하하지 않을 수 없다.

'일본 역사상 진각기가 언제 비롯되었는지'에 대한 일본 의사학자의 견해는 일치하지 않지만 '에도 이래 관련된 기재는 확실히 진각기에 속한다'고 인정한 점은 대체로 일치한다. 역대로 각기병에 관한 묘사에 본질적인 구별이 없었지만 농업생산과 사회생활의 상황에 대한 관찰을 통하여 에도 이후 쌀을 주식으로 삼은 것이 상당히 보편적이었음을 발견할 수 있기 때문이다. 요컨대 쌀을 주식으로 삼으면 각기에 걸리기 쉽다는 '과학적인 관념'이 연구자의 뇌리에 중요한 자리를 차지하고 있어 문제를 분석하는 발판이 되었다. 그러나 문제는 바로 '쌀을 주식으로 삼으면 각기에 걸리기 쉽다'는 근거의 발판이 견실하지 못한 데에 있다.

비타민B1은 각종 음식물 가운데 널리 존재하고 있어 단지 그 함량이 비교적 낮은 백미를 주식으로 삼았기 때문에 각기병을 일으킬 수는 없다. 마치 '근친결혼을 하면 열성인자를 가진 후손을 낳는다'는 주장이 사람들이 모두 알고 있는 '과학적인 지식'이 되었지만 정확하지 못한 것과 같다.[20] 그렇다면 에도시기 각기가 다발한 대도시에서 일반 백성들의 음식은 도대체 어떻게 구성되어 있었으며, 다른 수단으로 비타민B1을 얻을 수 없을 정도로 결핍되었을까? 기츠겐 슈枯元周의 《脚氣說》(1787)에서는 각기의 병인을 분석할 때 음식문제를 언급했다. 그러나 여기에서 부정적인 증언을 볼 수 있다.

"태평한 세월이 지속됨에 따라 큰 도시의 복 받은 곳은 짐꾼이나 마부라도 맛있는 음식을 입맛대로 먹을 수 있었다. 사거리에 대부분 모두 먹을거리가 있어 바다와 육지에서 생산되는 음식재료가 갖추어지지 않은 것이 없었다. 더군다나 귀족들은 태어나면 유모가 먹는 것에 정성을 다하고 자라서는 요리사가 음식을 제공하고 시의侍醫가 먹는 것을 관리한다. 입으로는 담백하게 먹어야 한다고 말하지만 역시 식사를 할 때마다 저절로 생선이 오

---

20) 근친번식은 병을 가진 유전자가 서로 만나면 우성으로 유전될 수 있는 가능성이 높아지는 것에 불과하다. 부계와 모계 모두 유전자가 건강하면 이러한 번식방식 자체로 후대에 열성 유전자가 전해지지 않는다. 동식물 가운데 근친번식의 현상이 매우 보편화되어 있지만 후대에 열성적인 것이 나타나지 않는다.

른다."21)

또한 아마시타 케이조山下政三가 저작한 《각기의 역사》에서 한편으로는 에도시기에 쌀밥이 보급되었다고 강조했지만 동시에 '에도시대에 음식을 만드는 재료가 발달함에 따라 현대와 큰 차이가 없는 음식이 발전되어 성숙했다. 어묵, 메밀국수, 초밥, 구이 등 새로운 음식이 만들어졌고 야생동물의 샤브샤브 등도 보급되었다'고 언급했다. 에도시대에 부식이 절대 모자라지 않음을 알 수 있다. 막부의 '검약령儉約令에 일탕일채一湯一菜, 일탕삼채一湯三菜, 이탕오채二湯五菜의 규정이 있어 영양부족의 증거로 해석되었지만22) 가장 초라한 일탕일채一湯一菜'도 역시 당시 허다한 사람들에게는 실제 생활수준이었다. 에도시기에 이미 쌀밥이 보급되었다는 사실에만 근거하여 당시 음식상황이 각기가 유행할 만한 필요조건을 구비했다고는 단언할 수 없다.

실제 일반백성에서 통치계급에 이르기까지 음식물의 구성에 대해 자세히 헤아릴 필요는 없다. 다만 메이지시기에 해군에서 각기가 빈발한 것을 보면 모두 원양 항해하는 과정에서 일정의 절반이 지난 후에 비로소 출현했다. 따라서 각기를 일으키는 데에 특정한 생활조건이 얼마나 중요한 요인인지 알 수 있다. 바꾸어 말하자면 이런 특정한 필요조건이 없다면 각기가 유행하기 매우 어렵다는 것이다. 1937년에 중국 난민들 가운데 각기가 대량으로 유행했는데, 이것도 두 달 동안 묵은 쌀과 소금에 절인 채소를 먹은 후에 일어난 일이다.23) 선원, 죄수, 난민 등 특정한 생활조건에 처한 사

---

21) 狩野文庫藏刻本, 天明7년(1787) 序, 編號 : 9-21884-1. '太平累洽, 大都福祐之地, 雖擔人馬夫, 恣口腹欲美食, 十字街頭多皆食物, 海陸鮭鮨無所不備. 況複貴人, 生而乳母精其食, 長而膳羞得其宜, 侍醫膳宰, 口雖言其淡薄, 亦每食自有魚. 云云.'
22) 山下政三:《脚氣の歷史－ビタミン發見以前》, 358쪽.
23) 侯祥川:《營養缺乏病綱要及圖譜》, 北京 : 人民衛生出版社, 1957년, 40쪽.

람들 이외의 일반인은 다른 음식물에서 필요한 비타민B1을 쉽게 얻을 수 있기 때문에 '쌀을 주식으로 삼아서' 각기가 유행하는 것이 아님을 알 수 있다.

이상의 분석은 역사적으로 존재하는 진각기의 상황을 추호도 부정하려는 것이 아니고, 더군다나 당시의 기록이 '오진'에 속하는 것인지를 감별하자는 것도 아니다. 당시 각기의 개념은 본래 역사적인 병명이기 때문이다. 그 가운데 '오진'이 포함되어 있다고 생각한다면 완전히 현대 병명의 개념으로 역사를 규정한 것이다. 그 자체가 일종의 '오진' 행위이다. 의사학 연구자에 대해 말하자면 현대의학의 병인학 혹은 질병분류로 고대의 병명이나 개념을 귀납 정리하는 것이 가장 용이한 작업방법이라고 말할 수 있지만, 기계적으로만 적용하면 잘못된 길로 들어서기가 쉽다.

앞에서 언급한 바와 같이 고대의 질병분류와 개념은 당시의 이론과 인식에 바탕을 둔 것으로 일반적으로 말하자면 주로 임상적인 증상표현에 착안한 것이다. 따라서 근대의학에서 하나의 질병은 고대에는 몇 가지 질병으로 나뉠 수 있고, 반대로 근대의학의 시각에서 보면 성질이 완전히 다른 어떤 질병은 단지 임상증상이 같기 때문에 옛사람들에게는 하나의 질병현상으로 보인 것도 적지 않다. 심지어 필연적으로 그렇다고 말할 수 있다. 각기가 바로 전형적인 예증이다.

## 3. 증상에 의거한 진단

옛날 각기병의 문제를 좀 더 깊게 밝히려면 역사적인 자료에서 관련된 기록을 구체적으로 고찰해야 한다. 일본의 의학사 저작에서는 막부의 쇼군인 도쿠가와德川와 일족의 각기병이 백미를 먹는 사람이 각기에 걸리기 쉽다는 대표적인 예로 소개되고 있다(이하 야마시타山下가 수집 정리한 자료에 의거했다[24]).

## 1) 도쿠가와 이에미츠德川家光의 각기

'간에이寬永5년(1628년 24세)5월 18일 학瘧을 앓다.' 6월 15일에 각통脚痛 증상이 나타나 '각기'로 진단되었다(《德川實紀》).

그 후에 '몸을 힘들게 하는 고질이 되었다.' 예를 들어 '간에이寬永10년 가을, 12년 가을, 13년 겨울, 16년 봄과 가을, 17년 가을에 기침으로 괴로워했다.' 게이안慶安4년(1651년 47세)에 이르러 '번심煩心·흉민胸悶이 있었다'는 기록이 있고, 3월 24일에 죽었다. 사학가는 이를 근거로 '24세 때인 6월 여름에 특히 각기의 병명이 분명히 기재되어 있고 또한 침의針醫를 불러 치료했기 때문에 이것이 진각기眞脚氣임이 틀림없다', '이에미츠家光의 죽음은 돌발적인 각기충심脚氣衝心으로 말미암은 것으로 추단할 수 있다'고 분석했다.

그러나 이러한 분석과 추단에는 상상적인 요소나 의심스런 점이 많다. '각통脚痛'은 각기의 특유한 증상이 아니고, 또 각기로 진단을 받기 1개월 전에 학瘧을 앓은(즉 발열) 과정이 있었기 때문인데, 이는 '得之無漸'(《肘後方》), '多不即覺'(《諸病源候論》) 등 진각기의 특징과 부합하지 않는다. 이 이후 봄, 가을, 겨울에 해수병을 앓았고 23년 후에 흉민胸悶으로 죽었는데, 만성심폐환자로 볼 수 있다.

---

24) 山下政三:《脚氣の歷史―ビタミン發見以前》, 173-191쪽.

## 2) 도쿠가와 이에츠나德川家綱의 脚疾

이에츠나에 관한 사료에서 단지 '족통足痛'이란 기재만 볼 수 있다. 야마시타山下는 '병명의 기재가 없고 또 증상에 대한 묘사가 부족하기' 때문에 질병의 성질을 확정하기 어렵다고 했다. 그러나 동시에 '이에츠나는 그의 부친 이에미츠家光와 마찬가지로 가벼운 각기로 고통을 당하지 않았을까 하고 상상할 수 있다'고 했다.

보기에 각기 연구자는 '각脚'과 '기氣'를 너무 함께 연계시키고자 했다. 더군다나 당시 의사가 이러한 '족통足痛' 환자에 대해 정말 '각기'라는 진단을 내렸을지라도 그 족통足痛이 '진각기'로 인하여 발생했다고 믿을 수 있을까?

## 3) 도쿠가와 이에사다德川家定의 脚氣死

이에사다의 《禦實紀》에는 '산적기疝積氣'를 앓고 한 달이 지나서 죽었다고만 기재되어 있다. 그러나 《昨夢紀事》에는 이 한 달 중에 '氣喘', '小便晝夜一合', '虛脫', '不食' 등 수종병水腫病의 증상이 분명히 나타났다고 기록되어 있다. 연구자도 '그 병상을 각기로 해석하는 것이 가장 타당하다. 즉 이는 각기가 급속히 악화되어 충심衝心을 일으킨 것으로 생각할 수 있다'고 했다. 또 '문헌에 기재된 것을 인용하지 않고, 근거가 무엇인지는 밝히지 않았지만 《本朝疾病沿革考》에서 이전 대장군가大將軍家의 온코溫恭, 쇼토쿠昭德 두 조상과 같이 모두 이 병으로 죽었다고 하여 진실한 정황을 정확히 기술했다.'고도 했다.

앞에서 기술한 증상의 묘사에 따르면 이에사다는 임상적으로 주로 수종水腫이 나타나는 질병인 급성신염 등으로 죽었다고 말할 수 있다. 가와치 젠세츠河內全節의 《本朝疾病沿革考》(1902)에서는 단지 '각기병연구사脚氣病硏

完史'의 자료를 분석했지 이에사다가 진각기로 죽었다는 증거를 설명하지 못했다.

### 4) 도쿠가와 이에모치德川家茂의 脚氣死

이에모치의 병세에 관한 기록은 매우 많다. 그 요지는 다음과 같다.

1866년 4월 21세인 이에모치는 흉통을 한 번 느꼈고, 6월에 들어서서 재발하여 하순에 각종脚腫이 나타나기 시작했으며, 7월에 수종水腫이 악화되어 20일에 오사카성에서 죽었다. 이 몇 개월 사이에 많은 의사들이 주야로 치료에 몰두했으나 끝내는 소변불리의 문제를 해결하지 못했기 때문에 수종이 날로 가중되어 죽었다.

한방의漢方醫인 아사다 소하쿠淺田宗伯가 이에모치의 병을 각기로 진단했기 때문에 이 병례는 줄곧 진각기의 전형적인 전례로 널리 인용되었다. 그러나 왜 이 시대의 진단을 진각기로 단정했을까? 흉통, 수종의 임상 표현이 다른 질병일 수도 있지 않았을까? 어떠한 설명도 나타나지 않는다.

잘 알다시피 심장병의 경우 수종, 소변불리, 천식, 흉부박동 등은 가장 흔히 나타나는 증상이다. 이는 말할 필요도 없이 심장병의 주된 임상적인 표현이다. 그러나 재미있는 것은 이러한 심장병의 개념은 근대의학의 인식임을 절대로 잊어서는 안 된다는 점이다.

고대의학에서는 '心痛, 旦發夕死'를 제외하곤 '심의 병'은 통상적으로 모두 정신 분야의 질환이었다. 생리에 관한 것을 아직 몰랐던 시대에는 앞서 말한 증상 모두 심장질환에 기인했다고 인식하기는 불가능하다. 에도시대의 일부 의가는 진晉·당唐의서에서 기술한 각기의 특징인 지체 증상과 '충심衝心'이 서로 연계되어 있음을 충분히 생각하여 최종적으로 심장에 나타나는 증상과 이를 둘러싼 장애를 각기진단의 요점이라고 보았다. 그리고 이것이 각기와 일반 수종, 비증 등 기타 질병을 감별하는 관건이라고 여겼다.

이마무라 료今村亮가 저작한 《脚氣鉤要》가 각기脚氣 명가인 아사다 소하쿠의 칭찬을 아낌없이 받은 까닭은 바로 각기진단의 요점이 '심'에 있기 때문이었다. 이 책에서는 '감별의 요점은 흉동胸動, 호흡呼吸, 소변小便에 있으니 이 세 가지를 자세히 관찰해야 한다', '몸에는 동기動氣가 있어 동기 역시 병을 진찰하는 일단이고 유독 각기의 동기를 관찰하는 것이 중요한 자리를 차지한다'고 했다. 아사다 소하쿠는 이 세 가지 점을 각기 진단의 요점이라고 여겨 지지하고, 동시에 이러한 문제의 본질이 '대개 고금의 이름은 같지만 병은 다르고, 일본과 중국의 증證은 같지만 원인이 다른 것임'을 밝혔다.

중국에서는 송나라 이후부터 각기가 무엇인지를 전혀 알지 못하고 해설하려는 사람들이 종종 있었다. 이와 같은 의가들은 마찬가지로 일본 고대에도 있었다. 예를 들어 미나모토 요토쿠源養德는 《脚氣類方》에서 '지체肢體가 누렇게 붓고, 흉복胸腹이 창만'(간경변肝硬變?), '족경足脛이 붓고, 기거는 정상이며, 심하면 걷기가 어렵다. 오늘날 두 발이 굵어져 병과 함께 해로하는 사람들을 자주 볼 수 있다'(필라리아증으로 인한 상피퇴象皮腿 elephantiasis crus?) 등의 말을 열거한 뒤에 '모두 각기와 같은 것'[25]이라고 총결했다. 다음과 같은 말이 있다.

"각기의 증은 (중략) 양쪽 다리가 조롱박처럼 붓고 낫지 않는 사람이 많기 때문에 적어두어 참고로 삼게 한다."[26]

---

25) 狩野文庫 소장 寶歷13년(1763) 刻本, 編號 : 9-21889-1.
26) 桐井丹山:《醫范聖意無盡藏·脚氣易難》, 刻本, 연대 불상. '脚氣爲症(中略)兩足脛腫大如瓜瓠之狀, 不療者衆矣, 故筆而備參考也.'

"한 소년이 양쪽 다리가 마비되어 걸을 수 없었다. 미나모토源는 맥이 삭數하고 두 팔의 근육이 굳어 있어 각기라고 진단했다. (중략) 환자가 '의사가 어육魚肉과 미염米鹽을 금하고 보리만 먹도록 하여 온몸에 힘이 없어졌는데 선생님도 역시 그렇습니까?'라고 묻자 '어찌 그렇겠는가. 고기는 더욱 좋고 하물며 미염米鹽은 말할 필요가 없다'고 대답했다."[27]

"남자 노인의 각기는 좌측 다리의 통증이 심하다."[28]

이와 같은 논설과 병안의 예는 에도시기 의학저작에서 쉽게 볼 수 있다. 공통된 점은 주로 '각통脚痛', '수종水腫' 등의 증상으로 각기를 인식한 것에 있다. 그 가운데 좌측 각통脚痛이 심한 예는 진각기일 가능성이 전혀 없다(반드시 좌우대칭으로 나타난다). 그러나 보리만 먹어서 도리어 전신이 무력해졌다는 예는 '이 시대에 이미 정확한 각기의 개념이 형성되었다'고 보는 관점을 신랄하게 풍자한 것임이 틀림없다.

실제로 에도시대 의가 가운데에는 개별적으로 진각기의 특징을 인식하고 있었던 사람도 확실히 있었다. 따라서 각기와 일반 수종·비증과의 구별에 관한 논설을 볼 수 있다. 예를 들면 야마모토 로쿠슈山本鹿洲는 《橘黃醫談》에서 '처음에 발이 부자유스러움을 느끼고 이로 인해 두 다리를 굴신하지 못하는' 등의 증상이 있는 환자에 대해 이러한 증 가운데 각기에 속하는 자가 있고 위벽痿躄에 속하는 자가 있어 '두 가지 증'[29]임을 고려해야 한다고 했다.

---

27) 山崎正亭 : 《診尺錄》, 卷下·〈脚氣〉, 寫本. '一少年兩脚麻痺不能步. 診之, 源脈數而兩臂肉堅. 日 : 是脚氣也(中略). 病者日 : 且醫禁魚肉及米鹽, 惟麥食之, 乃一身無精力, 先生亦然耶? 日 : 豈其然. 肉益佳, 況米鹽乎?'
28) 岡本玄冶 : 《玄冶藥方口解·脚氣》, 《近世漢方醫學書集成》第101卷, 200쪽. '脚氣, 老年之男左脚痛甚.'
29) 《近世漢方醫學書集成》제60권, 62-63쪽.

같은 증상에서 두 가지 질병을 구분해내는 것은 실로 어려운 일이다. 무라세 즈슈村瀨豆洲의《方彙續貂》에서 각종脚腫이 나타나는 것을 지적하면서 각기는 '매우 가소로운 것'이라고 언급한 후 '각기를 진단할 때 발의 승산혈承山穴을 눌러보아 통증을 견디기 어려운 것이 충심衝心의 증후[30]라고 했다. 이는 매우 귀중한 경험에 속하는 것으로 승산承山혈은 종아리근 가운데에 자리하기 때문에 여기에 동통이 있는 것은 각기의 특징 가운데 하나다. 그러나 무라세村瀨의 말을 자세히 살펴보면 그는 비장근腓腸筋의 통증을 진각기의 진단요점으로 삼은 것이 아니라 이를 '충심衝心'의 징조로 보았다. 관심의 초점은 여전히 '심心'에 있었던 것이다.

요컨대 현대의학의 어떤 병명으로 에도시대 의학저작에서 묘사한 각기를 개괄하려고 생각한다면 반드시 여러 가지 문제에 부닥치게 된다. 그 원인은 바로 당시 모든 의학의 구조가 '체표의 증상에 의거하여 진단한 것'이지 '실증적인 병인 진단'이 아닌 데에 있기 때문이다. 예를 들면 병인이 회충의 증상에 속한다고 100% 밝혀진 상황에서 단지 '충심衝心'의 증상(담도회충증膽道蛔蟲症)이 나타나기 때문에 이를 회충병에서 구별해내어 '각기脚氣[31]라 명명했다. 기츠겐 슈桔元周의《脚氣說》에서도 마찬가지로 매독梅毒으로 인한 '충심衝心'(매독성 심장병)을 각기의 범주에 넣어 '창기발동瘡氣發動[32]이라 했다. 이마무라 료今村亮는《脚氣鉤要》에서 '상한, 중풍, 복부 창만, 학질, 이질, 한寒으로 인한 극심한 복통, 매독, 해산한 후, 모든 혹[瘦]이 이

---

30) 《近世漢方醫學書集成》 제60권, 451~452쪽.
31) 柘植彰常의《蔓難錄》은 蛔蟲病을 전론한 의학저작이다. 卷五에는 각기를 並發症의 하나로 보아 '沖心之際, 可與蛔藥'이라 하여 衝心이 있는 것을 각기로 삼았음을 볼 수 있다.
32) 狩野文庫藏刻本, 天明7년(1787) 序, 編號 : 9-21884-1.

러한 질병'³³⁾이라고 하여 여기에서도 흉동胸動, 기촉氣促, 소변불리小便不利가 나타나기만 하면 각기로 진단했다. 바꾸어 말하자면 각기 진단의 관건은 단지 '충심衝心'의 증상이 있는지 여부였다.

그러나 진각기眞脚氣나 가각기假脚氣를 막론하고 에도시대 의가들은 각기를 둘러싼 논설에서 결국 몇 가지 요점을 귀납해 내기도 했다.

① 각기는 일본고대에는 없었던 새로운 질병이다

동방에 각기의 병이 있어 30여년 유행했다. / 마츠이 슈호松井栗甫《脚氣方論》序

가가와 카게토모香川景興 역시 비슷한 설이 있다.³⁴⁾

② 태평한 시대에 다발했다

태평한 시절이여! 오늘날에도 각기가 크게 유행한다. / 마츠이 슈호松井栗甫《脚氣方論》序

대저 나라가 태평한 시절이 오래 지속되어 사람마다 놀기만 하여 게으르고, 몸을 보전하여 배부르고 등이 따뜻하고, 몸을 안일하게 맡기고 게다가 과분하게 살이 찌고 방사에 절도가 없었다. / 이마무라 료今村亮《脚氣鉤要》

③ 老·少·女性은 적게 발생하고 장년의 남성에게 많다

또한 이 병은 장년에 많이 볼 수 있고 노인에게는 적다. 환자는 대부분 40, 50대이다. 여자가 각기를 앓는 것이 남자보다 드물다. / 기츠엔 슈桔元周《脚氣說》

남자가 욕정이 동하지 않고 여자가 애정이 싹트지 않을 때에 각기가 발

---

33) 《皇漢醫學叢書》第8冊. '傷寒中風·鼓脹癥痢·寒疝梅毒·娩産之後·皆攖此疾.'
34) 香川修庵《一本唐行餘醫言》卷18의 〈景興筆記〉에 나타남. 《近世漢方醫學書集成》제67권, 580-581쪽.

생하는 것을 볼 수 없다. 노인이 다시 젊어지고 욕심과 생각을 끊으려고 하는 자도 역시 그러하다. / 이마무라 료今村亮《脚氣鉤要》

대부분 남자는 장년이 된 사람에게 많이 발생하고 청소년과 부인에게는 매우 드물다. / 아사다 소하쿠淺田宗伯《脚氣槪要》

④ 도시에서 유행

내가 여러 곳을 돌아다니면서 이 병을 익히 보았는데 도쿄가 가장 많고 교토, 오사카가 그 다음이고 벽지나 지방에서는 드물게 보았다. / 이와무라 료今村亮《脚氣鉤要》

다만 에도에서만 이 병이 가장 많다고 볼 수 있고 교토가 다음이다. / 이와무라 료今村亮《脚氣鉤要》丹波元佶 序

⑤ 관건은 '心'에 있었다

다리의 증상은 중요하지 않고《千金》등 중국의서에서 묘사한 대부분의 증상이 단지 파생된 증만 논하고 원천적이고 근본적[源本]인 것이 빠진 것 같다. / 이와무라 료今村亮《脚氣鉤要》

이른바 근본적인 것은 곧 심장 증상이다.

총체적으로 보면 이러한 특징은 진각기의 관계와 밀접하지 않고 심지어 어긋나는 곳이 있다. 예를 들어 '발병과 성별·연령이 무관'한 것은 각기가 유행할 때 나타나는 특징의 하나이고, 또 수유하는 부인은 비타민B1이 더욱 필요하기 때문에 산후에 종종 이러한 병이 많이 발생한다. 또 소타 이치宗田一의《日本醫療文化史》에서는 '전시에 다발'하고 '평시에는 갑자기 감소하여 거의 자취를 감추는 모습'을 각기가 유행할 때의 시간적 특징으로 보았는데, 중국 근대사에서 난민에게 이 병이 많이 발생한 실제 상황과 서로 부합한다. 하지만 여기에서는 오히려 '태평성세는 생활이 여유롭기 때문에'

각기가 많이 발생한다고 했다. 따라서 '쌀을 주식으로 삼는' 것이 각기를 유행시키는 충분조건이 아님을 인정한다면 '태평성세'에 유행하는 각기의 성질에 대해 회의를 품을 수밖에 없다.

질병의 역사에 대해 사회생활과 결합하여 고찰하는 것은 좋은 방법일 뿐만 아니라 또한 매우 필요하다. 그러나 각기와 음식과의 관계에 관하여 현대의학적인 인식에 얽매여 시각을 '쌀을 주식으로 삼는' 것에만 국한시킨다면 맹인이 코끼리를 더듬는 꼴을 면치 못할 것이다. 따라서 색안경을 거리낌 없이 벗어버리고 보다 광범하게 종합연구해보면 새로운 발견을 할 수 있지 않을까.

## 4. 각기와 매독

매독은 자고이래로 세계 각지에 존재했고 또한 교통이 발달함에 따라 어떤 특정한 원래 발생지에서 각지로 퍼져나갔다. 이 문제에 관하여 학술계에서 논쟁이 있었다. 여기에서는 매독이 16세기에 일본에 유행했다는 것만 알면 된다. 에도시기 각기와 매독 분야의 의학저작을 자세히 살펴보면 이 두 가지 질병 사이에 일정한 연계가 있음을 확실히 발견할 수 있다. 예를 들면 앞에서 인용한 기츠겐 슈桔元周의 《脚氣說》에 각기에 관한 논설 가운데 다음과 같은 말이 보인다.

"일찍이 한 병자를 보았는데, 지난해 정강이에 종기가 생겨 근자에 모두 나았지만 다리가 경련하고 마비되고, 발꿈치에 힘이 없고 아파서 걸을 수 없으며, 다리 부위가 힘이 없고 아플 뿐만 아니라 손가락도 마비되고 거칠어져 마치 마른 풀을 바른 듯하다고 했다. 그리하여 내가 알게 되었는데, 이러한 모든 증상 모두 각기라 명명한 것은, 본래 몸속에 창기痛氣가 막혀 체표로 배설되지 못하고 근맥을 공격했기 때문이다."

"환자의 발을 보면 위벽痿躄 각기로 볼 수 있다. 혹은 눈이나 구설口舌의 병과 소변이 잘 나오지 않으면서 잦은 것과 치통痔痛 역시 각 부분에 의하여 입론하여 그 나타나는 증상에 치우쳐 처방했다. 그것이 효과가 없는 것은 본래 저절로 구분된다."

"각기는 반드시 하감下疳이 갓 나은 후에 대부분 이러한 증상이 발생한다."

"이는 하감下疳과 매창梅瘡이 갓 나은 후에 자한증과 잠을 잘 때 땀을 흘리는 경우가 많지만 걱정할 필요는 없다."

"몇 개월 후에 갑자기 전신에 양매楊梅와 같은 종기가 생긴다."

"어느 부인이 산후 한 달 가량 지나 (중략) 나에게 진찰을 청했는데, 곁에서 보니 그 주인이 전신에 개창疥瘡이 생겨 아직 낫지 않았다. (중략) 주인 역시 이르길 부인이 산전에 개창이 약간 생겨 (중략) 비로소 서로 전염되었음을 알게 되었다고 했다."

"내 경험으로는 독이 울체되어 피부가 검게 부풀어 오르는 것을 나타내는 것이 많았다."[35]

이상에서 논한 것과 언급한 안례案例는 당시 사람들이 보기에는 모두 각

---

35) '嘗視一病者. 謂去年患臁瘡, 近日悉愈, 則脚攣麻痺, 跟踝軟痛, 不能步行, 不但足部軟痛, 而手指亦麻粗, 如貼幹糊, 於是予知：皆此諸症, 名此爲脚氣者, 本因身內瘡氣鬱遏, 不能發泄其肌表, 而攻其筋脈者也.' '見患其足, 則以爲痿躄脚氣; 或眼目口舌及淋瀝痔痛, 亦惟依其各門而立論, 偏拘其見症而處方也. 其不效者, 本自爲分.' '是(脚氣)必下疳新瘳, 而後多發此症.' '是下疳梅瘡新愈後, 多有自汗, 寐汗, 不必爲憂.' '數月之後, 忽然遍身發瘡如楊梅.' '一內室產後月餘(中略)延余診, 見傍則其主人疥瘡滿身, 猶未愈. (中略) 主人亦曰：賤婦產前小發疥瘡, (中略) 方知相染者也.' '予經試多有因鬱毒而見皮膚黑脹者.'

기임이 틀림없다. 다시 나카가미 킨케이中神琴溪의《生生堂治驗》에 기재된 일례를 보기로 하자.

"한 남자가 아랫배에서 양쪽 다리가 땅기면서 경련이 일어나 굽히고 펴지 못했는데, 의사가 신허腎虛로 보고 각기와 같이 치료했다. 선생이 이를 보고 '자네 매독일세'라고 했다. 환자는 크게 놀라 '그렇습니까!'라 했다."36)

또한 앞에서 인용한 야마자키 쇼테이山崎正亭의《診尺錄》에 실린 각기 병례에서도 매독의 특징이 강하게 나타난다.

"어떤 남자가 진찰을 청했는데, 팔의 살결이 딱딱하고 앞쪽으로 손바닥 옆쪽에 열이 나고 팔꿈치 앞쪽이 솜처럼 헐고 척택尺澤혈 양쪽도 역시 같았다."37)

이밖에 '소변이 방울져 떨어지고', '양쪽 다리가 무겁고', '무기력' 등의 증상이 있기 때문에 각기로 진단하였다.

다른 측면에서 매독을 전문으로 논한 의학저작에서도 마찬가지로 두 질병의 공통점에 관한 서술을 볼 수 있어 '각기와 흡사하고',38) '각기와 서로 비슷하고 다리에 동통이 있다'39)고 했다. 매독이 발병하는 때와 장소의 특징을 언급할 때에도 각기 의서에서 언급한 것과 같이 '나라가 태평한 200여 년 동안 사람마다 배부르고 등 따셨다', '도회의 번화한 곳이 가장 병이 만연하기 쉬웠다'고 했다.

매독에 감염된 후에 감복기를 거쳐 '하감下疳', '횡현橫痃' 증상이 나타나는

---

36)《近世漢方醫學書集成》제17권, 370쪽. '一男子自小腹引兩脚攣縮, 不能屈伸, 醫以爲腎虛, 若脚氣治之. 先生目之日 : 汝梅毒也. 病者大驚, 日 : 然!'
37) '一夫請診, 其臂肉硬而前段掌側熱, 肘前如絮, 尺澤兩側亦同.'
38) 今村長順 :《梅瘡奇驗》, 文化丁丑(1817), 敬業館刻本.
39) 和氣惟亨 :《梅瘡約言》. 狩野文庫藏寫本, 編號 : 9-22398-1.

것이 1기이고, 이어서 양매楊梅 모양의 창瘡이 나타나는 것이 2기이다. 이 때에 골격을 침범하면 '이는 풍습병風濕病 · 신경염神經炎 · 전염성관절염傳染性關節炎 · 임병성관절염淋病性關節炎 · 이질성관절염痢疾性關節炎 · 결핵성골수염結核性骨髓炎 및 관절염關節炎 · 급성골수염急性骨髓炎 · 괴혈병壞血病 등과 비슷하고' 신경을 침범하면 여러 가지 비매독성非梅毒性 병증과 비슷한 증상을 나타내어 진단이 어렵다.[40)]

　에도시대에 의가들이 매독을 각기로 오진하게 된 까닭은 병리학적인 각도에서 말하자면 두 질병 모두 다발성신경염 등과 같은 병리적인 손상을 일으켜 임상적인 표현도 종종 매우 비슷해질 수 있기 때문이었다. 그러나 문제의 복잡성은 여기에만 그치지 않는다. 가장 관건이 되는 문제는 매독이 신경 · 골격 · 내장에 손상을 입혀서 수 년 내지 십여 년이 경과하면 이때에 초기 매독에서 나타나는 피부 · 점막의 증상이 일찍이 소실되는 데에 있다. 따라서 현대의학 교과서에서는 각기와 매독에 관한 논술 가운데 모두 병리적인 변화가 같으면서 병인이 전혀 다른 이러한 질병의 상호 감별에 대해 주의를 환기시킨다. 이러한 정확한 인식은 역사적으로 오랜 시간을 거치고 대량의 병리해부를 통하여 비로소 실현되었다.

　초기에 사람들은 '인체에 매독으로 손상을 받지 않은 곳이 많이 있다. …… 비록 몇몇 권위자가 뇌腦 · 심心 · 위胃 · 신腎 및 기타 내장에 매독으로 인한 손상이 있다고 했지만 우리는 아직 보지 못했다'고 오인했다. Warthin이 '매독 환자 시체490구를 상세히 해부한 결과 주동맥主動脈 손상이 90%나 나타났다'고 하자 심장손상 발생률이 높고 말기 매독의 수위

---

40) 李洪迥:《梅毒學》, 北京 : 人民衛生出版社, 1956년, 270쪽.

를 차지한다는 사실을 알게 되었다. 그러나 이 전에는 사망자 105명 중 겨우 3.8%만이 사망 전에 정확한 진단을 받은 근대 Moore의 조사에 의거했다.[41]

매독이 존재하는 이상 그 유행 정도와 상응하는 매독성심장병이 반드시 존재한다. 이는 사람들이 이 병에 대해 인식하고 있었는지 여부와는 전혀 무관하다. 재미있는 것은 매독성심장병의 발병특징이 결국 전술한 '각기'와 여러 측면에서 비슷하다는 점이다. 첫째 매독성심장병의 잠복기가 통상 15~20년이기 때문에 장년시기인 평균 나이 40세에 대부분 발병하고 잠복기가 짧은 것은 6개월로 중하면 갑자기 죽는다. 둘째 남성이 여성에 비해 다발하여 그 비율은 대략 3~5:1이다.[42] Frazier와 李洪逈이 9,459명의 남성과 7,209명의 여성 매독환자를 조사해본 결과 여성의 매독이 초기나 말기를 막론하고 피부점막의 손상이 비교적 많은 것을 제외하곤 신경계와 심장에 연계된 매독은 모두 비교적 적었다(여성호르몬과 유관).[43] 매독성심장병의 주요 임상 표현을 다시 보기로 한다.[44]

1 단순성 主動脈炎

증상이 전형적이지 않고 진단이 쉽지 않다. 흉골 아래가 불편하고 경미하게 불안한 것에서 극심한 통증에 이르기까지 차이가 있음을 볼 수 있다. 발작성 호흡곤란이 있고, 항상 깊은 잠을 잘 때에 갑자기 발작하고, 심계心悸와 맥이 빠르고, 전신에 식은땀이 흐르고, 복사뼈 등에 경미한 부종을 볼

---

41) 李洪逈:《梅毒學》, 北京:人民衛生出版社, 1956년, 418쪽.
42) 中山醫學院:《病理學》, 北京:人民衛生出版社, 1978년, 上冊, 636쪽.
43) 李洪逈:《梅毒學》, 北京:人民衛生出版社, 1956년, 14쪽.
44) 李洪逈:《梅毒學》, 北京:人民衛生出版社, 1956년, 418~445쪽.

수 있다. 일을 조금만 하여도 호흡이 촉박하고 심계心悸가 심해진다.

② 主動脈 反流(남성에게 비교적 많다)

수종水腫 환자에게 항상 있는 식욕부진, 장위腸胃에 가스가 차는 증세, 오심구토, 복창, 요량 감소 및 좌식 호흡 등의 증상이 나타난다. 맥박은 솟구치는 물과 같이 급속하게 넘치다가 급속히 사라진다. 모세혈관이 박동한다. 하수부下垂部에 약간의 수종을 나타내고 중하면 복수腹水, 흉수胸水가 있다. 대부분 2년 내에 사망한다.

③ 主動脈瘤(80%가 매독 때문이다)

동통이 흉골 상부에 다발한다. 심장이 두근거려 흉부나 복부에 박동을 느낀다. 호흡곤란·기침·토혈·딸꾹질·수종이 나타나고, 목이 쉬며, 연하嚥下가 곤란하다. 매독성심장병은 발병연령, 성별의 특징이란 측면에서 에도시기의 '각기'와 우연히 일치할 뿐만 아니라 임상표현도 특히 전술한 이마무라 료今村亮·아사다 소하쿠淺田宗伯 등 각기의 명가가 '중요한 점은 흉동胸動, 호흡, 소변에 있다', '진단의 요점은 심에 있지 다리에 있지 않다'고 강조한 관점과 부합함을 잘 알 수 있다.

옛날에는 말기 매독의 복잡한 표현, 특히 심장의 병변을 10~15년이 지난 초기 매독과 함께 연계시키는 것은 불가능했음이 분명하다. 바꾸어 말하자면 말기 매독에서 발생하는 '충심衝心' 증상이 고대의학에서는 단지 매독과 전혀 관계가 없는 독립된 질병으로 보일 수밖에 없었다. 신중을 기하기 위해 매독에 대한 고대의 총체적인 인식이 도대체 어느 정도에 이르렀는지를 보아야 한다.

에도시대에 매독이 널리 유행했기 때문에 그 시대의 의가는 그 전파방식이나 유전 가능성에 대해 충분히 인식하고 있었을 뿐만 아니라 각 기期에 따른 매독의 증상과 특징에 대해서도 현대의학처럼 나누어 기술했다. 주목할 만한 것은 물론 말기 매독인 결독結毒에 관한 내용이다. 앞에서 인용한 와케 코레쿄和氣惟享의 《梅瘡約言》에는 결독結毒과 매독속증梅毒屬證 항목 가운데 다음과 같은 기술이 있다.

"독毒이 뭉친 증상이 하나같지 않다. 근골筋骨에 뭉치면 근련筋攣, 골통骨痛하고, 신발을 신고 걷기가 껄끄러우며 혹은 가까스로 일어나지도 못하고, 혹은 편고偏枯하여 중풍과 비슷하다. 속에서 뭉치면 기침이 심하고 도한이 있고, 설사가 나서 먹지를 못해 폐위肺痿와 비슷하다. 독이 기육肌肉에 뭉치면 기육과 관절이 붓고 기침이 나고, 썩어 문드러져 진물이 흐른다. 두항頭項에 뭉치면 두항頭項이 뻣뻣하면서 아프고 혹은 어지러워 머리를 들 수 없고, 혹은 목 주위에 결핵結核이 여러 개 이어서 생겨 헤아릴 수 있다. 면두面頭에 뭉치면 얼굴과 눈이 문드러져 고약한 냄새가 나서 가까이 갈 수 없다. 귀에 뭉치면 들리지 않거나 붓고 혹은 이명이 생겨 종소리가 나거나 비바람 소리가 나거나 새가 지저귀는 소리가 나거나 냇물이 흐르는 것과 같은 소리가 난다. 눈에 뭉치면 눈이 벌겋게 붓고 아프거나 내장內障이 생겨 실명한다. 코에 뭉치면 뇌루腦漏, 비연鼻淵하거나 코뼈가 내려앉아 썩는다. 구설口舌에 뭉치면 구설口舌이 문드러지고 혹은 혀 양쪽이 검게 타며 붓고 아프고, 혹은 작은 구멍이 뚫리고 때때로 농혈이 나온다. 이빨에 뭉치면 잇몸이 붓고 아프며 문드러져 아감牙疳이나 아선牙宣같이 된다. 인후咽喉에 뭉치면 목소리를 잃어 벙어리와 같고 혹은 인후가 문드러져 음식을 먹을 수 없다. 위관胃管에 뭉치면 식도가 막히고 반위反胃한다. 심흉心胸에 뭉치면 흉격胸膈이 돌출되어 붓고, 허물어져 천공이 생기고, 혹은 심통心痛, 실심失心, 광망狂妄한다. 복부에 뭉치면 복부창만, 복통하거나 수종 혹은 뱃속에 덩어리가 생긴다. 요척腰脊에 뭉치면 요척腰脊이 아파 굴신을 할 수 없고 혹은 마비나 불인不仁한다. 전음前陰에 뭉치면 양물이 감식疳蝕한다. 후음後陰에 뭉치면 치질이나 누창漏瘡이 생긴다. 사지에 뭉치면 사지에 육류肉瘤, 결핵結核, 염창臁瘡이 생기고 혹은 동통疼痛이나 궤란潰爛이 생긴다. 기타 부膚에 뭉치면 우피牛皮와 같이 완선頑癬이 나타나고, 골骨에 뭉치면 부골저附骨疽가 생기거나 다리의 골절이 꺾이거나 흑자색으로 변하기도 한다."45)

"이러한 증에 속하는 종류 : 임질淋疾 치루痔漏 개선疥癬 아장풍鵝掌風 결핵結核 음선陰癬 낭통囊痛 현옹懸癰 뇌루腦漏 잡증雜證"

이상의 논설은 매우 전반적인 것이라 말할 수 있다. 그러나 이 가운데 가장 흔히 볼 수 있고 동시에 가장 위험하기도 한 매독성심장병은 결국 포함되어 있지 않다. 통계에 의하면 매독환자의 1/3 이상이 심장병변으로 죽는다. 46)

'충심衝心'증을 일으키는 매독성심장병을 증명하기 위해서는 에도에서 쇼와 초년에 이르기까지 널리 유행한 각기병 중 일정한 부분을 차지한 매독의 유행에 대해 이해해야 한다. 가리야 하루오苅谷春郞는 《에도의 성병》47)에

---

45) 毒之結也, 其狀不一矣. 結於筋骨者, 筋攣骨痛, 動履艱澀, 或不能纔起床, 或偏枯似中風; 結於裏者, 咳漬盜汗, 下利不食, 似肺痿; 結於肌肉者, 肌肉關節腫啾, 腐爛膿水淋漓; 結于頭項者, 頭項強痛, 或眩暈不能挙頭, 或頸項生結核數個累累可數; 結於面頭者, 面目腐爛臭穢不可近; 結於耳者, 爲聾爲腫, 或耳鳴如鍾, 如風雨, 如鳥雀之啾啾, 如川流之瀧瀧之類; 結於目者, 目赤腫痛或內障失明; 結於鼻者, 腦漏, 鼻淵, 或鼻柱潰蝕; 結於口舌者, 口舌腐爛, 或舌傍焦黑腫痛, 或穿微孔, 膿血時出; 結於牙齒者, 齒齦腫痛膿潰殆類牙疳, 或爲牙宣; 結於咽喉者, 失音聲啞, 或咽喉腐爛飲食不能進; 結于胃管者, 噎膈反胃; 結於心胸者, 胸膈突腫, 腫潰穿孔, 或心痛, 失心, 狂妄; 結于腹部者, 腹滿, 腹痛, 或水腫痕聚; 結於腰脊者, 腰脊拘痛不可屈伸, 或麻痹不仁; 結于前陰者, 陽物疳蝕; 結于後陰者, 痔疾漏瘡; 結於四肢者, 四肢生肉瘤, 結核, 臁瘡, 或疼痛, 或潰爛. 其他, 膚則爲頑癬如牛皮, 骨則爲附骨疽, 或腿脚骨節摧出, 變紫黑色之類焉.
46) 中山醫學院 : 《病理學》, 北京 : 人民衛生出版社, 1978년, 上冊, 636쪽.
47) 苅谷春郞 : 《江戶的性病》, 三一書房, 1993년.

서 이를 상세히 소개했다. 여기에서 당시 매독 유행의 심각성에 선교사나 외국의사 모두 매우 놀랐으며 매독의 만연이 이미 '망국병'의 상태로 간주된 사실을 언급했다. 또 이러한 상황이 2차 대전 이후까지 계속 이어져 매독연구의 제일인자로 유명한 다케우치 카츠竹內勝 박사는 이를 개탄하고 '2차 대전이 끝난 후 약 5년 사이에 매일 위중한 매독환자를 대량으로 접한다. 일본민족이 몰락할 날이 멀지 않은 것 같아 심히 걱정이 된다!'고 말했다. 아울러 이 책에서 에도시기 편찬한 매독전문의서(표 12-2)를 열거했는데, 그 수량 역시 중국보다 훨씬 많다. 이것도 에도시기 매독이 성행한 상황의 한 측면을 반영한 것이다.

  매독과 관련이 있는 또 다른 문제는 페니실린이 나오기 이전에는 비상砒霜(비소), 수은水銀이 함유된 '경분輕粉', '생생유生生乳'를 널리 사용하여 이 병을 치료했다는 사실이다. 광물성 약의 중독도 다발성신경염이 주요 병리변화였기 때문에 그 임상표현은 자연 각기와 같았다. 현대의학의 병인분류에 따르면 이는 성질이 완전히 다른 질병이지만, 그래도 결국 매독과 직접적인 관계가 있다. 물론 가장 관건이 되는 문제는 매독이건 광물성 약 중독이건 양자 모두 '충심' 증상을 일으킬 수 있다는 데에 있다.

  설명이 필요한 것은 이상에서 매독성심장병의 발병연령에 대해 필요한 설명과 강조를 했지만, 장년기에 반드시 심장병이 나타난다거나 혹은 대부분이 매독성심장병이라고 말하는 것은 절대 아니라는 점이다. 실제로 급성 심내막염, 류마티즘성 심장병이 다발하는 연령은 매독성심장병과는 다르지만 역시 20~40세 사이에 다발하며(그림 12-1 참조), 마찬가지로 일본역사상에서 말한 '각기'가 발병하는 연령의 특징과 부합한다. 그러나 이는 우리들이 '충심'의 각도에서 각기병의 역사를 인식하는 데에 방해가 되지 않

표 12-2 에도시대 매독과 관련 있는 의학 전문서적

| 書 名 | 著 者 | 刊 行 年 |
|---|---|---|
| 梅瘡證治秘鑒 | 長田德本 | 明和元年(1764) |
| 梅癘新書 | 橘尚賢 | 安永元年(1772) |
| 梅瘡口訣 | 片倉鶴陵 | 天明7年(1787) |
| 大西梅瘡方 | 永富獨嘯庵 | 天明8年(1788) |
| 梅瘡備考方 | 大槻磐水 | 寬政5年(1793) |
| 布斂吉梅毒論 | 太田晉庵 | 寬政9年(1797) |
| 梅瘡約言 | 吉雄耕牛 | ?(1800년 사망) |
| 梅瘡奇效方 | 和氣惟享 | 寬政12年(1800) |
| 梅瘡鄙言 | 末延守秋 | 享和3年(1803) |
| 梅瘡一家傳 | 伊東淑匹 | 享和3年(1803) |
| 梅瘡知要 | 和田泰純 | ?(1803년 사망) |
| 梅瘡秘錄標記 | 和田泰純 | ?(1803년 사망) |
| 梅毒握機訣 | 和氣惟享 | 文化4年(1807) |
| 梅瘡秘錄別記 | 小石元俊 | ?(1808년 사망) |
| 梅毒要方 | 村上圖基 | 文化5年(1808) |
| 梅瘡奇驗 | 石橋忠庵 | 文化7年(1810) |
| 梅瘡新書 | 今井長敬 | 文化14年(1817) |
| 梅毒一掃論 | 杉田立卿 | 文政4年(1821) |
| 梅毒秘說 | 日野鼎哉 | 文政10年(1827) |
| 梅瘡私考 | 小石元瑞 | 天保3年(1832) |
| 瘍科秘錄 | 佐藤有信 | 天保5年(1834) |
| 梅瘡軍談 | 本間玄調 | 天保8年(1837) |
| 梅瘡辨惑論 | 船越敬祐 | 天保9年(1838) |
| 驅梅要方 | 渡邊競 | 天保9年(1838) |
| 梅瘡茶談 | 高良齋 | 天保9年(1838) |
| 梅家捷徑 | 船越敬祐 | 天保9年(1838) |
| 梅瘡秘錄 | 宮本阮甫 | 慶應2年(1866) |
| 梅瘡知要 | 船越敬祐 | |
| 疳瘡秘錄 | 樋山資承 | |

을 뿐만 아니라 더욱 잘 나타낸다고 말할 수 있다. 그러나 '충심衝心'에 대한 화제 또한 결론을 내릴 수 없다.

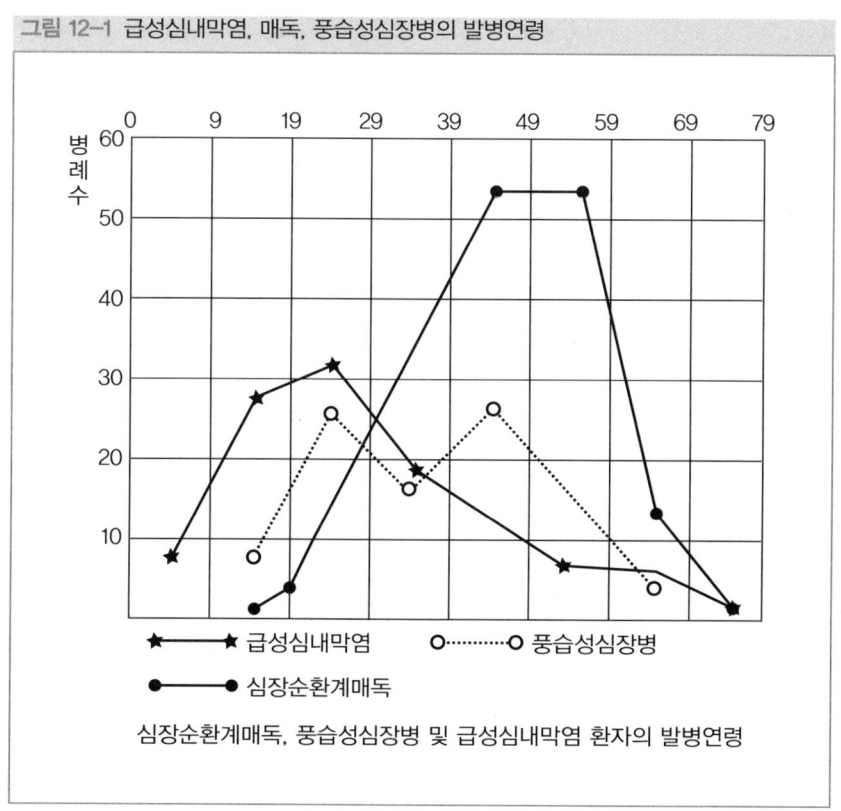

그림 12-1 급성심내막염, 매독, 풍습성심장병의 발병연령

심장순환계매독, 풍습성심장병 및 급성심내막염 환자의 발병연령

## 5. 아직도 알 수 없는 '衝心'병

오늘날에도 여전히 알려지지 않은 것이 존재한다. 발병에서 분명 지역·시간·사람들의 특징이 있는 유행성 '충심' 증상으로, 바로 '극산병克山病 (Keshan disease)'이다. 다시 이 병과 일본의 각기를 비교해도 무방할 것이다.

극산병克山病은 지역적으로 유행하는 일종의 원발성原發性 심근병이다.

1935년 중국 黑龍江省 克山縣에서 처음 발견되었기 때문에 이렇게 명명했다. 그러나 다른 나라에서도 유사한 병례가 보고되었다. 이 병은 갑자기 발병하고 발병 후에는 심원성心原性 쇼크, 심각한 심박동 이상 혹은 심장기능의 쇠약으로 신속하게 발전하고 항상 오심과 구토를 수반한다. 때로는 잠복하거나 완만하게 발작하는 만성 심장기능쇠약 혹은 심박동 이상이 주로 나타난다. 만성이나 아급성형 환자에게 심장이 뚜렷하게 확대되고 심장기능의 쇠약이 자주 발생하는 경우는 예후가 좋지 못하다. 과거에는 사망률이 매우 높았다.

병인은 아직 밝혀지지 않았다. 대부분 풍토와 감염(아마 장腸 Coxsackie A 혹은 B형 바이러스일 것이다)과 유관한 것으로 보고 있다. 즉, 그 지역에 물이나 토질의 화학적 조성에 이상이 있어 물과 식량에 셀레늄 함량이 낮거나, 혹은 구리나 마그네슘 등 어떤 미량의 원소가 있거나, 영양물질과 관련된 것이 결핍되거나 균형을 잃어버리거나, 혹은 물과 토질에 어떤 유독한 물질이 음용수나 야채나 식량을 통하여 인체에 작용하여 심근 대사를 어지럽히거나 파괴하여 심근의 손상을 일으킬 수 있다고 보았다. 또한 이상 여러 가지 요소의 협동작용으로 발병할 수도 있다.

유행의 특징 : 이 병은 중국 동북에서 서남에 이르는 지대, 즉 黑龍江, 吉林, 遼寧, 內蒙古, 河北, 河南, 山東, 山西, 陝西, 甘肅, 寧夏, 四川, 雲南, 貴州, 西藏, 安徽, 湖南, 湖北 등의 성과 자치구의 일부 지역, 주로 농촌에서 발생한다. 극산병克山病의 시간적인 분포를 보면 다발하는 해와 계절이 뚜렷하게 구별된다. 급성은 겨울에 다발하고 만성과 아급성형은 여름과 가을에 많이 발생한다. 분포의 인적 특징을 보면 농업인구 중 임부 및 수유기 부녀와 젖을 땐 후 취학하기 이전의 어린이 및 자급자족하는 농

민들에게 주로 발생하지만, 이 지역에서 농사에 종사하지 않는 사람들은 일반적으로 발병하지 않는 경우가 많다. 또한 가정 단위로 발병하는 경향이 있다.

진단 : 유행의 특징 즉 지역, 시간, 사람에 따른 발병의 특징을 근거로 심장확대, 심박동 이상, 심장기능쇠약의 증상을 결합해보면 만성·아급성형 극산병克山病으로 생각할 수 있다. 극산병克山病의 지역에 발생하고 기타 심장병으로 해석할 수 없는 심원성心原性쇼크 혹은 심박동 이상은 급성 극산병克山病으로 진단할 수 있다.[48]

극산병克山病과 각기를 동일시할 수 없다는 것은 의문의 여지가 없다. 그러나 양자 사이에는 실로 공통점이 너무 많다. 몇몇 문제와 생각이 도출된다.

①극산병克山病의 존재로 질병현상의 복잡성을 증명할 수 있다. 특히 병인학 분야에서 앞에 인용한 바와 같이 극산병克山病의 병인에 대해 풍토문제에 초점을 둔 현대의학의 분석과 추측들로는 실제로 이 병이 분명 '다발하는 해'가 있다는 특징을 해석할 수 없다. 그렇다면 역사상의 질병도 마찬가지로 복잡성이 있지 않았을까? 1,000여 년 간 각양각색의 충심衝心 증상이 여러 경우를 생각하지 않고 간단하게 모두 '쌀을 주식으로 삼았다'는 원인으로 발생할 수 있다는 것일까?

②중국대륙에서 널리 유행한 극산병克山病, 혹은 극산병克山病처럼 원인이 불명한 유행성 심장질환이 마찬가지로 일본 역사상에 출현하지는 않았을까? 출현했다면 일본 역사상 각기병에 관한 것을 근거로 삼을 수 있다. 이는 '충심'을 주요 특징으로 소개하고 추단한 것이고, 이러한 질병은 이치상

---

48) 《中國大百科全書·現代醫學卷》, 北京 : 中國大百科全書出版社, 1993년, 725쪽.

당연히 '각기'의 범주에 귀납되었을 것이다.

③근대 이래로 일본의 몇몇 의학자는 검시에서 심장확대를 주요 병변으로 삼아 일반민중의 '각기병'에 대해 시간·지역·사람 등에 따른 발병의 특징에 의거하여 상술한 현대의학으로 극산병克山病의 병인에 관하여 추측한 것과 매우 비슷한 관점을 제시했다.[49] 그 후 '에도 이래 각기는 모두 진각기眞脚氣이고 따라서 병인은 단지 비타민B1이 결핍된 것이다'라는 관점이 주도적인 지위를 차지했기 때문에 다른 관점은 사형선고를 받았다. 그러나 질병의 복잡성을 고려하고, 일반적인 음식을 먹었지만 심장확대가 주요 병변인 일반백성에 '각기'가 출현했다는 것을 고려한다면 반드시 모두 진각기는 아니다. 그렇다면 시간·지역·사람 등에 따른 발병특징에 입각한 병인의 추측은 어쩌면 전혀 가치가 없는 것인지도 모른다.

## 6. 쌀밥의 인식에 관하여

'쌀'은 각기병과 밀접한 관계가 있다기보다는 사실상 각기병의 역사와 매우 복잡하게 연계되어 있다고 보아야 한다.

에도시기 일부 의학저작에서 '각기를 앓을 때에는 쌀밥을 금하고 보리나 콩을 먹어야 한다'는 주장을 확실히 볼 수 있다. 이러한 '음식요법'은 비타민에 대한 현대과학의 인식과 완전히 부합하기 때문에 자연 의학사 연구자의 주목을 받았다.

---

49) 山極勝三郎:《脚氣病論》.

예를 들면 야마시타 케이조山下政三는 이를 상세히 소개한 후에 '약물이 전혀 역할을 하지 못한 시대에 이러한 식이요법의 역량에 의지하여 상당히 많은 각기환자를 구해 내었다. 각기에 콩밥, 보리밥을 먹어야 한다는 것은 곧 시중의 상식이 되었고 메이지시기까지 줄곧 전해졌다'[50]며 긍정적인 평가를 내렸다.

이러한 식이요법이 확실히 치료효과가 있었다면 그 의의는 증명될 수 있을 뿐만 아니라 당시 의사가 각기병을 유효하게 해결하는 뛰어난 방법을 발견하게 되었을 것이다. 더욱 중요한 것은 당시 각기가 확실히 비타민 B1 결핍으로 발생하는 진각기임을 증명할 수도 있었을 것이라는 점이다. 그러나 사실은 그렇지 않다.

재미있는 것은 다키 겐켄多紀元堅의 《時還讀我書》에 도리어 '도시에서 각기를 앓은 사람을 많이 보았다. 도시에서 이를 치료하는 예에 준하여 담백한 음식을 먹이면 도리어 치료효과가 없다. 기름진 것을 먹이고 때때로 육류를 주고 또한 쌀밥을 먹이면 반드시 낫는다'는 기재가 있다는 점이다. 바로 앞에서 인용한 야마자키 쇼테이山崎正亭의 《診尺錄》에 의사가 각기환자에게 쌀밥을 금하게 하면 병이 낫지 않을뿐더러 도리어 '온몸에 힘이 없어진다'고 기재된 것과 같다.

각기에 콩밥과 보리밥을 먹는 것이 '항간의 상식'이 되어 정말 각기에 대한 예방과 치료에 중요한 작용을 했다면 메이지시기 해군에 각기가 크게 유행하고, 한양漢洋의가가 곤혹스러워 하고, 다카키 카네히로高木兼寬가 고심하여 탐구한 것 모두 존재할 이유와 필요가 없었을 것이다.

---

50) 山下政三 : 《脚氣の歷史―ビタミン發見以前》, 260-270쪽.

따라서 의학저작의 '음식의기飮食宜忌' 항목 아래 때로는 '금미식禁米食'설이 확실히 있지만 그 본질은 기츠겐 슈桔元周의 《脚氣說》에서 '지금의 습속은 병이 있으면 한열허실을 불문하고 반드시 맛이 진하고 기름진 것과 두부를 금하는데 모두 그러하다'고 말한 바와 같다. 그러나 쌀밥의 금기는 두창痘瘡에 관한 논설에서도 나타나기 때문에 정곡을 찌르는 어떤 인식을 가진 것은 아니다.

한방의사인 도다 쵸안(遠田澄庵 1818~1890)이 '각기의 근원은 쌀에 있다'고 한 말은 다카키 카네히로高木兼寬가 병사의 식사를 개량하고 밀가루를 쌀로 대치하는 데 강한 일깨움이 되고 잠재적인 영향을 끼쳤다. 그러나 이 내시의內侍醫는 이에사다家定, 이에모치家茂 두 쇼군이 각기병에 걸렸을 때에 '각기충심脚氣衝心'이라고 진단만 내렸을 뿐 치료에는 전혀 대책을 세우지 못하였다.

이른바 '식이요법'도 역사적으로 학자들이 주장한 바와 같이 중요한 작용을 하지 못하였음을 알 수 있다.

실제로 '영양성분'에 대해 이론적인 지도가 전혀 없었던 시대에 한방의가 쌀과 각기를 함께 연계시킬 수 있었던 것은 경험의 도움을 받은 것이 아니라 자신의 고유한 이론, 즉 각기는 수습水濕의 독毒에 기원하기 때문에 먼저 다리에서 시작하고, 쌀은 물에서 자라 자연 수습水濕의 기를 띠고 있기 때문에 금해야 한다는 이론을 근거로 삼은 것이었다. 중국의학에서 말한 각기의 금기는 표면적으로 보면 이와는 완전히 다르지만 실질상으로는 마찬가지의 사유모델에 의거한 것으로, 즉 점활粘滑한 성질을 가진 것이 병인이 습濕인 각기에 불리하다는 것이었다.

다카키 카네히로가 영국 해군 군의에 유학하고 병사식량의 개량을 추진할 때에도 마찬가지로 쌀(탄수화합물)에 일종의 독소가 함유되어 있어 단백질로 중화시킬 필요가 있다고 보았다.

또한 비슷한 경우가 있다. 1886년에 동인도(오늘날 인도네시아)에 파견된 화란의사 에이크만(C. Eijkman 1858~1930)이 쌀겨에 각기를 치료하는 작용이 있음을 발견하고 이로 인하여 호프킨스(F. G. Hopkins 1861~1947)와 함께 1929년도 노벨상을 받았다. 그러나 그의 이론적인 해석 역시 백미에 독소가 함유되어 있고 쌀겨에 해독(중화)성이 있다고 본 것이었다. 에이크만의 제자인 그리진스(G. Grijns 1865~1944)가 1901년에 '독소'와 '중화'의 문제가 아니라, 백미에 없는 어떤 것이 쌀겨 속 인소에 존재한다고 주장하여 이론상 정확한 해석을 내렸다.

연구자가 각기와 쌀밥과의 관계를 논할 때에 '쌀을 주식으로 삼으면 각기가 발생하기 쉽다'는 주장에 커다란 영향을 받았다고 말할 수 있다. 일본민족은 쌀을 주식으로 삼았기 때문에 자고이래로 각기가 다발한 것은 매우 자연스런 일이었다.

또 왕족과 귀족들이 이 병을 많이 앓았다는 역사책의 기재를 근거로 한 걸음 나아가 평민은 잡곡을 주식으로 삼았기 때문에 이러한 병에 걸리지 않는다고 해석하였다. 바로 중국학자가 당나라의 의가인 孫思邈이 각기의 유행을 논할 때에 '永嘉 연간에 남쪽으로 건너오고부터 벼슬아치와 선비들이 이 병에 걸리는 경우가 많았다'[51]고 한 것을 읽고, 남쪽으로 이주한 뒤에 쌀을 주식으로 바꾸었기 때문에 이러한 병을 앓았다고 병인을 억지로 해석한 것과 같다.

---

51) 《千金要方》 卷七 · 論風毒狀第一, 北京 : 人民衛生出版社, 1955년판, 138쪽.

또 도쿠가와 일족의 각기 기록을 이용할 때 그것이 진각기인지 여부를 상세히 고증하지 않고, 오히려 귀인이 쌀밥을 먹는 조건에 처해 있었기 때문에 각기가 다발하였다는 증거로 삼았다. 역사문헌에 기재된 대부분 권문귀족의 생활이 말하지 않아도 알 수 있는 기본적인 행위였음을 잊은 것 같다.

마지막으로 당대 저명한 한방의가의 각기 병례를 보면 그 중에 생각할 만한 것이 여전히 많다.

어떤 여자 : 30세

증상 진술 : 10개월 전 산후부터 각기를 앓아 비타민B 제제 주사를 계속 맞았으나 효과가 전혀 없었음.

현재 증상 : 하지와 하복부가 마비되고 다리가 무력해져 보행이 어려움. 숨이 가쁘지만 동계動悸는 없음. 소변은 정상.

처방 : 팔미환八味丸(즉 금궤신기환金匱腎氣丸)

효과 : 다리에 점차 힘이 생기고 마비가 소실되고 복약한 지 8주 만에 완전히 나았다. 이 사이에 비타민B 제제 주사는 정지시킴.

고안 : 각기에 비타민B 제제로 효과를 보는 사람이 있지만 전혀 효과가 없는 경우도 있다. 이 예는 비타민B 제제는 효과가 없지만 팔미환은 효과가 있는 예이다. 이 환자에 대해 왜 팔미환을 투여하였는지를 묻는다면 '八味丸治脚氣上如小腹不仁'이라 한 《金匱要略》의 조문에 의거하였다고 말할 수 있다.[52]

이 환자를 각기로 진단한 것은 분명 한방의가 아니었다. 그렇기 때문에 비타민을 계속 주사한 과정이 있었다. 그렇지만 왜 효과가 전혀 없었을까?

---

52) 《大塚敬節著作集》, 東京 : 春陽堂, 1980년, 제4권, 126~127쪽.

이는 각기 진단에 현대의학의 착오가 있어서였을까, 그렇지 않으면 오오츠카大塚가 말한 바와 같이 '각기는 비타민B제제로 효과를 보는 사람이 있지만 전혀 효과가 없는 경우도 있어서'였을까.

현대의학의 입장에서 보면 뒤의 해석은 절대로 인정할 수 없다. 그렇다면 남아있는 것은 앞의 해석이다. 즉 비타민B 제제를 사용하여도 효과가 없다면 분명 진각기가 아니다. 여기에 이르면 자연 다음과 같은 두 가지 문제가 도출될 것이다.

첫째, 이와 같이 전형적인 증상을 나타내고 현대의학에서 각기로 진단하였지만 비타민B 제제를 사용하여도 전혀 효과가 없는 병례가 있다. 그렇다면 역사상 각기에 대한 기술과 진단에서 어떤 것이 진眞이고 어떤 것이 가假인지 판단을 내릴 가능성이 있지 않을까? 도쿠가와 일족 등과 같이 비전형적인 병세의 기술에 대해 왜 의문을 품은 사람이 없었을까? 앞에서 언급한 '쌀을 주식으로 삼으면 각기에 걸리기 쉽다'는 잘못된 관념이 주도적으로 강렬하게 작용을 한 것 외에 의사학자인 나카가와 요네조中川米造가 잘못된 학풍을 비판할 때에 지적한 바와 같이 일단 학설이 형성되면 사람마다 의심하지 않고 믿어 점차 불변하는 것으로 굳어졌기 때문이다.

둘째, 오오츠카大塚의 말이 결코 근거가 없는 이야기가 아니라고 믿는다면 '질병의 본질을 모르면 근본적인 요법의 대책이 생기지 않는다', '약물은 기본적으로 전혀 성과가 없다'[53], '이러한 것에 관한 기술은 번잡함만 더할 뿐이다'[54] 등이라 한 것 즉 오직 비타민B1만이 현대의학의 '과학'에 입각한

---

53) 山下政三:《脚氣の歷史―ビタミン發見以前》, 260·270쪽.
54) 藤井尚久:《明治前本邦疾病史》, 379쪽.

유효한 약물이라는 논설에 대해 다시 검토할 필요가 있다. 그렇지만 이는 각기병사脚氣病史의 연구가 아니라 임상의학에서 관심을 가져야할 문제이다.

# 맥반남작 麥飯男爵

13

# 다카키 카네히로 高木兼寬

남위 65도32분 서경 64도14분 남극대륙 바다 곶의 이름이 'Takaki Promontory'(高木岬, 그림 13-2)이다. 이는 영국 남극지명위원회가 1959년에 '1882년 음식물의 개량을 통하여 각기 예방에 가장 성공을 거둔' Baron Kanehiro Takaki(高木兼寬 남작 1849~1920)을 기념하기 위해 명명한 것이다.

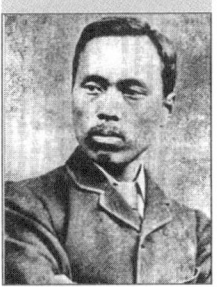

그림 13-1 유학시절의 다카키 카네히로

오늘날 습관적으로 말하는 '과학성'으로 다카키高木의 학설과 작업을 평가한다면, 그는 각기의 진정한 병인인 비타민 부족을 발견하거나 인식하지 못했고 심지어 병인의 해석 분야에도 오류가 있었으며 따라서 실제적인 예방과 치료효과는 고작 '경험적'인 것에 불과한 것이지 진정한 '과학적인 가치'를 갖추지 못했다고 지탄받을 수밖에 없다.

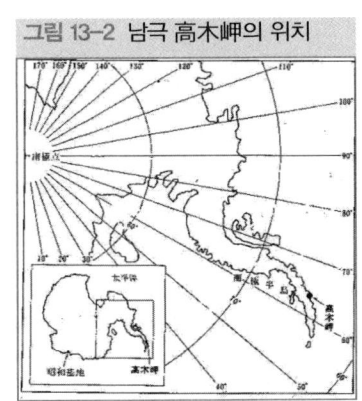

그림 13-2 남극 高木岬의 위치

그러나 다카키가 생활한 시대 의학계에서는 보편적으로 '모든 질병은 모두 유해한 물질이 일으키는 것'이라고 보았다. 구루병, 괴혈병, 각기병 모두 미생물로 인하여 발병된다고 보았지 단지 어떤 물질의 결핍이 질병을 일으킬 수 있다고 생각한 사람은 없었다. 파스퇴르 이후로 '세균치병설細菌致病說'이 의학사상에서 병을 일으키는 기타 모든 요소를 배제하는 추세였다고 말할 수 있다.

그러나 다카키는 바로 이러한 시대적 속박에서 벗어나 '병을 일으키는 미생물' 외에도 병을 일으키는 기타 요인이 존재한다는 사실을 확실히 인식하고 있었다. '음식물 개량—각기예방'이라는 의학사적인 사건뿐만 아니라 다카키의 인생 역정도 매우 의미가 있음을 이해할 필요가 있다. 개인적인 자질과 노력, 스승의 가르침과 보살핌, 사회적인 요구와 기회 등 여러 가지 요인이 종합적으로 작용하여 일개 '장인인 작은 의사'에서 '청사에 길이 남는 명인'에 이르기까지 흥미 있는 인생이었다고 말할 수 있다.[1]

## 1. 의사가 되려는 꿈을 이루다

다카키 카네히로高木兼寬는 1849년 9월 15일에 태어났고 어릴 때 이름은 도시로藤四郎였다. 부친 키스케喜助는 가고시마鹿兒島에서 목수를 하여 생

---

[1] 어떤 민족일지라도 모두 자신의 '영웅적인 인물'을 발견할 수 있다. 메이지 이전의 華岡青洲와 남극에 이름을 남긴 高木兼寬은 일본인이 민족 가운데 걸출한 인물로 삼아 즐겨 선양했다. 필자가 高木의 업적에 대해 일본 의사학 연구자에게 물어보니 대답이 과장된 감이 없지 않았다. 그러나 어떻게 말하든 高木의 이야기는 매우 재미있다. 따라서 여기에서 板倉聖宣의 《模仿的時代》(假說社, 1988년), 松田誠의 《高木兼寬傳》(講談社, 1990년), 吉村昭의 《白色航跡》(講談社, 1991년)에 서술된 것에 의거하여 잡다한 형식으로 기술했다. 이야기라면 재미있고 가볍게 읽어야 하기 때문에 글속에 일일이 주석과 자료의 출처를 밝히지 않았다.

계에는 걱정이 없었다. 시로四郞는 어릴 때부터 부친의 조수 노릇을 했지만 천성이 독서를 좋아했기 때문에 모친은 아버지의 업을 계승시키지 않고 줄곧 다양한 지식을 많이 배우게 했다. 시로는 8세 때 그곳 선비인 나카무라 케이스케中村敬助가 개설한 사숙私塾에 들어가 사서오경을 익혔다.

마을에는 이밖에 '明堂館'이라는 고급 한학숙漢學塾이 있어 '칼을 찰' 수 있는 자격이 있는 향사鄕士들의 자제만 입학할 수 있었고 그들은 매일 허리에 칼을 차고 등교했다. 시로는 이들이 부러웠지만 단지 바라만 볼 수밖에 없는 신분이었다. 明堂館에 임직한 교사 가운데 구로미黑木라는 한방의漢方醫가 있었는데 몸가짐이 의젓하고 의술이 뛰어났기 때문에 마을사람들에게 존경을 받았다. 시로는 자신의 앞날에 대해 암중모색하던 중 구로미의 모습에서 한줄기 빛을 보았다. 명의가 될 수 있다면 마찬가지 좋은 옷을 입고 사람들의 존경을 받을 수 있지 않을까? 계급제도의 구속을 받지 않을 밝은 길이 열릴 것 같았기 때문에 유명한 의사를 꿈꾸게 되었다. 억제할 수 없는 꿈을 품은 시로는 자신의 소망을 스승인 나카무라 케이스케中村敬助에게 이야기했다.

시로의 재능을 잘 알고 있는 나카무라는 찬성하는 마음이 굴뚝같았다. 그러나 목공인 키스케喜助에게 진학을 허락받기 어려울뿐더러, 또 15세인 시로도 부친의 일을 도우면서 공부해야 하는데, 다시 시간을 쪼개어 의학을 배우는 것은 불가능하고 생각했다. 때문에 키스케에게 시로가 의학을 공부하도록 청할 용기가 나지 않았다. 나카무라는 어떻게 시로를 의학의 길로 보낼까 궁리했고 또 그가 어떤 의학을 선택해야 옳은지 고려했다.

당시의 상황을 보자면 이른바 의학은 당연히 주로 한방漢方의학을 가리켰지만 화란의학도 나가사키를 거쳐 일본에 들어온 상태였다. 나카무라는 새로운 지식체계를 주목했다. 나카무라는 한번 방문하여 확인한 후 명의들이 모인 가고시마의 난방蘭方의사 이시가미 료사쿠石神良策(1821~1875)가 시로를 부탁할 최적의 인물이라고 보았다. 그러나 무武를 중시하고 문文을 경시하는 환경에서 현실적인 이익을 희생하라고 목공 기술을 가진 키스케를 설득하여 아이가 의학을 공부하도록 허락받는 것은 쉬운 일이 아니었다. 이를 위해 그는 가고시마 번주藩主가 파견한 '지토地頭[2]인 모리 쿄효에이毛利强兵衛와 친하게 사귀기 시작했다.

1866년 모리毛利가 임기를 마치고 가고시마로 돌아가려고 할 때 나카무라는 그를 방문하여 시로가 가고시마의 난학숙蘭學塾에 들어갈 수 있도록 도와달라고 간청했다. 교육에 관심이 많았던 모리는 흔쾌히 수락하면서 시로를 자신의 집에 기숙시키겠다고 약속했다. 그날 저녁 나카무라는 키스케에게 자신의 아이가 공부에 재주가 있고 의학에 뜻을 두었다는 사실과 지토地頭인 모리의 후의에 관하여 자세히 설명했다. 키스케는 나카무라의 간청을 듣고 난 후에 오랫동안 아무런 말이 없이 침묵했다. 무지한 이 목수의 뇌리와 마음속에 의외의 놀람과 기쁨, 현실적인 손실과 자식의 미래, 포기하기 어려운 부자의 정과 갑작스런 이별의 고통 등 감정적인 갈등과 득실에 따른 계산이 잠시 스쳐지나갔다.

마침내 그는 머리를 들고 시로에게 물었다.

"가고시마에 가고 싶으냐?"

아버지의 처량한 눈빛을 보고 꿈으로 가득 찬 시로는 끝내 아무 대답도 못했다.

---

[2] 鎌倉幕府·室町幕府가 莊園·國衙領(公領)을 관리지배하기 위해 설치한 職.

"선생님"

키스케의 음성을 듣고 모두 고개를 들었다.

"알았습니다. 당신의 말대로 하십시오! 많은 보살핌 부탁드립니다."

"정말 훌륭한 아버지입니다! 감사합니다."

나카무라의 대답 역시 눈물에 젖어 있었다. 3일 후 토시로藤四郎는 가고시마로 떠났다.

이시가미 료사쿠石神良策는 학생을 가르치는 데 자신만의 방법이 있었다. 그는 한방의학이 일본의학의 주류라고 생각했기 때문에 입문하는 제자에게 반드시 먼저 이를 공부시키고 그 정수를 익히게 한 후에 비로소 서양의 학지식을 가르쳤다. 그렇지 않으면 서양의학의 특징을 이해할 수 없다고 보았기 때문이다. 모리가毛利家에 기숙한 시로는 아침 일찍 물을 긷고 마당을 쓸면서 각고의 노력을 했다. 1년 후에 비로소 이시가미石神에게 《解體新書》를 배우게 되었고 '한의漢醫에서 인체의 오장육부를 언급했지만 사실과 부합하지 않는다. 이 책은 인체의 내장에 대해 정확하게 묘사하여 한방의학의 오류를 보완할 수 있다. 《解體新書》는 의학의 기본이라 말할 수 있다'고 말했다. 오래지 않아 이시가미는 시로에게 말했다.

"이 가고시마에 이와사키 슌사이岩崎俊齋라는 유명한 난학가蘭學家가 있다. 내가 그에게 너의 사정을 소개했다. 이와사키岩崎는 나에 비해 보다 새로운 난방蘭方의학을 습득했고 또한 학식이 깊다. 너는 이와사키 선생의 문하에서 배워야 한다."

시로는 이시가미의 깊은 도량에 감동을 받고 스승이 당부한 말을 좇아 그곳으로 갔다. 곧 화란어和蘭語로 된 서적을 직접 읽을 수 있게 되었다. 그러나 그때 마침 번국藩國과 막부 사이에 전쟁이 일어났다. 1867년 말 그는 군의軍醫에 임명되어 교토로 부임하여 마침내 의사가 되는 꿈을 이루었다. 이때 그는 카네히로兼寬라 개명하고 선조의 '다카키高木' 성을 계승했다.

## 2. 완전히 다른 세계

1868년 장장 9개월에 걸친 전쟁으로 '게이오慶應'에서 '메이지明治'로 연호가 바뀌었고, 에도江戶는 '도쿄東京'로 개명되었다. 이는 일본 역사상 가장 중요한 전기였다. 다카키 카네히로는 고약, 바르는 약, 붕대 등 부상을 치료하는 용구를 휴대하고 전장에서 의사의 직무를 수행하기 시작했다. 그러나 이때의 전쟁은 이미 칼과 창으로 싸우는 것이 아니라 근대화된 총과 대포로 싸우는 전쟁이었다.

'만병무우고萬病無憂膏'를 붙이고 상처를 싸매는 외치外治방법으로는 현실적인 수요를 만족시킬 수 없었다. 《解體新書》의 해부지식도 전혀 쓸모가 없었다. 자기에게 서양의 새로운 의학지식을 가르쳐준 은사 이시가미는 전쟁터 병원의 원장이었지만 할 수 있었던 것은 영국 의사인 윌리스(W. Willis, 1837~1894)의 수술에 필요한 물품을 준비하는 것에 불과했다. 완전히 다른 세계여서 카네히로는 자기가 알고 있던 의학지식이 이미 과거의 것이 되어버렸음을 느꼈다.

고향으로 돌아온 후에도 고통으로 인한 부상자의 신음소리와 신기한 외과수술이 시종 카네히로의 뇌리에 맴돌았다. 환자 앞에서 속수무책으로 아무 치료도 할 수 없는 것은 의사 최대의 치욕이라 말할 수 있다. 그 원인을 궁구하면 당시에 배웠던 새로운 의학지식은 사실상 인체형태에 관한 지식으로서의 서양의학에 불과하지 전쟁터에서 상처를 치료하는 기술과는 전혀 관계가 없었기 때문이다. 마침내 카네히로는 나카무라 케이스케中村敬助 선생에게 말했다.

"저는 새로운 서양의학을 공부하려고 합니다."

그러나 나카무라로서는 이시가미 료사쿠石神良策가 서양 신의학의 화신이 틀림없었기 때문에 한동안 카네히로의 요구에 부응하기가 매우 어려웠다. 시간이 한참 지나서 그는 '가이세이죠開成所'에 진학하여 공부하라고 제의했다. '가이세이죠'는 1864년에 창립되어 사츠마한薩摩藩 육해군陸海軍과 영·난학英·蘭學의 교육기구였다. 1868년에 한코藩校인 '조시칸造士館'과 합병하여 각기 화和·한漢·양洋 삼학국三學局을 설치했다. 양학국洋學局은 최고의 영예를 누려 숙식이 관급이었고 자격심사도 매우 엄격했다. 카네히로는 난학가蘭學家로 잘 알려진 이시가미石神와 이와사기岩崎의 제자이고 또 참전한 공적이 있었기 때문에 입학할 수 있었다. 이로부터 영어 공부가 중심이 되는 단계가 시작되었다.

1869년 예로부터 번정藩政을 통치한 문벌은 막부의 공신인 하급무사 계층에게 전복되어 대체되었다. 카네히로는 거기에서 서민이 자신의 재능과 노력에 의해 점차 상류사회로 올라갈 수 있다는 희망을 보았다. 때마침 메이지 신정부가 일본의학의 발전방향을 설계할 때에 영국을 버리고 독일을 따르는 변화가 나타났다. 따라서 전쟁 중에 부상자를 무상으로 치료하고 '일본 의사의 교습을 총괄하고 겸하여 부속병원장에 내정된' 영국공사관의 의관이면서 부영사인 윌리스를 어떻게 선처해야 하는지가 신정부에게 골치 아픈 문제가 되었다. 이때 이시가미가 윌리스를 가고시마에 초빙하여 의학을 가르치도록 건의했고, 모두 이 의견에 찬성했다.

윌리스는 가고시마에 온 후 의학교장 겸 병원장으로 부임하여 학생을 본과本科와 전과專科로 나누었다. 22세인 카네히로는 이때에 이미 능숙하게 영어를 읽고 대화를 할 수 있어서 자연스럽게 본과생 대열에 들어가게 되었다. 그날 그는 일본식 장발을 자르고 의학교 본과생의 생활을 시작했다.

윌리스의 교실에서는 강의와 실습 모두 영어를 사용하여 카네히로는 진짜 영어를 들을 수 있는 기회를 얻었고 자신의 발음을 교정했다. 몇 개월 뒤 윌리스의 제안으로 카네히로는 의학교의 6등 교관에 임명되어 2년제 전과생專科生의 영어와 서양의학의 기초지식 및 약품지식을 가르치는 책임을 맡았다.

1871년에 이시가미 료사쿠石神良策는 병부성兵部省 해군사海軍司 '군의료'의 책임자로 임명되어 가고시마를 떠나 도쿄로 갔고, 윌리스는 예쁜 일본 여자와 결혼했으며, 카네히로는 3등 교관으로 승진하여 봉급도 올랐다. 모든 것이 매우 평온해진 것 같았다. 카네히로는 그가 '또 다른 세계'로 보았던 신의학에서 수월하게 재능을 발휘하여 매우 만족스럽고 행복했다. 그러나 새로운 운명의 전기가 그의 앞에 나타나 선택을 기다리고 있었다.

## 3. 생각하지도 못한 운명의 전기

1872년 카네히로는 도쿄에서 보내온 이시가미의 서신을 받았다. 그 요지는 이미 그를 해군병원의 의사로 추천했고, 이는 출국하여 유학하는데 필요한 과정임을 알리는 것이었다. 이 서신을 읽고 카네히로는 매우 망연했다. 도쿄로 가는 것은 꿈도 꾸지 못할 생소한 일인데다, 그것도 단지 유학을 하기 위한 과정에 속했기 때문이었다. 그러나 카네히로가 주저하면서 결정하지 못한 근본 원인은 출세할 수 있는 좋은 기회라는 사실이 아니라 일개 목공의 아들로 오늘날 이와 같은 지위로 올라와 생긴 만족감에 혼란이 생겼기 때문이었다.

선택의 기로에서 그는 밤새 잠을 이루지 못했다. 다음날 그는 윌리스에게 이시가미의 서신을 이야기 하고 자신의 생각을 말했다. 여기에 머물면서 계속 서양의학을 공부하고, 영어를 더욱 닦으며, 학교의 지위를 공고히 하고, 또 양친을 모시는 것이 천륜의 낙이라 했다. 당시 카네히로는 매일 행복이 가득한 생활은 이런 것이라고 여겼다. 그러나 윌리스는 카네히로를 타일렀다.

"이것도 확실히 일종의 생활이지만 생활의 전부는 아니야. 이시가미는 좋은 스승이야. 그의 말대로 떠나야 하네. 절대 위축되지 말게. 자네는 아직 젊어."

다음날 카네히로는 사표를 내고 고향으로 돌아가 양친에게 작별 인사를 한 후 도쿄로 가는 배에 올랐다. 1872년 4월 다카키 카네히로는 군의관의 제복을 입었다. 곧 이시가미의 중매로 카네히로는 외무대신인 라이쿄瀨脅의 딸과 결혼했다. 3년 후(1875) 카네히로는 이시가미의 추천으로 일본해군에서 파견하는 최초의 의학생이 되어 영국으로 유학을 떠났다. 이시가미는 이미 고인이 되어 있었다.

이후 5년 동안 카네히로는 테임스강 남쪽에 있는 토마스병원 의학교에서 공부했다. '백의의 천사'라 불리는 나이팅게일이 개설한 간호사 양성학교도 그 안에 설치되어 있었다. 이는 실제 치료가 중심인 교육방식으로 '병원의학'이라 부른다. 이와 선명한 대조를 이루는 것은 대학이 중심이 되는 독일의학 즉 연구실의학이다. 토마스의학교에 특설된 '질병의 지리적 분포' 강좌는 아마 카네히로가 이후 연구하는 데 잠재적인 영향을 끼쳤을 것이다. 그 내용은 유행병학에 가깝고, 질병이 유행하는 과정과 예방 대책을 중시하고, 국민의 체질과 건강을 어떻게 증진시킬 것인지를 연구하는 것이었기 때문이었다. 이러한 내용은 당시 일본의학에서는 없었다.

5년의 학습기간 중에 카네히로는 우수한 성적으로 모두 13차례나 우수상과 명예상을 받았다. 그 가운데에는 품행과 성적이 우수하여 받은 상, 이 학교 최고상인 금상, 영국의사의 최고 명예인 F. R. C. S(Fellow of the Royal College of Surgeons)도 포함되어 있다. 이는 그가 유학생활과 의학수업을 원만하게 마치고 의사로서 뿐만 아니라 가르칠 수 있는 자격을 이미 갖추었다는 것을 의미한다. 1880년 가을 그의 모습이 동쪽으로 가는 선상에 나타났다.

## 4. 험난한 병사식량 개량과 성공

1880년 12월 다카키 카네히로는 해군병원 원장에 임명되었다. 다음해 일본의학의 옛 모습을 바꾸기 위해 뜻있는 사람과 함께 '成醫會'를 조직했고, 또 강습소를 설립하여 영국의학을 전문으로 가르쳤다. 또한 줄곧 그를 곤혹스럽게 한 해군병사의 각기병에 대해 전면적인 조사와 연구를 시작했다.

'각기脚氣'는 일반적으로 말하는 '각선脚癬'(속칭 무좀)이 아니다. 이 병을 앓는 사람은 처음에 양쪽 다리가 마목麻木되어 행동이 불편하고 점차 팔로 미치며 돌발적인 심장증상으로 사망하기도 한다. 그 병이 다리에서 시작하기 때문에 고인들은 각기라 명명했다.

에도시대부터 각기는 일본의학계에서 보편적으로 관심을 가졌던 질병의 하나로 '각기'라는 이름이 의학서에 대량으로 나타났다. 병인의 해석에 대해서는 일반적으로 '수독水毒'의 기氣에 감수되었기 때문에 병이 다리에서 시작한다고 보았다. 심장의 병변이 돌발하는 것은 중국 당나라 이래의 주장에 따라 '각기충심脚氣衝心'이라 했다.

메이지정부는 해군의 발전에 힘을 쏟아 함선과 병력을 부단히 증가시켰고 동시에 각기환자도 부단히 증가했다. 해군병원 원장인 다카키 카네히로는 줄곧 이러한 질병의 원인을 밝히고 해결하는 방법을 찾는 것이 자신의 책임이며 그렇지 않으면 일본해군은 각기병으로 인하여 전투도 하지 못한 채 자멸하고 전투력을 상실할 것이라고 보았다.

서양에는 이러한 질병이 거의 없었기 때문에 일본에 온 서양 의사도 이 병에 대해 알지도 못해 속수무책이었고 일본 특유의 풍토병으로 보았다. 그 병인을 '혈액의 변질'로 추측하거나 혹은 미생물에 전염된 것으로 보았다. 황족 가운데에도 각기병으로 죽은 자가 있었기 때문에 천황은 정부가 전문 병원을 세워 연구를 진행할 것을 강력히 명령하고 파격적으로 2만 엔을 보조했다.

1878년에 육군조직의 요원, 동경대학 의학부 교수 및 한漢·양방洋方의 의학 권위자로 각기병원의 핵심적인 기구를 공동으로 구성했다. 각기병원은 경제적으로 정부의 대대적인 지원을 받고 권위 있는 의학자들도 최대의 노력을 경주했지만 연구와 치료 분야에서 전혀 성과가 없었다. 이와 같은 역사적 배경 하에 다카키 카네히로는 스스로 각기병 연구를 시작했다.

서양 의사는 각기를 인구가 조밀한 도쿄에서 고온다습한 여름에 유행하는 일종의 전염병으로 보았다. 그러나 카네히로는 상세한 조사통계자료에서 가을과 겨울에도 마찬가지로 적지 않은 환자가 발생했다는 사실을 발견하고 단순히 계절에 따른 병인을 고려할 수 없다고 확신했다. 그러나 결국 초여름이 시작되면서 입원하는 각기환자가 급증하여 고온다습이 병인일 가능성을 배제할 수도 없었다. 동시에 겨울철 항해에서 각기가 빈발했다는 기록에서도 마음속으로 포기할 수 없는 의문이 일었다. 도대체 무엇이 진정한 병인일까? 그러던 중 1875년의 '츠쿠바筑波'호 항해기록에 주목했다.

이 군함은 해외로 가서 훈련했는데 항해일수 160일 사이에 대량의 각기환자가 발생했다. 이는 사실 흔히 있는 일이고 이상한 일도 아니었다. 그러나 발병날짜를 자세히 구분하다가 미국에 정박한 기간에는 병을 앓은 사람이 없었음을 발견했다. 이 군함이 1877년에 오스트레일리아로 갔던 항해기록에서도 같은 현상이 나타났다.

카네히로는 츠쿠바호의 병사를 찾아 정박했을 때 생활한 상황을 알아보기 시작했다. 그 대답은 일반적으로 상상할 수 있는 것과 같았다. 병사들은 상륙하여 유람한 사정을 이야기하고 '모두 다 매우 즐거웠지만 단지 빵을 먹는 것에 익숙하지 못했다'고 했다. 대수롭지 않은 이러한 이야기에서 오랫동안 영국에서 의학교육을 받은 카네히로는 항구에 정박한 사이에 병이 없었던 것이 양식과 유관하지 않을까 생각했다. 이후 일본 병사의 식사에 대한 조사연구가 시작되었다.

해군병원의 각기환자는 대체로 일반 병사이고 이 병을 앓아 입원한 사관은 극소수였다. 따라서 음식 측면에서 각기의 병인을 조사하려고 준비한 카네히로는 사관과 병사가 먹는 음식의 질에 차이가 있다는 사실에 생각이 미쳤다. 당시 일본 해군의 취사 상황을 보면 막부 말기에는 막부에서 해군병사에게 쌀, 간장, 소금에 절인 야채 및 매일 부식비를 지급했고, 메이지정부는 처음에는 이전의 예에 따르다가 나중에 개정하여 전부 현금으로 지급하는 것으로 바꾸었다.

병사들은 필요한 쌀, 간장, 절인 야채를 구매하는 기본적인 금액만 지불하고 부식비에 해당하는 부분은 필사적으로 절약하여 가사에 보탰다. 따라서 일반 병사의 영양 상태는 매우 불량했고, 사관은 식비가 보통 병사의 몇 배나 되었기 때문에 영양 상태가 상대적으로 좋았다. 카네히로는 이러한 사정을 알고 나자 각기의 병인이 음식물의 구성에 있다고 더욱 깊이 믿게 되었다.

1882년에 카네히로는 군의대감軍醫大監(준장)으로 승진하고 '해군의무국海軍醫務局 부장전임副長專任'에 임명되어 원장은 맡지 않았다. 원장의 무거운 책임에서 벗어나자 그는 각기병의 연구에 더욱 힘을 기울일 수 있게 되었다.

조사 결과 일본 해군 병사들은 단백질 섭취량이 매우 낮고 대부분 탄수화물을 섭취하고 있다는 사실이 증명되었다. 그가 영국에서 배운 지식에 의하면 음식 중 단백질과 탄수화물의 정상적인 비례는 1:15이지만 일본해군에서 각기가 다발할 때 실제 섭취비율은 1:28이었다. 이러한 분석으로 각기의 진정한 병인이 음식물에서 단백질이 너무 적고 탄수화물이 과다한 것이라고 확신하게 되었다.

1882년에 조선에서 임오군란이 발생했다. 보수파와 혁신파가 각각 청나라 정부와 일본을 등에 업고 있었다. 일본은 교민을 보호한다는 구실로 해군의 주력함인 '곤고金剛'호(2248톤)를 선두로 한 연합함대를 구성하여 최초로 해외에 파견하여 청나라의 유명한 제독 丁汝昌이 인솔하는 '定遠', '鎭遠'호(모두 7335톤) 등의 함대와 해상에서 대치했다.

어쩌면 톤수의 현격한 차이로 일본 병사들 가운데 잠재된 심리적 압박이 발생했는지는 모르지만 시간이 얼마 지나지 않아 심각한 각기병이 발생하여 일본군 장교들에게 극심한 심리적인 공황을 불러 일으켰다. 수많은 병사가 선상에 드러누웠고, 극심한 병력 손실로 전투가 벌어진다면 그 결과는 상상하기도 싫을 정도였다. 임오군란이 청일 사이의 전쟁으로 번지지는 않았지만 '각기병의 문제를 해결하지 않으면 일본 해군은 존재의 의의가 없다'는 심각한 현실문제는 일찍이 해외로 확장을 기도한 일본 해군과 정계에 고민을 안겨 주었다.

다카키 카네히로는 병사의 단백질 섭취량을 증가시키고 서양의 병사식량을 본받아 밥을 빵으로 대체하면 각기 문제를 해결할 수 있다고 깊게 믿었다. 그는 해군성 요원들 앞에서 자신의 조사결과와 통계자료와 영양학 지식을 피력하기 시작했다. 그러나 당시에는 현실적인 장애가 두 가지 있었다. 당시 지급하던 취사비 제도를 바꾸어 음식물로 배급하면 반드시 수많은 병사들의 불만을 일으키게 된다는 점이다. 그들은 밥과 함께 국과 장을 먹는 것에 만족하고 있었고 또 나머지 부식비를 매우 소중히 여겨 심지어 이를 저축하는 것이 많은 사람들이 입대한 목적이라고 말할 정도였다.

다른 한 가지는 서양 해군의 병사 식단을 따른다면 식비가 적어도 당시 매일 18전에서 31전으로 증가하여 경비를 조달하기 어렵다는 점이었다. 또 일본인의 구미 때문에 이러한 변화를 실행하기 어려웠다. 당시 일본인은 어류 이외에 소고기 등 축산물을 받아들지 못했다. 사관들은 밥을 빵으로 대체하자는 말을 들으면 머리를 흔들며 난색을 표했다. 이와 같이 불리한 요인은 많았지만 병사 식량 개량의 필요성에 대해 근거로 제시할 만한 것은 거의 없었다. 병사 식량의 개량에 대한 다카키의 해석은 한 사람의 견해에 불과했고, 식량 개량으로 정말 문제가 해결될지 여부는 아무도 몰랐다. 따라서 이러한 건의는 지지부진하여 광범한 이해와 지원을 얻지 못했다. 다카키가 제출한 두세 척의 군함에 실험을 하자는 절충방안은 오랜 검토를 거쳐서 먼저 해군병원에서 몇 명의 환자를 골라 시험하는 것으로 진일보 절충되었다.

이때에 해군성海軍省 의무국장인 도츠카 분카이戶塚文海는 다카키의 능력과 열정이 자신보다 훨씬 뛰어나다고 생각하여 건강을 핑계로 사임했다. 이틀 후 35세의 다카키 카네히로는 해군의 모든 의료업무을 총괄하는 최고 책임자로 임명되었다.

동경의 해군병원에서 10명의 피실험자에게 4주 동안 음식 비교 실험을 했는데, 좋은 효과를 거두었다. 카네히로는 해군 수뇌부를 제치고 정부요원에게 직접 진언할 대책을 세우기 시작했다. 다음 해 2월 끈질긴 노력으로 그는 마침내 사다이진左大臣 가와미야川宮에 있는 다케히토신노威仁親王를 알현하여 당면한 각기현상의 심각한 위해와 병인의 분석과 병사 식량개량의 대책을 진술했다.

11월 29일 내무대신인 이토 히로부미伊藤博文의 도움으로 다카키와 해군대신 가와무라川村가 황실인 아카사카赤阪에 가게 되었다. 이때 다카키는 지난해 '류죠龍驤'호가 미국으로 항해하던 도중 반수의 병사가 각기를 앓은 사례를 들어 각기를 해결하지 않고서는 일본해군의 전투력을 말할 수 없다고 설명하고, 천황이 병사식량 개량계획을 지원해줄 것을 요구했다.

1884년 초 해군은 마침내 오랫동안 실행한 '금전 지급 제도'를 폐지하고 '실물 지급'으로 바꾸었다. 다카키는 원양 훈련을 나서는 츠쿠바호의 함장 아리치有地 대좌大佐와 아오키靑木 대군의大軍醫 등과 병사 식량 개량에 의견이 서로 일치하여 이번 항해를 병사 식량 개량을 설명하는 범례로 삼자고 약속했다. 그러나 다카키는 이에 만족하지 못했다. 이번 츠쿠바호의 항해 노선이 앞서 각기가 다발한 류죠호의 항해노선과 다르고 일정도 짧기 때문에 과학적으로 대비하는 실험의 의의를 갖추지 못했다고 보았기 때문이다.

이를 위해 그는 또 해군대신 가와무라川村에게 이미 정해진 츠쿠바호의 항로를 바꾸어 전년도 류죠호의 항로와 일정대로 항해하게 해달라고 요청했다. 이는 분명 많은 경비가 추가된다는 의미이고, 추가 경비는 내각회의를 통과하고 대장성에서 비준해야 지급되는 것이었다. 가와무라는 이것이 무리하고 과분한 요구이며, 경솔하게 이러한 요구를 제시하면 반드시 거절당할 것으로 보았다. 이와 같이 집요한 사람을 접한 가와무라는 기분이 썩 좋지 못했지만 결국 양보하여 '그렇다면 당신이 나의 대리인이 되어 스스로 대장성과 교섭하라'고 했다.

대장성 대신인 마츠카타 마사요시松方正義는 각기병에 의한 해군의 비참한 현상을 십분 이해하고 힘껏 돕겠다고 했지만 추가경비는 결국 내각회의를 통과하여 결정되는 대사이기 때문에 다카키는 여러 곳을 뛰어다녔고, 다시 이토 히로부미 등을 만나서 그들의 지원을 탐색했다.

며칠 후 다카키는 해군 대신 집무실로 불려가 이번 항해계획에 관한 대장성의 회신을 받았다. 다카키는 마음속으로 이는 분명 예산계획을 바꿀 수 없기 때문에 요구를 거절하는 통지일 것으로 생각했다. 그는 절망에 빠지는 심정으로 대장성의 문서를 읽기 시작했다.

"이번 일은 내각회의의 토론을 거쳐 결정되어야 하지만 국가 존망에 관한 대사임이 확실하기 때문에 내각회의의 동의를 거치지 않을 수 있다. 대장성 내부에서 여러 가지로 검토한 결과 내년 상반기 경비에서 츠쿠바호의 원양 항해비를 특별히 지급하기로 결정했다."

　해군성 내부의 지지자들은 기뻐서 고무되었고, 관망자는 복잡한 심정이었다. 즉각 츠쿠바호의 원양항해를 준비한 것 등은 말할 필요가 없다. 이번 항해에서는 다카키 카네히로가 잘 계산한 식단에 따라 선원에게 매일 다음과 같은 급식을 제공했다.

쌀 : 675g,　　　분식류 : 75g,　콩류 : 45g,　　　어류 : 150g이상

육류 : 300g 이상,　우유 : 45g,　유지류油脂類 : 15g, 설탕 : 75g,

절인 채소 : 75g,　야채 : 450g,　과일 : 적정량,　주류 : 187.5g

차 : 7.5g,　　　된장 : 52.5g, 간장 : 60g,　　식초 : 7.5g

향료 : 1.125g,　소금 : 7.5g

2월 3일 츠쿠바호는 앞서 도중에 각기환자 169명, 사망자 23명이 발생한 류죠호와 완전히 같은 항해 일정을 시작했다. 이때 다카키는 몸은 일본에 있었지만 마음은 츠쿠바호에 있었다. 중신들에게 누누이 설명하고 천황을 알현하고 50만 엔의 특별 항해비를 타낸 다카키로서는 만일 이번 츠쿠바호에 류죠호와 같이 여전히 대량의 각기 환자가 발생한다면 그를 기다리고 있는 것은 국가의 재물을 낭비시킨 죄인으로 감옥에 갈 운명이라는 것을 상상할 수 있었다. 석방된 후에는 아마 동경에서 개업할 수도 없고 처자를 데리고 자신의 고향인 무카사穆佐촌으로 다시 돌아가 일개 시골 의사로 생애를 마칠지도 모른다.

　다카키는 은연중 정말 이러한 지경에 이르면 자살을 선택하려고 생각했다. 그로서는 이것이 아마 가장 깨끗한 처신이었을 것이다. 동료들도 이때 다카키의 심정을 충분히 이해하고 매일 위로했고 함께 술을 마시면서 근심을 풀었다. 그러나 이러한 것은 다카키의 불안을 전혀 덜어줄 수 없었다.

그는 집에 돌아오면 불단에 설치한 양친의 위패 앞에서 합장했다.

5월 28일 입맛을 잃어버린 다카키는 마침내 츠쿠바호가 뉴질랜드에서 보낸 전보를 받아보게 되었다.

"소식을 보냅니다. 각기환자 : 학생 3명, 하사 1명임. 모두 다리에 경미한 부종이 있지만 약물을 복용하여 치료할 필요는 없음."

그러나 이는 다카키에게는 전혀 위안이 될 수 없었다. 앞서 류죠호도 이 단계의 항해에서 단지 3명의 각기환자만 발생했기 때문이었다.

이때 전 해군의 각기 환자 통계수치도 보고되었다. 1월 1일부터 6월 말에 이르기까지 전원 5638명 가운데 각기환자가 145명이었다. 지난해 같은 기간에 525명인 것에 비하면 3/4이 감소한 것이다. 병사 식량 개량의 효과가 충분히 나타났지만 각기가 전염한다는 설을 고집하는 사람들은 이는 전염병 고유한 유행주기로 생긴 차이 때문이라는 견해를 견지했다.

가을에 츠쿠바호가 남미 칠레에서 보낸 두 번째 건강 상황에 관한 보고를 받았다. 각기 환자는 6명이며 모두 경증에 속하고 4명은 항해 중에 병이 나았고 2명은 항구에 정박한 후에 회복되었다는 것이었다. 비교하여 말하자면 앞서 류죠호는 이 단계에서 각기 환자가 7명으로 차이가 1명에 불과하여 본질적인 차이는 없었다.

사람을 전율시키는 각기의 대유행은 칠레에서 하와이에 이르는 항해에서 발생했다. 태평양의 광활한 바다 가운데에서 죽은 자의 시체를 끊임없이 검푸른 바다로 버리는 것은 정말 마귀가 내려온 것 같았다. 332명의 선원을 실은 츠쿠바호는 다카키가 가장 크게 근심하는 항해에 나섰다. 다카키는 수장하는 악몽을 꾸고 깜짝 놀라 벌떡 일어나곤 했다. 이미 시원한 가을로 접어들었지만 다카키는 날로 수척해지고 얼굴이 창백해지고 두 눈은

움푹 들어가 이전의 광택이 사라져 갔다.

10월 9일 밤 전령병이 속히 해군대신 집무실로 올 것을 알렸다. 다카키의 마음속에는 불길한 예감으로 가득 차있었다. 하와이에서 온 츠쿠바호의 보고가 도착해 있었다.

"각기는 한 사람도 없으니 안심하십시오."

전문을 손에 쥐고 격렬하게 떨면서 어찌할 바를 몰랐다. 해군성海軍省도 '환자가 한 사람도 없다'는 전보를 받고 물 끓듯 떠들썩하게 되었다. 축하 주연에서 다카키는 흠뻑 취했다.

정식 항해보고에 의하면 츠쿠바호의 이번 항해 전 과정에서 15명의 각기 환자가 발생했는데, 그 중 8명은 습관적인 문제로 인하여 규정에 따른 육류를 먹을 수 없었고 4명은 우유를 마시지 않았다.

## 5. '診治疾病'과 '診治病人'

의학연구와 치료행위의 근본 목적은 '치병구인治病救人' 네 글자로 개괄할 수 있다. 바꾸어 말하자면 '치병治病'의 가치는 완전히 '구인救人'에 있다. 따라서 '질병을 치료하는 것'과 '환자를 치료하는 것' 사이에 어떤 중요한 구별이 존재한다고 생각하기는 어렵다.

오늘날 중국에서는 '서양의학은 병을 치료하고', '중의는 사람을 치료한다'고 하여 두 가지 다른 의학체계 사이에 우열과 장단을 비교하고 논설하는 것을 종종 들을 수 있다. 그러나 결국 이는 '서양사유방법과 학설의 특징, 즉 고립화된 어떤 질병이나 기관을 독립적으로 다루거나 혹은 종합적인 정체 상황을 중시하는 것을 설명한 것이다. 그러나 지나간 시대에는 '병을 치료하는 것'과 '사람을 치료하는 것'의 차이는 학술로 말하는 것이 아니라 그 사이의 '의학' 자체의 가치에 대한 다른 견해와 이로써 결정되는 행위의 차이에 있었다.

메이지시기 관립대학병원은 국민의 건강을 위해 국비로 세운 병원이라고 말하지만 의사들은 매우 강한 특권의식을 가지고 있었다. 그 실제 상황은 어떠했을까?《東京朝日新聞》에서 다음과 같이 소개했다.

"대학병원은 세인들이 생각하는 바와 같이 일본 일류 의학박사가 운집한 곳이다. 그곳에서 진료를 받고자 하는 환자가 매우 많아 이 병원에서 엄격히 정한 '하루 20명의 외래환자'만 받는 진찰권을 얻기 위해 문전으로 몰려든다. …… 혹은 연일 진찰권을 얻지 못한 환자는 기다리는 도중에 위독해지는 경우가 적지 않다. 진찰권은 아침 7시부터 발부되기 시작하고 이후 조용히 의사선생이 오기를 기다리는데 일반적으로 늘 10시 이후부터 진료가 시작된다. …… 그러나 의사가 감기나 피로로 인하여 나오지 않을 수도 있다."

당시 대학병원에 초빙된 독일 의사 Müller는 치료를 받으러 온 환자를 종종 '나의 연구 대상이 아니다', '이미 시간이 지났다'는 이유로 거절했다. 대학병원에서도 가난한 환자를 무료로 치료하는 제도가 있었지만 그 규칙 제1조는 '본 병원에서 무료로 치료하는 대상은 학술연구에 필요한 병증을 가졌다고 인정되는 가난한 환자에 한한다'고 되어 있다. 이러한 사례를 이해해야 왜 '대학이 핵심인 실험실 의학', '의학의 권위주의적 경향'이라 했는지를 알 수 있다. 이러한 의사들의 눈에 보이는 것은 병을 앓는 사람이 아니라 단지 일종의 자연현상이고 연구대상일 뿐이라고 말할 수 있다. 즉 의학은 현상의 원인과 과정을 해석하는 것에 불과하고, 나아가 사람이 이러한 현상을 변화시킬 수 있는 것이 자연을 인식하고 정복하는 과정이며 이것이 과학적인 의학이라고 여겼다.

다카키 카네히로는 인간미가 없고 냉혹한 '순수의학과학'에 깊은 혐오감을 느꼈다. 그는 어릴 때에 '상류사회로 도약하기 위한' 목적으로 의학에 뜻을 두었지만, 그것이 그의 성숙한 인생관과 가치관을 나타내는 것은 아니었다. 그는 나카무라中村의 유학교육과 이시가미石神 등 은사들의 가르침을 받아 경세치용經世致用하고 병을 치료하여 사람을 살리는 의학가치관을 세웠다. 따라서 바쿠후를 타도하는 전쟁에서 부상병을 대했을 때에 속수무책이었던 것을 의사의 최대 수치로 여겼다.

그 후 유학 기간에 몸소 병원이 중심인 의학교육을 거쳤고, 나이팅게일 간호학교를 졸업한 '백의의 천사'들이 환자를 간절히 보살피는 것을 목격했고, 영국 자선의료사업에 대한 것을 알았다. 그때부터 그는 이를 본받아 일본의학의 구태를 바꾸기로 결심했다.

귀국한 후에 먼저 '成醫會'를 창립하여 곧 이러한 계획을 실시하기 시작했다. '成醫會'의 영문 명칭은 'Society for the Advancement of Medical Science in Japan'으로 그 종지는 '의료 풍조의 개량과 학술연구를 전적으로 목적으로 삼고', '연구를 위한 연구, 명예와 영달을 위한 연구에서 질병 치료를 목적으로 하는 연구로', '환자를 연구대상으로 보는 의학 풍조에서 환자를 질병으로 고통 받는 인류로 보는' 의학 풍조로의 개혁을 추진하는 것이었다.

이어서 다카키와 후쿠자와 유키치福澤諭吉의 제자인 마츠야마 토안松山棟庵 등이 기부금 2만여 엔을 모집(카네히로 등이 각기 1천엔을 기부)하여 무료로 치료하는 자선병원인 '有志共立東京病院'을 창립했다. 카네히로과 마츠야마 등은 매일 아침 병원에 출근하여 외래환자를 보았다. 그러나 무료로 치료하는 병원을 정상적으로 유지하려면 강력한 자금 지원이 필요하다는 것은 어렵지 않게 짐작할 수 있다. 다카키는 이토 히로부미의 지시로 후원금을 모금하는 방법에서 점차 귀족부인 내지는 황후가 후원하는 것으로 바꿨다. 이로 인해 자선병원은 충실한 경제적인 지원을 받을 수 있게 되었을 뿐만 아니라 명성도 더욱 높아졌다.

이곳 병원은 자선 치료활동 이외에 成醫會 회원을 실습시키는 중임도 맡았다. 이는 '환자를 위해 봉사하는 의사를 기르는' 카네히로의 의학 교육사상을 충분히 체현한 것이었다. 1885년 4월 병원에 일본 최초로 간호사 교육을 위한 학교를 세웠다. 나이팅게일의 정신과 간호사 양성사업이 다카키를 통하여 일본에 이식되었다.

1887년 이후 成醫會 강습소에 여학생의 모습이 나타났다. 최초로 졸업한 두 명의 여성 학생 중 한 사람은 남아서 간호사를 교육하고 감독하는 일을 맡았고, 한 사람은 사회에서 활약하는 여성 선각자가 되었다. 이때 '有志共立東京病院'은 황후가 총재를 맡아 경제적으로 황실 자금의 지원을 받았기 때문에 '東京慈惠醫院'으로 이름을 바꾸었고 成醫會 강습소는 '東京慈惠醫院醫學校'로 개칭되었다.

카네히로는 10년의 각고분투 끝에 런던에 있을 때 꿈꾸던 이상, 즉 일본에 토마스병원 의학교처럼 병원과 의학교가 융합되어 하나로 된 의학센터를 세우는 것을 실현했다. 이것이 일본 최초의 사립 의학전문학교인 '東京慈惠會醫科大學'의 전신이다.

## 6. 일본문화로 되돌아온 만년

다카키는 일생 동안 대체로 경세치용經世致用의 궤적을 따라 서방의 근대문명을 추구하는데 노력을 기울였다고 말할 수 있다. 그러나 만년에 이르자 근본적인 변화가 나타났다. 러일전쟁이 끝난 후(1906) 57세인 카네히로는 군의총감軍醫總監, 의학박사, 종삼위從三位, 훈이등勳二等, 남작의 신분으로 모교를 방문했고 미국, 영국, 프랑스, 독일 등 8개국을 유람했으며 콜롬비아대학에서 명예학위를 받았다. 이때 비타민 학설은 장족의 발전이 있었지만 다카키는 이에 대해 전혀 알지 못한 것 같다. 모교에서 세 차례 강연한 요지는 20년 전에 진행한 병사식량개량의 성과와 이미 발표한 논문의 주요 내용을 벗어나지 않았다.

귀국한 후에도 영양학 연구의 새로운 성과에 관하여 전혀 다가서지 않고 여전히 쌀의 단백질, 탄수화물의 비율은 1:10~12이고 밀가루의 단백질, 탄수화물 비율은 1:6~7이기 때문에 쌀을 밀가루로 대체하기만 하면 각기를 근절시킬 수 있고 일본인의 체질을 끌어올릴 수 있다는 생각을 견지했다. 그가 보기에는 이것이 영양학의 정수이고 전부였다. 유학시기의 뛰어난 학업성적과 병사식량개량으로 각기 예방에 거둔 성공 등의 요소가 그에게 자신감과 자부심이 되어 오히려 전통적인 일본문화를 좋아하게 되었다. 이것이 한평생 선진문명을 추구한 사람으로서 비타민 연구의 새로운 진전에 관심을 가지지 않게 된 중요한 원인일지도 모른다.

1912년부터 8년 동안 그는 전국의 학교를 끊임없이 돌면서 위생·보건을 제목으로 강연을 했는데 모두 1,388차례, 청중은 676,512명에 달했다. 강연의 요지는 다음과 같다.

"예로부터 일본인들은 모자를 쓰지 않고 신을 신지 않았으며 장갑을 끼지 않았고 헐렁한 옷을 입고 통풍이 잘되는 집에서 살아 신체가 건강했다. 그러나 메이지 이래로 서양을 본받아 신발을 신고 모자를 쓰고 양복으로 몸을 가려 햇빛과 공기를 차단하는데, 실로 소극적인 위생방법이고 잘못된 과보호이며 체질을 약하게 만드는 것이다. 따라서 자연 본래의 모습을 회복시키고 정제된 쌀밥을 그만 먹으며 밀가루 음식을 먹고 모자를 벗어 신체 각 부위에 태양과 공기를 접촉시켜야 된다."

또, 그는 병사 식량 개량에 성공한 것을 근거로 그는 끊임없이 사람들에게 밀가루 음식의 장점을 언급했다.

"어떠한 쌀이라도 밀보다 못하다. 처음에는 먹기에 익숙지 않지만 오래 먹다보면 맛이 좋다는 것을 느낄 뿐만 아니라 뱃속도 편하여 실로 일거양득의 식품이다. …… 밀을 먹으면 온몸에 병이 없어진다. 어떤 사람은 밀가루 음식을 손님에게 접대하는 것이 실례라고 생각할지 모른다. 하지만 쌀밥은 겉으로 보기에는 좋을지라도 오히려 사람에게 해로운 것임을 알아야 한다. 우리집에서는 1885년 이래로 쌀밥으로 손님을 접대하지 않았다."

이것이 사람들이 그를 '麥飯男爵'이라 칭한 원인이다.

이와 동시에 정신과 신앙 분야에서 그는 일단 불교를 공부한 뒤 일본 전통종교인 신도神道를 숭상하게 되었다. 거칠고 담백한 음식을 먹고, 냉수욕을 하고, 열심히 운동하면 심신이 통일되고 신神과 내가 일체가 되는 깨달음의 경지에 이르게 될 수 있다고 생각했다. 그는 《有關禊之神事的概要》라는 책에서 다음과 같이 언급했다.

"우리 몸이 병드는 것을 예방하기 위해서는 먼저 이물異物이 몸에 들어오지 않게 해야 한다. 이미 들어왔거나 체내에 생기면 약물을 통하여 이를 몰아내 전신을 깨끗하게 하면 질병이 낫는다. 그러나 '미소기禊' 역시 같은 작용이 있다. 담백하고 청정 무독한 식품을 소량으로 먹고, 기타 이물이 체내에 침입하는 것을 방지하고, 동시에 격렬한 전신 운동으로 배설작용을 촉진시키면 체내의 이물이 제거되어 전신이 홀가분해져 건강을 증진시킬 수 있다. 게다가 심신이 상관하는 필연적인 원리에 따라 신체 내부의 이상은 각종 형식으로 정신 내부에 사념과 망상을 낳게 한다. 따라서 신체가 청정하면 자연 정신도 청정해지게 된다. 말할 필요 없이 정신이 청정해야만 신神과 더불어 일체가 될 수 있다. 이밖에 정신의 청정이 신체 건강과 연계된다는 것도 당연한 도리이다."

그는 심신을 함께 수련하는 과정에서 '우주 삼라만상森羅萬象에서 나오는 소리(가르침)'를 듣기를 기대하고 '우주에서의 가르침에 성실히 복종'할 것을 결심했다. 따라서 그는 언제나 각종 자연계의 소리를 '우주의 소리'로 여기고 경청했다. 그는 '예수, 석가, 공자는 모두 친구이고 그 종지가 같다'고 보았으며 유일하고, 본원적이고, 순종해야 하는 것은 곧 '우주의 소리'라고 여겼다.

그는 일본의 전통적인 무사도 정신은 곧 '우주의 소리'(실은 신도神道, 유학, 불교가 융합된 것이다)의 가르침 아래 오랜 역사적인 과정을 거쳐 길러진 가장 자랑스러운 정신으로 보았다. 즉, 그것은 자율(명예를 지킴), 정직(거짓말을 하지 않고 생명을 걸고 약속을 지킴), 담백(사사로움이 없이 봉헌함), 자비(약자를 업신여기지 않고 적에 대해서도 인도적인 측은한 마음가짐)이다. 그는 줄곧 노일전쟁에서 나카무라 대장이 바다 속에 빠진 700명의 러시아 병사를 구한 것이 진정한 무사정신이라 칭찬했다(그러나 우리들은 '무사도'를 신봉한 일본군이 2차 대전 때 왜 무자비하고 비인도적인 짓을 했는지 알 수 없다. 만일 다카키가 이때 살았다면 또한 어떤 평가를 했을까?).

아무튼 카네히로 만년의 생활과 정신세계는 그랬다. 서양문명에 심취한 사람이 어째서 만년에 이런 변신을 하게 되었는지에 대해서는 사람에 따라 여러 가지 다른 해석이 있을 수 있다.

1919년에 카네히로의 둘째 아들(38세)과 셋째 아들(36세)이 연이어 병으로 죽었다. 그가 영국에 유학하던 기간에 장녀 사치코幸子가 갑자기 병으로 죽은 이래 여섯 자식들 가운데 장남 카네히로喜寬만 생존했다. 심한 정신적인 충격으로 그는 정신이 희미해지기 시작했다. 다음해 3월 29일에 신염이 재발했고, 4월 13일 뇌일혈로 사망했다.

## 7. 성공한 경험과 잘못된 이론

다카키 카네히로高木兼寬의 업적은 세인의 인정을 받았다. 그는 1888년에 의학박사 학위, 1891년에 2등 서보장瑞寶章을 받았다. 1892년에 귀족원 의원, 1898년에 일본의사회 회장이 되었으며, 1901년에 동경 시의원에 당선되었고, 1905년에 남작 작위를 받았고, 1915년 1등 서보장瑞寶章을 받았다. 이는 1884년 해군이 쌀과 밀을 혼합한 병사식량을 추진한 후에 각기환자가 현저하게 감소하여 다음해에 각기환자가 단지 6명에 불과했기 때문이었고 다른 한편으로는 카네히로가 자선병원과 간호사 양성소를 세우고 의사양성 방면에 현저한 공헌을 했기 때문이었다.

비교하여 말하자면 육군은 각기가 전염한다는 설에 영향을 받았기 때문에 단지 개인과 환경위생을 개선하는 대책을 채택하여 뚜렷한 효과를 얻지 못했다. 재미있는 것은 청일전쟁이 끝난 후, 육군 군의국軍醫局이 이것으로 인하여 탄핵을 받았을 때 제출한 반박 이유 가운데 뜻밖에 '非東京大學의 연구를 믿을 수 없다'는 것이 포함되어 있었다는 점이다. 실제로 다카키는 단백질과 탄수화합물 비례의 실조가 병인이라는 해석을 제시한 후에 도쿄대학·육군군의(같은 독일의학 학파에 속하고 각기가 전염병이라는 설을 지지했다)와 시종 논쟁하는 상황에 처해 있었다. 확인된 예방효과가 결코 상대방에게 자기의 주장을 포기하게 할 수는 없었던 것이다.

총체적으로 말하면 다카키의 성공은 경험의 성공이면서 또한 우연한 성공이었다. 단백질이 풍부하게 포함된 음식물의 대부분이 비교적 많은 비타민B1을 함유하고 있기 때문이다. 따라서 그가 단백질 음식을 보충했을 때 부지불식간에 필요한 비타민 성분을 보충하게 된 것이다. 서양학자들은 독창적인 연구와 실용성이 있는 확실한 방법을 매우 중시했기 때문에 다카키의 작업에 대해 칭찬한다.

비타민을 연구하고 소개하는 수많은 전문 저서에서는 모두 일본 해군이 경험한 각기의 심각한 역사와 정복된 과정을 언급한다. 예를 들어 널리 알려진 영국학자 L. J. Harris가 저작한 Vitamins in Theory and Practice[3]에서 다카키 카네히로를 거듭 언급하고 '사실상 그는 각기병이 음식의 불균형 때문에 발생하는 것임을 이미 알고 있었다'고 했다. 그러나 다카키의 이론적인 해석은 그 시대에 '질병은 모두 실재하는 어떤 유해한 물질로 말미암아 발생되는 것'이라고 생각한 보편적인 관념을 벗어나지 않

---

[3] 上海科學技術出版社에서 1959년에 출판한 中譯本이 있다.

았다.

그는 미생물이 병을 일으킨다는 각도에서 각기병을 해석하지는 않았지만 백미(탄수화물) 속에는 모종의 독소를 함유되어 있고 단백질은 해독(중화)시키는 작용이 있기 때문에 단백질이 결핍되었을 때에 이러한 독소를 중화시킬 수 없다고 생각했다. 그는 각기 병원의 자료를 조사할 때에 한방의인 도다 쵸안遠田澄庵이 '각기의 원인은 쌀에 있다'고 말한 것을 본 적이 있는데, 이것은 그에게 매우 강한 깨우침과 잠재적인 영향을 주었다. 이 때문에 '麥飯男爵'은 단백질을 증가시키자고 강조했을 뿐만 아니라 쌀을 밀로 대체하자고 강력히 주장했다.

이와 매우 비슷하게 1886년 동인도東印度(오늘날의 인도네시아)에 파견된 화란 의사 에이크만이 쌀겨에 각기를 치료하는 작용이 있음을 발견하고 이로 인하여 호프킨스와 함께 1929년도 노벨상을 받았는데, 그의 이론적인 해석도 백미에 독소가 함유되어 있고 쌀겨에 해독(중화)성이 있다고 보았다. 이 이후 에이크만의 제자인 그리진스(G. Grijins 1865~1944)가 1901년에 '독소'와 '중화'의 문제가 아니라 백미 속에는 쌀겨에 있는 모종의 성분이 결핍되어 있다고 주장했다. 구체적으로 어떤 물질인지는 여전히 밝히지는 않았지만 그 이론은 상당히 정확했다. 에이크만이 이를 듣고 자연 반대했으나 오랜 논쟁을 거쳐 마침내 1906년에 그리진스의 주장이 받아들여졌다.

다카키 카네히로는 이러한 궁극적인 연구 토론에 대해 전혀 흥미를 가지지 않았다. 그는 유효하게 예방하고 질병을 치료할 수 있다면 문제는 대체로 해결된 것으로 본 것이다. 이것이 그가 서구를 유람할 때와 귀국한 후에 새로운 연구동향과 성과에 대해 전혀 관심을 가지지 않고 변함없이 여러 곳을 돌아다니며 '麥飯'을 강연한 근본 원인이었다.

근년에 중일 두 나라 사이에 '실학'이라는 제목으로 학술토론이 자주 개최된다. 다카키 카네히로의 역사, 의학적 업적과 사상도 실학연구의 예로 삼을 수 있다. 한편으로 말하자면 '실험실의 의학'은 실제를 이탈한 부족한 면이 확실히 있지만 궁극적으로 연구하고, 진리에 접근하고, '진眞'을 나타낸다는 측면에서는 역시 홀시할 수 없는 영향력이 있다. 다카키가 통탄한, 냉혹하고 연구의 필요에 따라 환자를 선택하는 '대학병원'은 이미 과거의 것이 되었다.

현대 서양에서는 의사가 종종 환자에게 여러 가지 치료방안(예를 들어 수술을 할 것이지 보존요법을 할 것인지)을 제시하고 장단점을 설명하여 환자가 스스로 어떤 치료조치를 선택할지 결정한다. 그러나 중국에서는 의사와 환자의 관계가 아직 이러한 단계까지 발전되지 않아 환자가 의사를 절대적으로 신뢰하고 의사에게 위탁하는 정서가 있어 대체로 의사가 치료방안을 결정한다. 이러한 상황에서 연구과제의 필요를 위해 불필요한 검사를 하고 어떤 환자를 '대조군', '신약시험군'에 두는 일이 비일비재하다. '대조군'이 있는 어떤 통계수치도 환자로 하여금 연구의 필요에 복종시키는 요소가 모두 포함되어 있다고 말할 수 있다. 이는 '연구의 의학'과 '환자가 중심인 의학' 사이에 모순되고 대립되는 일종의 새로운 현상이 아니겠는가? 자연과학과 사회과학, 인성과 이성 사이에 모두 철저하게 조화된 모순이 함의된 방법이 없는지 여러 사람들의 생각과 해결을 기대한다.

# 맺음말

1890년, 제1회 제국의회가 개최된 해에 누군가 일본제국대학 졸업생 가운데 사족士族의 비율에 얼마나 되는지 통계를 냈다. 그 결과 의과는 40.8%였고, 농農, 법法, 문文, 이理, 공과工科는 차례로 55.9%, 68.3%, 75%, 80%, 85.7%였다. 이 통계결과를 해석한다면 일본에는 아들이 아버지의 업을 계승하는 전통, 즉 의사의 아들이 다시 의사가 되는 전통이 있기 때문이라고 말할 수 있을지도 모른다.[1]

일본 의학사에서 전약료典藥寮를 담당한 단바丹波, 와케和氣 두 집안이 나라시대부터 메이지유신 이전까지 근 1000년 동안 대대로 의사가 된 극단적인 예를 볼 수 있을 뿐만 아니라 수많은 명의 집안에서 의업을 전수한 기록이 확실히 있다. 그러나 우리는 목공의 아들인 다카키 카네히로가 왜 의사가 되려 했고, 어떻게 의사가 되었는지의 과정을 보았을 뿐만 아니라 또한 역사상 '승려가 의사를 겸하고', 본서에서 언급한 수많은 '유지의업儒志醫業'한 의사의 생애를 보았다. 상술한 바와 같은 간단한 해석은 지지할 수 없다.

실제로 역사책에 이름을 남긴 수많은 의가들은 자식이 없거나 자손이 능

---

1) 中山茂의 《日本人の科學觀》(大阪 : 創元社, 1977년), 106쪽.

력이 없어 제자를 선택하여 '스승의 집안에 입적'시키거나 '사위를 아들로 삼는' 방식을 통하여 대를 이었다. 어떤 의의에서 말하자면 의학지식의 전승은 혈연관계보다 더욱 중요하고, 지식을 전승하고 비교하는 것은 명분, 신분, 직위보다 더욱 중요했다. 예를 들어 '일본의학중흥지조日本醫學中興之祖'로 추앙받는 마나세 도산曲直瀨道三은 세상을 떠나기 전에 '도산道三'의 이름을 그의 아들 켄사쿠玄朔에게 물려주었고, '翠竹院'의 이름은 그의 손자 토하쿠等伯에게, '마나세曲直瀨'의 성은 제자인 쇼린正琳에게, '啓迪院'의 이름은 오카모토 겐야岡本玄冶에게 주었다.[2] 다른 나라 의학사에서는 대체로 볼 수 없는 일이다. 일본의 '요리아이의사寄合醫師'와 같은 신분과 이름, 즉 어리거나 수업하는 도중에 가업을 계승할 필요가 있을 때에 먼저 대대로 받는 녹봉을 감하고 학업이 완성된 후 다시 원래의 대우를 하는 것과 유사한 것도 중국에는 없었다. 이른바 '가업'의 의미는 분명히 세습적인 의관의 직위와 녹봉이었을 것이다.

실제로 의가의 저작에서 의학계의 추태에 대해 비난한 것을 볼 수 있다. 아래에 몇 가지를 뽑아 그 일단을 보기로 한다.

오다이 요도尾台榕堂의 《醫餘》[3]에 기재된 시오야 세이코(鹽谷世弘. 文久 2년) 서문에서는 다음과 같이 언급했다.

"오늘날 이른바 의사들을 나는 알고 있다. 집안과 대문과 담장을 화려하게 꾸민다. 이를 보는 사람에게 편작의 의술을 가졌다고 선전하면서 주돈朱頓의 부를 이룬다. 출타할 때에는 큰 수레와 수많은 시종들을 거느리고 동

---

2) 服部敏良:《室町安土桃山時代醫學史の硏究》349쪽.
3) 陳存仁編《皇漢醫學叢書》, 제13책.

분서주하면서 이리저리 왕래하여 보는 사람으로 하여금 왕진을 다니느라 하루도 겨를이 없다고 말한다. 틈이 나면 '醫者意也'라 한다. … 대개 도성에 의업을 행하는 자가 수천이 넘지만 이러한 말과 짓거리는 하는 사람이 열에 여덟아홉이다."[4]

저자는 옛날 북경에 이와 같은 수법을 사용하여 신속하게 유명해지고 치부한 H의사가 있었다는 말을 일찍이 들었는데, 이는 절대로 있을 수 없는 단지 '개인적인 사정'인 특별한 예에 속한다고 줄곧 생각했다. 그러나 일본에서 뜻밖에 보편적인 것에 속했다는 것은 생각지도 못했다. 더군다나 陳存仁선생이 편집하여 출판한 이 책과 유관한지 여부를 몰랐다. 만일 이와 같다면 '한방漢方의학이 역으로 중국에 전해진' 일례라고도 말할 수 있다.

둘째, 가타쿠라 겐슈片倉元周가 저작한 《青囊瑣探》[5] 上卷 〈陶器醫〉를 보자.

"東都 本街와 傳馬街에 거상들이 살았다. 가까운 동네 의사들 중 이 두 거리에 의지하여 생활하는 자들이 여러 명 있었다. 매일 아침 의사들은 그 상점으로 가서 하인들의 병을 진찰하고 집으로 돌아와 약을 조제하고 곧 부엌에서 몇 사람의 약을 달였다. 약을 도기에 넣고 작은 쪽지에 환자의 성명을 기재하고 그 위에 풀로 붙여 짐꾼이 각 집으로 배달했기 때문에 환자 집안의 종들은 수고할 필요가 없었다. 환자가 없을 때라도 의사는 매일 가서 안부를 여쭈어 주인 집안을 받드는 것과 같아 세속에서는 도기의陶器醫라 불렀다. 동경이 넓다지만 다른 곳에 이러한 풍속이 있다는 것을 듣지 못했다. 대개 이는 아첨하는 의사들이 만든 것으로 마침내 습관이 된 것일 뿐이다.

---

[4] '今之所謂醫者, 我知之矣. 華其室屋, 麗其門牆. 使望之者謂由扁倉之技, 以致朱頓之富. 出則賁籃輿, 盛傔從, 東奔西馳, 來往如織, 使觀之者謂技售術行, 日不暇給. 間其也則曰醫者意也. … 蓋都下業軒岐者, 不下數千萬人, 而為此言此態者, 十居八九焉."
[5] 陳存仁編《皇漢醫學叢書》, 제13책.

이를 다른 지방 사람에게 말하면 믿지 않는다."⁶⁾

셋째, 나이토 키테츠內藤希哲의 《醫經解惑論》 卷之上 〈醫論〉에서는 다음과 같이 언급했다.

"오늘날 세상에는 의학에 밝은 사람이 없는데 그 이유는 대개 세 가지이다. 첫째, 스승은 제자를 가르치는 법을 모른다. 둘째, 유의儒醫의 책이 너무 많다. 셋째, 세인은 의사를 고르는 법을 모른다.

무릇 대대로 내려오는 의원 집안의 전통에 따라 생업을 잇는 자, 부모가 가난하고 자식이 많아 나누어줄 재산이 없는 자, 혹은 타고난 체질이 약하여 병이 많아 힘을 쓰는 일을 감당할 수 없는 자, 혹은 천성이 아둔하고 재간이 없어 있는 재산을 버린 자, 혹은 벼슬을 그만둔 선비, 본전을 탕진한 상인, 규율을 어긴 승려 등이 생계가 없어 부득이 원하여 의사가 된다. 이와 같은 추한 무리들이 모두 재주가 높고 지식이 오묘하단 말인가? 그 스승이라는 자는 모두 가문을 뽐내고 번거로움을 덜려고 재능을 가리지 않고 함부로 제자로 삼아 가르친다는 것이 집안을 청소시키고 손님을 접대하고 방약을 조제하고 음식을 만드는 것이다. 공부할 수 있는 틈을 주지 않는다. 도둑놈 자식이라 말할 수 있다."⁷⁾

---

6) '東都本街傳馬街者, 巨賈所居也. 近坊醫家有賴此兩街而為生活者數人焉. 每朝醫者往其商家診僮僕之病者, 回家調劑, 乃連竈煎煮數人藥. 入陶器以小箋記患者姓名, 糊黏其上, 乃肩奴以致各家, 必不勞病家減獲也. 雖無患者之時, 醫日往問寒暄, 猶仕主家, 世俗呼之陶器醫. 都下雖廣大, 未聞他處有此風也. 蓋此媚醫之拟, 遂為習耳. 說此於他邦人未為信焉.'
7) 《近世漢方醫書集成》 제70권, 35~37쪽. '今之世乏明醫者, 其由蓋有三. 一, 師不知教弟子之道; 二, 儒書之書甚多; 三, 世人不知取醫之道是也.', '凡世之趨於醫庭而受業者, 或其親貧而多子, 無家資之可分; 或稟賦軟弱多病, 而不堪于勞業; 或素性輕俊無賴, 而厭乎常產; 或罷仕之士, 喪土之農, 拙巧之工, 折本之商, 犯律之僧, 無他活計, 不得已願爲醫者也. 如是輩惡, 皆高才妙識哉? 而為其師者, 率爲飾門楣, 省勞煩, 不擇其才, 漫取爲弟子, 但教乎灑掃室堂, 應對賓客, 調劑方藥, 切鱠煮羹, 而使其無讀書之暇焉. 可謂賊夫人子者也.'

1901년에 출판된 《國家醫學會雜誌》제165호에 실린 〈유신維新 이전의 의사사회醫師社會〉에서도 유사한 말을 볼 수 있다.

"당시 의사醫士가 되는 것은 실제로 매우 용이하고 마음대로였다. 자식의 몸이 허약하여 자립적인 사람이 되기 어려울 경우 의사가 되는 것을 제외하곤 따로 구할 수 있는 일이 없었다. 이는 당시 사농공상士農工商에서 유행한 견해임을 알아야 한다."[8]

이와 같이 말한다면 의가의 형상이 추한 몰골이 되는 것 같다. 그러나 의학이 인술의 일단이면서 또한 입신하고 생계를 도모하는 길이며, 과학기술의 지식이 내함되어 있으면서도 쟁이의 천한 직업의 속성을 벗어나기 어렵다는 것을 생각한다면, 자연 형형색색의 측면이 있을 수 있다는 것을 어렵지 않게 상상할 수 있다. 본서에서 중시한 것은 의학이 일본역사에서 지식체계와 인류문명을조성한 일종의 발전사라는 점이다. 그리고 여기에서 결코 군더더기가 아니라고 자인하는 '결론'에서도 일부러 나쁜 면의 형상을 묘사한 것만은 아니다. 이렇게 해야만 의학의 사회적인 위치와 실제 작용을 비교적 입체적으로 이해할 수 있을 것으로 생각한다.

---

8) 中島陽一郎의 《病氣日本史》, 281쪽.

# 참고문헌

여기에 배열한 것은 일본의학사의 전문서와 자료성 총서에만 한정시켰다. 여기에 나타나는 문헌은 다시 각주에서 판본을 밝히지 않았다.

山極勝三郎:《脚氣病論》, 東京:報文社, 1898年.

富士川遊:《日本醫學史》, 東京:日新書院, 1941年 決定版.

富士川遊:《日本醫學史綱要》, 東京:平凡社, 1979年.

安西安周:《明治先哲醫話》, 東京:龍吟社, 1942年.

安西安周:《日本儒醫研究》, 東京:龍吟社, 1943年.

藤井尚久:《醫學文化年表》, 東京:日新書院, 1942年 第2版.

服部敏良:《奈良時代醫學史の研究》, 東京:吉川弘文館, 1945年.

服部敏良:《平安時代醫學史の研究》, 東京:吉川弘文館, 1955年.

服部敏良:《鎌倉時代醫學史の研究》, 東京:吉川弘文館, 1964年.

服部敏良:《室町安土桃山時代醫學史の研究》, 東京:吉川弘文館, 1971年.

服部敏良:《江戶時代醫學史の研究》, 東京:吉川弘文館, 1978年.

服部敏良:《日本醫學史研究餘話》, 東京:科學書院, 1981年.

石原明:《日本の醫學—その流れと發展》, 東京:至文堂, 1963年 第2版.

長濱善夫:《東洋醫學概說》, 大阪:創元社, 1964年 第2版.

日本科學史學會編:《日本科學技術史大系》第24卷 醫學⟨1⟩, 東京:第一法規出版株式會社, 1965年.

藝備醫學會:《東洞全集》, 京都:思文閣出版, 1970年 復刻本.

日本醫史學會:《圖錄日本醫事文化史料集成》, 東京:三一書房, 1978年.

矢數道明:《明治110年漢方醫書および雜誌出版の消長》, 東京:春陽堂, 1979年.

山田重正:《典醫の歷史》, 京都:思文閣出版, 1980年.

酒井シヅ:《日本の醫療史》, 東京書籍株式會社, 1982年.

山下政三:《脚氣的歷史—ビタミン發見以前》, 東京:東京大學出版會, 1983年.

新村拓:《古代醫療官人制の研究》, 東京:法政大學出版局, 1983年.

新村拓:《日本醫療社會史の研究—古代中世の民衆生活と醫療》, 東京:法政大學出版局, 1985年.

森潤三郞:《多紀氏の事迹》, 京都:思文閣出版, 1985年 第2版.

中島陽一郞:《病氣日本史》, 東京:雄山閣出版, 1988年 第2版.

宗田一:《圖說日本醫療文化史》, 京都:思文閣出版, 1989年.

苅谷春郞:《江戶の性病》, 東京:三一書房, 1993年.

潘桂娟·樊正倫:《漢方醫學》, 北京:中國中醫藥出版社, 1994年.

吳秀三:《醫聖堂叢書》, 京都:思文閣, 1923年.

    (이 총서는 모두 7책冊이고 '이른바 정신병학精神病學을 광의로 해석하는' 시각에서 출발하여 수집한 것으로 수집한 의학醫學, 잡기雜記 저작이 18종이다.)

陳存仁編:《皇漢醫學叢書》, 上海:世界書局, 1936年.

    (이 총서는 모두 14책冊이고 책冊마다 근세 이래로 일본의가가 한문으로 쓴 저작 여러 종을 수록했다. 제14책은 근대과학으로 중의약을 연구한 저작과 논문을 위주로 수록했다. 편찬 출판된 때가 마침 민국民國25년 국민정부國民政府가 《中醫條例》를 반포할 즈음이었기 때문에 '趁譯外人研究所得, 作爲參證之用, 爲發揚國醫必要之步驟'라 했다.)

日本学士院編:《明治前日本醫学史》, 東京:日本古醫學資料中心, 1978年 增訂復刻版.

    (이 책은 5권으로 구성되어 있고 각권은 일본학술진흥회日本學術振興會가 1955~64년 사이에 간행한 후 재단법인財團法人 일본고의학자료日本古醫學資料센터에서 1978년에 증정增訂한 복각판復刻版을 간행한 것이다. 수록된 저작은 서론緒論, 해부解剖, 질병疾病, 생리生理, 병리病理, 내과內科, 외과外科, 창상創傷, 치료治療, 부과婦科, 안과眼科, 구치口齒, 이비후耳鼻喉, 법의法醫, 전기傳記, 연표年表 등 전문 의학사 19종이 포함되어 있다.)

大塚敬節·矢數道明編:《近世漢方醫學書集成》, 東京:名著出版, 1979~1984年.
    (이 총서는 '4기'로 나뉜다. 제1기 1-30권은 1979~1980년에, 제2기 31~60권은 1980~1981년에, 제3기 61~100권은 1981~1983년에, 제4기 101~103권은 1983~1984년에 출판되었다. 모두 53인 醫家의 著作 약 180種을 수록했다.)

《日本漢方腹診叢書》, 大阪:オリェント出版社, 1994年.
    (이 총서는 5권이고 복진 저작 41종을 수록했다.)

《臨床漢方診斷學叢書》, 大阪:オリェント出版社, 1994年.
    (이 총서는 24책冊으로 진단과 관련이 있는 저작 98종을 수록했다.)

# 황한의학을 조망하다

**저자** | 랴오위췬 廖育群
**역자** | 박현국 · 김기욱 · 이병욱

**1판 1쇄 인쇄** | 2010년 9월 10일
**1판 1쇄 발행** | 2010년 9월 16일

**발행처** | 청홍(지상사)
**발행인** | 최봉규

**등록번호** | 제2001-000155호
**등록일자** | 1999. 1. 27.

서울특별시 강남구 역삼동 730-1 모두빌 502호 우편번호 135-921
**전화번호** | 02)3453-6111   **팩스밀리** | 02)3452-1440
**홈페이지** | www.cheonghong.com
**이메일** | jhj-9020@hanmail.net

**총괄책임** | 김종석
**책임편집** | 문현묵
**마케팅총괄** | 김낙현
**경영지원** | 고은미
**표지본문디자인** | (주) 이오디자인

한국어판 출판권 ⓒ 지상사(청홍), 2010
ISBN 978-89-90116-40-6 93510

보도나 서평, 연구논문에서 일부 인용, 요약하는 경우를 제외하고는
도서출판 청홍(지상사)의 사전 승낙 없이 무단전재 및 복제를 금합니다.

* 잘못 만들어진 책은 구입처에서 교환해 드리며, 책값은 뒤표지에 있습니다.

# 청홍의 한의서

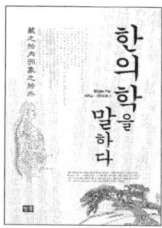

## 한의학을 말하다

탕윈(唐雲) 지음 ■ 이문호 · 김종석 옮김 ■ 크라운판/482쪽/35,000원

건강과 질병의 본질을 탐구하면서 병을 치료하는 한의이론의 치밀함과 과학성은 물론 진단과 처방, 치법에 이르기까지 한의학 전반에 대한 내용을 흥미진진하게 풀어나간다. 쉽고 생동감 넘치는 설명으로 한의학은 어렵다는 세간의 인식을 불식시켜, 한의학에 대한 이해가 전혀 없는 사람이라도 한의진단의 우수성과 처방 및 치병의 이치를 이해하고, 건강과 질병을 바라보는 전혀 새로운 눈을 갖게 될 것이다.

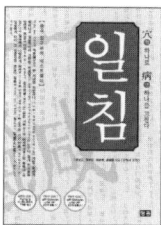

## 一鍼 : 穴 하나로 病 하나를 고친다

량리우(梁立武) 외 지음 ■ 이명재 옮김 ■ 크라운판/703쪽/55,000원

일침요법(一鍼療法)의 장점은 치료효과가 즉각적으로 나타나고 통증이 적으며 거의 모든 질환에 효과를 발휘한다는 데 있다. 책은 침구치료의 실용성에 중점을 두어 쉽고 간단하게 치료법을 설명하고 있으며, 14경맥의 경혈(經穴)은 물론 기혈(奇穴)과 아시혈(阿是穴)의 취혈법과 치료법까지 실어 임상에서 다양하게 응용할 수 있도록 하였다. 광범위한 임상사례를 통해 이미 그 탁월한 치료효과가 입증되었음은 물론 시술법 또한 간단하다

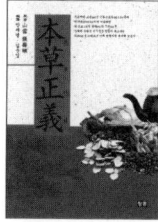

## 本草正義

산뢰 장수이(張壽頤) 원저 ■ 안세영 · 김순일 편역 ■ 46배판(양장)/624쪽/65,000원

저자가 평생 동안 쌓은 본초학 지식과 경험의 정수를 담은 역작이다. 총 7권에 걸쳐 초목류(草木類) 본초(本草) 251종을 산초류(山草類), 습초류(濕草類), 방초류(芳草類), 만초류(蔓草類), 독초류(毒草類), 수초류(水草類), 석초류(石草類), 태류(苔類)로 분류하고 각 약물의 성미(性味), 효능(效能), 주치(主治), 포제(炮製), 용법(用法), 금기(禁忌)에 대해 여러 의가(醫家)의 설을 널리 고증하고 저자 자신의 오랜 임상 경험까지 곁들였다. 학술적으로 가치가 높고 임상치료에도 참고할 점이 많은 책이다.

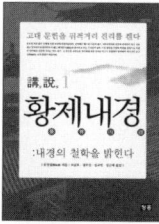

## 講說1 황제내경 : 내경의 철학을 밝힌다

유장림(劉長林) 지음 ■ 조남호 외 옮김 ■ 크라운판/373쪽/25,000원

황제내경은 서양의학과 많이 다른 방법으로 인체를 인식했는데, 그 인식의 바탕은 기(氣)와 음양오행(陰陽五行)이라는 동양철학의 범주였다. 이 책에서는 우선 성립 과정을 소개하고 기와 음양, 오행 및 그에 따른 철학 범주를 설명한 후 장상학설의 과학성을 밝혔고, 한의학의 발전 방향을 제시했다. 더불어 동서 의학이 일정한 독립성을 유지하며 서로 발전할 수 있도록 돕는 수준의 결합을 주장한다.

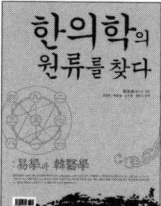

## 한의학의 원류를 찾다 : 易學과 韓醫學

장기성(張其成) 지음 ■ 정창현 외 옮김 ■ 크라운판/508쪽/42,000원

2009년도 대한민국학술원 선정 기초학문육성 우수학술도서

중의학과 중국철학, 그리고 문헌학 분야의 당대 최고 권위자들을 사사하고 각 분야의 정수를 전수받은 저자가 《周易》과 《黃帝內經》을 비롯한 각종 醫易 관련 문서들을 철저히 비교분석하여 역학과 한의학 사이의 관계를 세밀히 밝힌 책이다. 역학과 의학의 기원에서 출발하여 氣, 陰陽五行, 藏象, 經絡, 病證, 運氣 등 한의이론의 전반에 걸쳐 있는 한의학과 역학과의 관계를 빠짐없이 서술하였다.

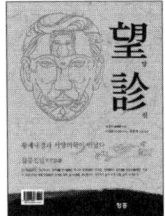

## 望診 : 황제내경과 서양의학이 만났다

펑칭화(彭淸華) 지음 ▪ 이상룡·김종석 옮김 ▪ 크라운판/586쪽/33,000원

동서고금을 망라하여 수집한 광범위한 망진 관련 연구의 기초 위에 임상진단을 결합하여 만병에 대한 망진법을 체계적으로 논술하였다. 일반인도 이해하기 쉽도록 200여 장에 달하는 도해를 곁들여 설명을 보충하였으므로 병의 조기진단을 위한 가정의학 백과사전으로도 손색이 없다. 망진이 다분히 주관적인 독단으로 떨어질 수 있는 오류가 있음에도 객관적인 임상데이터를 첨부하여 그 한계를 넘어서고 있는 것이 이 책의 장점이다.

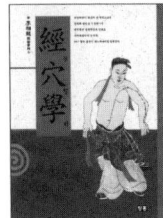

## 經穴學

이상룡(李相龍) 지음 ▪ 46배판(양장)/881쪽/90,000원

고전 임상사례와 더불어 의료현장에서 보고된 최근의 다양한 임상사례를 참작하여 361개 각 혈의 효능을 임상활용도가 높은 순서대로 설명하였다. 또한 모든 경혈의 출전, 혈명의 기원, 취혈 부위, 관련 근육 및 신경과 혈관, 침구법, 주치증 등을 고대 의서의 이론적 토대 위에 다양한 임상경험을 더하여 구체적으로 설명하였다. 뿐만 아니라 배혈(配穴)을 통해 확장되는 주치증 및 임상에서 다양하게 활용되는 특수혈도 상세하게 풀이했다.

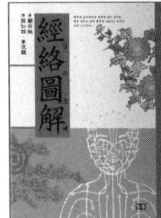

## 經絡圖解

린윈꾸이(蘭云桂) 지음 ▪ 손인철·이문호 옮김 ▪ 46배판(양장)/508쪽/80,000원

《황제내경》을 비롯한 고대의서, 한의학이론 서적과 여러 의가들의 주해를 참고하여 경락의 노선과 분포구역을 체계적으로 연구, 정리하여 전부 도해로 완성한 책이다. 9년여의 연구, 고증과정을 거치면서 당대 최고의 의가들이 직간접적으로 집필에 참여하였고, 다시 5년여의 기간 동안 수정과 보완 작업이 이루어졌다. 이 과정에서 과거에 제시된 바 없는 열 개 방면의 내용이 수록되었으며 앞으로의 연구방향을 제시하였다.

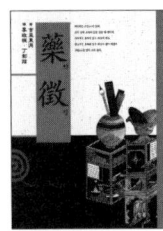

## 藥徵

요시마스 토도(吉益東洞) 지음 ▪ 이정환·정창현 옮김 ▪ 46배판(양장)/300쪽/35,000원

일본 의학사에서 가장 준열하게 古醫方으로 돌아갈 것을 주장한 한의사 요시마스 토도의 대표적인 저작으로, 기존 본초학 서적의 틀을 완전히 탈피한 혁신적인 본초서로 평가받는다. 중국 전통의학으로부터 탈피하여 간편하고 실용적인 일본의학을 완성시켰다는 점에서 추앙받으며, 지금도 일본 한방계에 강한 영향을 미치고 있다.

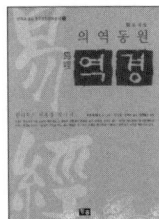

## 만화로 읽는 중국전통문화총서① 의역동원 易經

저우춘차이(周春才) 지음 ▪ 김남일·강태의 옮김 ▪ 크라운판/304쪽/22,000원

역경 앞에 붙은 '의역동원(醫易同源)'은, 역경과 한의학의 양생학이 인간과 자연을 하나로 보는 '천인합일(天人合一)' 사상을 바탕으로 하여 탄생하게 되었음을 가리키는 말로, 의(醫, 의술)와 역(易, 주역)이 같은 근원에서 나왔음을 뜻한다. 《역경》은 육경(六經) 중의 하나로 중국 전통문화의 시조로서 그 세계관과 방법론을 제공함과 동시에 현대 인류에게도 큰 영향을 끼치고 있다. 《역경》을 이해할 수 있어야 사물의 표층에 얽매이지 않고 사물의 참모습을 이해할 수 있다.

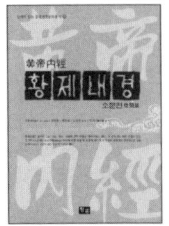

## 만화로 읽는 중국전통문화총서② 황제내경 소문편

저우춘차이(周春才) 지음 ▪ 정창현 외 옮김 ▪ 크라운판/320쪽/22,000원

수많은 한의서들의 바탕에 깔린 이치는 모두 황제내경에서 비롯된 것이고 내용의 이론적 근거도 황제내경에서 인용되었다. 지금도 황제내경이 절대적인 권위를 가지는 이유는, 지금까지 황제내경만큼 인간생명을 바르고 심오하게 파악한 책이 없었기 때문이다. 황제내경은 눈으로 볼 수 없는 우주기운과 생명력을 자세히 설명하고 있고, 천지(天地)와 인간의 상호관계를 낱낱이 드러내고 있는 경전이다. 아울러 병이 되는 이치와 과정을 설명하여 질병의 치료법과 예방법을 분명하게 제시하고 있다.

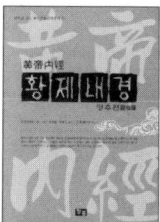

## 만화로 읽는 중국전통문화총서③ 황제내경 영추편

**저우춘차이(周春才) 지음 ▪ 정창현 · 백유상 옮김 ▪ 크라운판/320쪽/22,000원**

한의학 이론의 뿌리와 기본을 이루는 한의학의 고전이자 스테디셀러를 만화로 구성하였다. 알기 쉬운 번역과 자세한 주석 그리고 재미있는 그림과 대사 등 원전의 내용에 충실하면서도 독자가 이해하기 쉽게 구성되었다. 경락의 흐름과 임상에 곧바로 응용할 수 있는 자법 및 기, 혈, 영, 위에 대해서도 자세하게 나와 있어 한방의학 관계자뿐만 아니라 의사, 안마사, 지압사, 스포츠 마사지사, 한의학과 학생, 체육인, 무술인, 요가수련인, 건강원 운영자 등과 평소 관심이 많았던 일반 독자들에게 유용할 것이다.

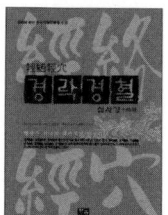

## 만화로 읽는 중국전통문화총서④ 경락경혈 십사경

**저우춘차이(周春才) 지음 ▪ 정창현 · 백유상 옮김 ▪ 크라운판/336쪽/22,000원**

경락에 담긴 과학성과 유효성은 오래전부터 충분히 신뢰할 만한 것으로 받아들여져 왔다. 경락은 우리 몸을 거미줄처럼 엮어 기혈의 흐름을 조절해주고 있는데, 우주 변화의 신비가 그 속에 축약되어 있고 실제적이면서 철학적인 체계를 갖고 있다. 그러나 경혈, 경락이 그 형성시기가 오래되었다는 점과 용어가 너무 어렵다는 점은 현대의 독자에게 큰 장벽일 수밖에 없었는데, 이 책은 경락과 경혈의 유래부터 그 활용까지 만화 형식으로 쉽게 설명해주고 있어 독자들이 이해하는 데 무리가 없다.

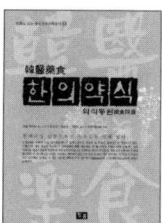

## 만화로 읽는 중국전통문화총서⑤ 한의약식 약식동원

**저우춘차이(周春才) 지음 ▪ 정창현 외 옮김 ▪ 크라운판/334쪽/22,000원**

음양오행이론 덕분에 한의학과 그 약식학설은 시대를 초월하여 쇠퇴하지 않았으며 수천 년 동안 더욱 풍부해진 것 역시 그 흐름을 타고 발전해온 것이다. 이 책은 이러한 맥락에 따라 한의약식학(韓醫藥食學)과 그 양생법칙(養生法則)에 대하여 소개한다. 한의학에서 약물이나 음식을 활용하는 기본 이론을 쉽고 충실하게 서술해놓고 있어 일반인이 약물과 음식을 이용하는 원리를 이해하고 실생활에 응용하여 건강한 삶을 유지하는 밑거름으로 삼을 수 있는데, 한의학 관계자는 물론 건강식품업 관련 종사자들에게 많은 도움을 줄 것이다.

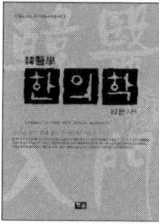

## 만화로 읽는 중국전통문화총서⑥ 한의학입문

**저우춘차이(周春才) 지음 ▪ 정창현 외 옮김 ▪ 크라운판/351쪽/22,000원**

한의학의 이론적인 토대인 음양오행(陰陽五行)부터 장상학설(藏象學說), 경락학설(經絡學說)은 물론, 기혈진액(氣血津液), 병인학설(病因學說), 변증시치(辨證施治)와 한의학의 치료원칙인 팔법(八法)에 이르기까지 방대한 내용을 알기 쉽게 소개한다. 그 외 십이경맥과 기경팔맥의 순행도 및 장부, 음사발몽, 사시, 특정혈에 대한 그림과 설명을 수록하고 있어 한의학에 관심이 높고 한의학을 이해하고자 하는 사람들에게는 가장 좋은 입문서가 될 것이다.

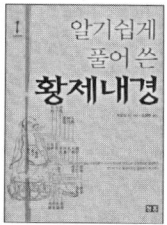

## 알기 쉽게 풀어 쓴 황제내경①

**마오싱 니 지음 ▪ 조성만 옮김 ▪ 신국판/252쪽/8,900원**

이 책은 《황제내경》의 한 부분인 〈소문〉, 즉 '유기적이고 근본적인 자연에 대한 질문'에 관한 내용으로 전체 81편으로 구성되어 있다. 병인론(病因論), 생리학(生理學), 진단학(診斷學), 치료법 그리고 예방의학을 다루고 있으며, 윤리학과 심리학 및 우주론 등에 대한 다양한 내용을 담고 있다. 이 모든 내용들은 단편적으로 생명현상을 이해하려는 현대과학의 관점과는 달리 각각의 단편들이 모여 전체를 이룬다는 전체론적인 관점에서 논의하고 있다.

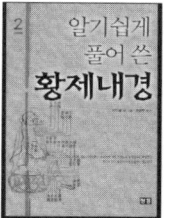

## 알기 쉽게 풀어 쓴 황제내경②

**마오싱 니 지음 ▪ 조성만 옮김 ▪ 신국판/262쪽/8,900원**

이 책은 《황제내경》의 한 부분인 〈소문〉, 즉 '유기적이고 근본적인 자연에 대한 질문'에 관한 내용으로 전체 81편으로 구성되어 있다. 병인론(病因論), 생리학(生理學), 진단학(診斷學), 치료법 그리고 예방의학을 다루고 있으며, 윤리학과 심리학 및 우주론 등에 대한 다양한 내용을 담고 있다. 이 모든 내용들은 단편적으로 생명현상을 이해하려는 현대과학의 관점과는 달리 각각의 단편들이 모여 전체를 이룬다는 전체론적인 관점에서 논의하고 있다.

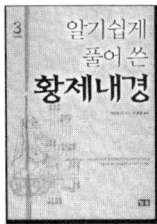
## 알기 쉽게 풀어 쓴 황제내경③

**마오싱 니 지음 ▪ 조성만 옮김 ▪ 신국판/259쪽/20,000원**

이 책은 《황제내경》의 한 부분인 〈소문〉, 즉 '유기적이고 근본적인 자연에 대한 질문'에 관한 내용으로 전체 81편으로 구성되어 있다. 병인론(病因論), 생리학(生理學), 진단학(診斷學), 치료법 그리고 예방의학을 다루고 있으며, 윤리학과 심리학 및 우주론 등에 대한 다양한 내용을 담고 있다. 이 모든 내용들은 단편적으로 생명현상을 이해하려는 현대과학의 관점과는 달리 각각의 단편들이 모여 전체를 이룬다는 전체론적인 관점에서 논의하고 있다.

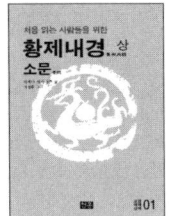
## 고전의학산책① 처음 읽는 사람을 위한 황제내경 上 소문

**이케다 마사카즈 지음 ▪ 이정환 옮김 ▪ 신국판/364쪽/20,000원**

임상한의학자를 위한 입문서로, 《황제내경》〈소문〉의 핵심만을 파악하여 평이한 문장으로 읽기 쉽게 해석한 책이다. 황제가 그의 신하이자 의사인 기백, 뇌공 등과 묻고 답하는 형식으로, 양생법 · 생리 · 병리 · 병인 · 증상 · 진단법 · 치료법 · 예후 등 의학 전반에 걸친 내용을 설명한다. 〈소문(素問)〉의 '소(素)'는 음기와 양기가 합쳐져 생겨난 만물이 각기 나름의 성질을 갖기 시작하는 '태소(太素)'의 소이자, 보통 때를 나타내는 '평소(平素)'의 소다. 따라서 〈소문〉은 인간생활에서의 기본적인 문답과 근원적인 내용을 기록했다는 뜻이다.

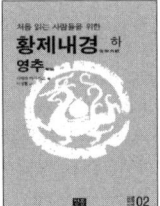
## 고전의학산책② 처음 읽는 사람을 위한 황제내경 下 영추

**이케다 마사카즈 지음 ▪ 이정환 옮김 ▪ 신국판/384쪽/20,000원**

저자는 10년 이상 〈영추〉를 반복해 읽고 이해한 내용을 임상에 응용하면서 초보자를 가르치는 방법과 사람들이 〈영추〉에 흥미를 느끼도록 하는 방법을 찾고자 고민했다. 저자는 자신의 임상경험을 바탕으로 날카로운 관찰과 풍부한 경험을 살려 원문의 자구 해석에 치중한 해설서가 아니라 〈영추〉가 어렵다고 인식하는 사람들에게 쉬운 접근법을 제시하고 저자의 임상사례를 덧붙여 임상한의학자들에게도 유용하도록 책을 구성했다.

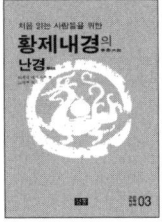
## 고전의학산책③ 처음 읽는 사람을 위한 난경

**이케다 마사카즈 지음 ▪ 노지연 옮김 ▪ 신국판/296쪽/20,000원**

동양 최고의 명의 편작이 저술한 증상치료가 아닌 병리의 원인치료를 담은 책이다. 현대 의학에 생리, 해부, 병리학 등이 있듯이 동양 의학에도 생리, 해부, 병리가 있다. 따라서 단순히 질병의 증상에 따라 치료하기보다는 병리를 제대로 알고 치료하는 것이 보다 중요하다. 이 책에서는 오행설을 위주로 하지 않고, 생리 · 병리적 측면에서 해설하는 데 주력했다. 경락 치료의 공식만 외우고 왜 그러한 공식이 생겨났는지 모르는 사람들에게 좋은 참고문헌이다.

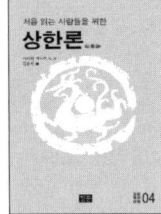
## 고전의학산책④ 처음 읽는 사람을 위한 상한론

**이케다 마사카즈 지음 ▪ 김은아 옮김 ▪ 신국판/312쪽/20,000원**

후한 말기, 장중경에 의해 쓰여진 한방의학서이다. 맥진법을 비롯하여 병인이나 병리 등과 같은 한방 의학의 기초가 되는 사항이 기재되어 있고, 각 편마다 관련된 조문을 모아서 간단히 정리했다. 처음부터 원문을 보기가 어렵다는 사람들을 위해 《상한론》이 어떻게 이루어져 있는지 소개한다. 고전의학의 생리 · 병리를 주로 정리하였으며, 병증과 경락을 결부시켜 침구치료에도 응용할 수 있도록 했다.

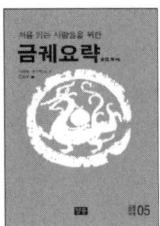
## 고전의학산책⑤ 처음 읽는 사람을 위한 금궤요략

**이케다 마사카즈 지음 ▪ 김은아 옮김 ▪ 신국판/312쪽/20,000원**

《상한론》과 함께 동양의학의 중요한 고전의 하나로 동양의학의 처방 및 치료학 연구에 중요한 책이다. 잡병 부분과 부인병 및 음식 금기의 방법까지 편집하고 수정하여 전 25편으로 구성되어 있고, 각 질병마다 어떻게 처방을 내야 하는지 자세하게 설명되어 있다. 책의 저자인 이케다 마사카즈는 동양의학 내과 의학사전이라 불리는 《금궤요략》을 이해하기 쉽도록 평이하게 풀어 썼기 때문에 처음 읽는 독자들에게 좋은 공부가 될 것이며, 자신의 임상 경험담까지 곁들여 놓아 동양의학 전문가들에게도 유용할 것이다.